BIBLIOTHÈQUE

DE

CHIRURGIE CONTEMPORAINE

PUBLIÉE SOUS LA DIRECTION

De A. RICARD et E. ROCHARD

TECHNIQUE CHIRURGICALE

II

TECHNIQUE
CHIRURGICALE

PAR

A. RICARD

Professeur agrégé
à la Faculté de Médecine.
Chirurgien de l'hôpital St-Louis.

P. LAUNAY

Chirurgien
des
Hôpitaux de Paris.

TOME SECOND

Avec 639 figures, dont 63 en couleurs, dans le texte

PARIS

OCTAVE DOIN, ÉDITEUR

8, PLACE DE L'ODÉON, 8

1905

BIBLIOTHÈQUE

DE

CHIRURGIE CONTEMPORAINE

Publiée sous la direction de

A. RICARD   ET   **E. ROCHARD**

Professeur agrégé à la Faculté de médecine de Paris,
Chirurgien de l'hôpital Saint-Louis

Chirurgien des Hôpitaux
de Paris

VOLUMES PARUS AU 1er DÉCEMBRE 1904

E. Schwartz. **Chirurgie du Foie.** 1 vol. de 550 pages, avec 58 figures dans le texte. . . . . 7 fr.

P. Villemin. **Infections, Traumatismes et Diathèses.** 1 vol. de 550 pages, avec figures tirées en couleurs dans le texte.   7 fr.

J. Bouglé. **Chirurgie des artères, des veines, des lymphatiques et des nerfs.** 1 vol. de 500 pages, avec 96 figures dans le texte . . . . 6 fr.

P. Mauclaire. **Chirurgie générale des muscles, des tendons, des bourses séreuses et de la peau.** 1 vol. de 425 pages, avec 79 figures dans le texte. . . . . 6 fr.

J. Arrou. **Chirurgie de l'appareil génital de l'homme.** 1 vol. de 350 pages, avec figures dans le texte. . . . . 5 fr.

L.-G. Richelot. **Chirurgie de l'utérus, du vagin et de la vulve.** 1 vol. de 600 pages, avec 160 figures dans le texte. .   7 fr.

J.-L. Faure. **Chirurgie des annexes de l'utérus.** 1 vol. de 475 pages, avec 222 figures dans le texte. . . . . . . 6 fr.

Gérard-Marchant. **Chirurgie du gros intestin, du rectum et de l'anus.** 1 vol. de 450 pages, avec 39 figures dans le texte.   6 fr.

S. Duplay et M. Cazin. **Les tumeurs.** 1 volume de 475 pages, avec 124 figures dans le texte. . . . . 6 fr.

E. Rochard. **Les hernies.** 1 volume de 525 pages, avec 106 fig. dans le texte . . . . 7 fr.

A. Ricard et P. Launay. **Technique chirurgicale.** 2 volumes formant 1.100 pages avec 1.086 figures dont 213 en couleurs dans le texte . . . . 15 fr.

TECHNIQUE CHIRURGICALE

I. — PAROIS DE L'ABDOMEN

Ponction du péritoine. — La ponction évacuatrice de la cavité péritonéale se pratique au moyen d'un trocart de 3 à 4 millimètres de diamètre, muni d'un robinet et monté sur un tube de caoutchouc assez long pour pouvoir plonger dans un vase placé à terre ; ou avec un simple trocart à hydrocèle, muni de même d'un tube de caoutchouc que l'on peut pincer pour remplacer le robinet. Le trocart est, bien entendu, stérilisé ; et le lieu de la ponction ainsi que les mains de l'opérateur sont aseptisés.

La ponction se fait, sauf indication particulière fournie par la percussion de l'abdomen, sur le milieu d'une ligne allant de l'ombilic à l'épine iliaque antéro-supérieure, à gauche de l'abdomen.

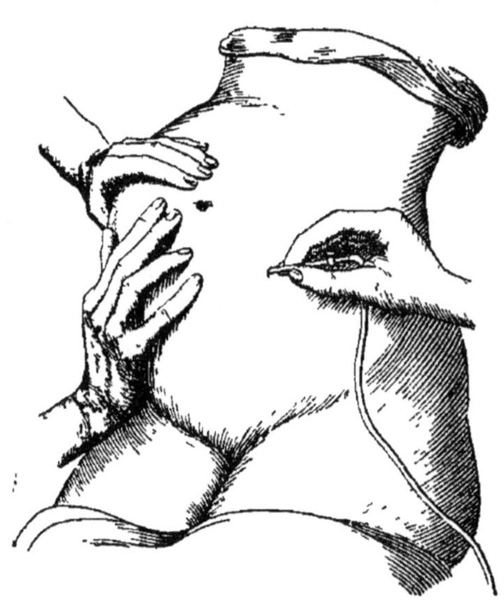

Fig. 448.
Ponction de l'abdomen (CHALOT).

La main gauche tend la peau, l'index gauche marque le point d'entrée du trocart ; le trocart est tenu de la main droite, le manche appuyé sur la paume, l'index droit limitant la pénétra-

tion, à 2 centimètres et demi environ de la pointe. Le trocart
est enfoncé d'un coup sec, jusqu'au point marqué par l'index
droit, on doit sentir l'extrémité libre dans l'abdomen. On retire
la pointe en maintenant la canule en place.

Le liquide s'écoule dans le récipient, et lorsque l'évacuation
est terminée, on retire la canule vivement, en retenant les téguments de la main gauche, et on ferme l'orifice par un léger pansement collodionné.

Laparotomie. — A. *Soins préliminaires*. — Quel que
soit le but de la laparotomie, s'il ne s'agit pas d'une opération
d'urgence, le malade aura été préparé par un grand bain savon-
neux la veille, par une purgation prise également la veille.

La veille de l'opération, la région à opérer aura été savonnée
et lavée longuement, dégraissée à l'alcool et à l'éther, un pansement humide simplement stérilisé sera maintenu jusqu'au moment de l'opération. Un nouveau nettoyage est alors pratiqué
pendant l'anesthésie, et complété par le savonnage et le dégrais-
sage de l'ombilic, attiré et déplissé par la traction d'une pince
à forcipressure.

Enfin les membres inférieurs sont enveloppés d'ouate jusqu'à
mi-cuisse.

Pour toute laparotomie exposant l'intestin à l'air, il est de
toute importance que la température de la salle d'opération soit
maintenue élevée et constante entre 20° et 25°.

L'opération sera pratiquée, pour toutes les opérations de la
région sus-ombilicale, sur le lit horizontal ordinaire, l'éclairage
devant être large et, s'il est possible, venant d'en haut.

Pour le plus grand nombre des opérations de la région sous-
ombilicale autres que l'ouverture d'un abcès, il est commode de
refouler les intestins vers le diaphragme en employant la position renversée de Trendelenburg. Cette position est indispensable pour opérer dans le petit bassin.

Le malade est placé sur un plan incliné analogue à celui de
la figure 451, faisant partie du lit (fig. 450) ou ajouté à ce lit
(fig. 449), les membres inférieurs sont solidement fixés, au-dessous des genoux et à la partie inférieure des jambes, après les

montants du petit côté de l'appareil. Lorsque la paroi est nettoyée, avant d'inciser, on fixe, grâce aux crans disposés à cet effet, l'élévation du siège au degré voulu ; peu élevé par exemple, pour une appendicite à froid ou une hernie : très élevé au contraire pour une opération sur les organes génitaux de la femme.

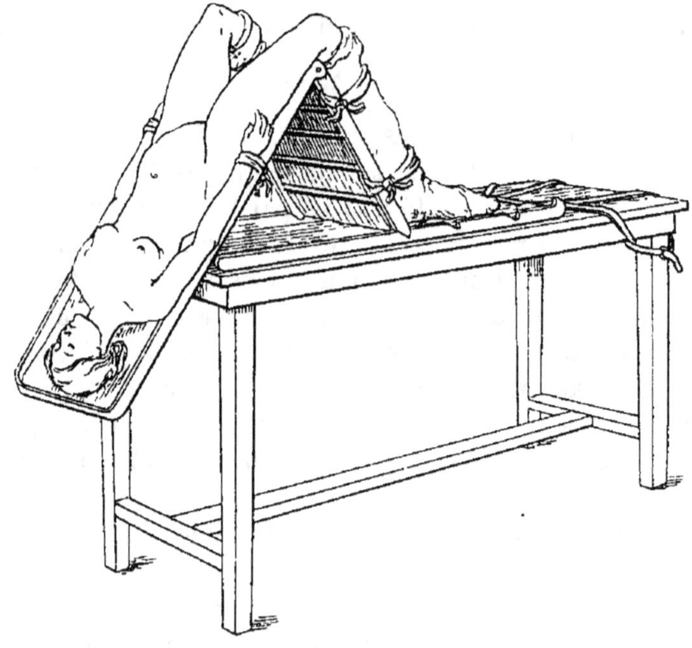

Fig. 449.
Position de la malade sur le plan incliné pour opération dans le bassin.

B. *Incision de la paroi*. — Le siège de cette incision varie nécessairement beaucoup avec le but de la laparotomie, et il est préférable de donner à propos de chaque opération le siège et la direction de ces incisions.

La direction de l'incision cutanée est le plus souvent *longitudinale*, soit médiane, soit latérale. Chaque fois qu'il n'est pas indiqué par une raison importante, de s'éloigner de la ligne médiane, l'ouverture péritonéale devra siéger au niveau de la ligne blanche, il est plus facile d'éviter à ce niveau l'éventration consécutive à une cicatrice musculaire affaiblie.

Médiane, l'incision est sus-ombilicale ou sous-ombilicale suivant qu'on opère sur l'estomac, le foie, la rate, l'intestin ou le
petit bassin. Si l'ombilic est compris dans l'incision, il est commode de pratiquer la résection de la cicatrice ombilicale, afin
de reconstituer une paroi plus solide. Ainsi fait-on, d'ailleurs,
lorsqu'on opère une hernie ombilicale.

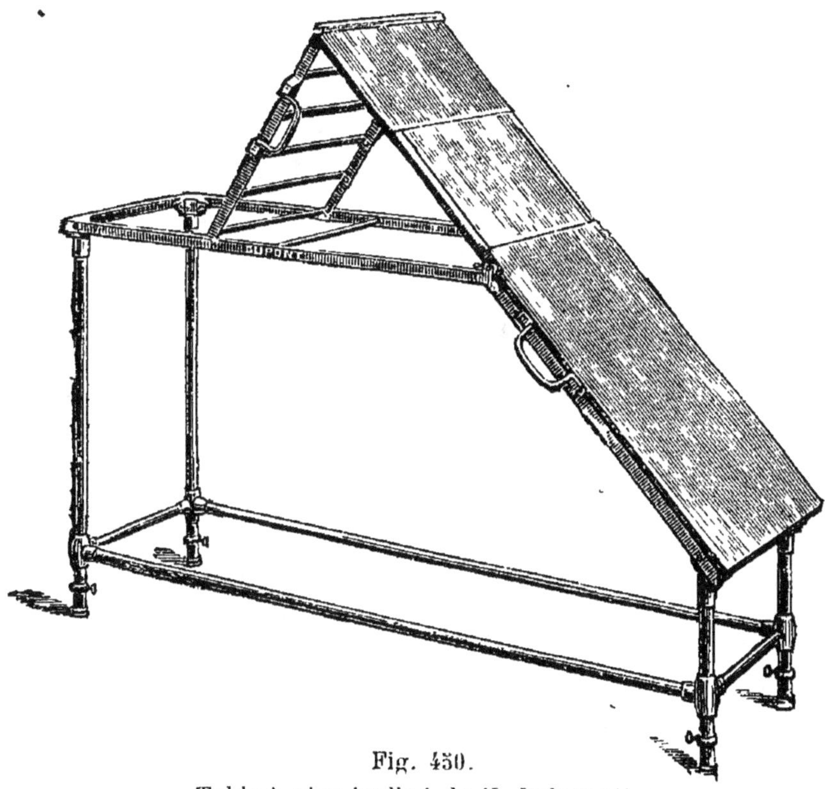

Fig. 450.
Table à plan incliné de H. Delagenière.

Latérale, l'incision longitudinale se trouve sur le bord externe
d'un muscle droit, cherchant à ce niveau une sorte de ligne
blanche analogue à la ligne médiane, à moins que l'espoir de
constituer un sphincter à un orifice viscéral ne fasse passer
entre les fibres du muscle, (gastrostomie). On peut même,
comme dans le procédé de Jalaguier pour l'appendicite, placer
les incisions aponévrotiques sur le muscle droit, et celui-ci, après

reconstitution des plans de la paroi, sépare les deux cicatrices aponévrotiques.

Dans certaines opérations complexes il est nécessaire de se donner beaucoup de jour, et la seule incision longitudinale, médiane ou latérale, n'est plus suffisante. On peut ajouter à cette première incision une seconde, horizontale ou oblique,

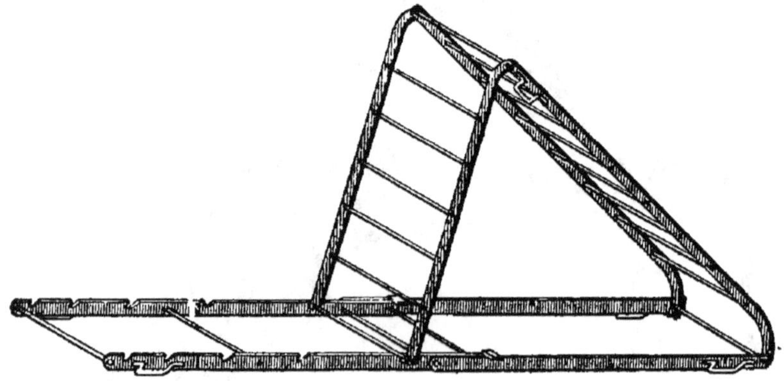

Fig. 451.
Plan incliné de Peraire.

dirigée à droite ou à gauche, et qui peut suivre le rebord thoracique, réséquant même le rebord costal comme nous le verrons pour le foie ; on coupe transversalement un des muscles droits. Cette section du muscle droit augmente beaucoup les chances d'éventration, et ne doit évidemment être faite que si cela devient absolument nécessaire ; il faut alors ensuite reconstituer avec le plus grand soin la paroi à ce niveau, en affrontant les deux bouts du muscle sectionné.

Les incisions *obliques* sur la paroi abdominale sont placées sur les parties latérales, au niveau des muscles obliques, dans les fosses iliaques (appendicite, anus iliaque, hernie inguinale). Leur inconvénient est de diviser les couches musculaires et d'exposer plus facilement à l'éventration. Il faut donc ou bien reconstituer soigneusement la plaie musculaire par affrontement des muscles coupés, ou, comme l'a conseillé Mac Burney, passer entre les fibres musculaires écartées. On écarte ainsi d'abord les fibres du muscle grand oblique perpendiculairement à leur direction, puis celles du petit oblique, dans un sens perpendiculaire au précédent. L'opération terminée on laisse revenir sur elles-mêmes les fibres écartées, les accolant par quelques points. Nous verrons les applications de ce procédé à propos de l'excision à froid de l'appendice et à propos de l'anus iliaque.

Quelle que soit la direction de l'incision, les temps principaux de la laparotomie sont les suivants :

Incision franche de la peau et de la graisse, de longueur appropriée à l'opération profonde.

Incision des plans aponévrotiques ou musculaires jusqu'au tissu cellulo-graisseux sous-péritonéal.

Enfin, incision du péritoine en soulevant un pli de la séreuse avec une pince, afin d'éviter de blesser, en incisant, un organe creux accolé au péritoine pariétal ou adhérent à lui.

L'incision péritonéale faite sur une petite étendue et repérée avec des pinces, est agrandie avec les ciseaux, sur l'index de la main gauche glissé sous le péritoine pour protéger les organes profonds. Les bords de l'incision péritonéale sont repérés avec des pinces pour rendre plus facile la suture de la séreuse après l'opération profonde.

A partir de ce moment, les manœuvres varient trop avec chaque opération pour qu'on puisse donner aucune indication générale.

C. *Exploration intra-abdominale, recherche des lésions.* — La laparotomie est pratiquée pour une lésion diagnostiquée et localisée à un organe, ou elle est d'abord *exploratrice.*

Dans le premier cas, le siège et les dimensions de l'incision sont déterminés par la situation de l'organe ou de la tumeur. L'abdomen ouvert, les manœuvres varient avec chacune des opérations particulières. En général, on s'efforce d'amener la région à opérer hors de l'abdomen ou, au moins, entre les lèvres de la plaie, et on isole, par une couche continue de compresses superposées, cette région du reste de la cavité péritonéale.

Ces compresses isolantes stérilisées sont faites de toile ou de plusieurs lames de tarlatane, elles sont repérées par des pinces ou comptées, afin d'éviter l'abandon de l'une d'entre elles dans la cavité abdominale.

Si, pendant l'opération, quelques compresses ont été souillées par un liquide septique ou toxique, elles sont changées dès que tout danger de contamination nouvelle est passé, et que commence le temps de réparation. De même, les mains de l'opérateur et celles de son aide sont à nouveau nettoyées soigneusement si elles ont été contaminées, et dès que tout danger de nouvelle souillure est passé.

L'hémostase doit être absolument complète, et, avant de refermer l'abdomen, il faut enlever tous les débris, tous les caillots sanguins qui peuvent rester. Enfin, comme nous le verrons particulièrement à propos des opérations sur le petit bassin, il est utile, mais non indispensable, de recouvrir de péritoine, autant que faire se peut, toute surface dénudée par un décollement ou une dissection, et tout pédicule viscéral ou vasculaire ligaturé. Dans ce but, il est bon de ne pas constituer, par des ligatures en masse ou en chaîne, de gros pédicules comprenant les vaisseaux et les tissus qui les environnent, mais de prendre séparément, par petits pédicules isolés, les vaisseaux qui saignent ou les pédicules viscéraux (trompes, appendice) pour appliquer sur chacun d'eux une ligature particulière. Cette manière d'opérer offre d'ailleurs une sécurité beaucoup plus grande au point de vue de l'hémostase.

La **laparotomie exploratrice**, généralement médiane, et sus ou sous-ombilicale selon l'objet des recherches, peut être destinée simplement à parfaire un diagnostic difficile, à compléter une indication opératoire. Si l'opération est reconnue inutile ou impraticable, l'abdomen est simplement refermé, sinon l'opération est continuée comme précédemment.

Mais cette laparotomie exploratrice présente des difficultés particulières dans certains cas d'urgence (contusions et plaies de l'abdomen, ruptures viscérales, occlusions intestinales), qui peuvent se ranger dans les trois catégories suivantes : recherche de la source d'une hémorragie, recherche d'une plaie du tube digestif, recherche d'un obstacle au cours des matières.

Recherche de la source d'une hémorragie. Hémostase.
— Si à l'ouverture du péritoine il ne s'écoule que du sang, qu'on
ne voie sortir ni gaz, ni matières intestinales, il faut immédiatement rechercher le vaisseau rompu, et cela est souvent fort
difficile, à moins qu'un diagnostic préalable, tel que celui de
rupture d'une grossesse tubaire, ne guide les recherches. Le
plus souvent, à la suite d'une plaie ou d'une contusion abdominale, les indications très vagues ne sont fournies que par le
siège de la plaie cutanée ou les traces superficielles de la contusion. On peut ainsi être dirigé vers le foie, la rate, ou l'intestin et ses replis péritonéaux.

Si l'hémorragie n'est pas très abondante, on a le temps d'étaler le grand *épiploon* et de l'examiner ; puis s'il ne présente
aucune lésion, agrandissant l'incision primitive sous-ombilicale,
d'examiner le *mésentère* et les mésos du gros intestin.

Si l'hémorragie est très abondante, il faut s'efforcer tout
d'abord de voir de quel côté semble venir le sang, et là tamponner la cavité abdominale à l'aide de compresses pelotonnées
sur elles-mêmes et montées sur de longues pinces. Après avoir
nettoyé et débarrassé l'abdomen du sang qui reste, on enlève
successivement et doucement les tampons placés, pour découvrir
la région atteinte.

Selon le genre et le siège de la blessure, l'hémostase se fait de
façon différente, autant que possible par des ligatures ou des
sutures. On n'emploiera le tamponnement ou la forcipressure à
demeure que s'il est absolument impossible de placer un fil.
Nous verrons à propos de chaque organe comment se pratiquent
les sutures (intestin, foie). Quelquefois même il sera nécessaire
de pratiquer l'ablation d'un organe (splénectomie, néphrectomie), ou d'un segment d'intestin. Toutes ces indications ont
été étudiées ailleurs [1].

En tous cas, que les ligatures soient placées sur le grand épiploon, sur le mésentère ou un repli péritonéal, il faut, comme
nous l'avons dit déjà, éviter les gros pédicules embrassant en

---

[1] Voy. Thérapeutique chirurgicale, RICARD et LAUNAY, chez Doin,
1903, p. 495.

bloc les vaisseaux et les tissus environnants, et faits avec une seule ligature ou des ligatures en chaine. Il faut s'efforcer de ne prendre dans une pince que peu de tissus avec le vaisseau à lier, et multiplier les ligatures séparées et isolées. L'hémostase est ainsi plus certaine, et les accidents d'obstruction intestinale post-opératoire dus aux adhérences ou aux coudures sont moins à craindre.

Recherche d'une plaie du tube digestif. — Ou bien, dès l'ouverture du ventre, l'existence de matières stercorales, d'ecchymoses, de caillots sanguins montre le siège de la lésion intestinale ou gastrique, et il faut avant tout éviter de remuer les viscères, d'écarter les anses et de disséminer les matières septiques. Mieux vaut soulever doucement l'épiploon que l'on maintient au dehors enveloppé de compresses chaudes et humides, puis saisir la première anse blessée, l'attirer au dehors et l'y maintenir dans une compresse. Nettoyant ensuite avec des compresses toute la zone contaminée, on cherchera s'il existe, autour de la première, d'autres perforations, que l'on traitera de la même manière. Il est inutile, dans ce cas, de dévider tout l'intestin, les lésions sont rassemblées au point trouvé.

Si, au contraire, à l'ouverture du ventre, on ne trouve pas immédiatement la perforation, indiquée ou non, d'ailleurs, par l'existence de gaz ou de matières, il faut inspecter l'intestin grêle dans toute sa longueur, et le gros intestin si la plaie d'entrée est latérale. L'examen du côlon transverse ayant été fait avec celui de l'épiploon, pour examiner l'intestin grêle non distendu par des gaz, il est préférable de dévider successivement les anses sans pratiquer l'éviscération intestinale immédiate, plus dangereuse et inutile ici. L'intestin grêle est pris, suivant le niveau auquel on se trouve, soit depuis son extrémité cæcale, soit depuis son extrémité duodénale, soit en un point quelconque que l'on repère en le plaçant dans les doigts d'un aide ou en passant, à son niveau, un fil dans un point avasculaire du mésentère.

Puis successivement, les anses intestinales sont amenées au dehors, entourées de compresses chaudes, et examinées soigneusement. Lorsqu'une plaie est trouvée, on place l'anse blessée dans une compresse et on la confie à l'aide qui la garde, puis on continue l'inspection jusqu'à ce que toute l'étendue de l'intestin grêle ait été examinée.

La ou les anses blessées étant reconnues et maintenues au dehors par l'aide, tout le reste du paquet intestinal, soigneusement nettoyé, est rentré dans l'abdomen.

C'est alors que l'on pratique sur chaque perforation la suture intestinale dont nous nous occuperons plus loin.

Recherche d'un obstacle au cours des matières (*Obstruction intestinale*). — Une précaution utile, avant de pratiquer une laparotomie pour occlusion intestinale, est de faire, lorsque les vomissements sont abondants, un *lavage de l'estomac*. Évacuant le contenu gastrique, on évite ainsi les vomissements qui peuvent se produire au début de la chloroformisation et pendant le sommeil, vomissements qu'il n'est pas très rare de voir pénétrer dans les voies respiratoires, provoquant une asphyxie mortelle.

La laparotomie doit être médiane et longue, mais l'incision doit-elle aller d'emblée de l'appendice xyphoïde au pubis? Nous croyons préférable de n'ouvrir d'abord que de l'ombilic au pubis pour explorer et se rendre compte du siège de l'obstacle; il est facile ensuite de compléter l'incision en coupant avec des ciseaux toute l'épaisseur de la paroi à la fois, jusqu'à l'appendice xiphoïde. Il peut être inutile de le faire si, par bonheur, on rencontre l'obstacle dans la région sous-ombilicale, et on évite alors les dangers du choc provoqué par l'éviscération totale.

L'incision faite, le péritoine ouvert avec précaution sur un pli fait à l'aide d'une pince pour éviter l'intestin distendu sous-jacent, une exploration méthodique donne rapidement quelques renseignements utiles. Cette exploration est assez facile lorsque la distension des anses n'est pas très considérable, elle est fort difficile dans le cas contraire.

La main glissée dans l'abdomen, pendant qu'un aide maintient avec de larges compresses chaudes les anses qui tendent à sortir, est dirigée vers la fosse iliaque droite. Si elle rencontre une tumeur, une masse indurée, elle l'attire au dehors, cela est rare. Son but est de s'assurer de l'état du cæcum. Le cæcum est-il dilaté, l'obstacle siège au-dessous, sur le gros intestin : est-il affaissé, l'obstacle siège plus haut, sur l'intestin grêle. Cette constatation est fort difficile à faire au milieu des anses grêles dilatées que l'on écarte difficilement ; aussi vaut-t-il mieux voir que sentir. Dans ce but, si les anses sont trop dilatées pour être écartées par l'aide, il est bon de pratiquer une éviscération partielle, laissant sortir les anses qui gênent, et les enveloppant dans des compresses chaudes et humides.

Le cæcum est-il distendu, on examinera de même le côlon iliaque, à gauche, et sa distension ou son affaissement indiqueront le siège de l'obstacle dans le bassin ou sur le cours du gros intestin.

Si l'obstacle siège bas, au niveau du côlon ilio-pelvien, l'éviscération totale est inutile, l'éviscération partielle suffit pour débarrasser le petit bassin et reconnaître la nature de l'obstacle.

Si l'obstruction siège plus haut, sur l'intestin grêle ou le gros intestin, et que la distension des anses soit très grande, il faut compléter rapidement l'incision xypho-pubienne, et sortir le paquet intestinal dans de grandes compresses chaudes. La recherche de l'obstacle devient alors relativement facile, en suivant le gros intestin ou l'intestin grêle, d'après les renseignements déjà obtenus.

Les manœuvres consécutives, destinées à rétablir le cours des matières, variant avec la nature de l'obstacle, détorsion d'une anse ou du mésentère entier, désinvagination, réduction d'une hernie rétro-péritonéale, etc. Nous les étudierons avec les opérations sur l'intestin (voy. p. 120).

L'opération peut se terminer soit par un anus artificiel, soit par la levée de l'obstacle et le rétablissement du cours normal des matières. Dans la première hypothèse, la réintégration des anses est facilitée par l'évacuation possible au niveau de l'anus placé ordinairement à la partie inférieure de l'incision abdominale. Si l'obstacle est levé, il faut rentrer les anses intestinales et fermer l'abdomen.

Cette réintégration des anses peut être extrêmement pénible lorsqu'elles sont très distendues ; elle est cependant facilitée par une longue incision pariétale. Le procédé classique de KÜMMEL permet souvent de rentrer les anses distendues : envelopper la masse intestinale dans une grande compresse aseptique, une serviette, glisser les bords de la compresse sous la paroi abdominale sur tout le pourtour de ces bords, de façon à ne laisser aucun hiatus dans la serviette. Les anses sont contenues dans un sac qui continue la paroi abdominale, et on peut ainsi peu à peu les refouler, par une pression lente et continue. On facilitera encore cette réduction en soulevant les lèvres de l'incision pariétale à l'aide de deux larges écarteurs ou par l'intermédiaire des mains d'un aide, ou enfin en traversant chacune de ces deux lèvres par une large anse de fil solide qui sert à la soulever (ROUX).

Cependant, lorsque la distension est très grande, cette manœuvre même peut ne plus suffire, la pression sur les anses produit des fissures de la séreuse viscérale qui font craindre l'éclatement. Il devient nécessaire de vider en partie l'intestin. La ponction, même avec un gros trocart, vide mal l'intestin et n'expose pas moins qu'une courte incision au grand inconvénient de cette évacuation, l'infection du péritoine. Une courte incision pratiquée sur une anse inférieure, attirée hors du paquet et bien isolée du reste de l'intestin par les compresses, évacuera plus vite et mieux le contenu intestinal, on peut y aider par des pressions sur la masse herniée. L'incision de 2 à 3 centimètres est faite sur le bord libre de l'intestin, dans le sens transversal. L'évacuation terminée, la plaie intestinale doit être suturée suivant les règles habituelles de suture intestinale (voy. p. 116). Il faut ensuite nettoyer avec soin tout ce qui a pu être souillé, changer les compresses, et réintégrer dans le ventre le paquet intestinal.

D. ***Fermeture de la paroi. Drainage.*** — L'opération terminée, chaque incision pariétale est refermée par des sutures, complètement si l'opération a été aseptique, incomplètement dans le cas contraire.

Le **drainage** est différent suivant le degré d'infection du péritoine. Les incisions pratiquées pour une péritonite doivent être refermées le moins possible, juste assez pour contenir les anses intestinales, de nombreux et très gros drains sont placés dans différents sens et maintenus par des lames de gaze. Si l'on veut placer un drain de sûreté après une opération longue, qui laisse des surfaces dénudées, un suintement sanguin incomplètement

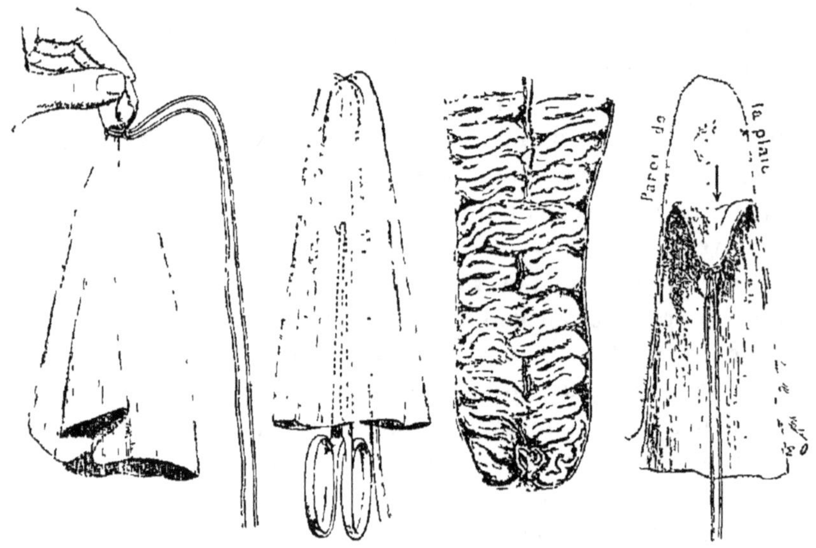

Fig. 452.
Sac-tampon de Mickulicz.

arrêté, etc., la presque totalité de l'incision est refermée, et un gros drain est placé à son extrémité inférieure. Toujours ce drainage devra être effectué à l'aide de tubes de caoutchouc épais, jamais au moyen de mèches de gaze, simples ou tassées dans un sac de gaze selon le mode de Mickulicz. Ces mèches et tampons de gaze ne drainent pas.

Il peut arriver, cela est d'ailleurs très rare, qu'on soit obligé, pour arrêter une hémorragie en nappe, de *tamponner* avec de la gaze stérilisée. Dans ce cas, une lanière de gaze ayant été étalée et tassée sur la surface saignante, on fait ressortir avec le drain l'extrémité de cette lamelle, la fixant au dehors avec le tube de caoutchouc. Mais il ne nous paraît utile dans aucun cas de pratiquer le tamponnement complexe connu sous le nom de sac de Mickulicz, et dont voici ci-contre une figure suffisamment explicative (fig. 452).

Nous verrons en étudiant les opérations qui se pratiquent dans le petit bassin, qu'il existe pour cette région certains modes particuliers de drainage qu'il est inutile de décrire ici.

La *fermeture de la paroi* peut se faire en un seul plan de sutures, c'est la *suture en masse ;* ou par plusieurs plans, *suture en étages*.

La *suture en masse* est très simple : à l'aide de fils solides (les fils métalliques d'argent ou de bronze d'aluminium sont résistants et faciles à stériliser), on prend successivement sur une lèvre de la plaie, puis sur l'autre, la peau, l'aponévrose superficielle, le ou les muscles, l'aponévrose profonde et le péritoine. Il importe beaucoup de n'omettre aucun plan dans le passage du fil.

Une compresse recouvrant le contenu abdominal, tous les fils sont placés successivement le long de la plaie, et maintenus non serrés, à l'aide de pinces. On tord ensuite l'un après l'autre les fils, en s'assurant bien, au fur et à mesure, du bon affrontement du péritoine et des différents plans, en retirant peu à peu la compresse protectrice, et en observant qu'aucun organe ne s'interpose entre les bords du péritoine.

Dans *la suture en étages*, la suture est faite séparément en deux ou trois plans : un pour le péritoine, puis soit un seul pour peau, aponévroses et muscles, soit un pour les aponévroses et les muscles, un pour la peau. Chacun de ces plans de suture peut être fait avec des points séparés ou des surjets, des fils résorbables ou non, cela a peu d'importance si la suture est aseptique. Cependant, même aseptiques, les fils profonds non résorbables peuvent s'éliminer tardivement, et pour cette raison le catgut nous paraît préférable lorsqu'on laisse des sutures profondes. Le surjet est plus rapidement fait et aussi solide que les points séparés.

Mais nous ne voyons aucune utilité à employer des sutures complexes, en points de machine à coudre, en U, en 8, etc., ni à chercher à faire les sutures par plans à l'aide de fils profonds non résorbables ressortant par la peau, indépendamment des fils cutanés. Chacun, du reste, possède à ce point de vue ses habitudes particulières qu'il considère, évidemment, comme les meilleures.

E. **Suites opératoires**. — Voyons d'abord l'évolution normale d'une laparotomie, et les soins qu'elle nécessite suivant que le péritoine a été drainé ou non.

Nous considérerons ensuite les deux principales complications qui peuvent se produire, en dehors d'une hémorragie post-opératoire qui réclame le traitement ordinaire : la ligature aussi rapide que possible du vaisseau ouvert. Ces deux complications sont l'infection péritonéale et l'occlusion intestinale.

Suites normales. — Il n'est pas rare de voir qu'à la suite d'une laparotomie un peu longue ou pénible, la *température* s'élève le soir de l'opération, en même temps que le *pouls* s'accélère ; mais cette élévation doit être de courte durée.

Il n'est pas rare non plus que l'on soit obligé de pratiquer le soir et même le lendemain un cathétérisme évacuateur de la *vessie*.

L'*intestin*, même lorsqu'il n'a subi lui-même aucun traumatisme, reste d'abord parésié, et ce n'est souvent que le deuxième ou même le troisième jour que l'opéré commence à rendre des gaz par le rectum. Il est bon du reste, si quelques coliques sont provoquées par la distension intestinale, de faciliter la sortie de ces gaz, d'abord en plaçant un tube rectal de caoutchouc résistant, puis en prescrivant à la fin du deuxième ou troisième jour un petit lavement.

Enfin, sauf contre-indication particulière venant d'une opération directe sur l'intestin, et que nous étudierons plus loin, il faut dès le troisième jour, provoquer l'évacuation intestinale par une purgation (huile de ricin, calomel).

Lorsque l'opération est importante, pour peu que le malade soit abattu, que le pouls faiblisse, il ne faut pas hésiter à injecter sous la peau 800 à 1000 grammes de *sérum artificiel*, dose que l'on peut doubler en cas de dépression inquiétante.

Quant aux soins à donner à la *plaie* elle-même, ils n'offrent rien de particulier ici. Si l'on a placé un ou plusieurs *drains*, il faut laisser le pansement en place quarante-huit heures, puis le lever. On enlève alors le tube à drainage et le supprime définitivement si le malade est apyrétique, si le pouls est normal, l'abdomen non douloureux, et si aucun écoulement ne se produit par l'orifice du drain. Sinon on se conduira comme pour toute plaie drainée, changeant, nettoyant, raccourcissant et diminuant les drains d'après les indications fournies par la température générale et par la suppuration de la cavité drainée.

Si une ou plusieurs *mèches de gaze* avaient été nécessaires pour l'hémostase (nous avons vu qu'elles ne devaient servir qu'à cet usage et qu'elles ne peuvent fournir un drainage efficace), on devra les enlever après quarante-huit heures. L'ablation des mèches au bout de ce temps est facile, et comme elles ne servent qu'à tamponner une surface saignante, il est inutile de les laisser plus longtemps. Leur emploi est, du reste, assez rarement nécessaire.

Les suites opératoires ayant été normales, les fils seront enlevés, selon les règles habituelles, du huitième au dixième jour. Une infection localisée à la paroi nécessiterait l'ablation plus précoce de quelques fils.

Le malade sera maintenu au repos complet, dans le décubitus horizontal, pendant trois semaines environ ; puis on l'autorisera peu à peu à se lever en prescrivant, pour quelques mois, le port d'une ceinture élastique.

Complications. — *Infection péritonéale*. — Le pronostic et le traitement de la péritonite post-opératoire ne diffèrent en rien de ceux des péritonites d'autre cause. Le pronostic est extrêmement grave, le seul traitement est l'ouverture et le large drainage de la cavité péritonéale. Mais pour que ce traitement puisse donner un espoir, si faible soit-il, de guérison, il faut qu'il soit très précoce.

Or le point difficile et important est de reconnaître à temps l'éclosion de cette péritonite, d'en déceler les premiers symptômes.

La température générale n'est ici d'aucune utilité. elle peut rester normale, alors qu'une septicémie aiguë emporte le malade en deux ou trois jours ; elle peut s'élever pendant quelques jours sans que la guérison soit entravée par aucun incident grave.

Les vomissements, la distension de l'abdomen peuvent exister, sans péritonite, pendant les deux premiers jours. Ils deviennent fort inquiétants passé ce délai.

Mais le pouls est ici le principal indice. Sa rapidité, son ampleur, sa résistance doivent être étudiées avec soin. Si le pouls devient rapide, atteint et dépasse 120 le premier jour. et si cet état persiste ou s'aggrave le deuxième jour, en même temps que le faciès prend un aspect particulier facilement reconnaissable, le pronostic devient sérieux. Les injections massives de sérum artificiel sont indiquées, et si elles ne relèvent pas la force des pulsations, si le nombre de celles-ci ne diminue pas bientôt, le faciès prenant l'aspect caractéristique de la réaction péritonéale, la péritonite évolue. Il faut intervenir rapidement pour rouvrir et drainer l'abdomen, sans trop escompter d'ailleurs le succès de cette thérapeutique.

Devant la gravité de cette complication, il faut donc faire pour l'éviter tout ce que permettent une asepsie scrupuleuse et une protection attentive du champ opératoire par les compresses isolantes.

Occlusion intestinale. — Que l'obstruction soit due[1] à des adhérences et des coudures de l'intestin au niveau d'un pédicule, à des brides épiploïques, ou à la coudure de l angle du côlon transverse et du côlon descendant, la thérapeutique est ici encore celle de toute obstruction aiguë, thérapeutique exposée ailleurs : la laparotomie précoce et la libération de l'anse intestinale.

Mais ici encore la difficulté est de reconnaître assez tôt l'existence de cette complication.

[1] Legueu. *Gazette des Hôpitaux.* 25 novembre, 1895. — Giresse, Thèse de Paris, 1896. — Adenot. *Revue de chirurgie.* 1895 p. 16.

La persistance des vomissements, d'abord attribués à l'anesthésie, l'absence d'émission de gaz au bout de quarante-huit heures, malgré le tube rectal et l'administration d'un lavement, le ballonnement du ventre, doivent faire craindre l'obstruction La purgation du troisième jour, aidée d'une irrigation rectale, ne produit-elle aucun résultat, après essai, si cela est possible, d'un lavement électrique, il faut intervenir au plus tôt par laparotomie ou entérotomie, selon l'état de résistance de l'opéré.

Ces obstructions véritables, qu'il ne faut pas confondre avec la parésie intestinale due à une infection péritonéale, sont bien rarement observées si l'on a soin de provoquer dès le troisième jour l'évacuation intestinale.

II. — HERNIES

A. **Hernies réductibles.** — *Hernie inguinale.* — Quel que soit l'âge du sujet opéré, les principes opératoires de la cure d'une hernie inguinale doivent être les mêmes, et il ne faut pas se contenter, chez le jeune enfant, d'une rapide dissection du sac sans ouverture du canal inguinal, et d'une suture des piliers, ce serait s'exposer tôt ou tard à une récidive à peu près certaine.

Ces principes, dont l'application varie avec les très nombreux procédés, comportent : une incision des téguments assez large pour bien exposer toute la région inguinale, l'ouverture du canal inguinal pour permettre une dissection profonde du sac herniaire, la résection complète du sac, la restauration soignée de la paroi abdominale.

1° Incision cutanée. — L'incision de la peau doit être tout entière située sur l'abdomen, elle ne doit pas entamer le scrotum, même lorsque la hernie volumineuse descend dans les bourses. L'incision du scrotum est inutile pour l'opération et plus difficile à protéger par le pansement.

La direction générale de l'incision (fig. 453) est celle du canal inguinal, oblique de haut en bas et de dehors en dedans, se rapprochant cependant plus de la verticale que de l'horizontale,

l'extrémité inférieure se trouvant au niveau de l'orifice inguinal
extérieur reconnu du bout de l'index.

La longueur de l'incision est appropriée au volume de la
hernie, elle ne peut être inférieure
à 7 ou 8 centimètres, chez l'adulte,
pour une hernie complètement réduite.

On incise rapidement la peau et
la graisse, jusqu'à ce qu'on voie bien
à nu l'aponévrose blanche du grand
oblique, dans toute l'étendue de la
plaie. On pince les vaisseaux qui
saignent sur les deux tranches.

**2° Ouverture du canal inguinal.
Recherche du sac**. — Le tendon
aponévrotique du grand oblique
étant bien dénudé, on trouve facilement, en bas de la plaie, l'orifice
inguinal extérieur que l'on accroche
du bout de l'index gauche fléchi.
Soulevant le doigt pour tendre les
piliers de l'orifice et les voir, on

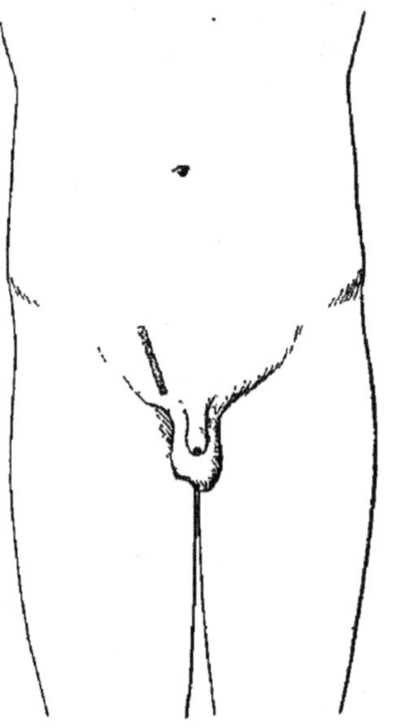

Fig. 453.
Hernie inguinale. Tracé
de l'incision.

saisit dans une pince de Kocher chacun des deux piliers. Les
pinces soulevées tendant l'aponévrose (fig. 454), il est facile
d'inciser la paroi antérieure du canal inguinal, pour découvrir
toute la longueur du cordon et l'orifice inguinal profond.

On soulève alors avec le doigt le cordon couché dans le canal,
on le dégage par quelques coups de sonde cannelée, et l'attire
hors du canal. Etalant le cordon dans la main gauche, on ouvre
la gaine fibreuse à l'aide du bistouri ou de la sonde cannelée, et
on cherche le sac reconnaissable, s'il est vide, à son aspect blanc,
tranchant sur les éléments du cordon.

Facile à trouver lorsqu'il est épais et long, le sac peut être
peu visible lorsqu'il est mince, transparent et court. On le
trouvera en cherchant avec soin à la partie supérieure du canal,
contre l'orifice inguinal profond.

3° Traitement du sac et de son contenu. — Le sac trouvé, on
l'ouvre en saisissant entre deux pinces un pli que l'on soulève,
et incisant ce pli. Le doigt pénètre alors dans le sac et l'explore ;
l'ouverture est agrandie, dans le sens de la longueur, sur le
doigt qui protège le contenu.

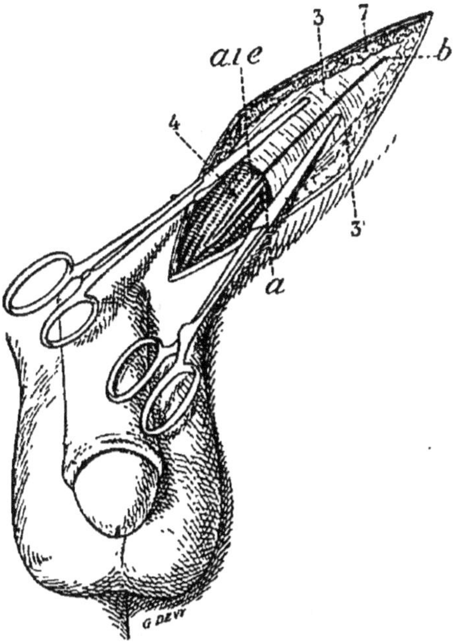

Le contenu peut être de l'intestin ou de l'épiploon.
Dans ces hernies réductibles, les organes ne sont
pas adhérents, et l'*intestin* rentre seul. Si les anses intestinales tendent à sortir,
on les maintient à l'aide d'un tampon de gaze glissé
dans l'orifice du sac et maintenu par une pince.

L'*épiploon* trouvé dans la hernie doit au contraire
être réséqué. Dans ce but on étale sur une compresse
ce qui sort d'épiploon, sans chercher à en attirer un
paquet volumineux, et on lie l'épiploon avant de le
couper. La ligature en chaîne (fig. 455) est souvent

Fig. 454.
Cure radicale de la hernie inguinale. Section de l'aponévrose du
grand oblique (ROCHARD).

recommandée, mais nous préférons diviser l'épiploon en un
certain nombre de pédicules peu volumineux, liés séparément
(fig. 457), afin d'éviter un moignon épais et une formation en
sac de la lame épiploïque (fig. 456).

Il est très simple de pratiquer cette ligature. Étalant la lame
épiploïque, on cherche, près d'un bord, un espace transparent
avasculaire, et à travers cet espace on glisse une pince à forcipressure fermée. Cette pince va saisir un fil qui sert à lier le
premier pédicule. La ligature faite et bien serrée, on coupe la
portion périphérique d'épiploon qui correspond à la ligature ; et

on constitue de même à côté un second pédicule peu épais. On
place ainsi autant de ligatures indépendantes qu'il est nécessaire

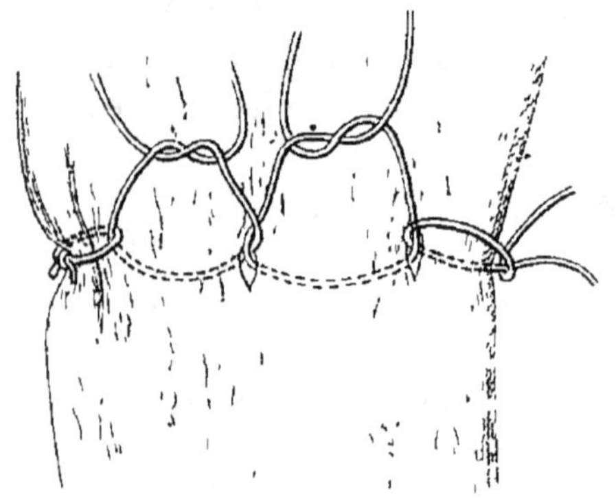

Fig. 455.
Ligature en chaîne du grand
épiploon.

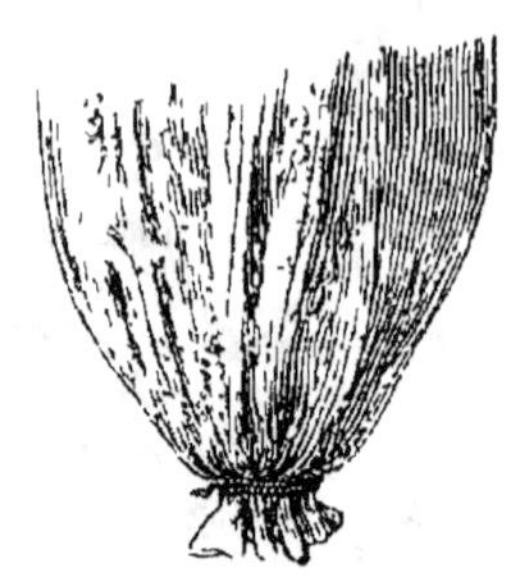

Fig. 456.
Résultat de la ligature
en masse.

pour couper toute la portion périphérique d'épiploon, sans s'inquiéter de placer les fils tous exactement au même niveau. Les
fils ont tous été conservés longs,
et on ne les coupe que lorsque la
ligature totale est terminée, en
les prenant l'un après l'autre
pour examiner à nouveau chaque
pédicule et s'assurer que la ligature tient bien. L'épiploon est
alors réintégré dans l'abdomen.

Ces ligatures sont faites à la
soie, au fil de lin ou au catgut.
Nous préférons le catgut, fil résorbable, qui ne nous a jamais
occasionné aucun accident consécutif.

Le sac lui-même doit être séparé, par dissection, de tous les

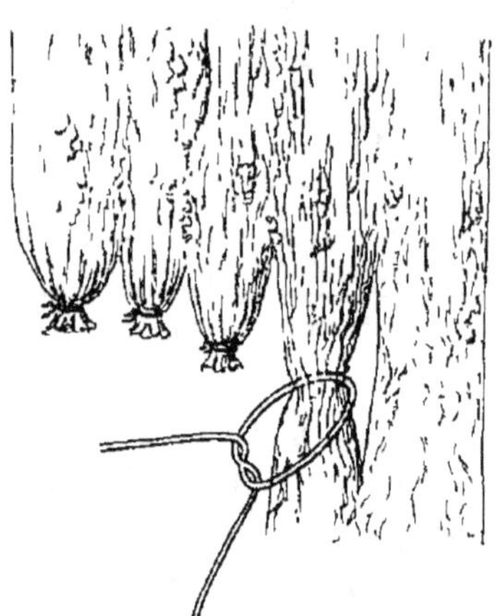

Fig. 457.
Ligature du grand épiploon
en petits pédicules séparés.

organes du cordon, lié au ras du péritoine pariétal, et extirpé.

Lorsque la hernie n'est pas testiculaire, que le sac se termine

en cul-de-sac, il est commode de coiffer l'index gauche du fond
du sac, et soulevant et tendant ainsi la séreuse, de séparer de
la main droite les organes qui lui sont adhérents.

Si la séparation se fait facilement, ce qui est le cas ordinaire,
il suffit de prendre en masse le cordon avec les doigts, sur-
veillant bien le canal déférent, et de séparer les organes en les
écartant. On pousse cette séparation aussi loin que possible,
jusqu'au niveau de l'orifice inguinal profond, afin de ne laisser
aucun infundibulum péritonéal, susceptible d'être l'amorce
d'une récidive.

Lorsque le sac communique avec la vaginale, il faut commencer par en libérer complètement un segment au-dessus du
testicule, puis on coupe là le conduit péritonéo-vaginal pour disséquer le sac comme précédemment. Quelques points de catgut
peuvent fermer la vaginale.

Si la dissection est difficile, on la fait à l'aide de petits ciseaux
mousses, légèrement courbes, et il est préférable d'isoler d'abord
circulairement un point du sac rapproché de l'anneau profond,
pour former le pédicule séreux, et ensuite extirper la portion
périphérique du sac. Toujours cette portion périphérique peut
être disséquée et extirpée, et doit l'être.

La *ligature du sac* ne doit pas être faite par un simple fil noué
autour du pédicule, le fil doit toujours traverser le pédicule
séreux, à sa partie moyenne, et le nœud peut être ensuite
effectué de différente façon.

Un fil est passé, à l'aide d'une aiguille, à travers la partie la
plus reculée du sac, l'index placé à l'intérieur s'assurant que rien
ne sort par l'orifice (fig. 458). Le fil est simple ou double. Avec
un fil simple, on noue d'un côté d'abord, puis ramenant les deux
chefs du côté opposé, on noue de nouveau (fig. 459). Avec un fil
double on peut pratiquer soit une ligature en chaîne (fig. 460) en
coupant la boucle, croisant les deux fils, et nouant de chaque
côté ; soit un nœud de LAWSON-TAIT. Le nœud de LAWSON-TAIT
(fig. 461) est composé d'un fil double dont on ne coupe pas
l'anse ; cette anse est élargie et rabattue par-dessus le pédicule, le sac passant à travers ; elle vient rejoindre ainsi les
deux chefs libres dont on passe l'un dans l'anse. Serrant

le tout, on noue alors les chefs libres comme d'habitude.

Le nœud solidement fait, avant d'en couper les chefs, on coupe le pédicule du sac, et on s'assure de nouveau que la ligature tient bien. Les fils coupés, si le sac a été disséqué assez loin, le pédicule remonte de lui-même sous la paroi abdominale, et disparaît.

Quelques chirurgiens fixent à ce moment le pédicule séreux en un point éloigné de l'orifice inguinal profond.

Telle est la *manœuvre de Barker*, qui conserve les deux chefs de la ligature du sac, puis, traversant avec une aiguille, de dehors en dedans, la paroi abdominale jusqu'au tissu cellulaire sous-péritonéal, en un point situé au-dessus de l'anneau in-

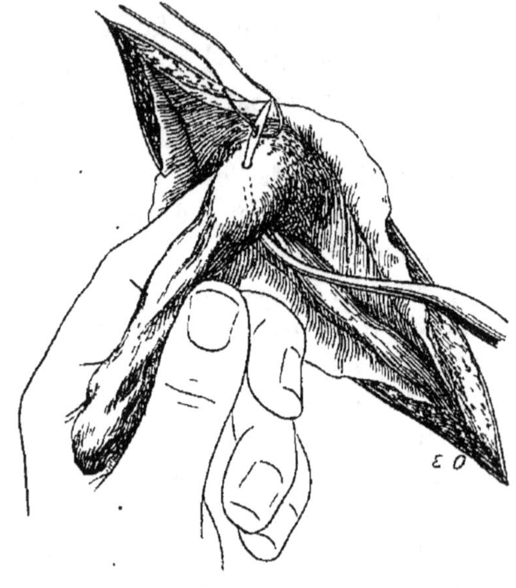

Fig. 458.
Ligature du sac (côté droit).

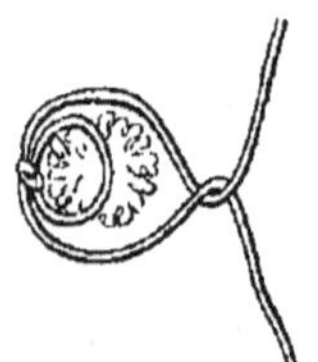

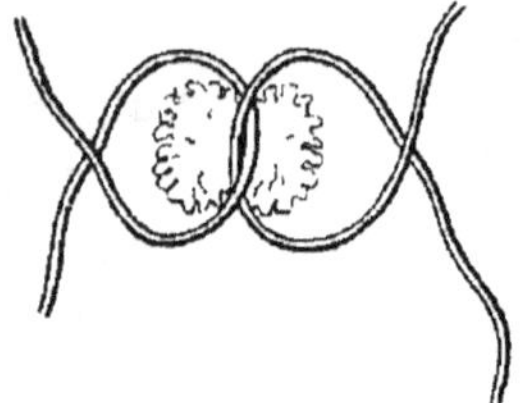

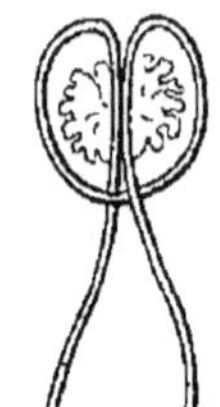

Fig. 459.
Fil simple et ligature double.

Fig. 460.
Ligature en chaine.

Fig. 461.
Nœud de Lawson-Tait.

guinal profond, vient chercher un des chefs de ce fil (fig. 462). L'autre chef est de même ramené à travers la paroi abdominale, en un point voisin du premier, et les deux fils noués maintiennent le pédicule séreux en un point éloigné de l'anneau inguinal profond, dans le but de supprimer tout infundibulum au niveau de cet anneau.

Telle est aussi la *manœuvre de Kocher*, qui n'incisant pas la paroi antérieure du canal, pratique un peu en dehors de l'anneau

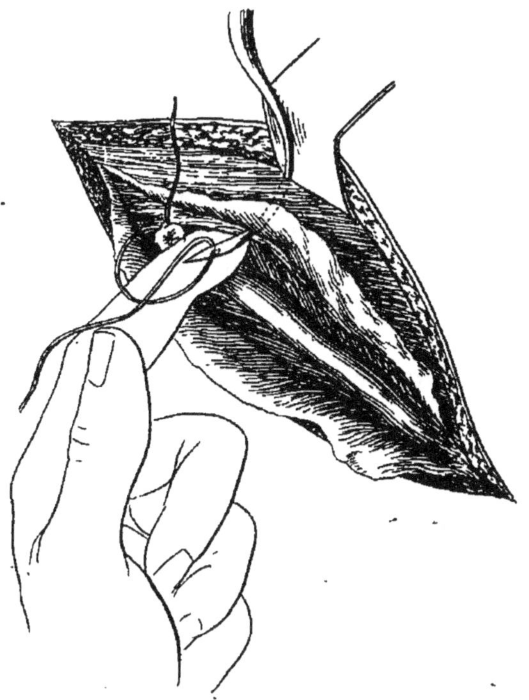

Fig. 462.
Manœuvre de Barker (côté droit).

inguinal profond une petite incision sur l'aponévrose du grand oblique. Par cette incision une pince est poussée dans le canal inguinal et ramène le sac disséqué et non encore coupé. Le sac est tordu et attiré par l'ouverture, puis coupé ; et le pédicule est fixé à ce niveau de la paroi.

Ces manœuvres ne nous paraissent pas nécessaires.

Quelques particularités sont à signaler dans ce temps opératoire. Peu importantes sont les variétés du *contenu* de ces hernies réductibles, tous les organes qui s'y trouvent libres sont normaux et doivent être refoulés, sauf l'épiploon.

Le *sac* peut présenter des diverticules, des poches secondaires qu'il faut disséquer et extirper comme la poche principale.

S'il s'agit d'une *hernie très volumineuse*, le maintien des organes dans l'abdomen est très facilité par l'emploi du plan incliné mis à une faible inclinaison (voy. Laparotomie); et l'oblitération du collet du sac peut être difficile à faire par une ligature; le pédicule constitué ainsi serait trop gros. Dans ce cas, le mieux est de repérer les bords de l'orifice séreux avec des pinces, et d'opérer comme après une laparotomie, fermant l'orifice avec un surjet de catgut. Il est bon de nouer ensemble les deux extrémités du fil qui a servi à faire le surjet.

Chez la femme, la dissection du sac, est très simplifiée, il n'y a pas de cordon à ménager, et la dissection du ligament rond est peu importante.

L'ectopie testiculaire crée une situation particulière. La dissection et la résection du sac doivent être faites avec le même soin.

Le cordon disséqué, le testicule peut ou non s'abaisser dans le scrotum et les règles qui doivent guider dans sa conservation ou sa suppression sont les mêmes que nous étudierons à propos de l'ectopie elle-même (voy. *Testicule*); elles dépendent de l'âge du sujet, de l'état de la glande et du cordon. En principe le testicule doit être conservé d'autant plus que le malade est plus jeune; et son sacrifice ne doit être accepté, chez l'adulte, que si l'ectopie est unilatérale, et si l'abaissement est reconnu impossible.

La présence de la *vessie* dans la hernie donne lieu aussi à quelques considérations opératoires particulières. La cystocèle est rarement diagnostiquée, et c'est ordinairement au cours de l'opération qu'elle est reconnue.

La hernie vésicale peut être exceptionnellement contenue dans le sac péritonéal de la hernie ordinaire, il n'y a alors qu'à le refouler comme une anse intestinale.

Le plus souvent la vessie accompagne le sac, située en dedans de ce sac, on la trouve en disséquant le sac, accolée à lui; on la reconnaît à l'épaisseur de sa paroi, à la graisse qui l'accompagne. Il suffit encore de libérer cette portion de vessie et de la refouler, en liant le sac auprès d'elle. Si, pendant la dissection, on avait déchiré la paroi vésicale, il faudrait, avant de la refouler, réparer par une suture cette déchirure. La suture doit comprendre un fin surjet musculo-muqueux, un fort surjet musculaire prenant très largement la paroi vésicale, et enfin un dernier surjet de protection prenant, avec les couches superficielles du muscle, le tissu cellulo-graisseux périvésical.

Enfin la vessie peut faire hernie sans être accompagnée d'un sac péritonéal, et la vessie est prise alors elle-même pour le sac. On peut reconnaitre la nature de la tumeur, si l'attention est attirée sur son aspect anormal, par l'épaisseur des tissus, la situation interne du pédicule, on peut suivre ce pédicule derrière la symphyse et reconnaitre sa continuité avec la vessie. Une sonde placée dans la vessie, une injection poussée dans sa cavité peuvent confirmer.encore ce diagnostic. Il faut alors dégager la vessie et la refouler derrière la symphyse pour réparer ensuite la paroi. Mais on peut ne pas reconnaitre la nature de l'organe et ouvrir la vessie, croyant ouvrir un sac ; cette erreur n'est pas très rare. L'aspect de la muqueuse, les renseignements fournis par le doigt introduit dans la cavité renseignent bientôt sur la nature de ce sac. Il faut alors suturer la vessie comme nous l'avons dit plus haut, et la refouler derrière la symphyse. Il ne faudra pas s'étonner si, dans les premiers jours qui suivent, le malade urine un peu de sang, mais l'accident n'a pas, ordinairement, d'autre conséquence.

4° Restauration de la paroi. — Les procédés de restauration de la paroi, après résection du sac, sont extrêmement nombreux, et nous ne pouvons les décrire tous, nous donnerons seulement ceux qui nous paraissent présenter des garanties suffisantes de solidité. Nous réprouvons d'abord tout procédé comportant l'introduction, entre les plans de la paroi, de corps étrangers tels que lamelles de périoste, os décalcifié, cartilage, treillis de fils métalliques, etc., et nous n'en parlerons pas.

Les variétés dans les procédés portent soit sur l'assemblage des différents plans, soit dans la nature des sutures.

α. ***Variétés selon l'assemblage des plans***. — La *suture simple* de la paroi abdominale, comme après toute laparotomie. peut être faite ici. On abaissera vers l'arcade de Fallope les plans musculo-aponévrotiques, en laissant le cordon derrière la paroi, entre elle et le péritoine, sortant au niveau de l'orifice inguinal extérieur rétréci.

Il nous paraît peu recommandable de laisser au contraire le cordon entierement à l'extérieur, sous la peau, sortant à la partie supérieure du canal inguinal que l'on obture ensuite complètement.

Le cordon étant donc refoulé contre le péritoine, on étale la lèvre inférieure du grand oblique sectionnée. pour voir le bord profond de l'arcade de Fallope ; relevant la lèvre supérieure de la même aponévrose, on libère largement les bords des muscles transverse et petit oblique. Puis, à l'aide d'un surjet de catgut ou de points séparés d'autres fils, on suture l'un à l'autre, en les accolant, ces muscles,

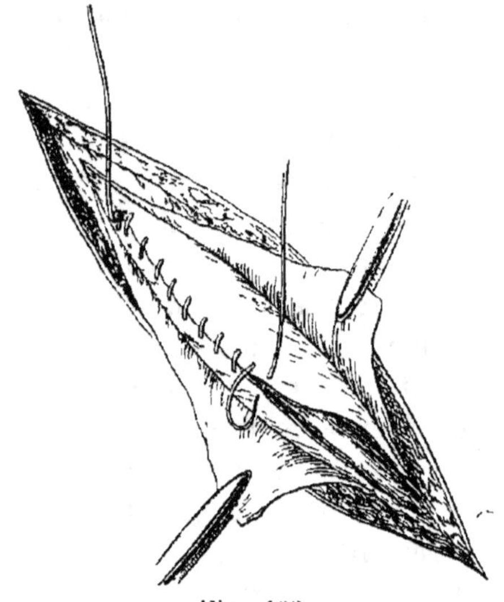

Fig. 463.

Cure opératoire de la hernie inguinale. Suture simple de la paroi, en refoulant le cordon derrière la paroi refaite en deux plans solidarisés. Surjet du plan profond musculaire. Les pinces tiennent écartées les lèvres de l'aponévrose du grand oblique dont la suture forme le deuxième plan (côté droit).

pris largement par l'aiguille (fig. 463), au bord profond de l'arcade de Fallope (bandelette ilio-pubienne), prenant bien soin de faire passer le fil au-dessus du cordon.

La suture est conduite jusqu'à l'orifice extérieur du canal que l'on rétrécit de façon à ne laisser que l'espace suffisant pour le passage du cordon.

Par-dessus ce plan profond, on en fait un second comprenant e bord superficiel de l'arcade de Fallope et l'autre lèvre de l'apo-

névrose du grand oblique (fig. 463). On aura soin, en passant,
de reprendre dans l'anse de fil une certaine épaisseur de fibres
musculaires pour fusionner les deux plans.

Ces deux plans peuvent n'en faire qu'un, les anses de fil ou le surjet prenant successivement les deux lèvres de Fallope, les muscles et l'aponévrose du grand oblique, et passant au-dessus du cordon refoulé contre le péritoine.

L'*imbrication des plans* est obtenue par le *procédé de L. Championnière*. Le sac ayant été lié et réséqué, il reste un champ opératoire comprenant deux lambeaux, l'un externe et inférieur, l'autre interne et supérieur. L'objectif de la réparation est de faire passer

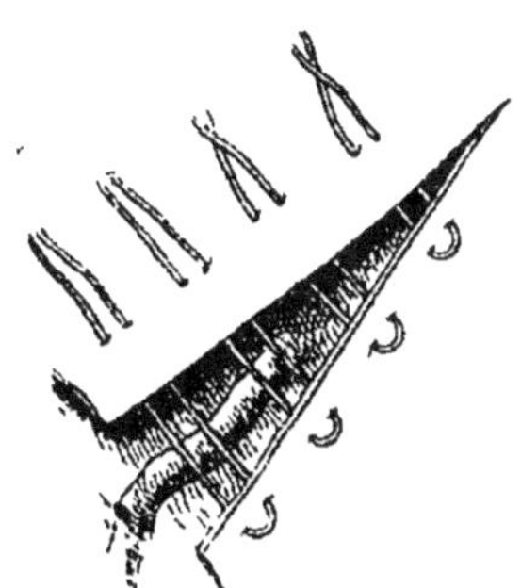

Fig. 464.

Hernie inguinale. Procédé de Championnière (côté gauche).

tout le lambeau externe sous le lambeau interne, le cordon
restant dans le fond. On place sur le lambeau externe des fils
en U (fig. 464), les chefs de chaque anse de ces fils sont con-

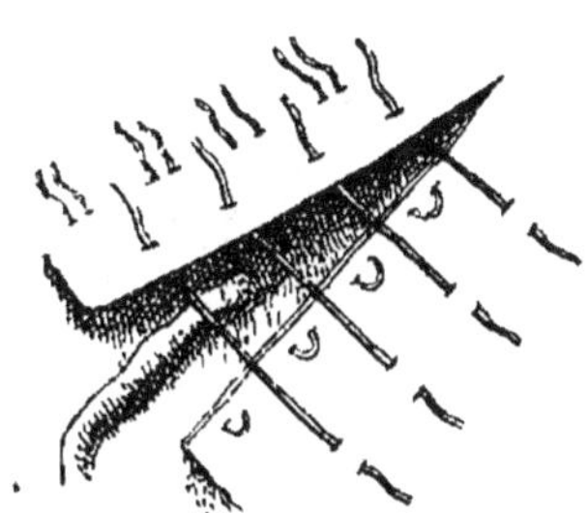

Fig. 465.

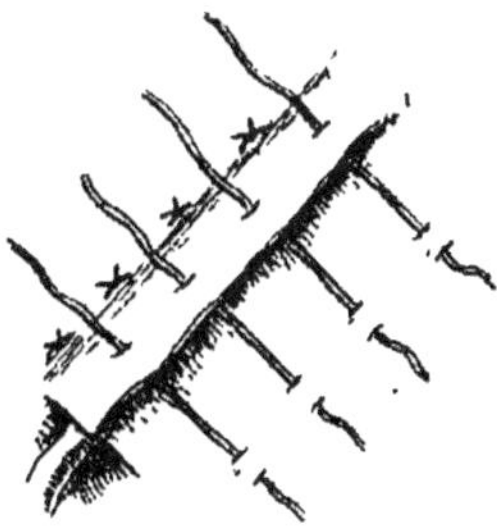

Fig. 466.

Hernie inguinale. Procédé de L. Championnière (côté gauche).

duits le plus loin possible sous le lambeau interne. Lorsque les
fils seront serrés, le lambeau externe sera entraîné sous l'interne (fig. 466). On place ainsi quatre ou cinq fils sur le canal
inguinal.

Puis, comme le lambeau interne pourrait se recroqueviller,

on l'étale sur le lambeau externe à l'aide de fils séparés (fig. 465)
attirant le bord libre du lambeau interne
sur le lambeau externe (fig. 467).

La *reconstitution en deux plans* séparés
par le cordon est obtenue par le *procédé
de Bassini.*

Le canal largement ouvert, les piliers
repérés par des pinces, le sac disséqué et
réséqué, la reconstitution de la paroi s'obtient par la confection d'une paroi profonde et d'une paroi superficielle au canal

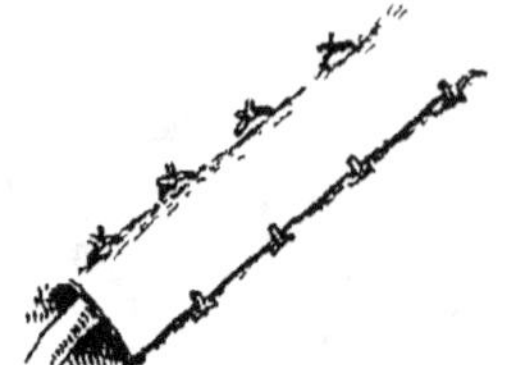

Fig. 467.
Procédé de L. Cham-
pionnière terminé
(côté gauche).

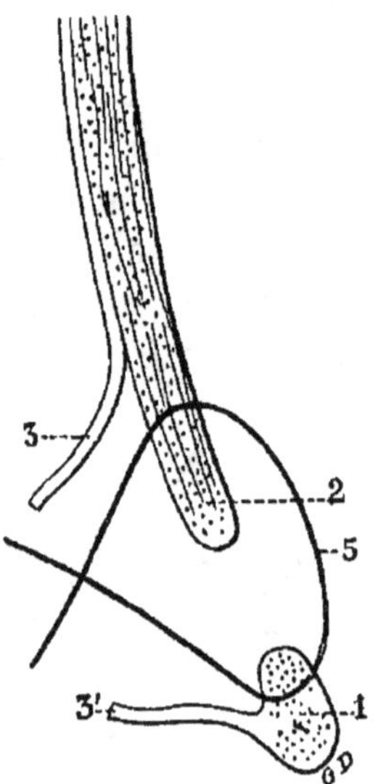

Fig. 468.

Schéma montrant la réfection du
plan profond inguinal, la suture du tendon conjoint (2), à
l'arcade de Fallope (1), 3 et 3'
représentant l'aponévrose du
grand oblique. Procédé de Bassini (ROCHARD).

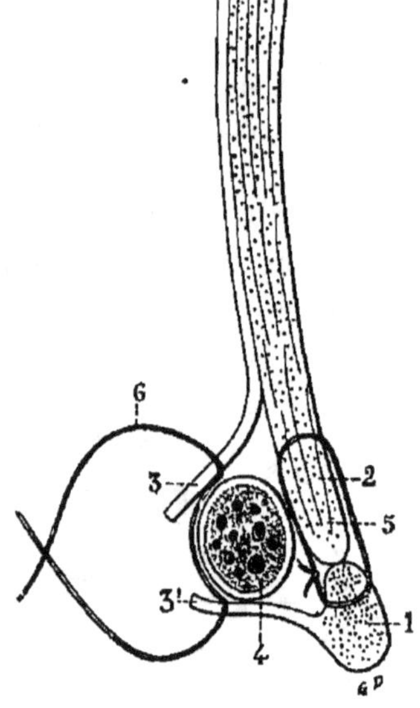

Fig. 469.

Schéma montrant la suture du
plan superficiel (aponévrose
du grand oblique 3, 3'), par-
dessus le cordon (4), couché
sur le plan profond reconstitué (1,2,5). Procédé de Bassini
(ROCHARD).

inguinal, entre lesquelles est couché le cordon. La paroi profonde (fig. 468) est constituée par le fascia transversalis et les muscle petit oblique et transverse mobilisés jusqu'à leur union au muscle droit (tendon conjoint), et suturés au bord profond de l'arcade de Fallope (bandelette ilio-pubienne). La paroi superficielle (fig. 469) n'est formée que par le tendon aponévrotique du grand oblique.

La région opératoire étant bien exposée, le cordon est récliné hors de la plaie à l'aide d'un écarteur ou d'une lanière de gaze (fig. 470). On libère alors le plan musculo-aponévrotique supéro-interne sous l'aponévrose du grand oblique, et on suture le bord profond du ligament de Poupart, senti avec le doigt et exposé à la vue, avec ce plan musculo-aponévrotique (fig. 470), en commençant en dedans, au niveau du bord externe du muscle droit et du tendon conjoint, et se portant jusqu'à l'orifice inguinal profond que l'on rétrécit (fig. 471); ou inversement.

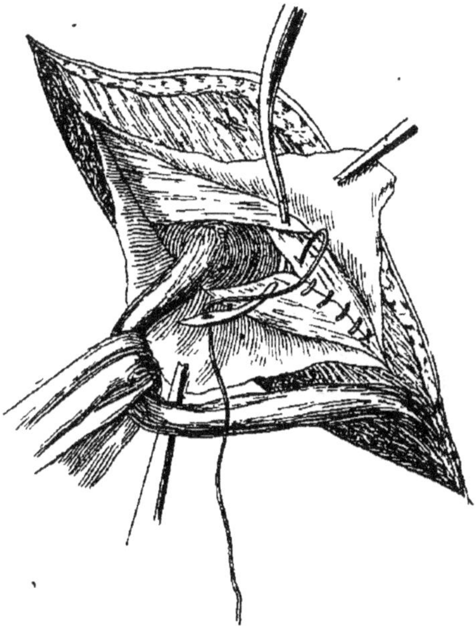

Fig. 470.

Procédé de Bassini. Plan profond (côté droit).

Le cordon spermatique est alors remis à sa place, et, par-dessus, on suture les deux lèvres de l'incision du tendon aponévrotique du grand oblique (fig. 472). Il faut avoir soin de prolonger cette suture en dehors jusqu'au delà de l'orifice inguinal profond. L'orifice inguinal superficiel est rétréci de façon à ne livrer passage qu'au cordon (fig. 473).

Chez la femme, la restauration de la paroi est facilitée par l'absence de cordon et la possibilité de fermer complètement la paroi abdominale.

Dans certains cas de hernies volumineuses ou présentant des

dispositions particulières (hernies inguino-interstitielles), dans le but de renforcer la paroi au niveau de l'orifice herniaire, on peut employer des *procédés autoplastiques*. Nous citerons le procédé myoplastique de SCHWARTZ et le procédé de BERGER pour les hernies inguino-interstitielles.

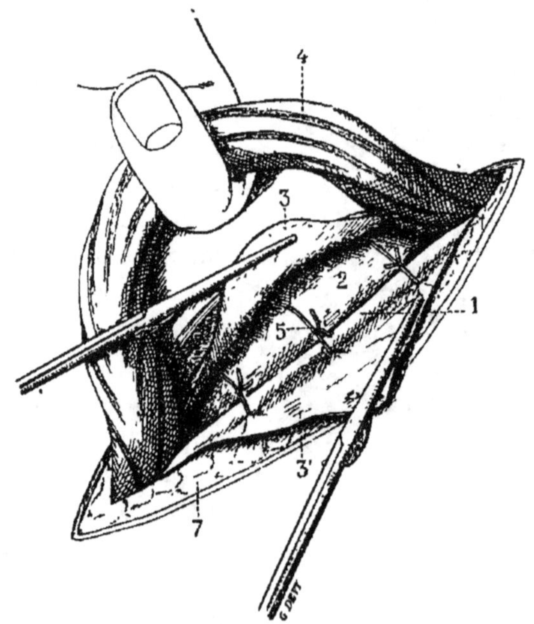

Fig. 471.

Cure radicale de la hernie inguinale. Procédé de Bassini. La paroi profonde est reconstituée (côté gauche) (ROCHARD).

SCHWARTZ [1], après résection du sac, détache du muscle grand droit un lambeau pédiculé que l'on glisse sous le pilier interne. pour l'étaler et le fixer au-devant de l'orifice herniaire.

« Nous ouvrons la gaine du muscle grand droit de l'abdomen par une incision longitudinale de 6 à 8 centimètres. Les feuillets aponévrotiques sont repérés par deux fines pinces de Kocher. Nous taillons dans le droit un lambeau musculaire à pédicule

[1] SCHWARTZ. in Thèse de Bufnoir, Paris, 1900 et Congrès international. Paris 1900. Section Chirurgie générale, p. 435.

inférieur, en nous servant surtout de la sonde cannelée ; le muscle en haut est pincé en masse, puis lié au catgut et sectionné. On a de la sorte un lambeau de 4 à 5 centimètres de long après la rétraction, épais de 1 à 1 centimètre et demi.

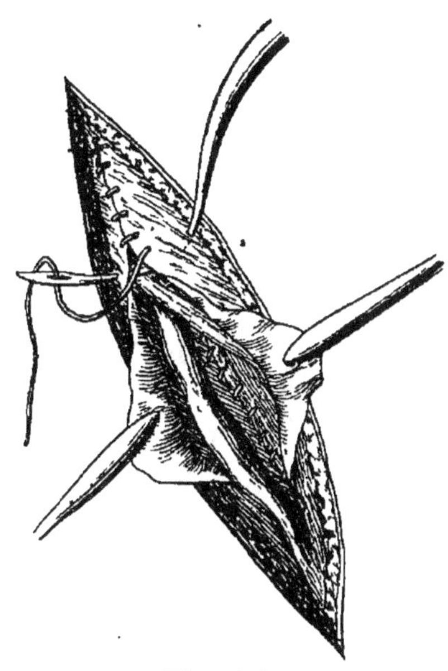

Fig. 472.
Procédé de Bassini. Plan superficiel (côté droit).

Une pince de KOCHER soulevant le pilier interne du grand oblique, avec un bistouri passé à plat, on ouvre la gaine du droit au-dessous du pilier, on va chercher le lambeau qu'on fait passer par l'orifice, le plus bas possible. On ferme par quelques points de suture au catgut l'incision de la gaine du grand droit.

Cela fait, le lambeau musculaire attiré dans la région herniaire est suturé en haut au bord inférieur du petit oblique et

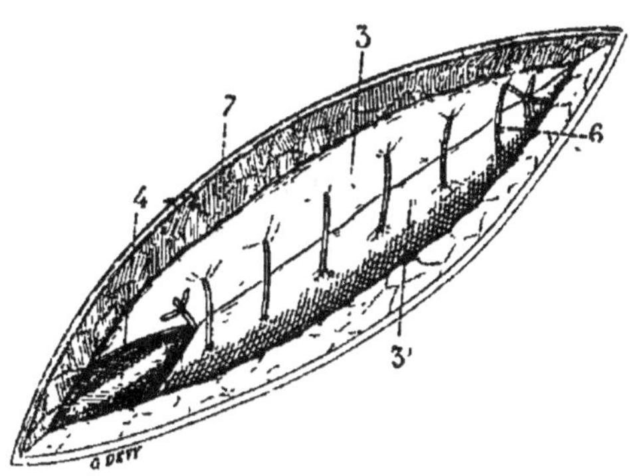

Fig. 473.
Cure radicale de la hernie inguinale. Procédé de Bassini. La paroi superficielle est reconstituée (côté gauche) (ROCHARD).

du transverse, en bas et en dehors à l'arcade crurale (fig. 474).

Le reste de l'opération se termine comme d'habitude.

BERGER [1], pour les hernies inguino-interstielles où la résistance de la paroi est souvent très précaire, décrit le procédé suivant.

Le testicule ectopié ayant été supprimé ou abaissé, en conservant dans ce cas une partie du sac pour lui constituer une vaginale, le sac ayant été réséqué, on reconstitue la paroi postérieure du canal inguinal par le procédé de BASSINI.

Puis on découvre la face antérieure de la gaine du muscle grand droit de l'abdomen, en relevant le bord supérieur de l'incision de l'oblique externe ; on pratique sur la face antérieure de cette gaine une incision longitudinale de 8 à 10 centimètres, parallèle à son bord externe, à un travers de doigt en dedans de ce bord, jusqu'à ce que les fibres musculaires soient à découvert dans toute la hauteur de cette incision (fig. 475). On rabat

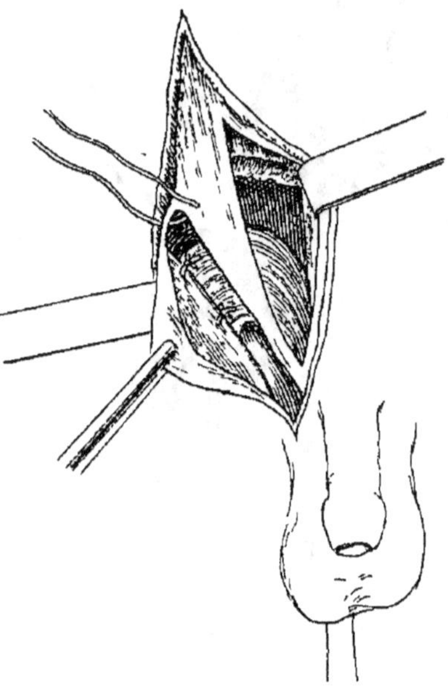

Fig. 474.

Hernie inguinale. Procédé myoplastique de Schwartz (d'après FARABEUF).

de dedans en dehors, en la retournant face profonde en avant, la lèvre externe de l'incision de la gaine en la séparant du bord du muscle (fig. 476) ; on la ramène de dedans en dehors et de haut en bas, par-dessus la ligne de réunion du petit oblique et du tendon conjoint à l'arcade de FALLOPE, et on la réunit au bord supérieur de cette arcade par quelques points de suture (fig. 476).

Pour empêcher le bord du muscle droit de se rétracter en

[1] BERGER. Congrès de chirurgie, 1901, p. 564. Revue de chirurgie, 1902, n° 1, p. 37.

dedans, et pour éviter l'éventration, on fixe par quelques points le bord du muscle au bord de sa loge fibreuse (fig. 476).

Pour refermer la gaine du droit et renforcer encore la paroi, on relève le bord inférieur de l'incision du grand oblique jusqu'au contact de la lèvre interne de l'incision de la gaine du

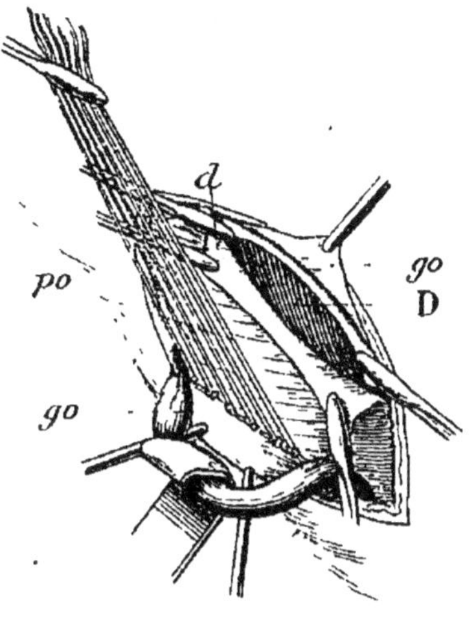

Fig. 475.

Procédé de Berger.

go, aponévrose du grand oblique. — *po*, petit oblique. — *d*, gaine aponévrotique du muscle droit. — D, muscle grand droit.

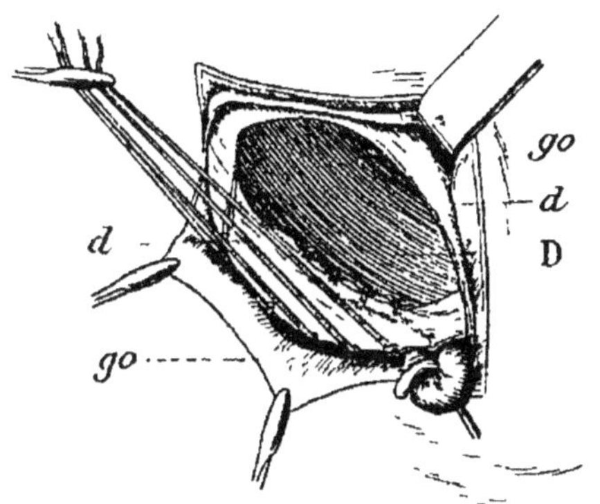

Fig. 476.

Procédé de Berger.

go, grand oblique. — *d*, gaine du muscle droit. — D, muscle droit.

droit, et on l'y suture (fig. 477). Enfin, par-dessus cette réunion, on rabat, comme un rideau, la lèvre supérieure de l'incision de l'aponévrose du grand oblique, et on l'attire jusque près de l'insertion de cette aponévrose au bord antérieur de l'arcade de Fallope où on la fixe par plusieurs points (fig. 478).

β. ***Variétés dans les sutures***. — Les variétés peuvent se diviser ici en deux groupes, selon qu'on laisse ou non des *fils perdus* dans les tissus profonds.

Les fils perdus sont résorbables (catgut) ou non résorbables (soie, fil de lin, crins de Florence, fils métalliques) et peuvent être utilisés en points séparés simples, points en U, ou en surjets. Nous préférons laisser dans la profondeur des sutures de catgut, qui nous ont toujours donné d'excellents résul-

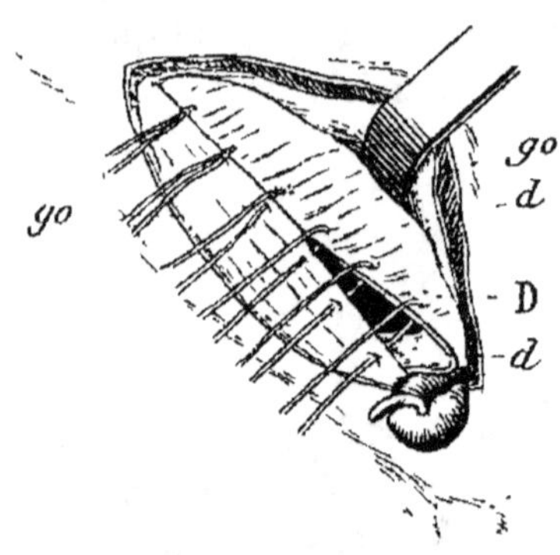

Fig. 477.

Procédé de Berger.

go, aponévrose du grand oblique. — *d*, gaine du muscle droit. — D, muscle grand droit.

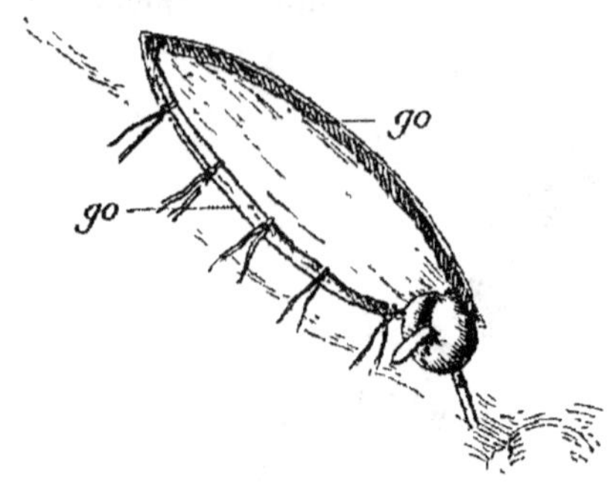

Fig. 478.

Procédé de Berger.

go, aponévrose du grand oblique.

tats immédiats et tardifs, et ne peuvent exposer à l'élimination tardive, possible avec les meilleures réunions immédiates.

La cure radicale sans sutures perdues peut être pratiquée à l'aide de fils métalliques, comme on fait la suture en masse d'une laparotomie. Après ligature du sac, les différents plans, peau, aponévrose, muscles sont successivement traversés par l'aiguille sur une des lèvres de la plaie, puis l'aiguille passe devant le cordon et charge successivement les mêmes plans de l'autre lèvre, en sens inverse, de

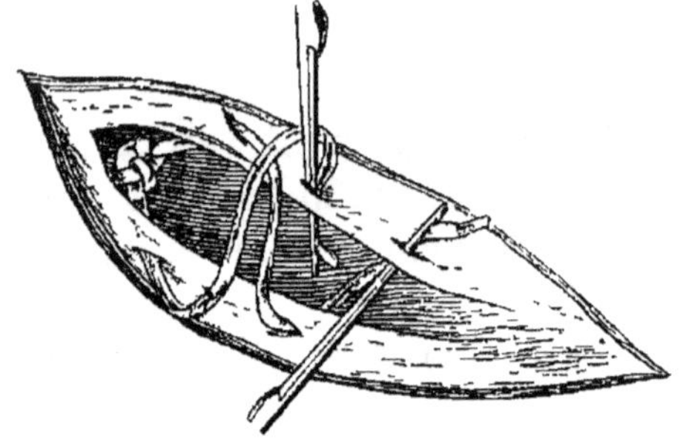

Fig. 479.

Cure de la hernie inguinale sans fils perdus. Procédé de J.-L. Faure.

la profondeur vers la peau. Le fil est attiré, et les fils ne sont tordus que lorsqu'ils sont tous mis en place.

Duplay et Cazin [1], J.-L. Faure [2] ont décrit des procédés permettant de faire les sutures profondes et la fermeture du collet du sac avec des lanières fibro-séreuses taillées aux dépens du sac herniaire. Le sac disséqué est fendu en deux lanières, des lanières sont nouées ensemble pour fermer le sac, puis passées à travers les lèvres de la plaie musculo-aponévrotique inguinale, « comme un lacet de bottines » (fig. 479), et serrées. Il faut évidemment avoir à sa disposition un sac suffisamment long et résistant.

4° Suture cutanée. — Pansement. — La suture cutanée s'effectue comme d'habitude ; on peut, pour éviter tout hématome, prendre dans quelques-uns des fils cutanés le plan superficiel aponévrotique, de façon à accoler la peau à ce plan.

Il est absolument inutile de drainer, sauf dans quelques cas exceptionnels de hernies volumineuses, ayant nécessité des dissections étendues et laissant persister un suintement sanguin impossible à tarir complètement. Le drain serait alors supprimé au bout de quarante-huit heures.

Le pansement doit être soigneusement fait, légèrement compressif ; un double spica de l'aine fait avec des bandes de tarlatane assure une bonne protection.

L'opéré doit être maintenu au lit, dans la position horizontale, environ pendant trois semaines, pour permettre une bonne cicatrisation des plans profonds.

Il est inutile, en général, de faire porter à l'opéré guéri un bandage quelconque, s'il est jeune et si la paroi abdominale est solide. Un bandage léger, à pelote plate, large et peu compressive, est utile après la cure d'une hernie volumineuse et lorsque la paroi abdominale est flasque et peu résistante.

Hernie crurale. — La cure radicale d'une hernie crurale comprend les mêmes temps principaux que la hernie inguinale :

---

[1] Duplay et Cazin. Congrès de Moscou, 1897. *Semaine médicale,* 1896, p. 453.

[2] J.-L. Faure. *Presse médicale,* janvier 1898, p. 49.

l'incision des téguments ; la recherche, la libération et la résection du sac après traitement de son contenu ; l'oblitération de l'anneau crural ; la suture des téguments et le pansement. C'est, comme pour la hernie inguinale, dans le temps d'oblitération de l'anneau que diffèrent entre eux les procédés de cure radicale.

La hernie crurale est ordinairement opérée par la *voie crurale*, elle peut l'être par *voie inguinale*.

a. **Voie crurale. — *1° Incision cutanée*.** — L'incision des téguments peut être verticale ou parallèle à l'arcade crurale.

Verticale, l'incision est située en dedans des vaisseaux fémoraux, parallèle à ces vaisseaux, de longueur variable avec le volume de la hernie mais dépassant toujours de 3 centimètres environ, par son extrémité supérieure, l'arcade de Fallope qu'il faut toujours mettre à nu.

Horizontale, l'incision est menée parallèlement au pli de l'aine, sur la saillie de la tumeur. L'inconvénient de cette incision horizontale est que son extrémité interne se trouve très rapprochée du pli génito-crural, toujours difficile à bien nettoyer et à bien protéger, ce qui l'expose plus à une infection secondaire sous le pansement. Au reste, l'incision verticale suffisamment longue permet de voir et d'opérer très facilement.

2° *Dissection et résection du sac*. — Les téguments incisés, il faut immédiatement mettre à découvert l'arcade de Fallope et l'extrémité inférieure de la paroi abdominale. Au-dessous se trouve facilement le sac, enveloppé presque toujours d'un lipome plus ou moins développé. Le doigt sépare de tous côtés le sac, et la graisse qui l'enveloppe, des organes environnants. Cette séparation est facile et doit être faite jusqu'à l'anneau crural, jusqu'au-dessous de l'arcade de Fallope bien visible.

Le sac est alors ouvert avec précaution, sur un pli tendu entre deux pinces, comme pour la hernie inguinale.

Le traitement du contenu, intestin, épiploon, est le même que pour la hernie inguinale et le principe de la ligature par pédicules séparés de la lame épiploïque est encore plus important ici, un gros pédicule ne pouvant passer par l'anneau crural souvent étroit.

Le contenu réduit ou réséqué, le sac est libéré aussi haut que possible sur l'arcade crurale, et réséqué, après ligature comme pour le sac inguinal.

Comme pour le sac inguinal, quelques opérateurs fixent le moignon du sac en un point écarté de l'anneau. Dans ce but, les deux chefs du fil de ligature sont conservés longs; puis ou bien on traverse la paroi abdominale au-dessus de l'arcade crurale, de dehors en dedans, avec une aiguille courbe guidée par l'index introduit par l'anneau sous la paroi abdominale; ou bien on traverse la paroi de dedans en dehors, passant l'aiguille par l'anneau crural. L'aiguille fait traverser la paroi abdominale successivement à chacun des deux chefs du fil qui lie le pédicule séreux, et ces fils sont noués à la surface de l'aponévrose du grand oblique. BERGER, CHAMPIONNIÈRE conseillent cette manière d'opérer.

3° Oblitération de l'anneau. — L'oblitération du trajet de la hernie se fait en fermant d'abord l'anneau crural, puis le canal crural, le long de la veine fémorale. Cette fermeture se pratique suivant plusieurs procédés.

Procédé de L. Championnière[1]. — Au moment de la dissection du sac, on a repéré par deux pinces de Kocher la lame fibreuse qui enveloppait le sac, constituée par le fascia cribriformis et insérée en haut à l'arcade de Fallope. Avec l'aiguille courbe, que l'on a bien soin de tenir parallèle à l'axe de la cuisse pour éviter de blesser la veine fémorale, et que l'on dirige de bas en haut, on charge l'aponévrose du pectinée le plus près possible de la crête pectinéale. On s'assure, en soulevant l'aiguille, que la prise est solide, puis on traverse le lambeau du fascia cribriformis, en dedans et en bas. On passe un catgut que l'on ne noue pas, puis on place de même un fil sur la partie externe du fascia cribriformis. Un troisième fil entre ces deux premiers est utile. Puis on noue les trois fils et l'anneau se trouve oblitéré.

[1] Thèse de Termot, Paris, 1898.

On oblitère ensuite la rigole formée par la loge lymphatique
déshabitée par le sac. Pour cela on traverse de dehors en dedans
la berge externe de la rigole, accolée à la veine fémorale dont
on évite avec soin la piqûre, puis la berge interne par des points
séparés.

Procédé de Berger [1]. — On établit trois ou quatre sutures
superposées d'avant en arrière et concentriques. qui réunissent

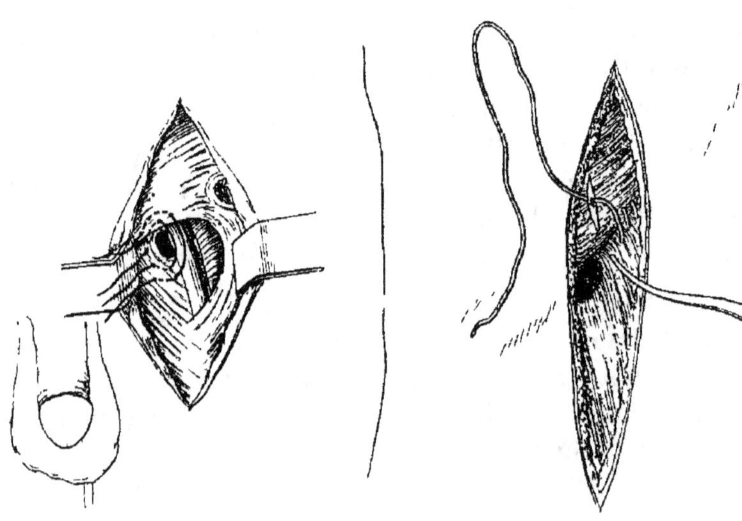

Fig. 480.   Fig. 481.
Cure radicale de la hernie cru-   Hernie crurale. Incision verti-
rale. Procédé de Berger.   cale. Fermeture du canal par
                                  un surjet.

l'aponévrose du pectiné à l'arcade de Fallope et à l'aponévrose
du grand oblique.

Avec une aiguille courbe, une anse de fil est passée sous l'aponévrose du pectinée au ras de son insertion à la crète pectinéale,
de manière que ses deux extrémités ressortent dans l'anneau
crural, l'externe presque au-dessous de la veine fémorale, qu'on
récline fortement en dehors, l'interne tout près du ligament de
Gimbernat (fig. 480). Le premier de ces chefs est repris par l'ai-

* [1] BERGER. Traité de chirurgie Duplay-Reclus. 2° édit., t. VI, p. 290.

guille avec laquelle on ponctionne l'arcade crurale en avant de la veine fémorale; on glisse de dehors en dedans la pointe de l'aiguille dans la gouttière que forme la face supérieure de l'arcade, et on la fait ressortir au delà des limites internes de l'orifice herniaire au niveau du ligament de Gimbernat (fig. 480). On obtient ainsi une boucle dont la striction ferme l'anneau crural.

Deux ou trois autres points de suture sont placés en avant du précédent, réunissant les parties de l'aponévrose du pectinée situées plus bas avec les parties de l'aponévrose du grand oblique situées au-dessus du premier point. Ces points ainsi disposés forment une suture en bourse à étages, qui applique, sur une grande largeur, l'une contre l'autre les parois opposées du canal crural, et qui oblitère ce dernier dans toute sa hauteur.

Un simple surjet peut, de même, accoler largement arcade de Fallope et muscle pectiné recouvert de son aponévrose (fig. 481).

Procédé de M. Delagenière [1]. — Avant de disséquer le sac, et pour poursuivre plus loin la dissection de son collet, on coupe l'arcade de Fallope au niveau de l'anneau crural, franchement et sur une hauteur de 1 centimètre et demi chez la femme; lentement chez l'homme, et jusqu'au cordon spermatique qu'il ne faut pas blesser.

Le sac disséqué, réséqué, et son moignon suspendu, on suture par des points en U chaque lambeau de l'arcade de Fallope coupée, à l'aponévrose du pectiné prise largement. Les fils serrés et noués sur l'arcade, on voit celle-ci s'affaisser vers la branche horizontale du pubis, et se porter en arrière, transformant dans ce mouvement de descente, son incision verticale en un espace triangulaire à sommet supérieur et antérieur. On peut réduire cet espace triangulaire par quelques points de sutures supplémentaires.

Procédé myoplastique de Schwartz [2]. — L'orifice crural est

---

[1] DELAGENIÈRE. *Archives provinciales de chir.*, février 1896, p. 69, et Thèse de Iline, Paris, 1901.

[2] SCHWARTZ, Thèse de Gesland, Paris, 1897, et Congrès international de médecine, Paris, 1900. Section Chirurgie générale, p. 436.

obturé par un faisceau musculaire emprunté au muscle moyen adducteur. Ce lambeau a été aussi emprunté au muscle pectiné (SALZER, WATSON CHEYNE).

Le sac réséqué, on taille aux dépens du muscle moyen adducteur un lambeau a large pédicule supérieur; puis on relève en haut ce lambeau musculaire, on l'enfonce dans le canal crural, et le fixe par quelques points de suture au bord inférieur de l'arcade crural et au fascia cribriformis (fig. 482).

4° Suture de la peau et pansement.—Ce temps n'offre rien de particulier et se fait comme pour la hernie inguinale.

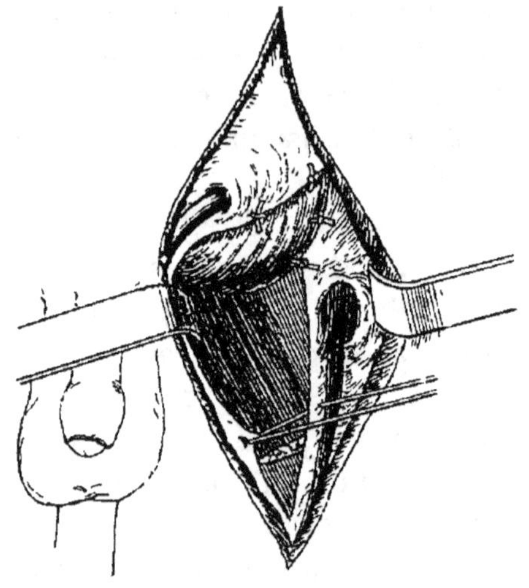

Fig. 482.

Hernie crurale. Procédé myoplastique de Schwartz (d'après FARABEUF).

b. **Voie inguinale** (ANNANDALE, RUGGI, TUFFIER) [1]. — Les téguments sont incisés parallèlement au canal inguinal. Puis on incise la paroi antérieure du canal inguinal, sans ouvrir l'orifice inguinal extérieur si la hernie est petite. Le cordon spermatique est relevé en haut pour exposer la paroi postérieure du canal.

Disséquant la lèvre inférieure de l'incision, par sa face profonde, on dissocie le tissu-cellulaire sous-péritonéal et arrive au collet du sac crural, avant son passage dans l'anneau.

On attire la hernie crurale dans la plaie inguinale, et on traite comme d'habitude le sac herniaire et son contenu.

Puis on ferme l'anneau crural par sa face profonde en accolant l'arcade de Fallope à l'aponévrose du pectiné, et on reconstitue le canal inguinal.

---

[1] TUFFIER. *Revue de chirurgie*, 1896, et Thèse de Guinement, Paris, 1901.

Hernie ombilicale. — La hernie ombilicale, quel que soit son mode de formation (hernies congénitales, hernies des nouveau-nés, hernies de l'adulte), quel que soit son volume, est opérée d'après les mêmes principes. Nous n'avons pas à indiquer ici quel est le moment favorable pour cette cure opératoire dans les différentes variétés[1].

Chez l'adulte la hernie n'est réductible que si elle est encore peu volumineuse, rapidement dans les grosses hernies se développent des adhérences épiploïques et intestinales qui compliquent la cure opératoire. Les principes de cette cure restent cependant les mêmes, et les adhérences seront traitées comme nous l'indiquerons en parlant des hernies irréductibles.

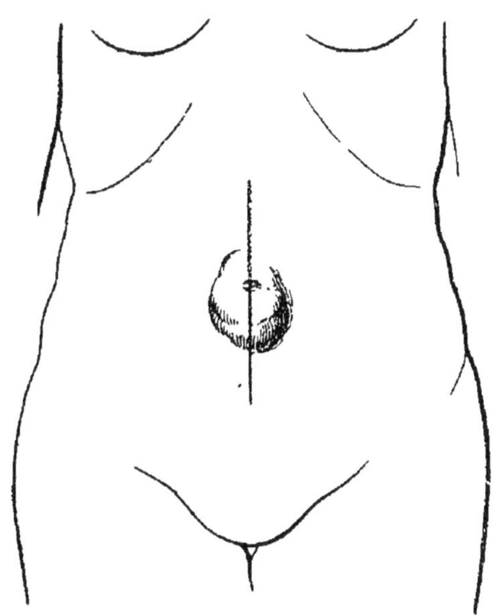

Fig. 483.

Hernie ombilicale. Incision rectiligne.

1° Incision cutanée. — L'incision de la peau et du tissu cellulo-graisseux sous-cutané peut être médiane, rectiligne et unique (fig. 483); ou latérale, courbe et double (fig. 484). Dans tous les cas l'incision doit dépasser en haut et en bas, de 3 ou 4 centimètres, le pédicule apparent de la hernie.

L'incision médiane unique parcourt le milieu de la tumeur herniaire.

L'incision latérale double, formée de deux lignes courbes se réunissant en haut et en bas, peut comprendre la totalité du pédicule herniaire (CONDAMIN); mais, si la hernie est volumineuse, on produit ainsi une perte de substance considérable,

---

[1] Voy. Thérapeutique chirurgicale, RICARD et LAUNAY, 1903.

nuisible à la bonne réunion de la paroi. Il est préférable de faire parcourir à chaque incision latérale le flanc de la tumeur herniaire, à une distance variable du pédicule, calculée sur le volume de la hernie, et de façon à conserver assez de peau pour réunir facilement sans traction. On décolle ensuite la peau, doublée de sa graisse, du sac herniaire, jusqu'à ce qu'on voie nettement l'aponévrose blanche du grand oblique. On met à nu celle-ci dans toute la longueur de l'incision située du côté où l'on opère, et jusqu'au collet du sac.

L'adhérence du sac aux téguments, la minceur des parois au niveau du fond du sac rendent dangereuse, dans les grosses hernies, l'incision médiane unique ; on peut, du premier coup, pénétrer, sans le vouloir, dans le sac, et on s'expose à blesser un des organes qui y sont contenus. L'incision bilatérale courbe nous paraît préférable, parce qu'elle conduit sur une portion du sac ordinairement non adhérente aux téguments, et plus facile à reconnaître et à isoler.

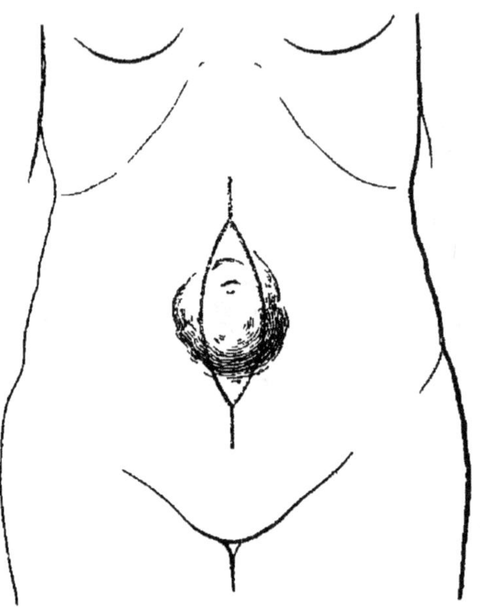

Fig. 484.

Hernie ombilicale. Incision elliptique.

2° Traitement du sac et de son contenu. — Le sac est ouvert soit au niveau de son fond si l'incision est médiane, soit près du collet si l'incision est latérale. Cette incision basse est beaucoup moins dangereuse que l'incision du fond.

L'ouverture du sac doit être faite avec précaution, sur un pli tendu par une pince, et à petits coups, pour éviter la blessure d'un organe profond. Dès que l'orifice est assez grand pour admettre le doigt, l'index, introduit dans le sac, explore sa paroi interne. On coupe, sur ce doigt protecteur, le sac sur toute la demi-circonférence exposée. et on pénètre largement dans la cavité.

Si le contenu de la hernie est réduit, il ne reste qu'à compléter l'isolement du sac et de tous les diverticules qu'il peut présenter.

Si l'intestin ou l'épiploon est adhérent, le renversement du sac autour du côté non encore coupé permet de traiter convenablement le contenu. La résection de l'épiploon libre se fait comme dans les autres hernies.

Le contenu réduit ou réséqué, le sac isolé sur tout son pourtour, sans qu'il soit utile de séparer son fond de la paroi qui le recouvre et qui doit être supprimée ; il faut le réséquer, puis fermer le péritoine.

Il est rare que l'on puisse ici opérer comme d'habitude, lier le pédicule et couper ensuite, il faudrait une hernie petite, un orifice peu large, et un péritoine facilement décollable de l'orifice fibreux. Ordinairement le péritoine adhère au pourtour aponévrotique, et cette façon d'opérer est impraticable.

Il est préférable dans tous les cas de ne pas fermer alors le sac, de placer une compresse sur les viscères, et de couper le péritoine en même temps que l'anneau fibreux. On se trouve alors en présence d'une plaie de laparotomie ordinaire, que l'on réunit selon les règles habituelles déjà exposées.

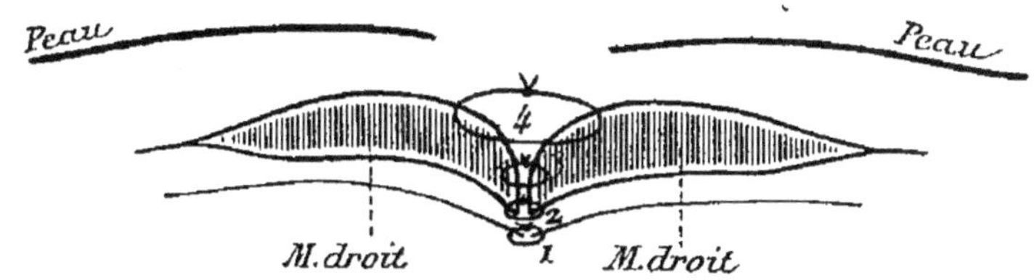

Fig. 485.

Cure radicale de la hernie ombilicale. Procédé de L.-Championnière.

3° Restauration de la paroi. — La reconstitution de la paroi peut être effectuée par simple *avivement* du pourtour fibreux et sutures ; ou par résection large de l'orifice fibreux, appelée *ompha-*

lectomie, avec ouverture de la gaine des muscles droits, et sutures.

L'*avivement simple* est obtenu par le *procédé de* L. CHAMPION-
NIÈRE. Le péritoine du sac a été lié ou suturé le plus loin possible vers l'abdomen, et
le sac coupé. Le pour-
tour de l'orifice fibreux
est avivé, puis suturé
par des points séparés.
La paroi abdominale est
fermée par deux sutures
à plusieurs étages, acco-
lant les gaines des droits
(fig. 485).

Des points prenant en
masse la paroi peuvent
être placés avant les
étages superposés, pour
soutenir cette suture lorsqu'elle est tendue.

L'*omphalectomie* doit
comprendre comme
temps indispensable l'ou-
verture des gaines des
deux muscles droits pour
permettre le rapproche-
ment de ces muscles. Les
procédés de CONDAMIN,
de LE DENTU permettent
ce résultat.

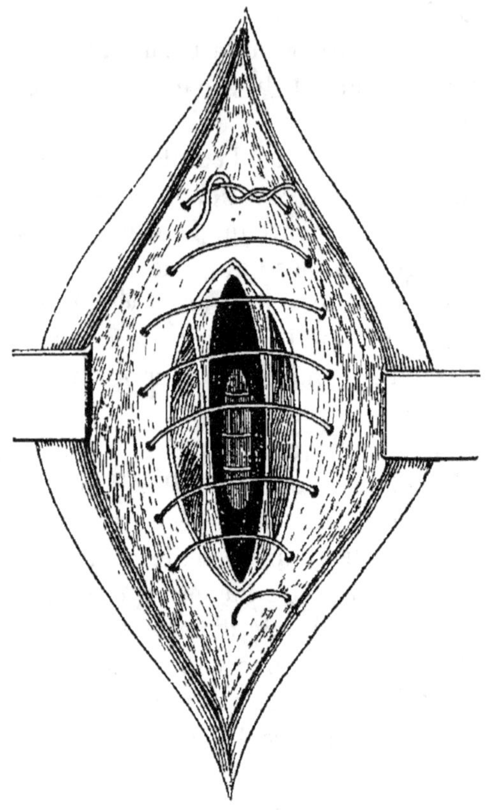

Fig. 486.
Cure radicale de la hernie ombilicale.
Procédé de Le Dentu.

CONDAMIN [1] résèque d'abord l'orifice fibreux, sans ouvrir le sac,
puis coupe le sac au même niveau. La gaine des muscles droits
est ouverte pendant cette section.

LE DENTU [2] traite d'abord le sac et son contenu, puis résèque
l'ombilic.

[1] Thèse de Casteret, Lyon, 1892.
[2] Thèse de Brodier, Paris, 1893.

La résection de l'anneau fibreux et du péritoine est faite sur
tout le pourtour de l'orifice, en dépassant largement celui-ci en
haut et en bas, de façon à donner à la plaie définitive la forme
d'un losange allongé, ou mieux d'une ellipse (fig. 486).

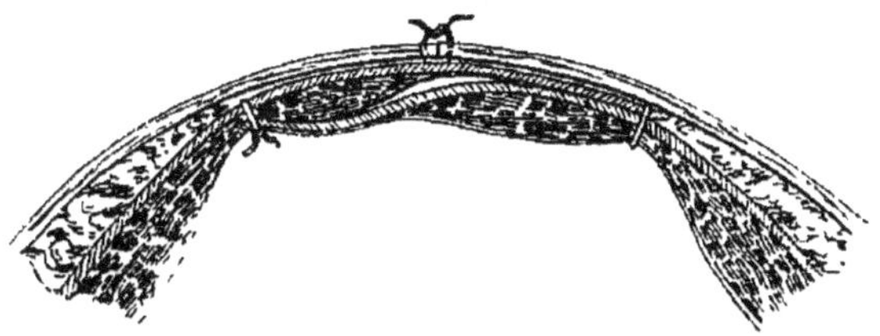

Fig. 487.
Hernie ombilicale. Procédé de Sapiejko.

Si les gaines musculaires n'ont pas été ouvertes pendant cette
résection, il faut les rechercher et les ouvrir dans toute la longueur de la plaie.

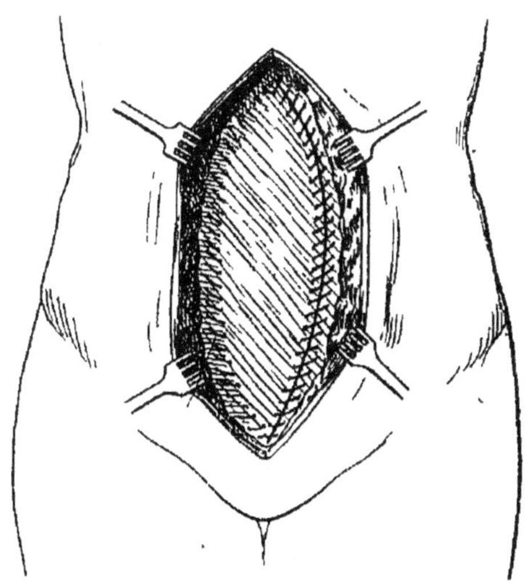

Fig. 488.
Cure de la hernie ombilicale. Procédé de Sapiejko.

La suture de la paroi est alors faite comme celle d'une laparotomie quelconque, en masse ou en étages, en prenant bien
soin d'accoler les bords des muscles droits, mobilisés au besoin
dans les gaines (fig. 486).

Dans le but de consolider cette paroi, SAPIEJKO [1] (fig. 487 et
488) et SAVARIAUD [2] (fig. 489) ont proposé d'imbriquer les deux
lèvres de la plaie abdominale l'une au-dessous de l'autre. SAVA-
RIAUD conseille de placer d'un côté un certain nombre d'anses
de fil en U (fig. 489), et de faire traverser aux chefs libres de

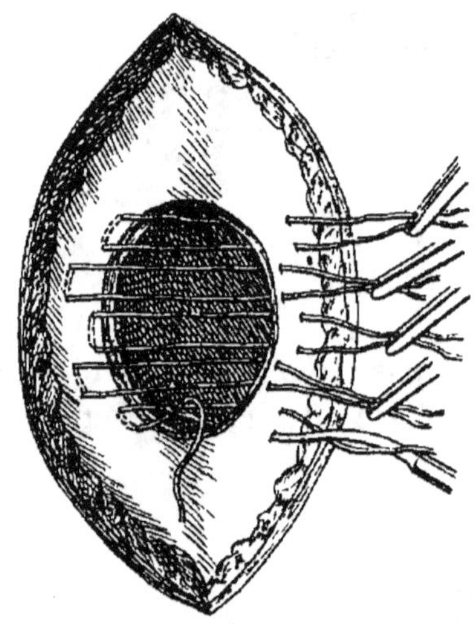

Fig. 489.
Cure de la hernie ombilicale.
Procédé de Savariaud.

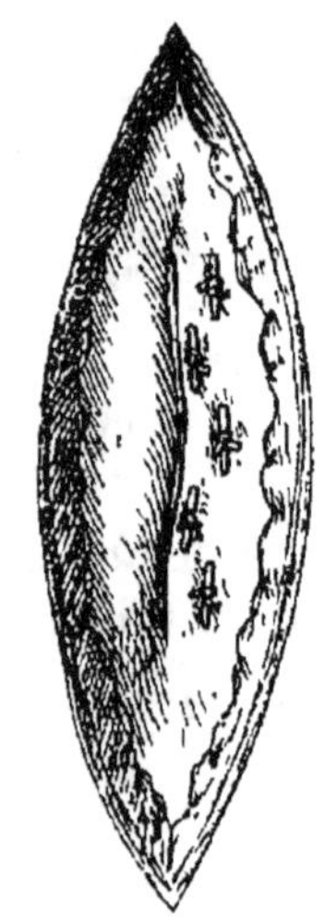

Fig. 490.
Procédé de Savariaud.
Sutures terminées.

ces anses, de la profondeur vers la superficie, la lèvre opposée.
à 15 millimètres environ du bord. Lorsqu'on serre les fils, les
deux parois chevauchent (fig. 490).

1º Suture cutanée. — Pansement. — La suture de la peau se
fait comme d'habitude, et, après la cure d'une hernie volumineuse, qui a nécessité de larges décollements, il est prudent de
placer un drain sous la peau. Le pansement est constitué par
un large bandage de corps en flanelle, fortement serré.

Les suites opératoires n'offrent rien de spécial. Il est utile de
faire porter ensuite aux malades une ceinture abdominale.

[1] SAPIEJKO. *Revue de chirurgie*, février, 1900 nº 2, p. 211.
[2] SAVARIAUD. Congrès français de chirurgie, 1901, p. 579.

Hernie épigastrique. — La cure opératoire d'une hernie épigastrique rappelle, en beaucoup plus simple, celle d'une hernie ombilicale.

L'incision cutanée est longitudinale, sur la tumeur, la dépassant de part et d'autre.

Sous la peau se rencontre presque toujours un lipome, au centre duquel se trouve le petit sac herniaire. Le sac, du reste, peut être à peine accentué, et l'extirpation du lipome avec oblitération de l'orifice fibreux peut suffire.

Ordinairement il faut ouvrir un petit sac, réséquer de l'épiploon si on en trouve, lier et couper le sac.

La restauration de la paroi comprend d'abord l'excision de l'orifice fibreux, puis la suture comme après une laparotomie.

Les hernies exceptionnelles, *obturatrice, ischiatique* et *lombaire*, ne sont opérées dans la plupart des cas que lorsqu'elles sont étranglées; nous les étudierons à la fin des *hernies étranglées.*

B. **Hernies irréductibles.** — En dehors des hernies incoer-

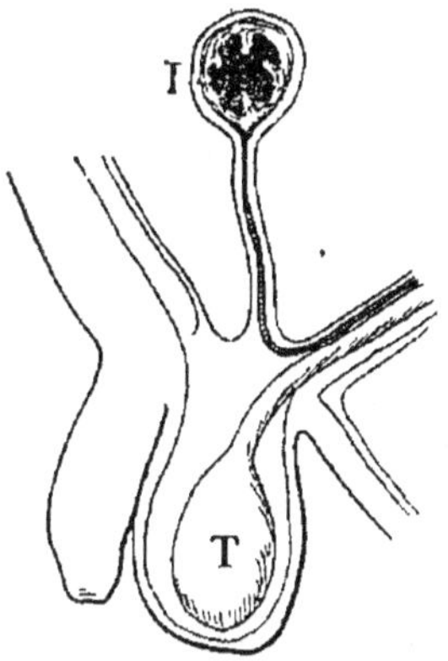

Fig. 491.

Situation normale du côlon iliaque et de son méso. (SAVARIAUD.)

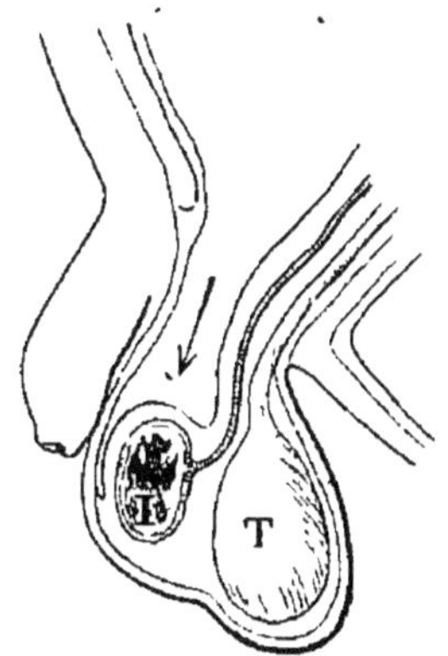

Fig. 492.

Hernie par glissement du côlon iliaque, montrant le dédoublement du méso. (SAVARIAUD.)

cibles par perte du droit de domicile, hernies que l'on opérera, lorsque cela est indiqué, dans la position renversée sur le plan incliné (voy. *Laparotomie*), l'irréductibilité des hernies est due soit à des adhérences inflammatoires, soit à une disposition particulière de la partie herniée.

Les adhérences sont épiploïques ou intestinales.

La disposition particulière de la portion herniée est constituée par le glissement d'une portion du gros intestin, cæcum ou côlon iliaque, à travers l'orifice herniaire. La portion d'intestin recouverte de péritoine viscéral contribue à former le sac, avec le péritoine pariétal descendu (fig. 491 et 492), et ce sac est ordinairement petit. Le reste de l'intestin, dépourvu de revêtement péritonéal sur une plus ou moins grande étendue, correspond à l'arrivée des vaisseaux intestinaux. Ou bien ces vaisseaux sont enfermés dans les replis d'un méso, formant une sorte d'adhérence avec le sac (adhérence charnue naturelle de Scarpa) (fig. 493), ou bien ces vaisseaux sont étalés

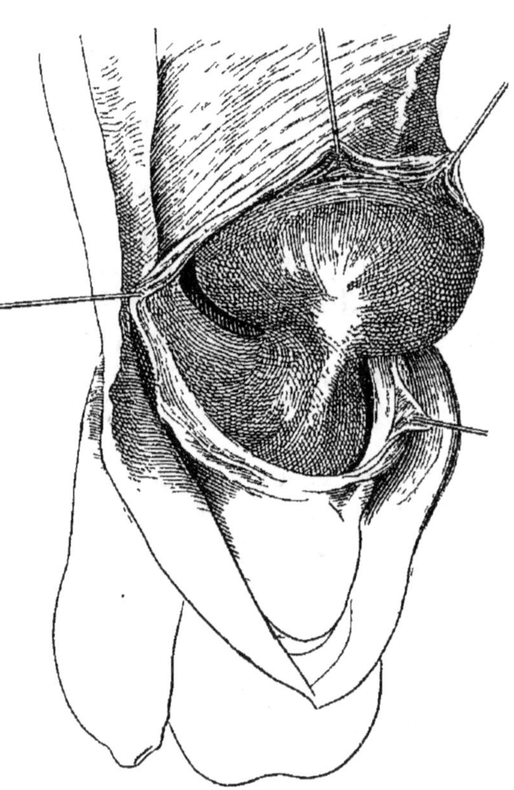

Fig. 493.

Hernie par glissement du côlon iliaque (d'après Scarpa).

avec la paroi intestinale dans le tissu cellulaire, sous les enveloppes de la hernie (fig. 492), ici les deux feuillets du méso se sont écartés et font partie du sac herniaire, il n'y a plus de méso.

Adhérences épiploïques. — Le plus souvent ces adhérences ne compliquent que fort peu la cure opératoire. Les adhérences se sont établies sur le fond ou les parois du sac, il est inutile de les libérer. La résection de l'épiploon, attiré jusqu'en une portion complètement libre, faite comme nous l'avons indiqué plus haut, laisse la partie périphérique de l'épiploon adhérente au sac, pendant que le moignon est rentré dans l'abdomen. Cette portion périphérique est supprimée avec le sac herniaire, que l'on résèque comme d'habitude.

Les adhérences épiploïques peuvent exister au niveau du collet du sac et sur la portion voisine du péritoine pariétal, cela se voit fréquemment dans les hernies ombilicales. Si les adhérences sont faibles et peu étendues, on les détache au doigt ou aux ciseaux pour attirer l'épiploon et le réséquer plus haut. Si ces adhérences sont solides et larges, il faut fendre le collet du sac et l'orifice herniaire de la paroi abdominale (en haut et en bas pour la hernie ombilicale), pour aller, par une véritable *hernio-laparotomie*, saisir dans l'abdomen l'épiploon libre, le lier et le couper à ce niveau, on détachera ensuite l'épiploon du pourtour de l'orifice herniaire, pour l'enlever avec le sac.

Adhérences intestinales. — Récentes, ces adhérences se décollent facilement au doigt. Anciennes, les adhérences intestinales sont longues ou en surface, fusionnant le sac et l'anse intestinales.

Les adhérences longues sont faciles à couper entre deux ligatures, au ras de l'intestin.

Les adhérences en surface sont beaucoup plus difficiles à libérer. La dissection est pénible. dangereuse pour l'intestin, et donne lieu à un abondant suintement sanguin. Plutôt que de s'exposer à ouvrir l'intestin, pour peu que la libération soit pénible, il faut tailler dans le sac un lambeau comprenant la portion adhérente, lambeau qu'on laissera attaché à l'intestin et qu'on réduira avec lui.

Glissement du gros intestin. — Nous avons vu que le gros intestin descendu avec son méso à travers l'orifice herniaire se présente sous deux aspects. Ou bien l'anse est contenue dans le sac, rattachée à ce sac par son méso ; ou bien le méso s'est étalé, a disparu, et une partie de la paroi intestinale est hors du sac, avec les vaisseaux intestinaux, dans le tissu cellulaire environnant.

Le sac, ordinairement peu volumineux, ayant été ouvert, son contenu libre ayant été réduit, il ne faut pas libérer le gros intestin hernié en coupant le repli qui l'unit au sac, ou en disséquant l'intestin situé hors du sac ; on priverait ainsi cette portion d'intestin de ses vaisseaux nourriciers.

Dans le premier cas, l'intestin ayant conservé un méso qui renferme les vaisseaux (fig. 493), il faut libérer le sac le plus haut possible, en réséquer la partie devenue libre, refermer le péritoine en suturant par un surjet de catgut les bords de l'orifice séreux, puis réduire en masse l'intestin avec son méso et ce qui reste du sac, en agrandissant, au besoin, l'orifice de la paroi abdominale. Il faut faire suivre cette réduction d'une restauration très soignée de la paroi abdominale,

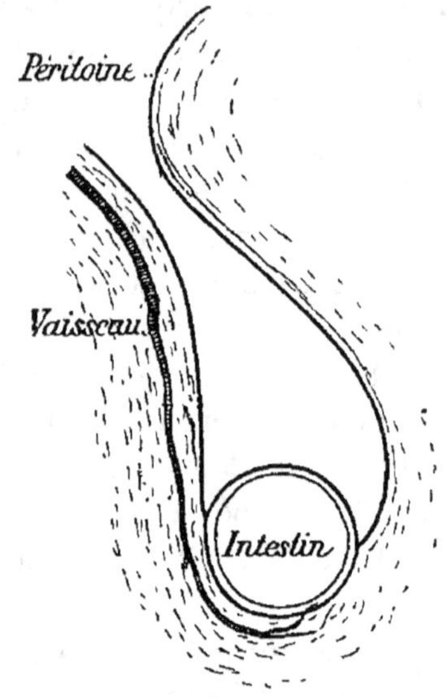

Fig. 494.

Schéma destiné à montrer la disposition du sac et des vaisseaux dans la hernie par glissement du gros intestin.

et conseiller ensuite le port d'un bandage, ces hernies ayant une grande tendance à la récidive.

Dans le second cas, l'intestin étant en partie dépourvu du péritoine, au contact du tissu cellulaire environnant, et la dissection de cette paroi conduisant à la suppression des vaisseaux intestinaux (fig. 494), il faut se contenter de supprimer le sac qui accompagne l'intestin, puis rentrer en masse cet intestin avec ses vaisseaux. Pour rentrer l'intestin, sans s'exposer à le couder dans le tissu cellulaire sous-péritonéal de la fosse iliaque, il faut pratiquer sur la paroi abdominale une large incision qui permette de voir ce que l'on fait.

C'est pour ces hernies que Morestin [1] et Savariaud [2] ont proposé de retourner le sac, c'est-à-dire les deux feuillets du méso, en réinvaginant l'anse intestinale dans la cavité péritonéale.

Morestin conseille la technique suivante : L'opéré est placé sur le plan incliné. Le sac est dégagé, le péritoine ouvert haut, dans le canal inguinal et l'intestin dégagé par décollement. On pratique ensuite une incision, soit sur le bord externe du muscle droit, soit au voisinage de la crête iliaque ; et on pénètre dans le péritoine. Par cette ouverture de la grande cavité péritonéale, on attire dans le ventre l'anse herniée, en aidant à sa rentrée par des pressions dans la hernie. L'anse ramenée dans le ventre, les deux feuillets du méso, qui, retournés, formaient le sac, s'accolent de nouveau, reconstituant le méso-côlon. Pour empêcher la descente, on fixe l'un à l'autre les deux feuillets du méso à l'aide d'un grand nombre de sutures, soit à points séparés, soit en surjets disposés en lignes radiées dans les interstices des vaisseaux. On fixe enfin la base du méso à l'aponévrose iliaque, à la partie la plus reculée de la fosse iliaque, par des points séparés ; on suture le plan abdominal et reconstitue aussi bien que possible le trajet inguinal.

Savariaud conseille d'ouvrir le sac au niveau du collet et de séparer l'ensemble formé par le cordon et la hernie d'avec les parois du canal inguinal. On cherche ensuite à séparer la hernie du cordon, et si cette séparation est rendue dangereuse pour l'intestin ou ses vaisseaux du fait de l'inflammation péri-herniaire, « on sacrifiera sans regret le testicule ».

La dissection du sac, de l'intestin et de ses vaisseaux est poussée très loin jusque dans la fosse iliaque, grâce à une large incision inguinale débridée jusqu'au voisinage de l'épine iliaque antéro-supérieure.

Le sac est alors refermé par quelques points séparés, sans aucune résection. C'est à ce moment qu'on pratique le retour-

---

[1] Morestin. Congrès international de chirurgie, Paris, 1900. Chir. gén., p. 443.

[2] Savariaud. Congrès de chirurgie, Paris, 1901, p. 575.

nement en pressant sur l'intestin et le fond du sac, et refoulant le tout dans la fosse iliaque, le plus loin possible.

C. **Hernies étranglées**. — L'opération de la hernie étranglée ne diffère de la cure opératoire des hernies non étranglées que par le temps de débridement de l'anneau constricteur et par le traitement du contenu herniaire.

Lorsque le contenu herniaire a pu être réduit, la cure opératoire s'effectue, pour chaque hernie, comme nous l'avons déjà indiqué, nous n'y reviendrons pas.

La *découverte et l'incision du sac* se font comme nous l'avons déjà dit pour les diverses formes de hernies. L'incision cutanée doit être large et haut située, sur les régions de l'orifice profond plutôt que sur la tumeur. Il faut tout d'abord découvrir, voir et bien dénuder l'aponévrose abdominale (grand oblique, ligne blanche, arcade de Fallope) au-dessus du collet du sac, ouvrir l'anneau fibreux, c'est-à-dire la paroi antérieure du canal inguinal, la ligne blanche au-dessus de l'ombilic, le ligament de Gimbernat à la partie interne de l'anneau crural.

Le sac est alors facile à reconnaître et à isoler. On l'ouvre avec précaution, en incisant sur un pli séreux soulevé par une pince, doucement et à petits coups, pour éviter la blessure de l'intestin sous-jacent.

Au moment de l'ouverture du sac s'écoule presque toujours du liquide séreux ou séro-sanguinolent.

Le doigt, introduit dans le sac, l'explore et reconnaît la disposition du contenu. Le sac est largement ouvert sur le doigt comme guide ; il faut à ce moment essuyer avec une compresse l'intestin et la face interne du sac, et se nettoyer à nouveau les mains, le liquide contenu étant septique.

Débridement. — Le débridement de l'anneau d'étranglement doit être largement fait, pour permettre une très facile mobilisation de l'intestin ou de l'épiploon serré. Ce débridement ne doit jamais être pratiqué à l'aveugle, avec un bistouri boutonné, guidé sur un doigt enfoncé dans le sac jusqu'au point rétréci. Il faut voir ce que l'on fait.

Cette façon de faire rend moins utiles les préceptes connus sur le lieu où doit porter le débridement dans chaque hernie. Cependant il n'est pas inutile de savoir que, pour chaque hernie, une zone du pourtour de l'anneau peut être attaquée, de dehors en dedans ou de dedans en dehors, sans crainte de blesser un vaisseau important. C'est, pour la *hernie inguinale,* en haut et un peu en dehors ; pour la *hernie crurale,* en dedans et en bas ; pour la *hernie ombilicale,* en haut sur la ligne blanche.

Souvent l'incision de l'anneau fibreux a déjà beaucoup élargi le collet du sac, et le débridement est alors facile.

Pour débrider le collet du sac à ciel ouvert, l'anneau fibreux étant sectionné, on fait pénétrer l'index dans le sac herniaire, jusqu'au contact du point resserré, on coupe sur ce doigt la paroi du sac et repère avec des pinces les lèvres de l'incision. Le doigt s'enfonçant pendant qu'on attire le sac et son collet, on insinue sous la bride le bout de l'index, pour refouler l'intestin et laisser le passage à une branche mousse de ciseaux (fig. 495). Sur le doigt protecteur, la bride est coupée, et les bords de la section sont repérés avec soin, car il faut conserver de quoi faire au sac un pédicule, pour la cure de la hernie.

La bride coupée, l'intestin doit pouvoir être facilement amené sans traction forte. Si la libération n'est pas complète, la section est insuffisante, ou il existe plus haut un second collet qu'il faut reconnaître, attirer et sectionner de même.

Ce débridement se fait facilement pour la **hernie inguinale** (fig. 495), où l'on peut découvrir fort loin le sac herniaire et son collet, en incisant aussi loin qu'il le faut la paroi musculo-aponévrotique.

Pour la **hernie crurale,** l'incision préalable de l'anneau fibreux, au niveau du ligament de Gimbernat, étant plus difficile, on ouvre souvent tout d'abord le sac, et on va reconnaître du doigt l'étranglement. Si le collet du sac n'est pas très serré, le doigt peut s'insinuer entre l'intestin et le collet serré, et la pression du bout du doigt sur le côté interne du collet suffit souvent à élargir l'anneau (fig. 496). Dès que la résistance cède un peu, le débridement devient facile sans section.

Si cette manœuvre est insuffisante, il faut couper le côté

interne de l'anneau, le ligament de Gimbernat, en suivant la
face extérieure du sac à son côté interne, et faisant écarter
la lèvre interne de la plaie. Ce ligament est alors coupé
prudemment avec la pointe du bistouri, soit directement,

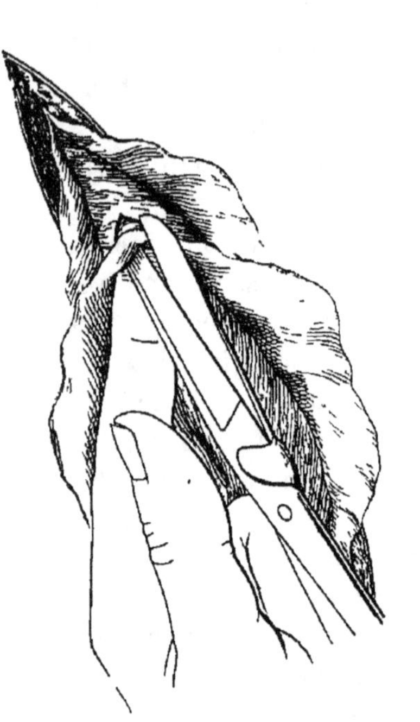

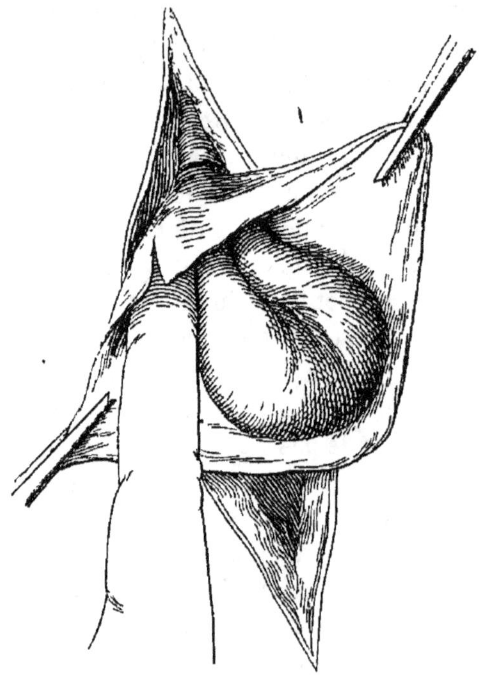

Fig. 495.

Débridement de la hernie
étranglée. Hernie inguinale
(côté droit).

Fig. 496.

Hernie crurale étranglée, débridement sur le doigt (côté gauche).

soit en soulevant son bord avec une pince ou une sonde cannelée.

Pour la **hernie ombilicale**, on incise la ligne blanche aponévrotique sur la ligne médiane, au-dessus du collet du sac, et
on complète la section de l'anneau, en soulevant au besoin son
bord avec un instrument mousse.

Traitement du contenu. — Le débridement est fait, tous
les anneaux resserrés sont coupés s'il y en avait plusieurs, l'épi-

ploon et l'intestin peuvent être facilement et sans aucun effort attirés dans la plaie.

L'**épiploon** est traité comme dans la cure opératoire ordinaire, attiré jusqu'en un point sain et libre d'adhérence, lié par petits pédicules séparés et réduit.

L'**intestin** doit être étalé et examiné avec soin, surtout au niveau du sillon formé sur chaque extrémité de l'anse herniée par l'anneau rétréci. Pendant qu'on inspecte chaque point de la surface intestinale, on l'irrigue largement avec de l'eau bouillie chaude, regardant si la circulation se rétablit, si la coloration violacée se modifie. La portion d'intestin attirée de l'abdomen dans la plaie doit être très mobile, et présenter sa coloration normale.

L'*intestin reconnu sain* doit être réduit. On comprime doucement l'anse herniée et repousse avec un doigt, une de ses extrémités dans l'abdomen, celle qui montre le plus de tendance à rentrer. Cette réduction doit s'achever facilement, sans qu'il soit nécessaire de presser fortement sur l'intestin. Si la réduction était pénible, il faudrait agrandir l'orifice, attirer de nouveau l'anse à l'extérieur, et reconnaître avec un doigt dans l'abdomen si un obstacle s'oppose à cette rentrée. Il ne faut surtout jamais se contenter d'un refoulement pénible et douteux.

L'intestin réduit, il faut encore s'assurer, à l'aide d'un doigt passé à travers l'anneau, si tout est libre et normal dans la cavité péritonéale.

On peut, dans la hernie étranglée, rencontrer toutes les *difficultés opératoires* créées par les diverses variétés de hernies adhérentes étudiées plus haut ; la règle de conduite reste la même, mais peut devenir d'application très difficile.

Le traitement de l'*intestin gangrené* comporte plusieurs opérations intestinales dont les indications ne peuvent être données ici [1], ce sont : l'enfouissement, l'excision losangique, l'entérectomie suivie d'entérorraphie, l'anus artificiel.

---

[1] Voy. Thérapeutique chirurgicale, RICARD et LAUNAY, 1903, p. 508.

L'*entérectomie* et les divers procédés d'*entérorraphie* seront décrits plus loin, avec les opérations sur l'intestin [1].

L'*enfouissement* (DAVIERS) peut être appliqué à une plaque douteuse ou sphacélée, ou à un sillon complet, au niveau de l'étranglement. Il est donc *partiel* ou *circulaire*.

L'enfouissement *partiel* est simple : l'aide déprime vers l'intérieur de l'intestin, avec une sonde cannelée, la plaque à enfouir,

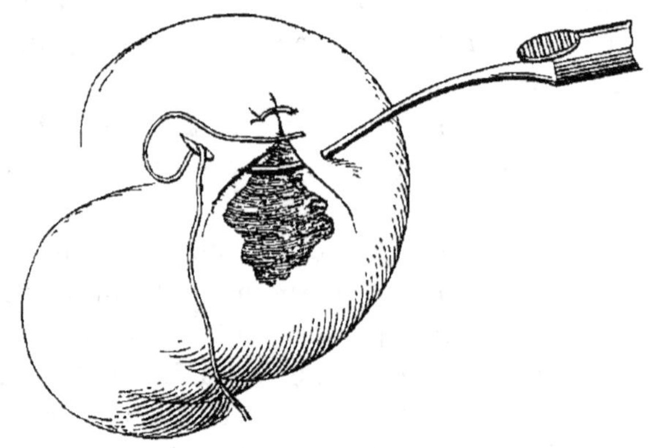

Fig. 497.
Enfouissement d'une plaque de sphacèle (LEJARS, *Chirurgie d'urgence*.)

et l'opérateur adosse, par-dessus le sillon ainsi formé, et suivant une ligne perpendiculaire à l'axe de l'intestin, les deux bords formés par l'intestin sain (fig. 497). L'adossement se fait à l'aide de sutures semblables à celles des plaies de l'intestin [2], et par deux rangs superposés de sutures.

L'enfouissement *circulaire* se pratique de même, en faisant refouler par l'aide l'étroite bande mortifiée, et en adossant l'un à l'autre les bords sains des fossés, sur toute la circonférence de l'intestin. Cet enfouissement peut être pratiqué sur les deux sillons d'étranglement. Il n'est praticable, bien entendu, que si la bande à enfouir est assez étroite pour ne pas faire craindre un rétrécissement notable du calibre intestinal. Cet enfouis-

---

[1] Voy. *Entérectomie*, p. 148, t. II.
[2] Voy. *Sutures intestinales*, p. 116, t. II.

sement circulaire a été pratiqué avec succès par LINDNER, GUINARD, VIGNARD[1] ; nous avons nous-même obtenu une guérison par ce procédé appliqué aux deux sillons d'étranglement (LAUNAY).

L'*excision losangique* (CHAPUT) est applicable aux plaques de sphacèle étendues en largeur et n'occupant pas toute la circonférence de l'intestin, plaques trop grandes pour être enfouies.

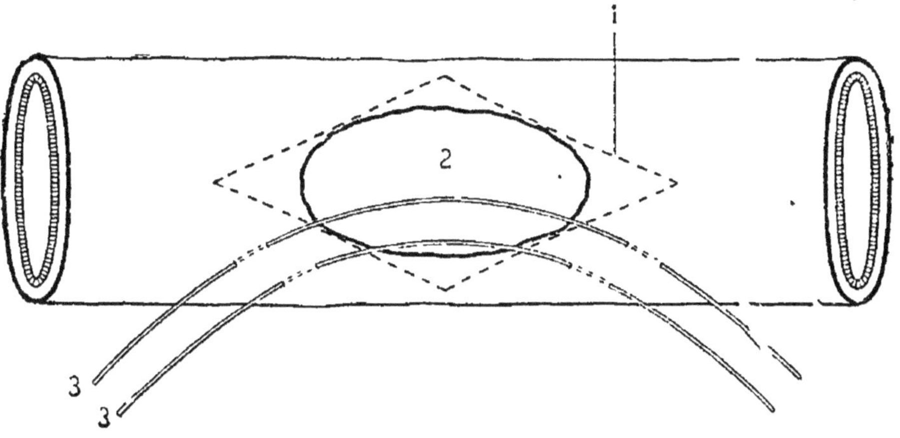

Fig. 498.

Excision losangique (CHAPUT).

1, incision. — 2, plaque gangrenée.

Pratiquer une excision losangique (fig. 498) de la paroi intestinale, mesurant 4 ou 5 centimètres dans son grand axe, comprenant l'escarre ou la perforation. En suturant les bords contigus du losange (par les sutures intestinales habituelles[2]), on oblitère la solution de continuité, tout en ménageant une très large communication entre les deux bouts.

L'*anus artificiel dans la hernie gangrenée* est établi de façon différente suivant qu'on se trouve en présence soit d'une plaque sphacélée, d'une perforation limitée, d'une anse petite gangrenée, soit d'une longue anse intestinale mortifiée.

Toujours l'abouchement de l'intestin ouvert à la peau doit

[1] Observations III, VI et XII de la Thèse de Arin, Paris, 1899.

[2] Voy. *Sutures intestinales,* p. 116, t. II.

être précédé du débridement du collet rétréci, afin de rétablir la circulation des matières.

Lorsque la hernie est étranglée depuis longtemps, que l'intestin perforé dans le sac a donné naissance à un phlegmon stercoral, les matières s'écoulent d'elles-mêmes dans le sac, il est inutile de le débrider et dangereux de vouloir libérer quoique ce soit dans ce milieu septique. Il faut alors se contenter d'inciser la tumeur, d'agrandir l'orifice intestinal, de mettre à nu et de nettoyer autant qu'il est possible ce foyer suppurant, et de laisser tout ouvert sous un pansement propre.

Lorsque l'anse gangrenée est étroite ou la gangrène limitée à une plaque perforée, le collet ayant été débridé sans dissection étendue, on incise l'anse gangrenée, ou mieux on excise la plaque de sphacèle, pour suturer les bords de l'ouverture au sac réséqué en partie, et à la peau. Les sutures en points séparés doivent unir à la peau toute la circonférence de l'orifice intestinal, unique dans ce cas.

Lorsque l'anse gangrenée est longue, il est mauvais de laisser en place ces tissus sphacélés et putrides. Le débridement du collet étant fait, on coupera toute la portion gangrenée de l'intestin, pinçant et liant en petits pédicules l'épiploon compris dans la hernie, pinçant et liant de même le mésentère de l'anse gangrenée, excisant le sac infecté. Lorsque tous ces tissus putrides ont été extirpés, il reste les deux bouts de l'anse adhérents à l'anneau élargi. On réunira d'abord entre eux les deux bords d'intestin voisins, séparés par le moignon mésentérique, les accolant en canons de fusil ; puis on suturera à la peau tout le reste de la circonférence des deux bouts d'intestin.

Hernies étranglées exceptionnelles. — Quelques hernies fort rares ne sont reconnues et opérées que lorsqu'elles s'étranglent. Le traitement du contenu herniaire est alors celui que nous venons de voir, mais la découverte du sac présente dans ces cas quelques particularités.

Hernie obturatrice. — On relèvera fortement, comme le recommande BERGER, le bassin du sujet, afin de diminuer l'obli-

quité du trou ovalaire et d'amener le plus possible au jour
l'orifice du canal sous-pubien.

Lejars recommande de reconnaître les battements et la direction de l'artère fémorale, et de pratiquer, à un doigt et demi
en dedans de l'artère, une incision verticale de 10 à 12 centimètres au moins, com-
mençant en haut à un
doigt de l'épine pubienne
(fig. 499).

On cherchera ensuite,
coupant la paroi et l'aponévrose, liant les vais-
seaux, l'interstice mus-
culaire du pectiné et du
moyen adducteur.

Écartant tous les tis-
sus du côté de l'artère,
protégée par un écarteur,
réclinant en dedans le
moyen adducteur, on
remonte le long du bord
interne du pectiné jus-
qu'à son insertion supé-
rieure.

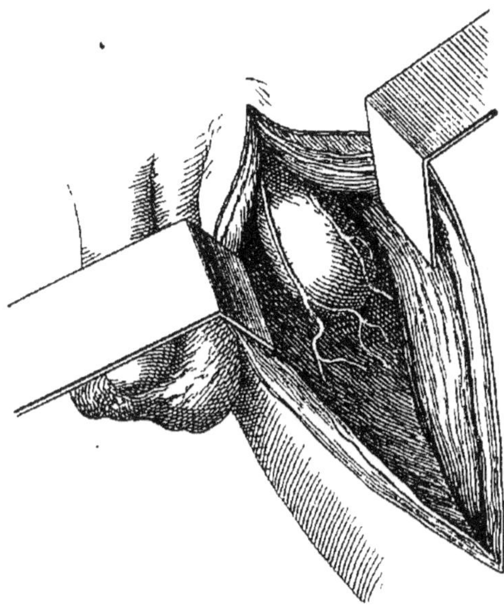

Fig. 499.

Hernie obturatrice. Cure radicale
(d'après Lejars, *Chirurgie d'urgence*).

Il faut voir très bien,
car le danger est l'artère obturatrice dont on ignore les rapports avec le sac. Au besoin, donc, on coupera en travers les
fibres du pectiné pour découvrir la région obturatrice.

La hernie est en dehors du muscle obturateur externe, passant au-dessus de lui ou au travers ses fibres, ou bien elle est
sous le muscle qu'il faut couper pour la découvrir.

On devra toujours découvrir et voir la membrane obturatrice, puis ouvrir le sac, chercher à lever l'étranglement avec le
doigt ou un petit débridement fait, sous le contrôle de l'œil, en
un endroit où l'on ne sent pas de battements artériels. Si le
collet est très serré, il est préférable de revenir à la face extérieure du sac, de dégager la membrane fibreuse et d'inciser direc-

tement celle-ci en un point où l'on ne trouve pas d'artère.

Le collet débridé, l'opération se continue comme pour les autres hernies.

Hernie ischiatique. — Il faut découvrir la partie supérieure de l'échancrure sciatique. On incisera donc largement la fesse, de l'épine iliaque postéro-supérieure vers le grand trochanter,

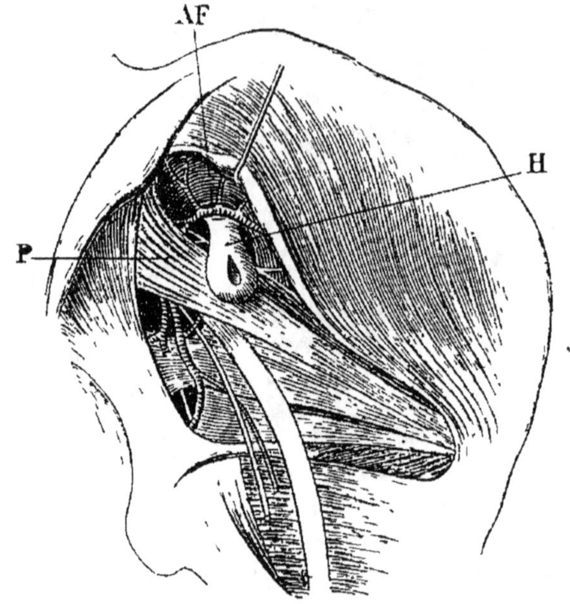

Fig. 500.

Hernie ischiatique.

AF, artère fessière. — H, sac herniaire. — P, muscle pyramidal.

pour séparer les fibres du muscle grand fessier. Ecartant fortement les fibres du grand fessier et au besoin désinsérant quelques fibres du muscle, on isolera le sac que l'on suivra jusqu'à l'échancrure osseuse et au bord du muscle pyramidal.

Il faudra s'efforcer de voir avant de débrider, pour éviter le artères qui sortent par l'échancrure.

Le débridement se fera en général en bas et en dehors, sur le muscle pyramidal (fig. 500).

Hernie lombaire. — La kélotomie se ferait ici en se guidant sur les principes généraux et incisant sur la tumeur, il n'y a pas de danger particulier tenant à la région (fig. 501). La cure

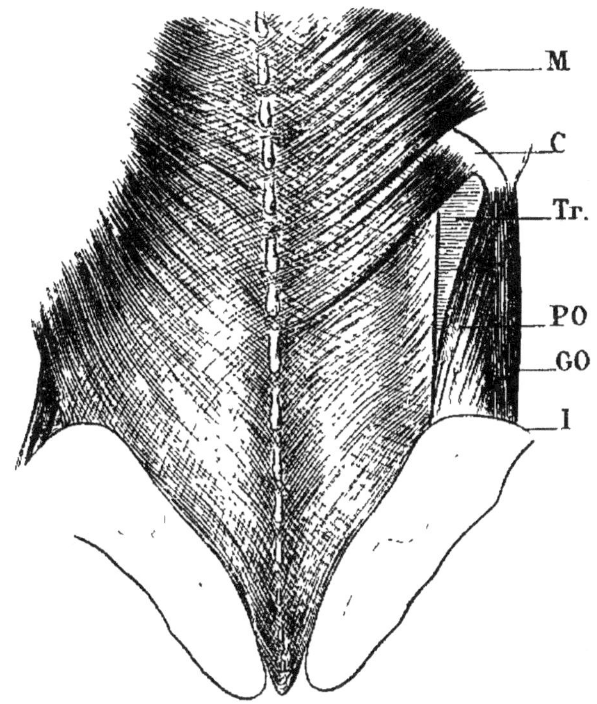

Fig. 501.

Région lombaire (d'après POIRIER).

I, crête iliaque. — C, 12ᵉ côte. — PO, muscle petit oblique. — GO, muscle grand oblique. — Tr, triangle de Grynfellt (ou lombaire supérieur). Du côté gauche. entre la crête iliaque, le bord postérieur du grand oblique et le muscle grand dorsal, on voit le triangle de J.-L. Petit (ou lombaire inférieur).

de la hernie se ferait ensuite en mobilisant les lames musculaires pour oblitérer l'orifice.

D. Éventration. — La cure d'une éventration, post-opératoire ou non, ressemble beaucoup à celle d'une hernie ombilicale, et peut présenter les mêmes difficultés opératoires. L'ouverture du péritoine, la dissection des adhérences épiploïques et intestinales qui sont fréquentes, et la suture du péritoine doivent être suivies de l'ouverture des gaines des muscles droits sur leur bord interne et de la reconstitution de la paroi comme après une laparotomie.

Lorsque l'éventration est large et les muscles droits très écartés, il est bon d'opérer comme l'a conseillé Quénu[1]. Les gaines des muscles droits étant ouvertes sur leur bord interne, comme d'habitude, et les feuillets profonds de ces gaines étant suturés l'un à l'autre, on mobilise les muscles droits, les rapproche et les suture, pour fermer ensuite les feuillets superciels des mêmes gaines. On pourra même, au besoin, comme le fit Pozzi[2], inciser les gaines musculaires sur leur bord *externe*, pour faciliter le glissement des muscles de dehors en dedans.

III. — GRAND ÉPIPLOON

Le grand épiploon peut être réséqué au cours d'un grand nombre d'opérations abdominales, et notamment, comme nous l'avons vu, au cours de la cure des hernies (voy. t. II, p. 20).

Dans le but de créer des voies de dérivation lors d'obstruction du système porte (cirrhoses avec ascite), on peut établir des anastomoses vasculaires entre la paroi abdominale et l'épiploon (Méthode de Talma[3]), c'est l'omentopexie.

Omentopexie. — Laparotomie et évacuation du liquide. — L'ouverture de l'abdomen est ordinairement longitudinale, exceptionnellement on a fait une incision le long des fausses côtes. L'incision longitudinale est médiane ou latérale, le long du bord externe du muscle droit du côté droit. On a ajouté aussi à cette incision latérale une incision horizontale siégeant à l'union des tiers supérieur et moyen, et se dirigeant vers la ligne médiane (Schiassi).

L'évacuation du liquide peut être incomplète.

[1] Quénu. *Bulletins de la Société de chirurgie*, 1896, p. 179.

[2] Pozzi. *Bulletins de la Société de chirurgie*, 1897, p. 177.

[3] Alexandre. *L'Omentopexie.* Thèse de Paris, 1903.

Fixation de l'épiploon. — Les procédés d'omentopexie peuvent être classés selon le plan anatomique dans lequel on fixe le grand épiploon (VILLAR).

Fixation entre le foie et le diaphragme (ROLLESTON et TURNER). — Par une incision oblique transversale de l'abdomen, on insinue le grand épiploon entre le foie et le diaphragme, et on suture ensemble le bord du foie, l'épiploon et le péritoine pariétal.

Fixation entre la face extérieure du péritoine et la couche musculaire (SCHIASSI). — L'abdomen est ouvert par une incision verticale latérale droite à laquelle on joint l'incision transversale signalée plus haut. Avant d'inciser le péritoine suivant les mêmes lignes, on le décolle du plan musculaire.

Le grand épiploon, attiré et étalé dans l'incision horizontale, est fixé au péritoine pariétal, le long de cette incision, par des points séparés qui évitent de prendre les vaisseaux épiploïques.

La lame épiploïque sortie est étalée à la *face extérieure* du péritoine, sous les muscles, et fixée dans cette position par quelques fils placés à ses extrémités. On refait ensuite soigneusement la paroi abdominale en évitant de drainer.

Fixation au péritoine pariétal seul (TERRIER). — Il faut utiliser la région de l'ombilic pour la création des anastomoses vasculaires, c'est la région favorable. L'incision pariétale est médiane, sus et sous-ombilicale, passant à gauche de l'ombilic sans le réséquer.

L'abdomen ouvert et examiné, on étale avec soin l'épiploon au-devant de l'intestin. C'est à la *face intérieure* du péritoine que l'on va fixer l'épiploon.

Des fils séparés prenant *de dedans en dehors* le péritoine pariétal, et un peu de tissu pour empêcher le fil de couper, traversent l'épiploon dans un point avasculaire, et fixent les extrémités de la lame épiploïque de chaque côté de la partie inférieure de l'incision.

On refait ensuite la paroi en plusieurs plans, et on reprend l'épiploon dans la suture médiane du péritoine.

Il faut éviter le drainage qui faciliterait l'infection secondaire et l'éventration.

IV. — ESTOMAC

Sutures des plaies de l'estomac. — Ces sutures sont absolument semblables aux *sutures intestinales* que nous étudierons plus loin (voy. p. 116).

Gastrotomie et exploration de la cavité gastrique. — L'ouverture simple de l'estomac, sans abouchement à la paroi abdominale, peut être faite dans le but d'extraire un corps étranger ou une tumeur pédiculée, ou pour rechercher une ulcération qui saigne.

L'estomac est découvert par une *laparotomie médiane sus-ombilicale* suffisamment longue (voy. Laparotomie, p. 3, t. II), préférable, pour la solidité de la cicatrice et pour la facilité des recherches, à l'incision latérale oblique ou longitudinale.

L'estomac étant mis à découvert, facilement s'il est de dimensions normales; en relevant le bord antérieur du foie s'il est rétracté et petit; il est utile, suivant le conseil de Savariaud[1], de l'*évacuer* avant de l'ouvrir s'il contient du sang en abondance. La ponction aspiratrice ordinaire, faite au niveau où devra siéger l'incision, réalise cette évacuation.

On *explore* alors successivement, par la vue et par le toucher, la face antérieure, le cardia, en relevant le foie avec un large écarteur plat, le pylore, la face postérieure. L'examen de la face postérieure ne peut être pratiqué qu'en ouvrant l'arriere-cavité des épiploons pour y introduire la main. L'arrière-cavité est ouverte au niveau du ligament gastro-colique qui réunit les grandes courbures au côlon transverse, en déchirant celui-ci dans une région avasculaire et au-dessous de l'artère épiploïque dont il faut éviter de couper les branches gastriques.

L'examen extérieur de l'estomac ayant fait conclure à la nécessité d'une gastrotomie, on attire l'estomac autant que

---

[1] Savariaud. Thèse de Paris, 1898, p. 76.

possible hors du ventre, dans la plaie, et on l'isole de la cavité péritonéale par plusieurs épaisseurs de compresses stérilisées.

S'il s'agit d'un **corps étranger** dont la situation est reconnue. on incise sur la saillie de ce corps, en évitant de couper les vaisseaux gastriques qui viennent des courbures.

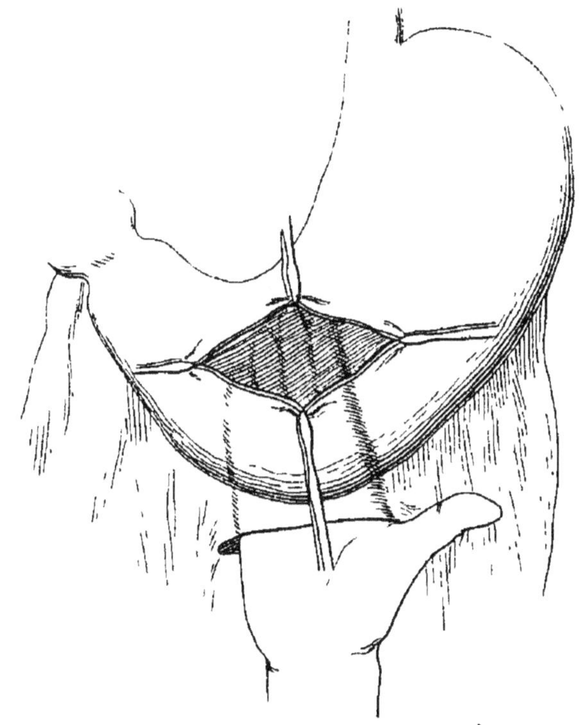

Fig. 502.

Exploration de l'arrière-cavité des épiploons. Ouverture de l'estomac
(SAVARIAUD).

S'il s'agit d'une **incision exploratrice**, il faut une ouverture large, et l'incision perpendiculaire à l'axe de l'estomac, parallèle par suite aux vaisseaux qui viennent des courbures, ne peut avoir des dimensions suffisantes. Mieux vaut inciser dans le sens de l'axe gastrique, à égale distance de l'une et de l'autre courbure. SAVARIAUD conseille de commencer cette incision à 4 centimètres du pylore, et de la prolonger à gauche, vers la

grosse tubérosité, de 8, 10 ou 12 centimètres (fig. 502). Pour éviter
l'issue du contenu gastrique, on épuisera avec l'appareil aspirateur ce qui reste encore dans la grosse tubérosité. On fait avec
soin l'hémostase des vaisseaux de la tranche gastrique.

L'*exploration intra-stomacale* méthodique permet alors de
découvrir une ulcération peu étendue. C'est dans le but de
mettre au jour une érosion difficile a voir que SAVARIAUD décrit

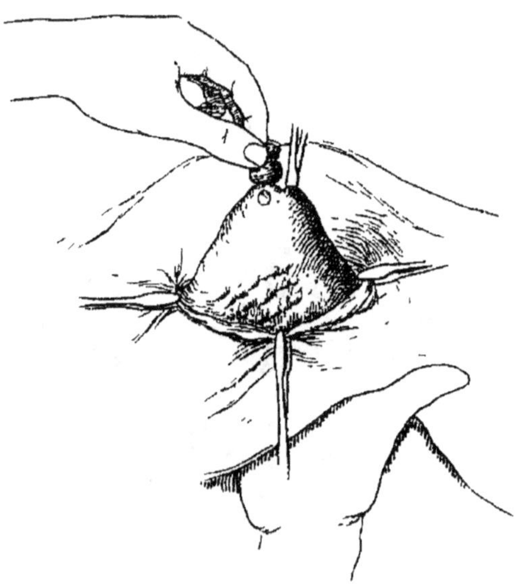

Fig. 503.
Retournement de l'estomac (SAVARIAUD).

le *retournement de l'estomac* pratiquable lorsqu'il n'existe pas
d'adhérences dans l'arrière-cavité des épiploons. Par l'ouverture
pratiquée dans le ligament gastro-colique, l'opérateur ou un
aide passe une main, la paume en l'air, sous les compresses,
dans l'arrière-cavité des épiploons (fig. 502). Refoulant avec les
doigts la paroi postérieure de l'estomac, il fait sortir par la plaie
stomacale cette paroi postérieure coiffant les doigts (fig. 503).
Ce procédé expose bien toute la cavité gastrique sauf la région
de la grosse tubérosité. Pour examiner les régions profondes,
on introduit dans l'estomac un écarteur plat, long et peu large,
avec lequel on soulève, en haut, la face inférieure du foie.

Une autre valve large est placée en bas et à gauche, et expose
la grosse tubérosité (fig. 504).

La muqueuse gastrique doit être nettoyée avec des tampons
on des compresses, montés sur des pinces pour la profondeur ;

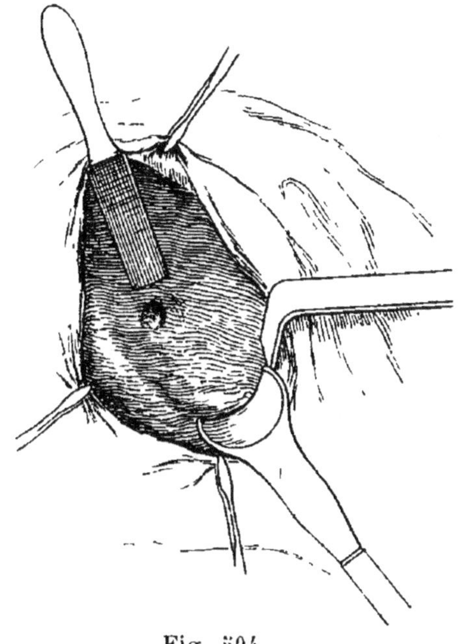

Fig. 504.

Exploration du cardia et de la grosse tubérosité (SAVARIAUD).

il faut éviter de contaminer les doigts au contact de cette
muqueuse septique.

La lésion découverte est traitée selon les indications particulières à chaque cas[1], par excision, sutures, grattage ou cautérisation.

Le corps étranger ayant été extrait ou l'ulcération traitée, on
referme l'incision de l'estomac par un double plan de sutures,
faites comme nous l'indiquerons plus loin (Sutures intestinales,
p. 116).

Gastrostomie. — Les procédés de gastrostomie sont extrême-

[1] Voy. Thérapeutique chirurgicale, RICARD et LAUNAY, 1903, p. 526.

ment nombreux et nous n'en décrirons que les principaux types.
Nous les diviserons en gastrostomies à trajet simple, gastrostomie à trajet contourné, gastrostomie en deux temps.

L'anesthésie peut être obtenue soit par un anesthésique général, soit par la cocaïne locale.

Gastrostomies à trajet simple. — Dans ce groupe sont
les procédés qui créent entre l'estomac et la peau un canal traversant directement la paroi abdominale. Nous pouvons y
considérer deux divisions suivant que le canal s'ouvre librement
à la peau, ou qu'on cherche à le munir d'un appareil valvulaire,
lui-même lamellaire ou spiroïde.

Procédés à canal libre. — *Incision pariétale*. — L'incision
de la paroi abdominale doit être latérale, l'incision *médiane* de
la laparotomie ordinaire donne une longueur insuffisante au
trajet intra-pariétal du canal gastrique.

L'incision *latérale* peut être oblique ou longitudinale.

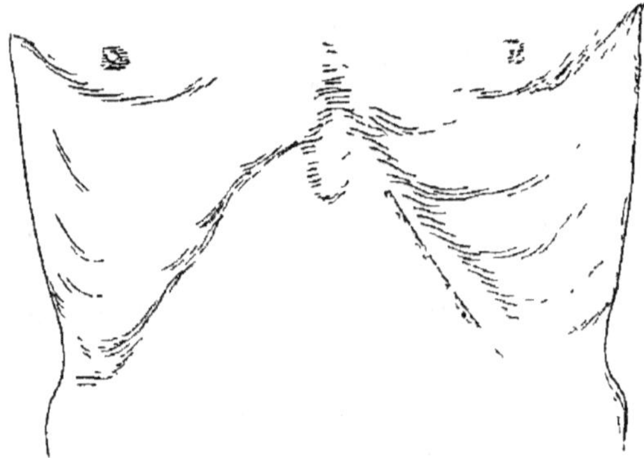

Fig. 505.
Gastrostomie. Incision oblique de Labbé.

L'incision *oblique* (L. Labbé, Verneuil) est parallèle au rebord
costal gauche, à 1 ou 2 centimètres au-dessous de lui (fig. 505) ;
elle se termine en bas au niveau d'une ligne qui réunirait les
extrémités des neuvièmes côtes; elle est longue de 5 à 7 centimètres. Les différentes couches de la paroi abdominale sont incisées suivant la même direction.

L'incision *longitudinale* (fig. 506) peut être faite sur le bord externe du muscle droit, mais il est préférable de traverser le muscle dont on écarte facilement les fibres, et qui peut peut-être jouer le rôle d'un sphincter.

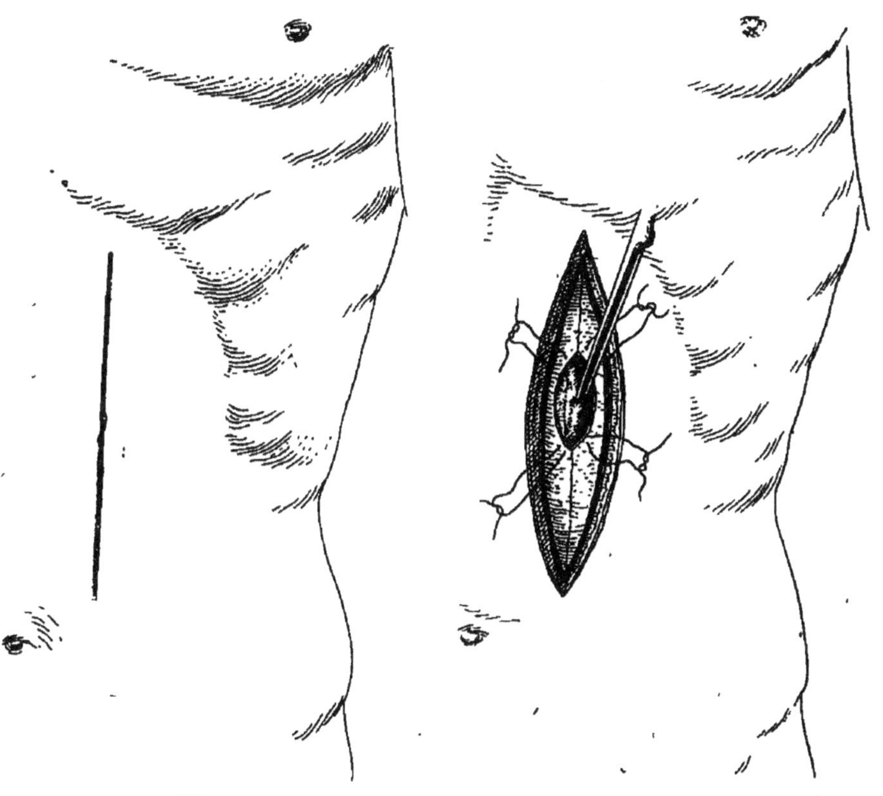

Fig. 506.
Gastrostomie.
Incision verticale.

Fig. 507.
Gastrostomie. Fixation de l'esto-
mac à la paroi par deux plans
(Terrier-Gosset).

Fixation de l'estomac. — Le péritoine ouvert dans toute la longueur de la plaie, l'estomac est recherché comme nous l'avons indiqué pour la gastrotomie, en relevant au besoin le bord du foie, il est reconnu à sa paroi lisse, unie, épaisse.

On choisira, pour l'amener dans la plaie, un point de la paroi antérieure de l'estomac qui, situé le plus près possible du cardia, se laisse cependant attirer sans aucun effort. Une pince saisit l'endroit choisi et l'attire hors de la plaie abdominale, formant un cône allongé dont le sommet doit dépasser le niveau de la peau. Un aide maintiendra, pendant la fixation de l'estomac à la paroi, le cône gastrique qui tend à se retirer vers l'abdomen.

Le cône gastrique non encore ouvert est alors fixé à la paroi abdominale par un ou par deux plans de sutures.

Dans la fixation par *deux plans de sutures* (TERRIER[1]) (fig. 507) un premier plan de sutures unit l'estomac au péritoine pariétal et à la gaine postérieure du muscle droit. un deuxième plan unit l'estomac à la gaine antérieure du muscle. Ces sutures se font suivant le *procédé de Terrier*[2] (fig. 508) : chaque plan de suture est composé de 4 ou 6 points en U dont deux sont situés aux deux extrémités, 2 ou 4 parallèles aux bords de l'incision. Chaque anse de fil prend successivement : le plan de la paroi abdominale de dehors en dedans,

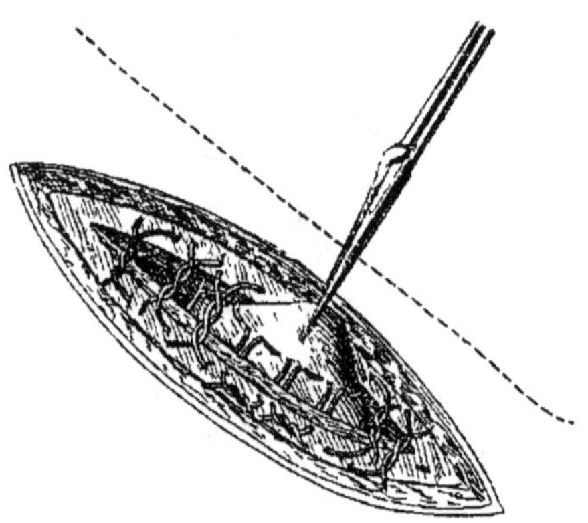

Fig. 508.

Gastrostomie. Fixation de l'estomac à la paroi. Suture de Terrier.

la séreuse et la musculeuse gastrique sur une certaine longueur, sans perforer la muqueuse, puis une seconde fois la paroi abdominale, de dedans en dehors. Les fils des extrémités chargent successivement la paroi d'un côté, l'estomac, et la paroi de l'autre côté. Des sutures particulières ferment la paroi abdominale au-dessus et au-dessous du cône ainsi fixé (fig. 508).

La fixation par *un seul plan de sutures* (ROUTIER[3]) se fait de la façon suivante : quatre crins de Florence sont passés successivement de manière à faire le tour du cône attiré (fig. 509).

---

[1] TERRIER et DELAGENIÈRE. *Revue de chirurgie*, 1890, p. 198.

[2] TERRIER et GOSSET. *Revue de chirurgie*, 1902, n° 2.

[3] ROUTIER, in Thèse de Morin, Paris, 1900.

L'aiguille courbe traverse de dehors en dedans *toute l'épaisseur* de la paroi abdominale, charge les tuniques séreuse et musculeuse

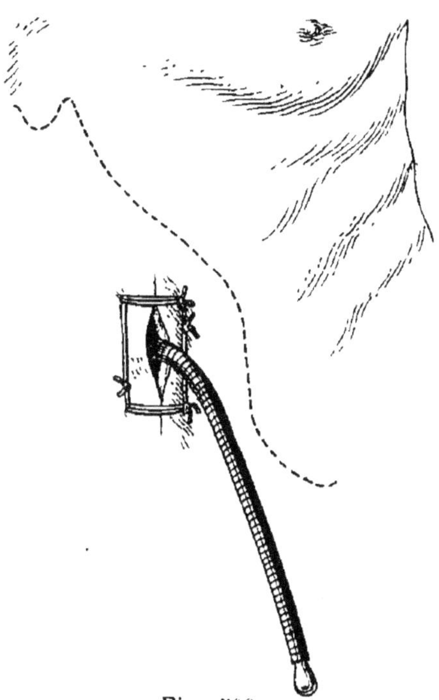

Fig. 509.
Gastrostomie. Procédé de Roulier.

de l'estomac, puis de dedans en dehors la paroi abdominale entière. Deux fils sont ainsi passés aux deux extrémités, perpendiculairement à l'incision : deux autres fils sont placés de chaque côté de l'incision, parallèlement à elle. Les anses de fil ne sont nouées que lorsque les quatre sont en place.

Ouverture de l'estomac et formation de la bouche. — L'ouverture doit toujours être extrêmement petite, c'est la condition principale d'une bouche continente. L'ouverture faite, on peut : soit fixer la muqueuse à la peau (Terrier), soit ne faire aucune suture muco-cutanée.

Le plus souvent, on tend entre deux pinces le sommet du cône fixé, et, avec un bistouri étroit, un ténotome, un couteau de de Grœfe, on ponctionne l'estomac. Il faut bien s'assurer que la muqueuse est ouverte, la muqueuse est très mobile sur la musculeuse et peut être simplement refoulée. L'aspect de la face interne de la muqueuse, la pénétration libre d'une sonde cannelée ou de la sonde de caoutchouc permettent de s'assurer de cette ouverture.

Terrier et Gosset[1] conseillent d'agir de la façon suivante : après avoir fait au moyen de pinces de Kocher un pli vertical à

[1] Terrier et Gosset. *Revue de chirurgie*, 1902, n° 2.

la séro-musculeuse de l'estomac, on transfixe, avec un bistouri
à lame très mince, la base de ce pli (fig. 510). La séro-musculeuse
est seule intéressée si l'on a soin de prendre peu de tissu. La
muqueuse apparaît alors, intacte et faisant saillie. On lui fait
au bistouri une ponction aussi petite que possible (fig. 511).

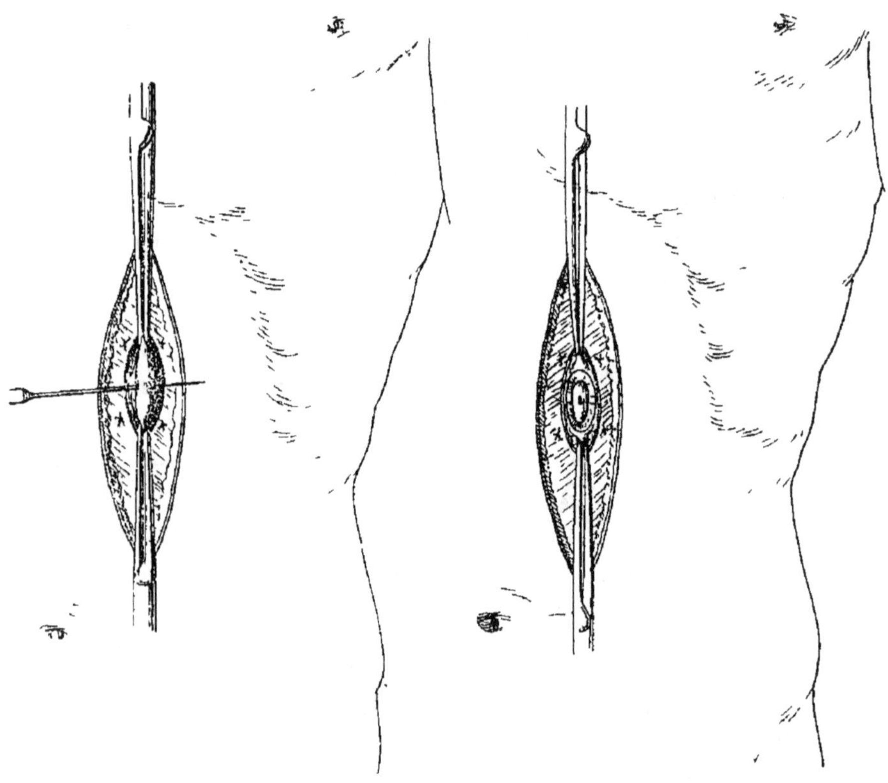

<table>
<tr><td align="center">Fig. 510.
Gastrostomie. Transfixion de la séro-
musculaire (Terrier-Gosset).</td><td align="center">Fig. 511.
Gastrostomie. Orifice
muqueux.</td></tr>
</table>

Si on s'abstient de suture muco-cutanée, on introduit une
sonde de caoutchouc rouge n° 16 au 18 (fig. 509), que la plupart des opérateurs laissent à demeure 8 ou 10 jours, en la
fixant à la paroi par un fil [1]. Cependant Monod, qui n'ourle

Lemarchand. Thèse de Paris, 1900. — Morin. Thèse de Paris, 1900.

pas l'orifice. ne laisse pas non plus de sonde à demeure[1].

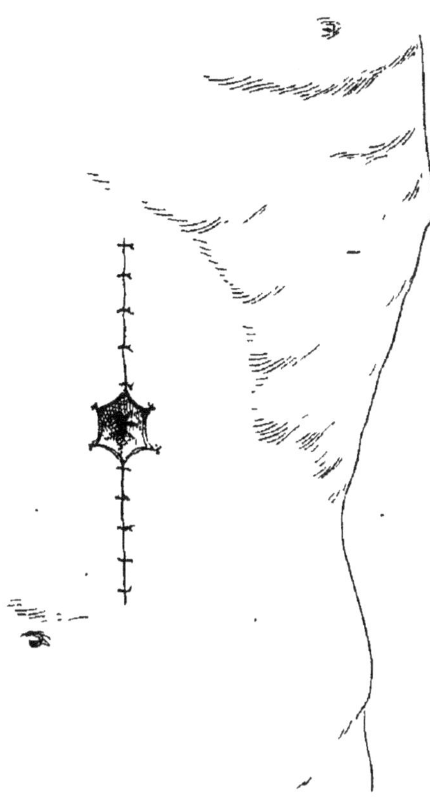

Fig. 512.

Gastrostomie terminée (TERRIER-GOSSET).

Lorsqu'on ourle la muqueuse à la peau, on place sur tout le pourtour de l'orifice muqueux une série de points séparés de fil fin, l'unissant à la peau ; puis on ferme par des fils séparés le reste de l'incision cutanée (fig. 512). Dans ce cas il est nuisible de laisser une sonde à demeure, même pendant peu de jours.

Procédés valvulaires. — α) *Valvule lamellaire* (PÉNIÈRES). — *Procédé de Fontan*[2]. — Il faut attirer par l'incision pariétale un long cône stomacal. Ce cône est fixé par sa base à la paroi abdominale, comme d'habitude. On refoule alors, à l'aide de la pince fixée au sommet du cône, la portion d'estomac saillante dans la cavité de l'estomac, formant un cône creux tapissé de la séreuse (fig. 513).

C'est à ce moment que FONTAN ouvre l'estomac, au fond du fossé gastrique. RICARD[3] trouve plus sûr d'ouvrir l'estomac avant de refouler le cône, on voit mieux ce que l'on fait.

Le refoulement constitue un repli valvulaire (fig. 514) que

[1] MONOD et VANVERTS. Traité de technique opératoire, Paris. Masson, 1902, p. 153.

[2] FONTAN. Congrès français de chirurgie, Paris, 1896, p. 411.

[3] RICARD. *Bulletins de la Société de chirurgie*, 1896, p. 445.

l'on maintient par deux fils adossant l'un à l'autre les bords du

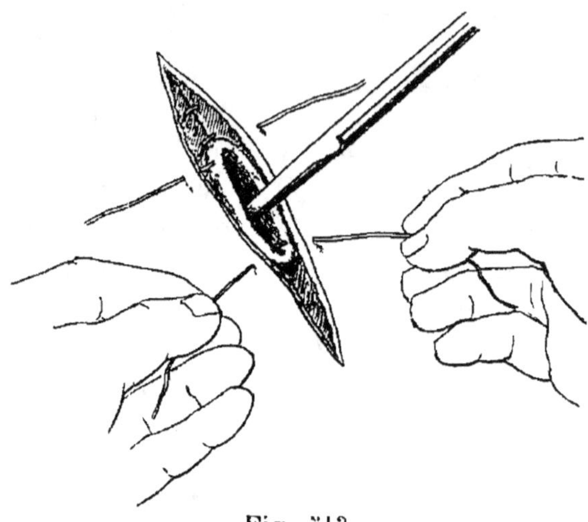

Fig. 513.
Gastrostomie. Procédé de Fontan. Invagination du cône.

cône creux, au-dessus et au-dessous de la sonde (fig. 513).

La sonde est elle-même fixée par un fil, et le reste de la paroi est refermé en fixant à la paroi le bord de l'orifice gastrique (fig. 515).

La sonde sera laissée en place sept à huit jours, puis retirée.

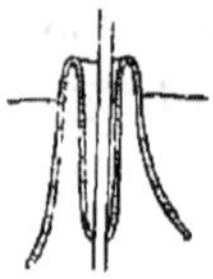

Fig. 514.
Gastrostomie. Procédé de Fontan. Schéma du repli valvulaire.

Procédé de Poirier[1]. — Par l'incision oblique de la paroi, on attire un cône stomacal long de 2 centimètres hors du péritoine, on le fixe par quatre points

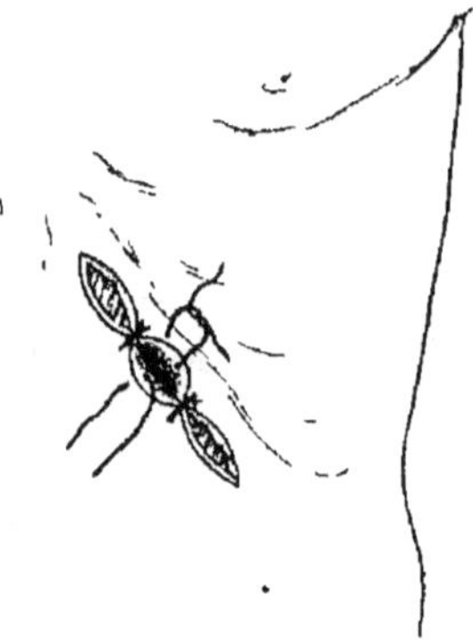

Fig. 515.
Gastrostomie. Procédé de Fontan. Suture de l'orifice gastrique à la peau.

de suture placés aux quatre points cardinaux (fig. 516). On en-

[1] Poirier. *Bulletins de la Société de chirurgie*, 1900, p. 475.

lève la pince fixatrice et pratique au sommet du cône une inci-
sion de 1 centimètre au plus ; au fond de cette inci-sion qui ne comprend que la tunique musculaire, on voit flotter un dôme mu-queux. Avec une sonde can-nelée on achève de décoller cette muqueuse pour la re-

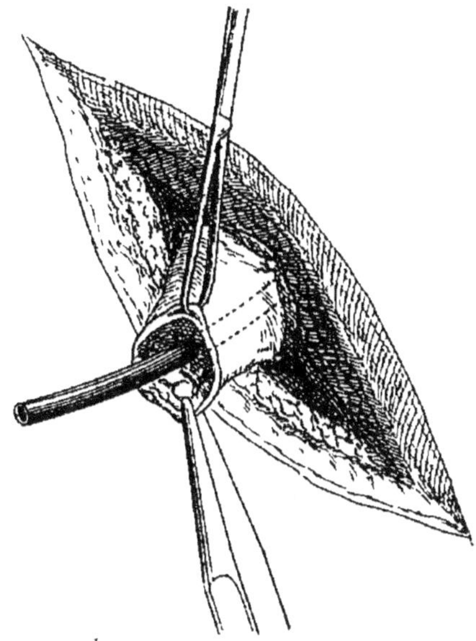

Fig. 516.
Gastrostomie. Procédé de POIRIER.

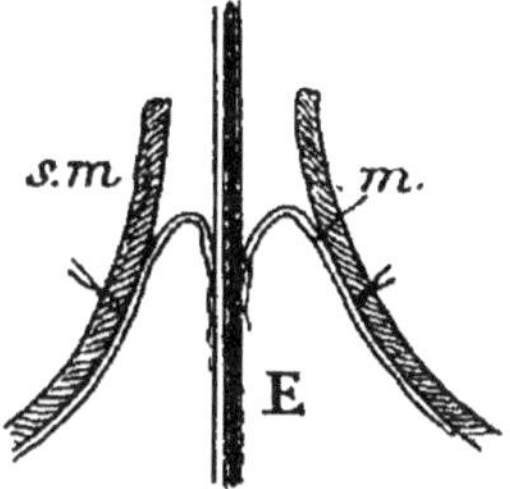

Fig. 517.
Gastrostomie. Schéma du pro-cédé de Poirier.

pousser jusqu'à la base du cône (fig. 517). Lorsque le décolle-

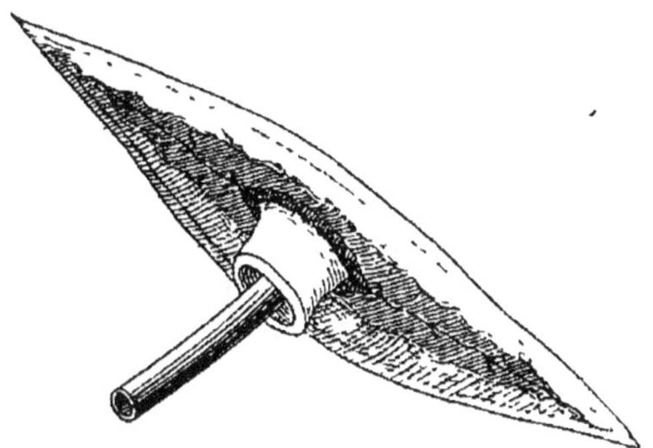

Fig. 518.
Gastrostomie. Procédé de P. Poirier,

ment de la muqueuse est achevé, sans lâcher la pince qui tend
la muqueuse, on perfore celle-ci d'un coup de sonde cannelée,

et on introduit immédiatement la sonde molle n° 14 (fig. 516). On lâche alors la pince qui tient la muqueuse et on suture les plans musculaires de chaque côté du cône stomacal (fig. 518). On suture enfin la plaie cutanée en ménageant un orifice central, du diamètre de la sonde, autour duquel la tunique musculaire de l'estomac est fixée à la peau par quatre points.

β) *Valvules spiroïdes*. (ULLMANN, SOULIGOUX[1]). — Le cône stomacal attiré par la plaie pariétale est, avant d'être fixé, tordu sur lui-même de 90 degrés environ. Cette première torsion est fixée par un surjet de 4 centimètres environ. Tenant toujours avec la pince l'extrémité du cône, on lui fait subir une nouvelle torsion d'environ 120 degrés, et on fixe le nouveau pli ainsi formé par un second surjet. L'estomac est alors suturé à la paroi comme d'habitude, puis on ouvre le sommet du cône et on fixe la tunique musculaire de l'estomac à l'aponévrose des muscles droits, et la muqueuse à la peau. On ne maintient pas de sonde à demeure.

Gastrostomies à trajet contourné. — Le trajet du canal gastrique, rendu sinueux dans le but de supprimer l'incontinence, peut être renfermé dans la paroi de l'abdomen ou dans la paroi de l'estomac lui-même, de là deux groupes de procédés.

α) **Trajet pariétal. — *Procédé de Sabanejeff-Franck*. —** On attire le cône gastrique par l'incision oblique ordinaire, et on fixe la base du cône au péritoine (fig. 519). VILLAR[2] y ajoute une suture de l'estomac à la couche musculaire de la paroi.

L'estomac fixé, on pratique au-dessus et en dehors de la première incision pariétale, à 3 centimètres environ, une seconde incision petite, uniquement cutanée, et on décolle le pont de peau situé entre les deux incisions.

[1] SOULIGOUX. *Bulletin de la Société de chirurgie*, 1902, p. 240. (Rapp. Reynier.)

[2] VILLAR. *Bulletin de la Société de chirurgie*, Paris, 1894. p. 759.

Par la petite incision supérieure on attire, sous le pont cutané, le cône gastrique déjà fixé à sa base (fig. 520), on ouvre l'es-

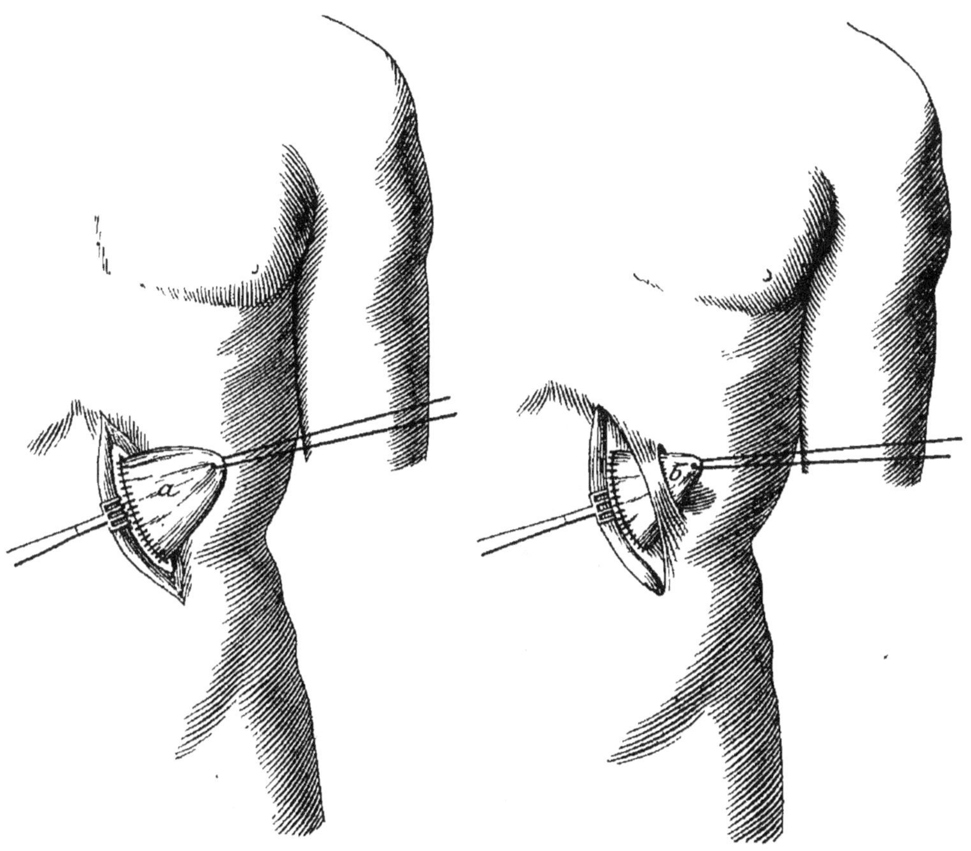

Fig. 519.   Fig. 520.

Gastrostomie. Procédé de Szabanieff-Franck.

tomac et on suture la muqueuse à la peau de la petite incision. La première incision est complétement fermée.

Procédé de Hartmann[1]. — Pratiquer l'incision longitudinale latérale ordinaire en ne coupant que la peau et le feuillet

[1] HARTMANN. in Terrier et Hartmann. Chirurgie de l'estomac, 1899, Steinheil, p. 72.

antérieur de la gaine du muscle droit. Récliner la lèvre interne
de l'incision pour découvrir le bord interne du muscle, et, sur
la ligne médiane, ouvrir le feuillet profond et le péritoine.

Attirer l'estomac et fixer la base du cône à l'incision médiane.
Diviser à la sonde cannelée le muscle droit dans le sens de ses

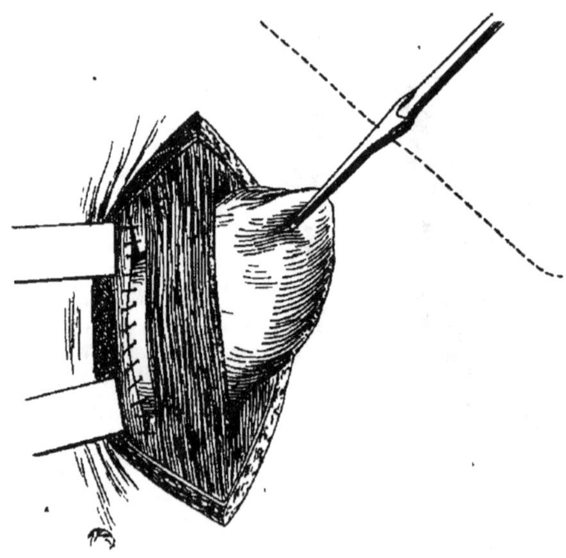

Fig. 521.
Gastrostomie. Procédé de Hartmann.

fibres, pour écarter celles-ci et attirer dans la boutonnière musculaire la portion d'estomac fixée en dehors. L'estomac passe
ainsi entre le feuillet profond de la gaine musculaire et le faisceau interne du muscle droit (fig. 521). On termine par la suture
de la paroi gastrique au feuillet antérieur de la gaine, l'ouverture étroite de l'estomac et la suture muco-cutanée ordinaire.

β) **Trajet stomacal.** — *Procédé de Witzel*[1]. — L'estomac
attiré, on crée sur sa paroi antérieure une gouttière oblique en
bas et à gauche, destinée à loger la sonde qui s'enfonce dans
l'estomac par un petit orifice situé à la partie inférieure de la

[1] WITZEL. *Centralbl. für chirurg.*, 1894, p. 601.

gouttière (fig. 522). La gouttière est transformée en canal complet autour de la sonde au moyen de sutures non perforantes unissant les deux replis qui constituent la gouttière (fig. 523).

Le canal a une longueur d'environ 4 centimètres. Toute la

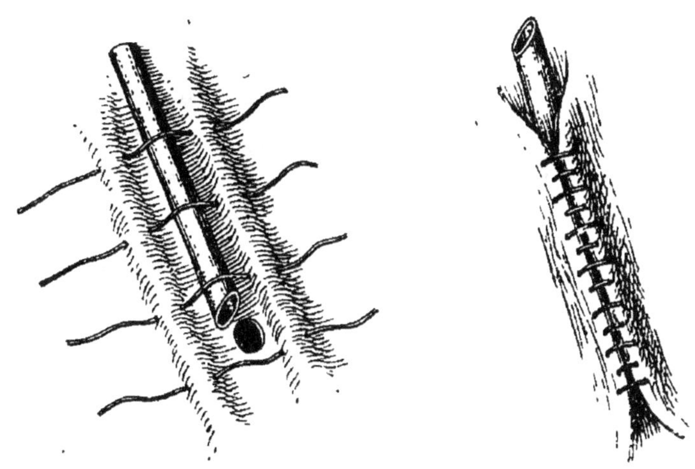

Fig. 522.   Fig. 523.
Gastrostomie. Procédé de Witzel.

portion d'estomac qui contient le canal est fixée en dehors du péritoine par des sutures l'unissant à la paroi, et celle-ci est fermée en laissant un passage au tube.

Procédé de Marwedel[1]. — On attire dans la plaie pariétale un repli allongé de la paroi stomacale, large de 3 centimètres environ, et on le fixe par des sutures aux plans profonds de la paroi, fermant le péritoine.

On incise sur ce pli, dans le sens de sa longueur, les tuniques séreuse et musculaire de l'estomac, sans intéresser la muqueuse : on dissèque un peu les deux lèvres de l'incision.

A la partie inférieure de la gouttière ainsi formée, on ponctionne la muqueuse pour y faire pénétrer la sonde que l'on fixe à l'orifice par un point de catgut (fig. 524). Couchant la sonde dans

[1] MARWEDEL, in Thèse de Barozzi, Paris, 1898.

la gouttière, sur la muqueuse, on suture au-dessus d'elle les deux
lèvres de cette gouttière musculo-séreuse, de façon à enfermer
la sonde dans un canal (fig. 525).

La paroi abdominale est ensuite refermée, en gardant un orifice

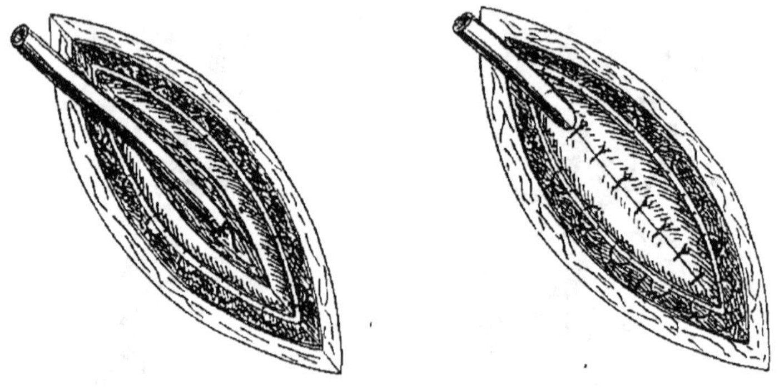

Fig. 524.   Fig. 525.

Gastrostomie. Procédé de Marwedel.

pour le passage de la sonde. Le tube de caoutchouc est laissé
quelques jours à demeure, puis supprimé.

Gastrostomie en deux temps [HOWSE, PONCET (de Lyon)][1].
— Le *premier temps* est la *gastropexie* et s'exécute comme dans
les procédés à trajet simple et canal libre, sans ouvrir l'estomac
dont on laisse une certaine surface exposée dans la cicatrice. Il
est utile de maintenir sur cette partie un fil de soie, non perforant, destiné à repérer plus tard le point à ponctionner.

Le *deuxième temps* consiste dans la ponction de la partie
d'estomac maintenue à la surface. Cette ouverture se fait au
bout de quelques jours, après cicatrisation de la plaie, ou beaucoup plus tard lorsque la dysphagie est devenue complète.

Suites opératoires. — Si le malade est encore résistant et
peut s'alimenter assez bien par la bouche, il est préférable de le
laisser à la diète pendant le premier jour, de l'alimenter ensuite

[1] TILLIER. Thèse de Lyon, 1891.

par la bouche, et de ne commencer l'alimentation par la fistule qu'après cicatrisation de la plaie.

Si l'alimentation par la bouche est impossible ou très défectueuse, on peut, ou bien donner un repas par la sonde. (100 grammes de lait bouilli) immédiatement après l'opération, ou bien attendre quelques heures.

Dans ce cas, il est bon de protéger la cicatrice, de part et d'autre de la bouche, à l'aide d'un pansement adhérent (collodion, adhésol, stérésol).

On augmente progressivement dans les jours suivants le nombre et la qualité des repas.

Lorsqu'on aura placé une sonde à demeure, on ne la laissera que sept ou huit jours au plus, et on ne la placera ensuite qu'au moment des repas.

Les aliments, liquides ou semi-liquides, sont introduits par la sonde à l'aide d'une entonnoir de verre facile à nettoyer.

Gastrorraphies. — On peut suspendre l'estomac ptosé, c'est la *gastropexie* (DURET) ; ou plisser sur lui-même un estomac dilaté, c'est la *gastroplication* [BIRCHER (d'Aarau)].

Gastropexie[1]. — L'opération consiste dans la suture à la paroi abdominale par de larges points en **U**, de la paroi antérieure de l'estomac au niveau du pylore et de la moitié droite de la petite courbure.

Gastroplication[2]. — J.-L. FAURE[3] décrit ainsi l'opération : L'estomac est attiré hors de l'abdomen par une laparotomie médiane sus-ombilicale. Des fils de catgut de grosseur moyenne sont placés perpendiculairement à l'axe de l'estomac, sur la plus grande longueur et la plus grande hauteur possible (fig. 526 et 527).

Dirigés de la grande vers la petite courbure, les fils seront nécessairement plus écartés vers la grande courbure. Distants

[1] DURET, *Revue de chirurgie*, 1896, p. 421.

[2] M. CLERC. De la gastroplication, Thèse de Paris, 1900,

[3] J.-L. FAURE. *Gazette des Hôpitaux*, 4 mars 1897, n° 26.

de 3 à 4 centimètres à leur entrée, vers la grande courbure, ils se rapprochent jusqu'à 1 centimètre et demi à 2 centimètres, à leur point d'émergence, près de la petite, vers laquelle ils semblent converger (fig. 528).

Il ne faut pas dépasser la couche musculeuse (fig. 527 et 530),

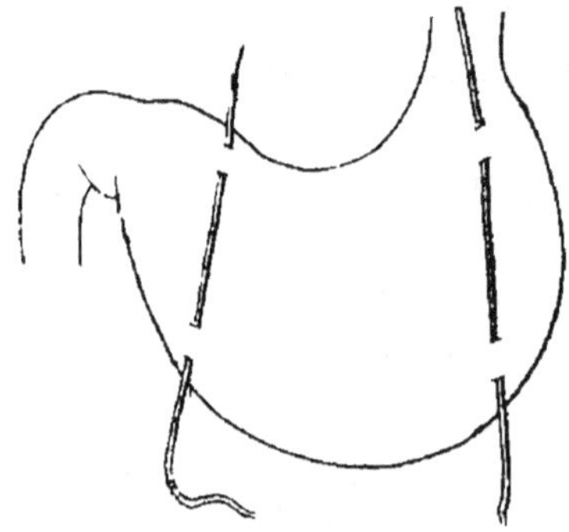

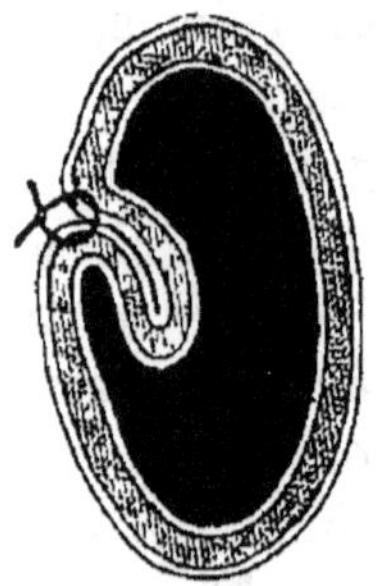

Fig. 526.   Fig. 527.
Gastroplication. Formation d'un seul pli.

ce qui est facile grâce à l'épaisseur de la paroi, même sur les estomacs dilatés et amincis.

On évitera aussi de blesser un vaisseau de quelque importance, on les voit du reste.

Le fil doit être, sur la plus grande partie de sa longueur, enfoui dans l'épaisseur de la paroi, et n'apparaître sur la séreuse que de loin en loin.

Le point d'entrée et le point de sortie sont enfouis dans la musculeuse sur une longueur plus considérable que les autres, car ils supportent les efforts les plus considérables.

On placera ainsi 4, 6, 8 fils et même davantage, suivant la longueur de l'estomac et l'étendue de la partie accessible de sa face antérieure. On ne serrera les fibres que lorsqu'ils auront tous été mis en place (fig. 529).

Gastroplasties. — L'élargissement d'un rétrécissement non néoplasique peut être appliqué au niveau du *pylore*, c'est alors une pyloroplastie; ou au niveau de l'isthme d'un *esto-*

mac biloculaire, c'est une gastroplastie proprement dite.

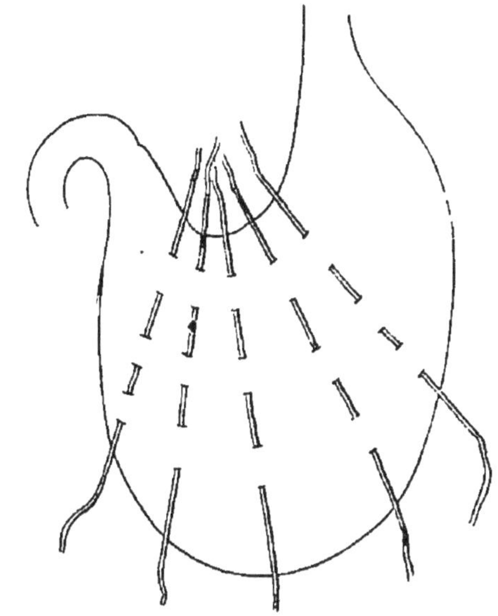

Fig. 528.

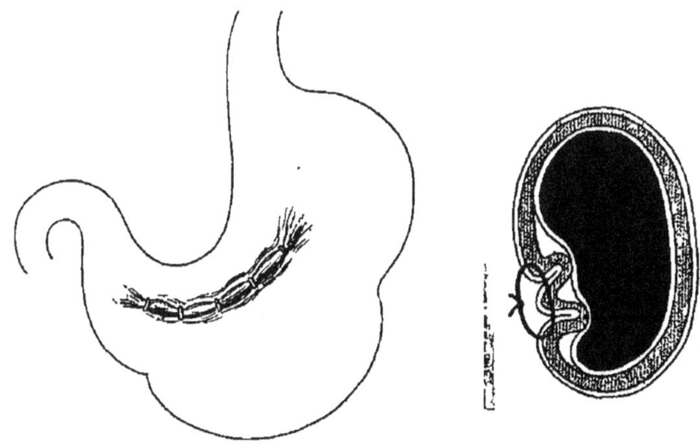

Fig. 529.   Fig. 530.
Gastroplication. Formation de plusieurs plis.

Pyloroplastie (Heinecke-Mickulicz). — Le pylore étant
attiré hors de l'abdomen par une laparotomie médiane sus-

ombilicale, on l'isole par des compresses, et on comprime estomac d'une part, duodénum de l'autre.

On trace sur le pylore et la première partie du duodénum une incision rectiligne dirigée selon l'axe du pylore, à égale dis-

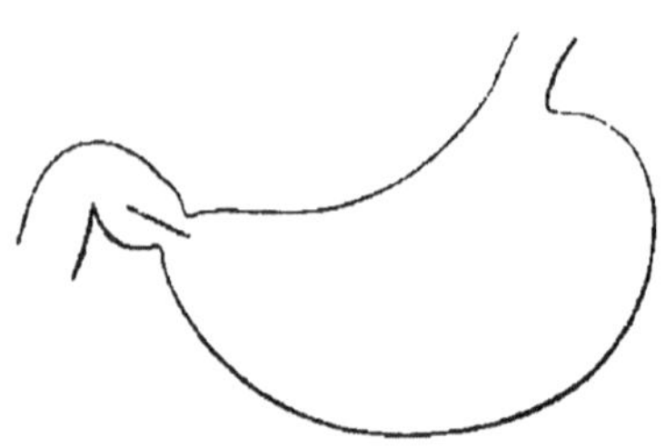

Fig. 531.
Pyloroplastie. Incision.

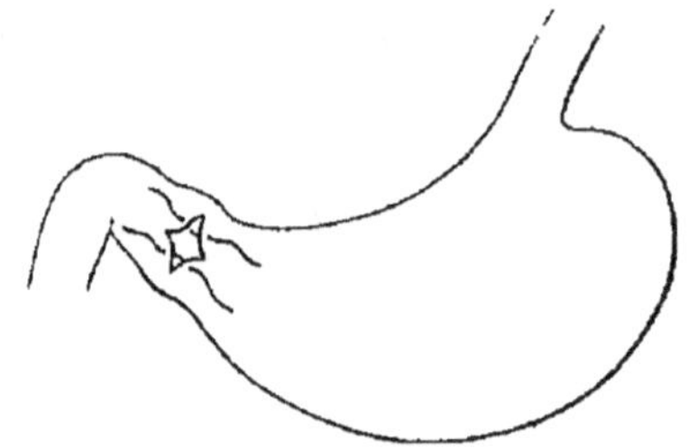

Fig. 532.
Pyloroplastie. Suture.

tance de ses deux bords, sur une longueur de 5 à 6 centimètres (fig. 531). L'incision est complétée par la section de toutes les tuniques, du côté stomacal. Par l'orifice créé on passe une sonde

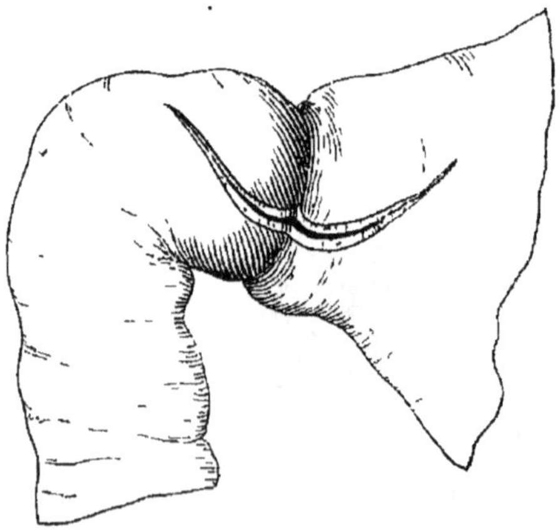

Fig. 533.
Pyloroplastie. Procédé de Ségale.
Incision.

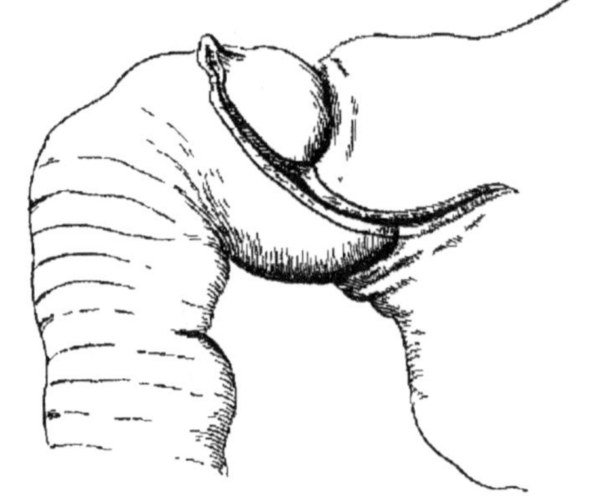

Fig. 534.
Pyloroplastie. Procédé de Ségale.
Glissement des lambeaux.

cannelée dans le rétrécissement et on achève la section complète.

On suture alors, l'une à l'autre, les deux lèvres de l'incision transformée en plaie perpendiculaire à l'axe du pylore par

traction en haut et en bas du milieu de chaque lèvre (fig. 532).
La suture se fait, comme nous le verrons pour la gastro-entérostomie, par un premier plan prenant toute l'épaisseur des lèvres,
et un second plan non perforant enfouissant le premier.

Ségale [1] propose, lorsque le rétrécissement étroit nécessiterait une trop longue incision rectiligne rendant impossible la
suture transversale, de pratiquer une incision curviligne (fig. 533),

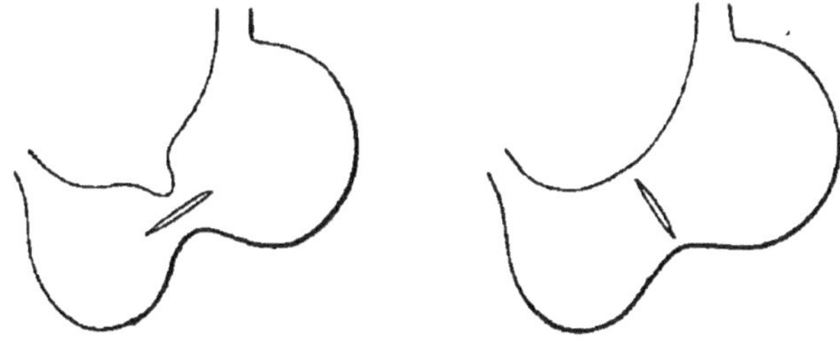

Fig. 535.
Gastroplastie.

et de faire glisser l'une sur l'autre, et en sens contraire, les deux
lèvres de l'incision (fig. 534).

La *gastroplastie* pour estomac biloculaire s'exécute d'après
les mêmes principes que la pyloroplastie (fig. 535).

Gastro-anastomoses. — L'anastomose peut faire communiquer deux parties de l'estomac situées de part et d'autre d'un
rétrécissement, c'est une gastro-gastrostomie (estomac biloculaire); ou unir l'estomac à la deuxième portion du duodénum,
c'est une gastro-duodénostomie; ou enfin l'estomac et le jéjunum,
gastro-jéjunostomie ou gastro-entérostomie.

Principes généraux. — Les anastomoses gastro-intestinales ou gastro-gastriques peuvent être établies, comme les
entéro-anastomoses, par de très nombreux procédés, dont nous
n'indiquerons que quelques-uns.

---

[1] J.-B. Ségale (de Gènes). Congrès international, 1900, Paris.
Section Chirurgie, p. 640.

Dans les uns, les cavités viscérales sont ouvertes au cours de l'opération (*ouverture immédiate*), l'union des deux orifices étant obtenue à l'aide de *sutures*, de *boutons anastomotiques*, *d'agrafes métalliques*.

Dans les autres, les cavités viscérales ne sont pas ouvertes au cours de l'opération, mais sont modifiées de façon à en déterminer l'ouverture au bout d'un certain temps (*ouverture retardée*). L'adossement des surfaces qui devront communiquer ne peut plus se faire ici que par des sutures ou des agrafes.

A notre avis, le procédé le plus sûr et le plus simple est un procédé comportant l'ouverture immédiate et l'adossement par des sutures. Cette ouverture immédiate n'est pas dangereuse si l'on prend les précautions nécessaires de protection; et les sutures s'exécutent rapidement, avec un peu d'habitude, tout en ne laissant aucun corps étranger dans le tube digestif.

Ouverture immédiate. — Après une laparotomie médiane sus-ombilicale, les segments à anastomoser ayant été choisis comme nous l'indiquerons plus loin, on les attire à l'extérieur, entre les lèvres de la plaie, et les isole complètement, avec le plus grand soin, du reste de la cavité péritonéale. Dans ce but, des compresses de toile stérilisées sont glissées sous les lèvres de la plaie pariétale, sous les viscères et entre eux, de façon à obturer tout passage, à recouvrir tous les organes, ne laissant à découvert que les surfaces sur lesquelles vont être pratiquées les sutures et les incisions.

a) Sutures. — Nous indiquerons à propos des sutures intestinales (p. 116) quelques-uns des très nombreux procédés de sutures applicables aux différents segments du tube digestif, pour ne décrire ici que celle qui nous paraît la plus pratique et la plus rapidement exécutée.

On emploie la soie fine, le fil de lin ou le catgut. Ce dernier, que nous employons toujours, ne nous a occasionné jusqu'à présent aucun accident.

Le fil employé doit toujours être aussi fin que possible.

Les aiguilles doivent être fines et rondes, non tranchantes sur leurs bords, droites ou légèrement recourbées (fig. 536). Il y a intérêt à ne faire que de très petites perforations, et les aiguilles

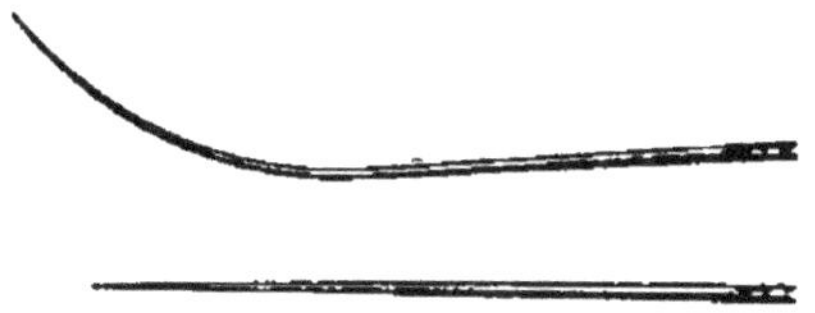

Fig. 536.

Aiguilles pour suture intestinale. Chas fendu. Grandeur naturelle.

à manche (aiguilles fines de Reverdin, aiguilles à pédales) font ici de trop gros orifices.

Afin de ne pas perdre de temps, il faut charger d'avance, de leur fil, un certain nombre d'aiguilles. Les aiguilles à chas fendu sont commodes pour cet usage.

La suture sera, comme l'a conseillé HARTMANN [1], la suture d'AL-BERT [2] a deux plans, l'un profond total, l'autre superficiel séro-musculo-séreux et fait à la Lembert (voy. Suture intestinale, p. 116) (fig. 537). Chaque plan de suture sera composé d'un surjet que l'on arrêtera tous les trois à quatre points, en passant l'aiguille dans la boucle non encore serrée du point précédent (fig. 538). Pour rendre le surjet fixe et solide, on peut aussi employer le surjet « à points passés » de Doyen (fig. 539).

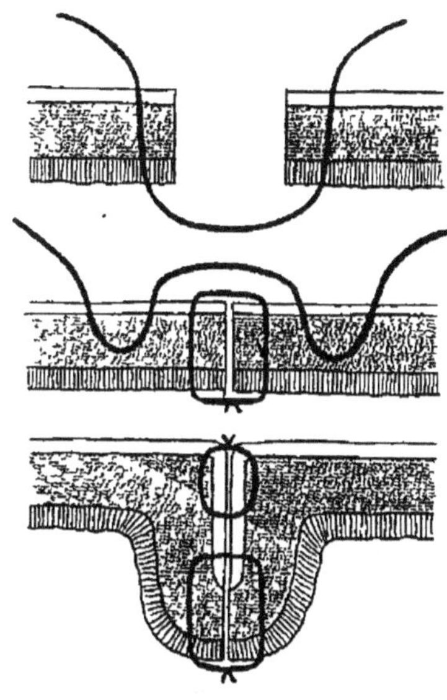

Fig. 537.

Suture d'Albert-Hartmann.

[1] HARTMANN. 12e Congrès de chirurgie. Paris, 1898, p. 312.

[2] Suture d'Albert, *in* Terrier et Baudouin. Suture intestinale, 1898, p. 77. fig. 117.

L'anastomose est alors, en principe, conduite de la façon

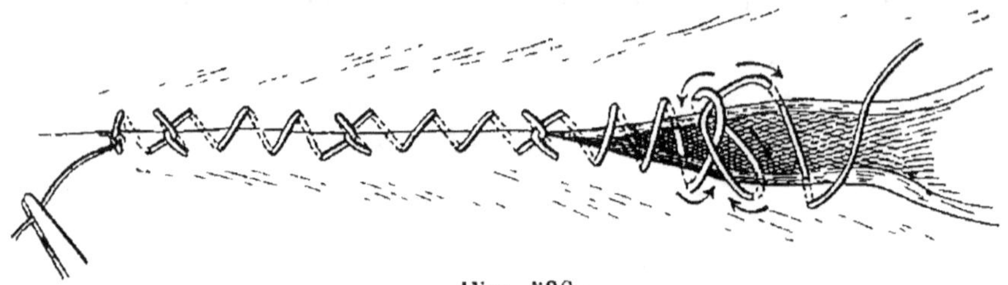

Fig. 538.
Surjet à points croisés de Hartmann.

suivante, dont nous donnerons les détails à propos de chaque

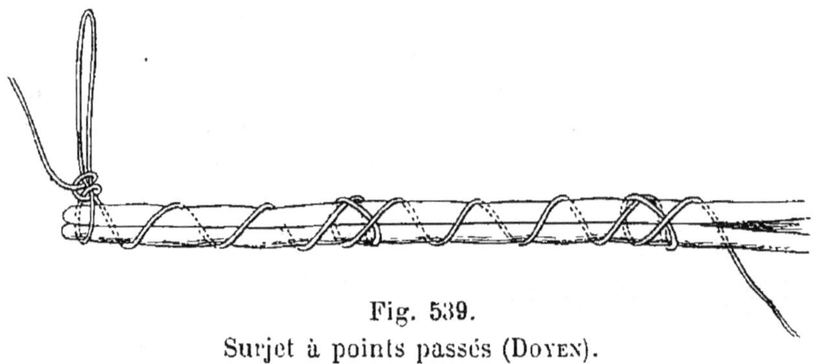

Fig. 539.
Surjet à points passés (Doyen).

opération : les deux segments à anastomoser étant isolés et

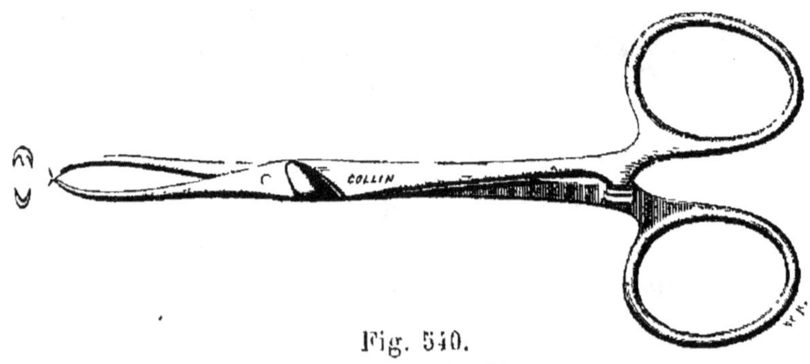

Fig. 540.
Pince à griffes, de Chaput.

maintenus accolés à l'aide de pinces à fines griffes [pinces de
Chaput (fig. 540)], les viscères sont d'abord unis par la moitié

postérieure du plan superficiel (points de Lembert), en dépassant
les limites de là bouche à créer, les deux extrémités de ce surjet
sont laissées longues. La bouche est alors ouverte sur les deux
cavités et le plan profond de sutures totales, prenant toute l'épaisseur des tuniques, est fait sur tout le pourtour de l'orifice com-

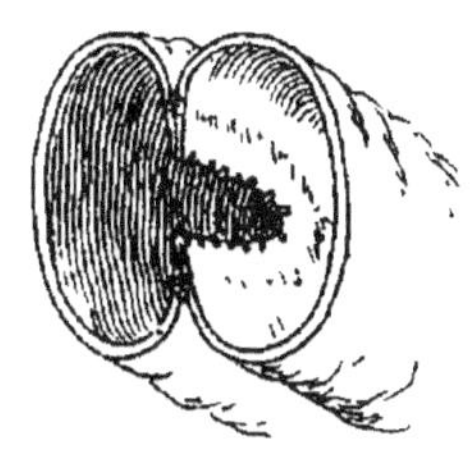

Fig. 541.
Entéro-anastomose.
Coupe schémati-
que montrant l'o-
rifice et les rangs
de sûture.

mun. La seconde moitié du plan superficiel (points à la Lembert) est enfin faite.
et rendue continue avec la première moitié, grâce aux bouts de fil laissés longs
sur la première moitié (fig. 541).

Pour diminuer le temps pendant lequel
les cavités restent ouvertes, DOYEN, avec
sa pince puissante à pression progressive.
écrase d'abord les tuniques viscérales au
niveau à anastomoser, la séreuse résistant
seule à l'écrasement, et lie avec une forte
soie la base de chaque surface écrasée.
Deux surjets à la Lembert sont faits en
arrière des futures bouches, le profond (le
plus rapproché de l'orifice à créer), est conduit en avant jusqu'à
ce qu'il ne reste plus qu'un petit orifice par lequel sortent les
soies étreignant les parties écrasées. Par cet orifice on coupe les
soies et ouvre les viscères, et on termine les deux surjets.

b) Boutons anastomotiques. —Les boutons anastomotiques
comprennent aujourd'hui un assez grand nombre de modèles ;
le bouton de Murphy est l'origine de la plupart d'entre eux. Leur
application se fait ici comme pour l'intestin où nous l'étudierons (voy. p. 141).

c) Agrafes. — L'affrontement des surfaces séreuses par
l'application d'agrafes à l'intérieur ou à l'extérieur du tube
digestif (serre-fines de Péan, pinces de Faure et Suarez, agrafes
de Michel[1]) n'a jusqu'à présent donné que des résultats peu
encourageants.

1 CHAPUT. *Bulletin de la Société de chirurgie*, 1902, p. 787 et 805,

Ouverture retardée. — Le principe de ce procédé est de déterminer le sphacèle de la muqueuse non ouverte, au niveau des points à anastomoser. Autour de la plaque de sphacèle, les viscères sont accolés par des sutures. On évite ainsi la possibilité de l'écoulement, pendant l'opération, des liquides du tube digestif, et la mortification doit déterminer en un ou deux jours la chute de la plaque modifiée, créant la communication.

Après section des tuniques séreuses et musculaires pour mettre à nu la muqueuse, la gangrène de cette membrane est obtenue par thermocautérisation (BASTIANELLI, CHAPUT), par l'application de chlorure de zinc (PAUL).

SOULIGOUX[1] unit] l'écrasement de DOYEN par une pince puissante, à la cautérisation chimique. Les surfaces à anastomoser étant choisies et extériorisées, l'opérateur serre entre les

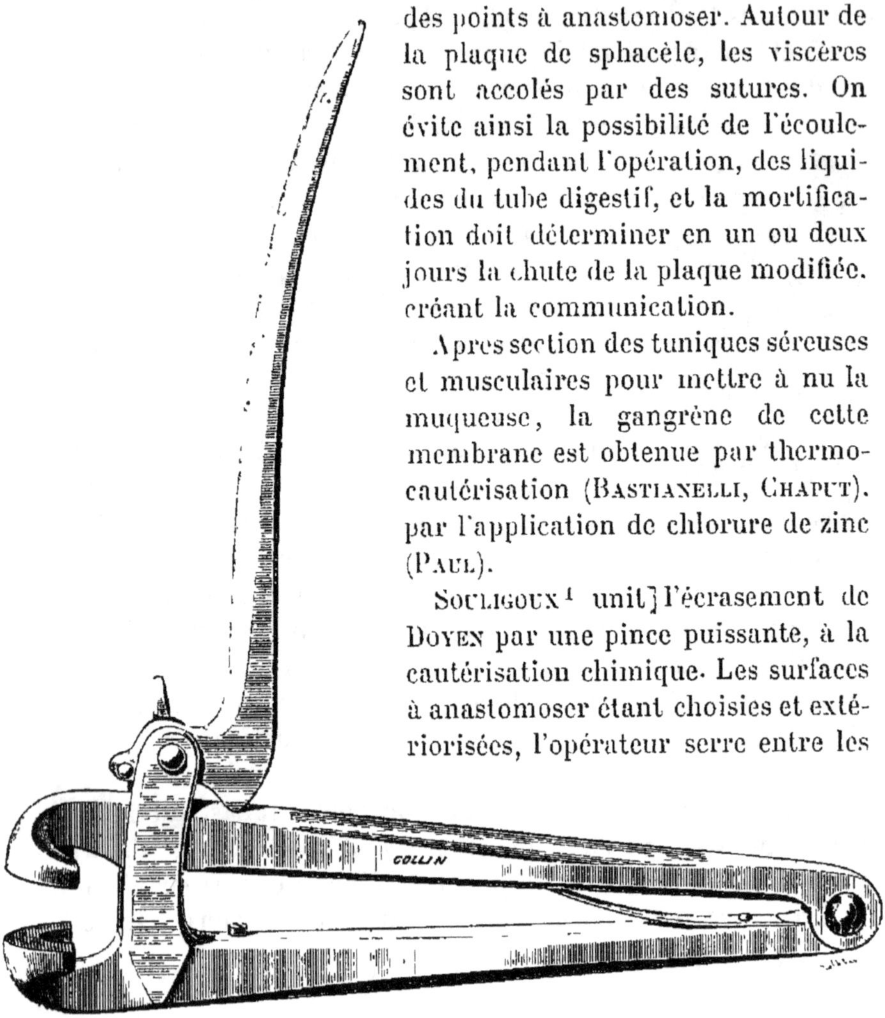

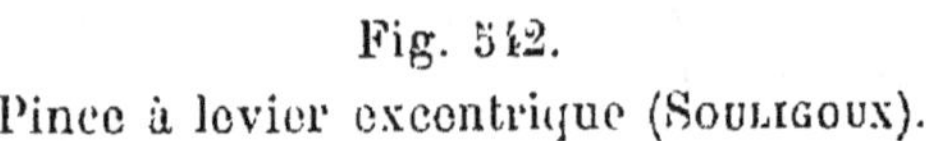

Fig. 542.
Pince à levier excentrique (SOULIGOUX).

mors d'une pince très puissante (fig. 542) le bord libre d'un des

---

[1] SOULIGOUX. *Bulletin de la Société de chirurgie*, 1896, p. 596. (Rapp. Picqué) et *Presse médicale*, 1896, p. 349.

viscères aplati par les mains d'un aide : on emploie toutes ses forces à l'écrasement, sans couper l'intestin. Les parois écrasées deviennent très minces et transparentes. La pince enlevée, l'intestin s'étale de lui-même.

La même manœuvre est répétée sur l'autre viscère. Les tissus écrasés ne tardent pas à prendre une coloration noirâtre. Seul le péritoine a résisté.

Un surjet est commencé à 2 millimètres environ des surfaces mortifiées, et réunit les deux bords éloignés.

A ce moment, avec un morceau de potasse caustique solide, on cautérise assez largement les surfaces broyées dans toute leur étendue. L'aide éponge à mesure que l'on promène la potasse.

La cautérisation finie, le surjet est repris, réunissant les bords proches, et enfouit complètement les surfaces cautérisées.

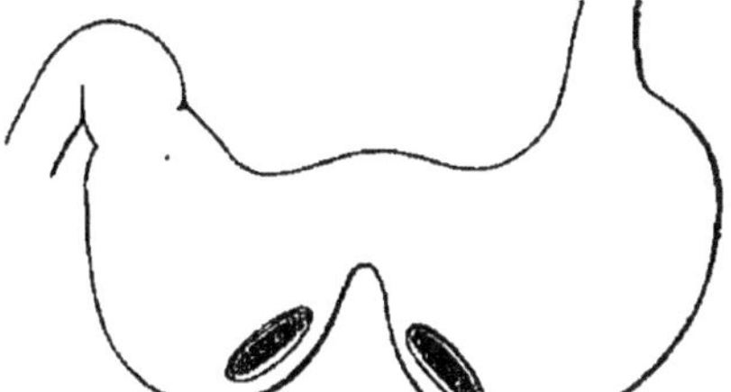

Fig. 543.
Gastro-gastrostomie. Situation des orifices.

Gastro-gastrostomie.— C'est l'anastomose, au-dessous d'un rétrécissement, des poches gastriques cardiaque et pylorique, par accolement des parois qui se regardent (fig. 543). Cet abouchement des points voisins est bien plus simple et plus rationnel que l'opération de WATSON qui plie l'estomac au niveau du point rétréci, accolant et anastomosant l'une à l'autre la face antérieure de la poche cardiaque et la face antérieure, devenue postérieure, de la poche pylorique.

L'anastomose se fera, du reste, d'après la même technique qu'une gastro-jéjunostomie.

Gastro-duodénostomie (JABOULAY, VILLARD)[1]. ***— Procédé de Villard***. — Les précautions pré et post-opératoires sont les

[1] JABOULAY. *Archives provinciales de chirurgie*, 1892, p. 551. — VILLARD. *Revue de chirurgie*, Paris, 1900, n° 10, p. 495.

mêmes que pour la gastro-jéjunostomie ; Villard insiste sur la
nécessité des lavages de l'estomac préliminaires.

Après laparotomie médiane, on recherche la grande courbure
de l'estomac et on la suit jusqu'au pylore, pour reconnaître
ensuite la première, puis la deuxième portion du duodénum.

On accole, par deux points de suture non perforants, la
deuxième portion du duodénum à l'extrémité droite de la grande
courbure (fig. 544), au-dessus et au-dessous de la future anastomose. Les fils laissés longs servent à attirer les organes.

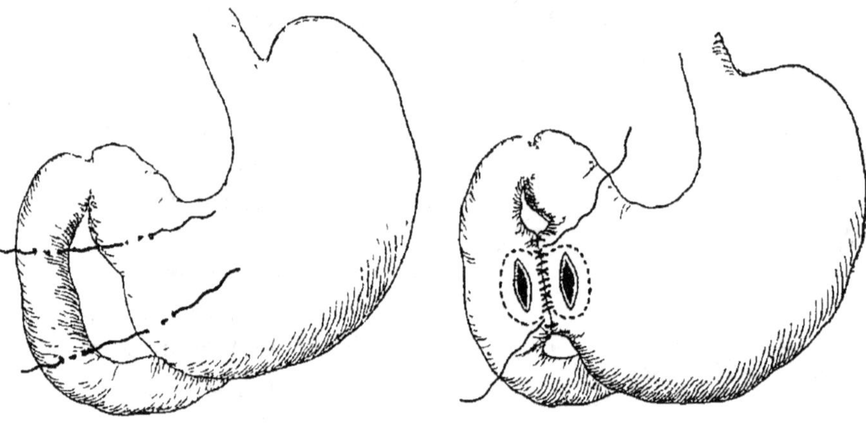

Fig. 544.

Gastro-duodénostomie. Procédé
de Villard. Juxtaposition.

Fig. 545.

Gastro-duodénostomie. Procédé
de Villard. Anastomose.

L'anastomose est alors pratiquée suivant les mêmes règles
que pour la gastro-jéjunostomie, l'ouverture de l'estomac et de
l'intestin étant dirigée dans le sens du duodénum (fig. 545).

L'anastomose peut aussi être faite sur la paroi postérieure de
l'estomac, en dilacérant « largement avec les doigts la toile épiploïque de façon à bien découvrir la région duodénale et pancréatique d'une part, et l'extrémité droite de la face postérieure de
l'estomac, de l'autre. Il est alors facile de faire porter l'incision
gastrique sur cette face postérieure, au ras de la grande courbure et de l'anastomoser avec la deuxième portion du duodénum ».

Gastro-jéjunostomie ou ***gastro-entérostomie***. — **Précautions pré-opératoires**. — La gastro-anastomose se fait souvent sur des estomacs dilatés qu'il est utile de vider et de nettoyer avant l'opération. D'autre part, comme le fait observer Terrier [1], il est possible qu'on ait à pratiquer ce lavage après l'opération, et il est alors nécessaire que le malade soit habitué à ce lavage.

Aussi est-il bon de pratiquer *le lavage de l'estomac* dans les jours qui précèdent, et même le matin de l'opération si l'estomac est très distendu.

Cependant, afin d'éviter des fatigues aux malades affaiblis, il vaut mieux s'abstenir si le lavage est mal supporté ou si l'estomac est peu dilaté.

Les injections sous-cutanées de *sérum artificiel* aideront à remonter, pendant quelques jours, les malades très anémiés.

Un lavement provoquera l'évacuation du tube digestif, la veille de l'opération.

Opération. — L'anastomose entéro-gastrique peut être *simple* ou *complexe*, suivant qu'on pratique l'abouchement du jéjunum à l'estomac, ou qu'on ajoute à cette anastomose une anastomose complémentaire entre deux anses de l'intestin, destinée surtout à empêcher le reflux des liquides duodénaux dans l'estomac.

Gastro-entérostomie simple. — L'abouchement se fait sur la paroi antérieure ou postérieure de l'estomac.

Gastro-entérostomie antérieure (Wölfler). — Nous ne décrirons que la gastro-entérostomie antérieure précolique, l'anse jéjunale passant en avant du côlon transverse ; l'anastomose antérieure rétro-colique, dans laquelle l'anse jéjunale passe d'arrière en avant à travers le mésocôlon et l'épiploon, ne présentant que des désavantages sans être plus simple.

L'opération est conduite de la façon suivante [2] : par une la-

---

[1] Terrier. *Revue de chirurgie*, 1902, n° 4, p. 376.

[2] D'après Terrier et Hartmann. Chirurgie de l'estomac, 1899, p. 96.

parotomie médiane sus-ombilicale, on relève le grand épiploon
et le côlon transverse, pour reconnaitre l'angle duodéno-jéjunal
émergeant du méso-côlon transverse, à gauche de la colonne
vertébrale. Des tractions exercées sur l'anse montrent sa
fixité.

Laissant libre une longueur d'intestin de 40 à 50 centimètres,
pour laisser au côlon transverse une place suffisante sous la
courbe de l'anse relevée, on
choisit le point intestinal à
anastomoser à la face an-
térieure de l'estomac, près
de la grande courbure.

La fixation de l'intestin
à l'estomac doit être faite
sur une large surface pour
éviter la formation d'un
éperon entre les deux anses
(fig. 546), et suivant une
ligne un peu courbe, légèrement oblique en bas et à
droite (fig. 547).

La direction de l'anse
doit être telle que la branche efférente soit du côté

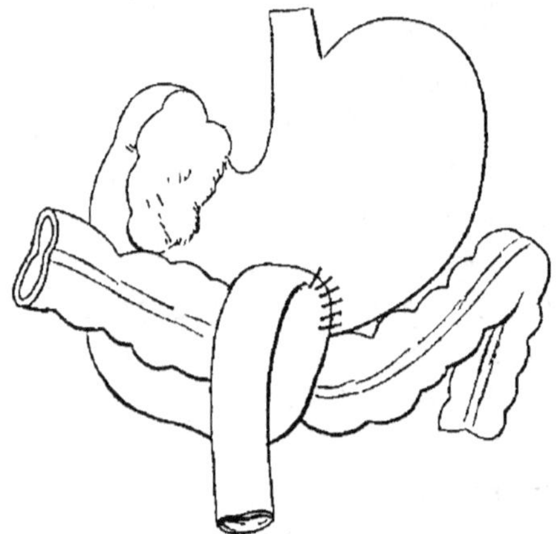

Fig. 546.

Mauvaise fixation de l'anse intestinale déterminant une coudure
brusque (JAYLE et DESFOSSES).

droit (de l'opéré), continuant la direction de l'estomac.

L'adossement est fait d'après les principes généraux exposés
plus haut, sans qu'il soit nécessaire d'obturer par des clamps
l'estomac ni l'intestin.

Le surjet total profond est hémostatique, en même temps
qu'occlusif, et il est ordinairement inutile de placer des ligatures.

La bouche anastomotique doit être ouverte plus près de
l'extrémité droite du surjet postérieur que de son extrémité
gauche (fig. 547), de façon à suspendre largement l'anse afférente
à gauche de l'orifice, et d'éviter le passage des aliments de l'estomac dans l'anse afférente.

L'anastomose terminée et revisée (fig. 548), les organes sont

replacés dans l'abdomen, la bonne situation de l'anse constatée
à nouveau, et l'abdomen est refermé.

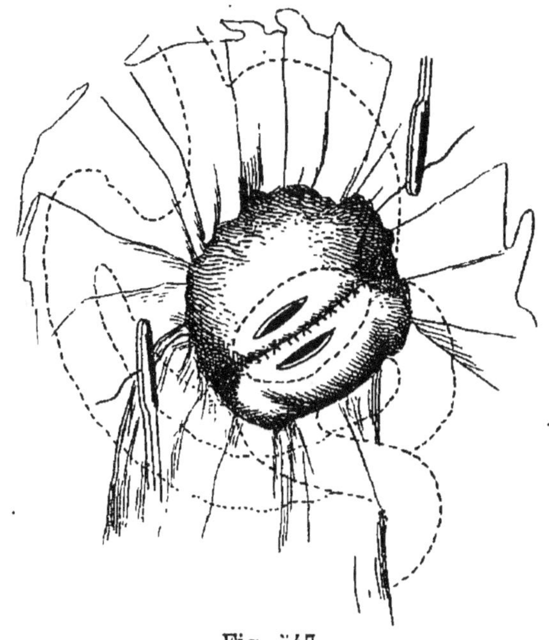

Fig. 547.
Gastro-entérostomie antérieure. Procédé de Wölfler. Orifices de
l'anastomose. Surjet postérieur.

Gastro-entérostomie postérieure (VON HACKER). — Nous ne
décrirons que la gastro-jéjunostomie trans-mésocolique, dans
laquelle le jéjunum est anastomosé à la face postérieure de l'estomac à travers une boutonnière du mésocôlon transverse.
L'opération de COURVOISIER, anastomose postérieure à travers
le ligament gastro-colique puis le mésocôlon transverse étant
difficile et mauvaise.

L'anastomose, conduite comme dans le procédé antérieur,
comprend les temps suivants [1].

L'angle duodéno-jéjunal est recherché comme pour l'anastomose antérieure, en relevant hors de l'abdomen l'épiploon et le
côlon transverse.

[1] Description d'après TERRIER. *Revue de chirurgie*, 1902, n° 4, p. 370.

On incise le mésocôlon transverse parallèlement aux vaisseaux sur la saillie que forme l'estomac, repoussé au besoin

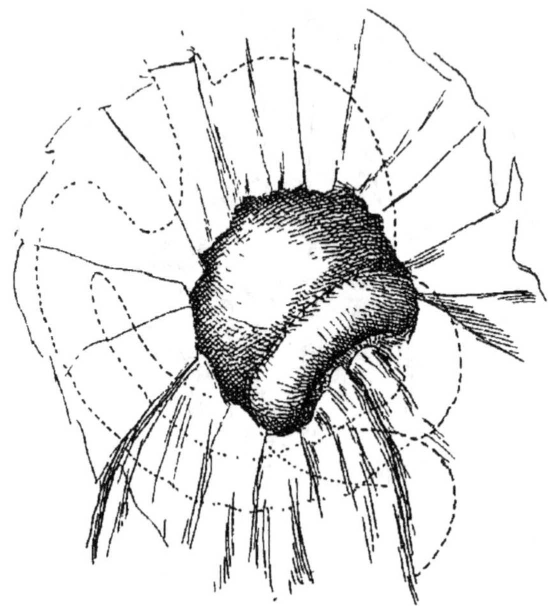

Fig. 548.
Gastro-entérostomie antérieure terminée.

par la main d'un aide glissée sous le côlon. Il est plus aisé, dit TERRIER, de découvrir l'estomac lorsqu'on incise le méso un

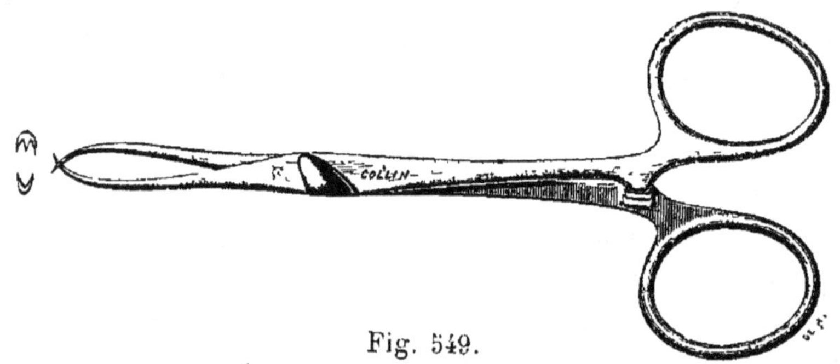

Fig. 549.
Pince à griffes, de Chaput.

peu à gauche de la ligne médiane. L'estomac attiré par la brèche mésocolique, on le fixe soit à l'aide de pinces à mors plats peu serrées, soit en l'unissant au jéjunum à l'aide de pinces à griffes de Chaput (fig. 549).

Les bords du mésocôlon sont fixés à l'estomac, pour éviter la rétraction de cet orifice (fig. 550). Quelques points de suture séparés et espacés suffisent.

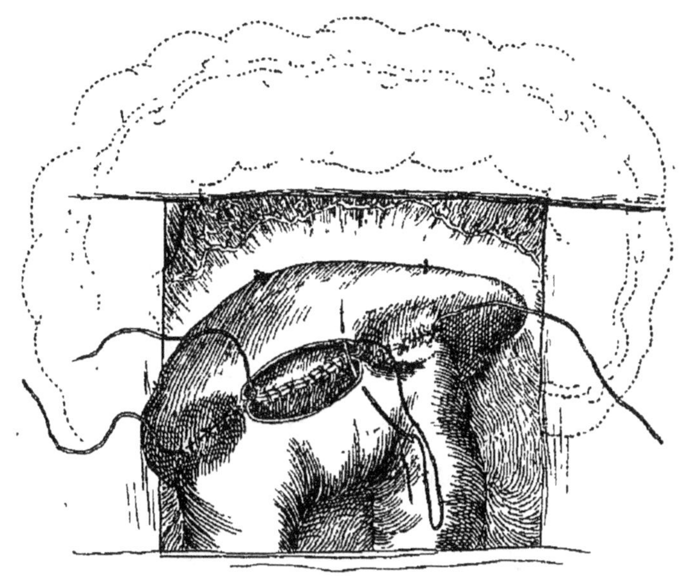

Fig. 550.

Gastro-entérostomie postérieure. Procédé de Von Hacker. Suture des orifices.

L'intestin grêle est attiré, en laissant à gauche la partie fixe, à droite l'anse efférente, pour que la direction du canal intestinal continue celle de l'estomac. Il est bon de laisser 12 à 15 centimètres entre le point fixe duodéno-jéjunal et la future anastomose, afin d'éviter les tiraillements.

Tout étant bien protégé par des compresses, l'une de celles-ci étant glissée entre l'estomac et l'intestin, sous la suture, on accole l'estomac et l'intestin comme nous l'avons déjà vu pour la gastro-entérostomie antérieure.

Le surjet d'union doit être situé très en arrière sur la face postérieure de l'intestin (fig. 550) et suivre une ligne légèrement courbe, vers l'orifice futur, longue de 6 à 7 centimètres. Les deux extrémités du fil sont laissées longues pour achever le surjet en avant.

L'orifice doit être créé, sur les cavités, au niveau de la moitié droite de la zone fixée (HARTMANN), pour suspendre à gauche, loin de l'orifice, l'anse afférente (fig. 551).

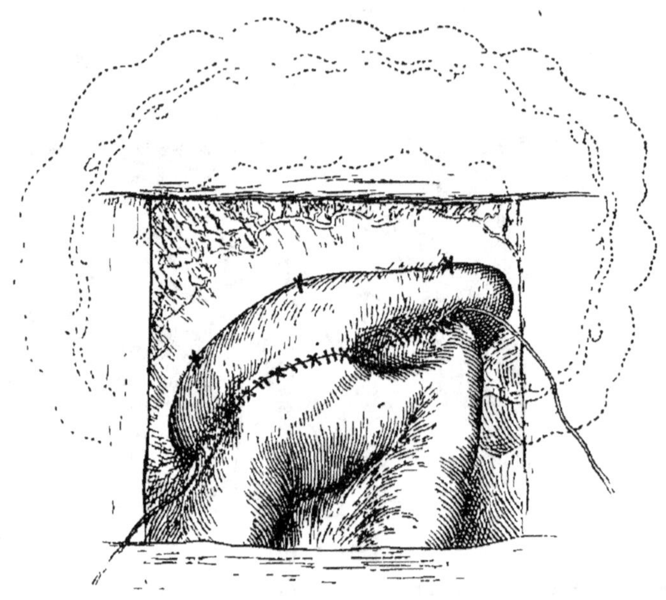

Fig. 551.

Procédé de Von Hacker. Surjet total terminé. On voit le surjet séro-séreux postérieur.

La ligne de suture est légèrement oblique en bas et vers la droite de l'opéré (fig. 551).

L'ouverture de l'estomac est faite sur un pli de la paroi, en coupant d'abord la séreuse et la musculeuse, puis la muqueuse que l'on repère avec de petites pinces de Kocher. On éponge les matières qui s'écoulent et on obstrue avec une mèche de gaze stérilisée l'ouverture gastrique. L'ouverture intestinale est faite de même, dans les mêmes dimensions.

Un seul surjet unit tout le pourtour des deux orifices, en une suture prenant toute l'épaisseur de la paroi, cousant, en arrière, de la muqueuse vers la séreuse, et en avant, de la séreuse vers la muqueuse (fig. 550).

La moitié antérieure de la seconde ligne de suture est terminée à l'aide du fil long laissé à cet effet, et unie au surjet postérieur du côté opposé (fig. 552).

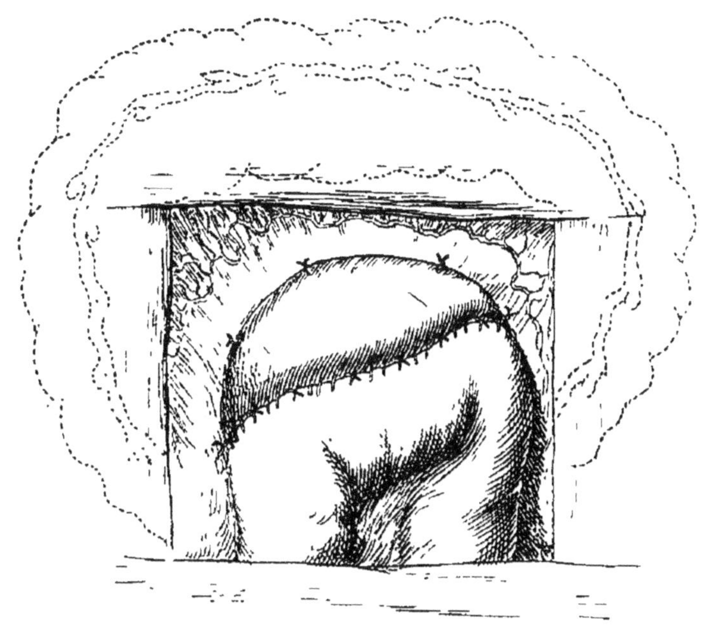

Fig. 552.
Procédé de Von Hacker. Sutures terminées.

Après vérification de la suture et essuyage à l'aide de compresses sèches, on remet doucement les organes en place, et on ferme l'abdomen.

Variétes dans le mode d'abouchement. — Nous ne ferons que signaler quelques modifications dans la confection de l'anastomose, tendant à diriger plus sûrement le contenu gastrique dans l'anse afférente [1].

Ricard suspend verticalement l'intestin et le jéjunum, com-

[1] E. Tavel. Le reflux dans la gastro-entérostomie. *Revue de chirurgie*, 1901, n° 12, p. 685.

mence par fixer deux ou trois centimètres d'intestin et ne pratique l'abouchement qu'à l'extrémité de la ligne verticale de suture, près de la petite courbure. Lorsque tout est rentré dans l'abdomen, la bouche se trouve au point le plus déclive et la bile arrive en haut par un canal vertical, dans lequel les aliments ne peuvent refluer.

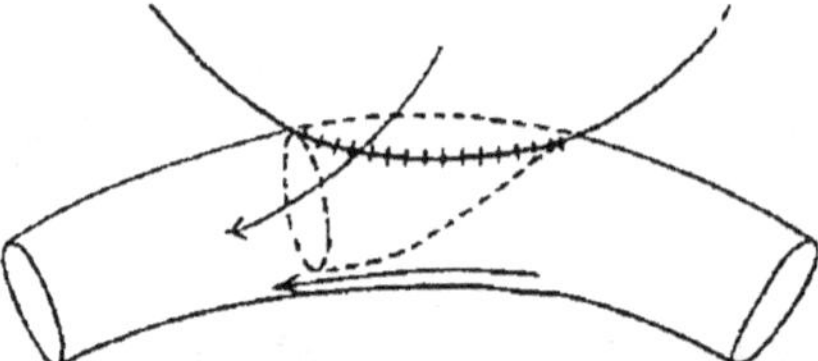

Fig. 553.
Procédé de J.-L. Faure (TAVEL).

J.-L. FAURE (fig. 553) produit, par la disposition des sutures, l'invagination d'un cône gastrique dans l'intestin, dirigé de telle façon que le reflux dans l'anse afférente est impossible.

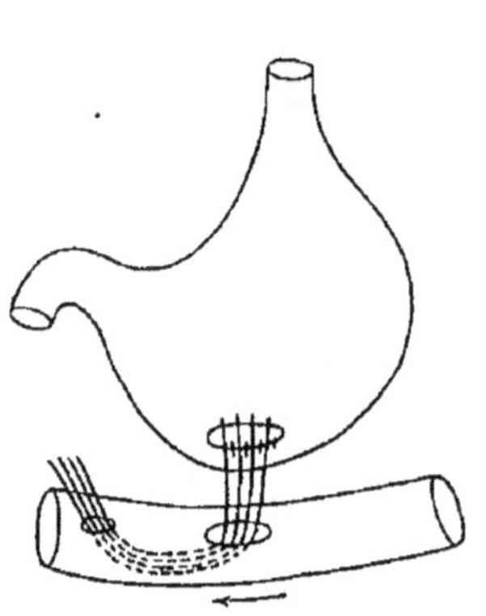

Fig. 554.
Procédé de Sonnenburg (TAVEL).

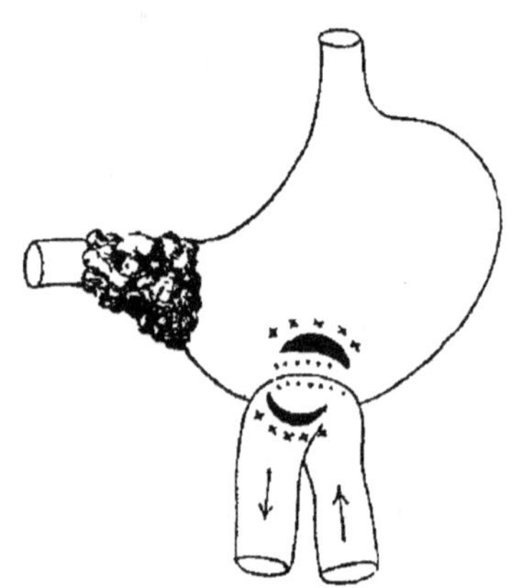

Fig. 555.
Procédé de Kocher (TAVEL).

SONNENBURG (fig. 554) invagine aussi l'orifice gastrique dans le canal intestinal, en l'attirant par les fils de sutures à travers un orifice provisoire de l'intestin.

KOCHER (fig. 555) dispose l'anse intestinale perpendiculairement à l'estomac, laissant le bout efférent à droite, et conserve une petite valvule sur l'orifice intestinal.

Gastro-entérostomie complexe. — A l'anastomose que nous venons de voir, on ajoute une opération complémentaire sur l'intestin, toujours dans le but d'éviter un reflux anormal, un *circulus vitiosus*.

Ces opérations complémentaires sont soit une entéro-anastomose, soit une section avec implantation de l'intestin constituant la gastro-entérostomie en Y.

L'*entéro-anastomose* peut être établie entre l'anse afférente et

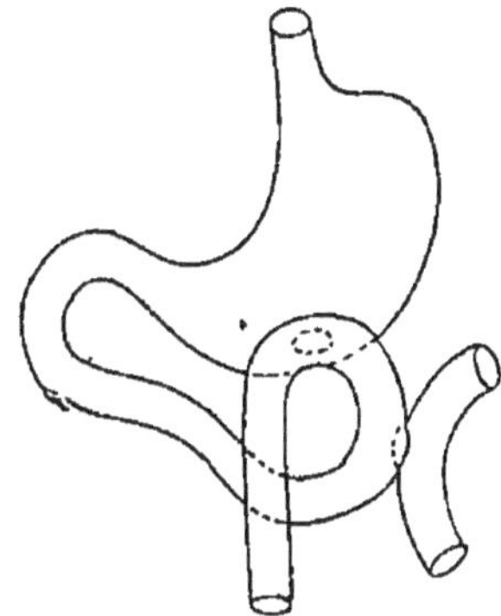

Fig. 556.

Procédé de Lauenstein.

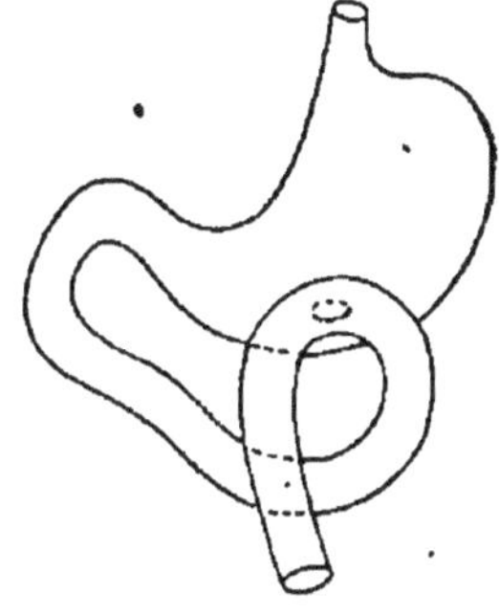

Fig. 557.

Procédé de Braun-Jaboulay.

une anse grêle quelconque (LAUENSTEIN) (fig. 556), mais si cette anse grêle est située très près du cæcum, l'absorption intestinale est insuffisante.

C'est entre les deux branches afférente et efférente de l'anse anastomosée à l'estomac qu'il faut établir la communication (BRAUN, JABOULAY) (fig. 557). Cette opération complémentaire a du reste été faite quelquefois en un temps séparé, pour remédier au mauvais fonctionnement d'une anastomose simple.

La *gastro-entérostomie en Y* (ROUX) conduit dans l'anse efférente à la fois le contenu gastrique et le contenu duodénal (fig. 558).

L'angle duodéno-jéjunal étant reconnu sous le côlon trans-

verse relevé, on découvre l'estomac à travers une fente du
mésocôlon, comme pour une gastro-
entérostomie postérieure simple. On
coupe, entre deux pinces oblitérant
l'intestin, le jéjunum à 20 centimètres environ de son origine, entamant le mésentère jusqu'à l'arcade
artérielle. Laissant de côté le bout
supérieur du jéjunum fermé et enveloppé d'une compresse, on abouche
le bout inférieur dans la paroi postérieure de l'estomac, suivant les
mêmes règles que pour la gastro-
entérostomie simple. On fixe de
même l'ouverture mésocolique à l'estomac (fig. 559).

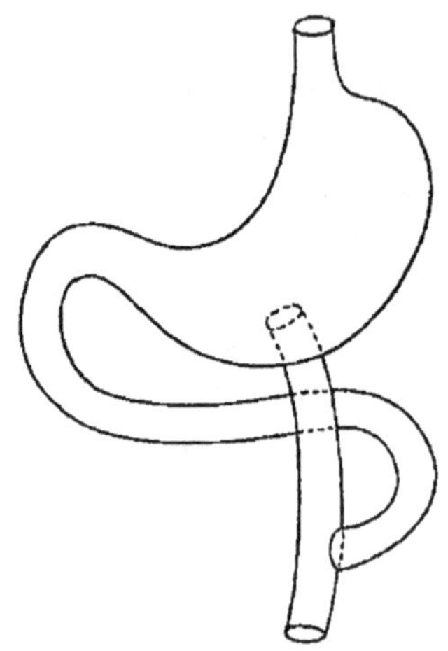

Fig. 558.
Procédé en Y de Roux.

Puis, reprenant le bout supérieur
du jéjunum, on l'implante de la même manière dans l'anse

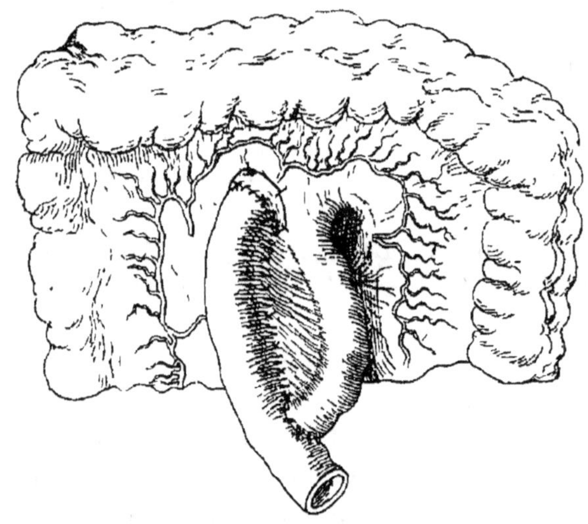

Fig. 559.
Gastro-entérostomie postérieure en Y. Procédé de Roux.

efférente jéjunale, sur son bord libre, à 10 ou 20 centimètres
au-dessous de l'orifice gastro-intestinal. La bouche anastomo-

lique est ici faite aussi étroite que le permet le diamètre du tube intestinal coupé.

Quelques points de suture ferment l'incision du mésentère (fig. 559).

Traitement post-opératoire. — L'état d'affaiblissement ordinaire des malades que l'on opère rend nécessaires le réchauffement immédiat et les injections abondantes de sérum artificiel. 1 à 2 litres par vingt-quatre heures pendant les premiers jours.

Pendant le premier jour, la diète absolue est rendue nécessaire par les suites de l'anesthésie. Dès le deuxième jour on peut commencer à donner du lait en petites quantités, puis rapidement des potages et des aliments faciles à digérer. Vers le cinquième ou sixième jour, si aucun incident n'est survenu, on peut reprendre peu à peu l'alimentation normale.

L'antisepsie buccale est utile pour éviter l'infection des voies respiratoires.

Le lavage de l'estomac avec de l'eau bouillie peut être indiqué si les vomissements se prolongent le second jour.

L'évacuation de l'intestin, d'abord pour les gaz par un tube rectal, puis plus tard par un lavement, sera surveillée comme après toute laparotomie.

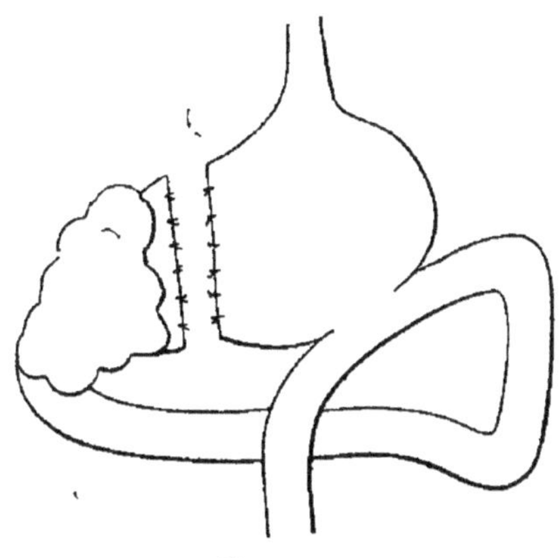

Fig. 560.

Exclusion du pylore. Schéma.

Exclusion du pylore. — L'exclusion du pylore consiste dans la séparation de l'estomac et du pylore rétréci, puis l'établissement d'une gastro-entérostomie sur la poche gastrique, le canal pylorique restant en place (fig. 560), avec ou sans tumeur.

La section de l'estomac en deçà de la tumeur, et l'oblitération des deux bouts se fait suivant les mêmes règles que pour la pylorectomie (p. 105).

La gastro-entérostomie s'établit par un des procédés que nous venons d'étudier.

Gastrectomies. — La résection d'une portion de l'estomac porte généralement sur la région pylorique, comprenant en même temps une partie plus ou moins grande de l'estomac, pouvant aller jusqu'au cardia; ce sont les *pylorectomies* ou *résections pyloro-gastriques*. Rares sont les *résections cylindriques non pyloriques*, et les *excisions en plaques*, soit sur une face soit sur une courbure.

Résections pyloro-gastriques. — **1° Soins pré-opératoires. — Laparotomie**. — Les précautions à prendre avant l'opération sont les mêmes que pour la gastro-entérostomie. La laparotomie est de même médiane et sus-ombilicale.

2° Exploration de l'estomac. Recherche des adhérences. — L'exploration de l'estomac, même pour une tumeur qui paraît mobile, ne doit pas se borner à la face antérieure et aux courbures, il faut pénétrer dans l'arrière-cavité des épiploons et l'explorer avant de se décider à entreprendre la résection.

Les adhérences avec le grand *épiploon* sont faciles à constater et à libérer s'il ne s'agit pas d'infiltration.

Avec le *foie*, la tumeur peut contracter des adhérences au niveau du bord tranchant, et la résection peut être encore faite en réséquant le bord selon les règles que nous étudierons plus loin[1]; ou avec la face inférieure. Ces dernières contre-indiquent une pylorectomie.

Les adhérences au *côlon transverse* exigent la résection simultanée du segment intestinal adhérent, en suivant les règles de l'entérectomie et de l'entérorraphie[2].

Dans l'arrière-cavité des épiploons, les adhérences se font avec le mésocôlon et le pancréas. Des adhérences étendues

[1] Voy. p. 175, t. II.
[2] Voy. p. 148, t. II.

avec le *mésocôlon* exigeant la dissection et la ligature des vaisseaux du gros intestin exposent à la gangrène du côlon transverse, et doivent faire reculer devant l'opération radicale deve-

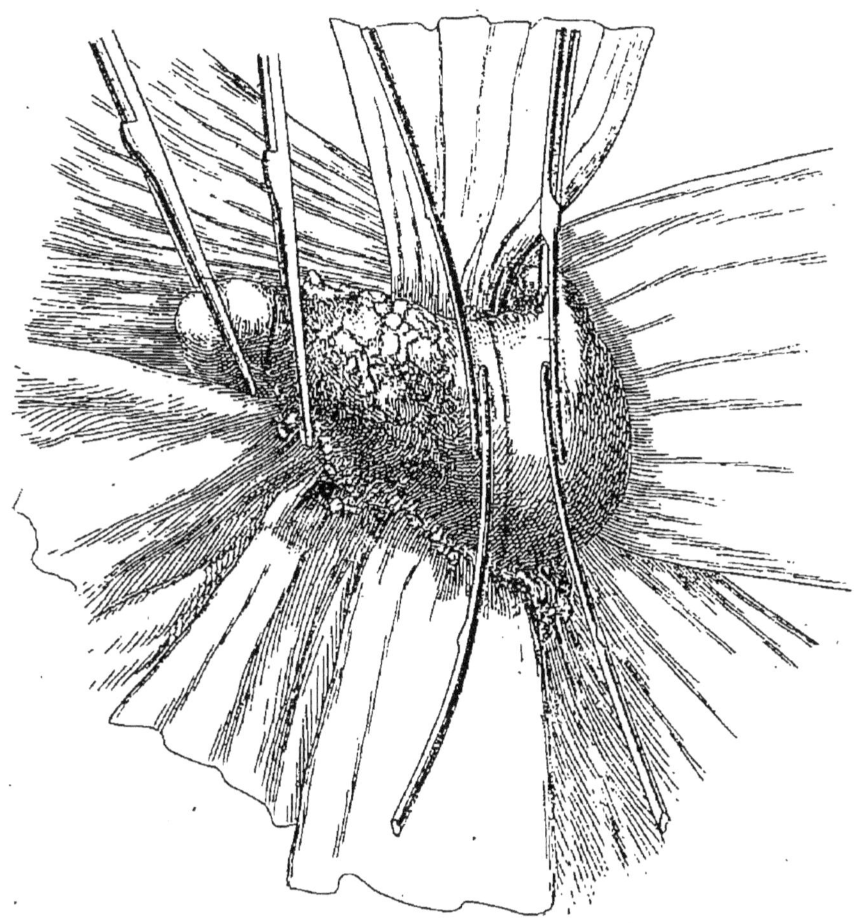

Fig. 561.
Pyloro-gastrectomie. Mise en place des pinces et tracé des sections.

nue trop dangereuse. Les adhérences avec la tête du *pancréas*
ont pu au contraire être disséquées en pénétrant dans la glande.
Cette dissection expose à la blessure du canal cholédoque, des
vaisseaux spléniques. En outre il peut être difficile de tarir le
suintement sanguin venant du tissu glandulaire. C'est dans ces

cas que HARTMANN recommande de recouvrir la portion de pancréas dénudé par du péritoine emprunté a la paroi postérieure de l'arrière-cavité. Ce sont là de grosses complications opératoires.

3° Extirpation large de la tumeur. — La résection décidée, les adhérences superficielles libérées s'il y a lieu, on limite la portion à réséquer. Effondrant l'épiploon gastro-hépatique mince et transparent, on passe dans l'arrière-cavité des épiploons, puis on déchire le grand épiploon, en un point avasculaire, aux limites de la résection projetée. Par ces orifices on passe les pinces destinées à obturer l'estomac et le duodénum. de part et d'autre des futures sections (fig. 561).

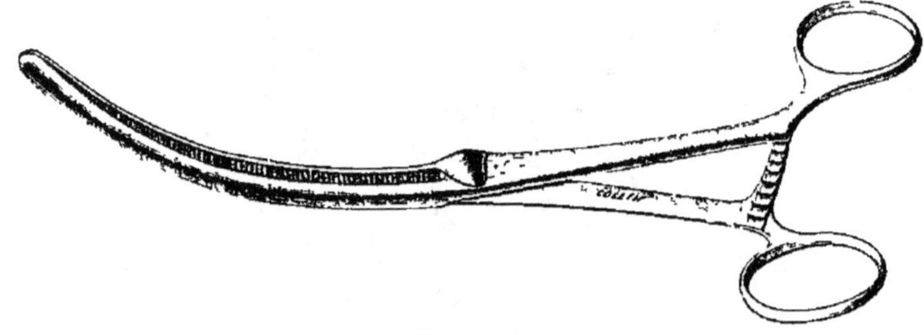

Fig. 562.

Pinces à mors élastiques et courbes de Doyen.

L'obturation est obtenue, du côté de la tumeur. par des clamps quelconques assez fortement serrés, on n'a pas à craindre la d'écraser les tissus. Du côté des parties saines de l'estomac et du duodénum, l'oblitération doit être faite sans écraser les parois. a l'aide de pinces à mors souples [DOYEN (fig. 562), HARTMANN (fig. 563)]. Deux pinces sont nécessaires pour la largeur de l'estomac, une seule pour le duodénum.

Si des adhérences pancréatiques empêchent de placer dès maintenant les pinces duodénales, on ne met en place que les pinces gastriques, pour placer les autres lorsqu'on aura libéré le pylore, après section de l'estomac et renversement de la tumeur autour du duodénum.

Les pinces doivent être placées à 2 ou 3 centimètres de la

tumeur du côté duodénal, et à 3 ou 4 du côté gastrique. Entre
la pince de la tumeur et celle de la portion saine doit exister un
espace suffisant pour permettre de placer, après section, le premier surjet occlusif.

Les pinces placées, on détache les épiploons des deux courbures. La dilacération suffit ordinairement sur la petite courbure, sans qu'on ait besoin de poser des ligatures, sauf pour

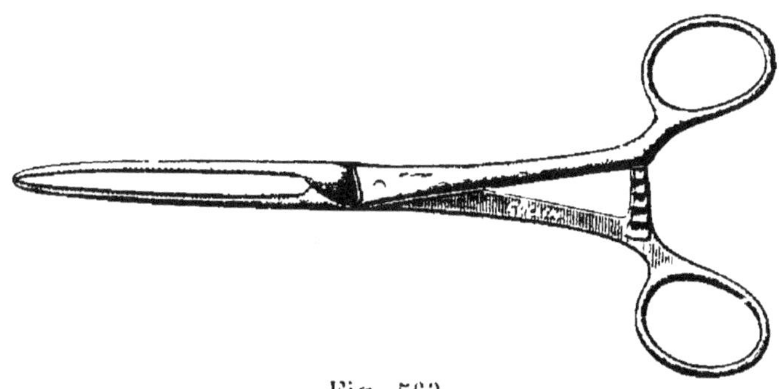
Fig. 563.
Pinces à mors élastique de Hartmann.

une résection s'étendant jusque près du cardia. Il est utile alors
de pincer et de lier la coronaire stomachique, dans le bord du
ligament profond de l'estomac (fig. 564). Mais il ne nous paraît pas
nécessaire de faire toujours, de parti pris, cette ligature comme le
conseillent HARTMANN et CUNÉO [1]. Au niveau du grand épiploon,
il faut diviser et lier séparément de petits pédicules, en s'éloi-
gnant des ganglions qui doivent être enlevés avec la tumeur.

La tumeur est isolée, il faut protéger à nouveau, avant de
sectionner, toute la cavité péritonéale, en glissant sous l'estomac
des compresses qui ne doivent laisser exposées que la tumeur et
les pinces (fig. 561).

La section est commencée par le côté qui paraîtra le plus
commode, elle est faite franchement, au bistouri ou aux ciseaux.
La tranche est essuyée avec soin et enveloppée d'une compresse.

La tumeur est alors basculée autour de l'autre pédicule, et

<hr>

[1] HARTMANN et CUNÉO. *Presse médicale*, 31 mars 1900. n° 26, p. 157.

libérée s'il y a lieu, comme nous l'avons vu plus haut, des adhérences profondes.

Il ne nous paraît pas non plus nécessaire de faire ici, en un temps spécial, la ligature de l'artère gastro-duodénale, près du

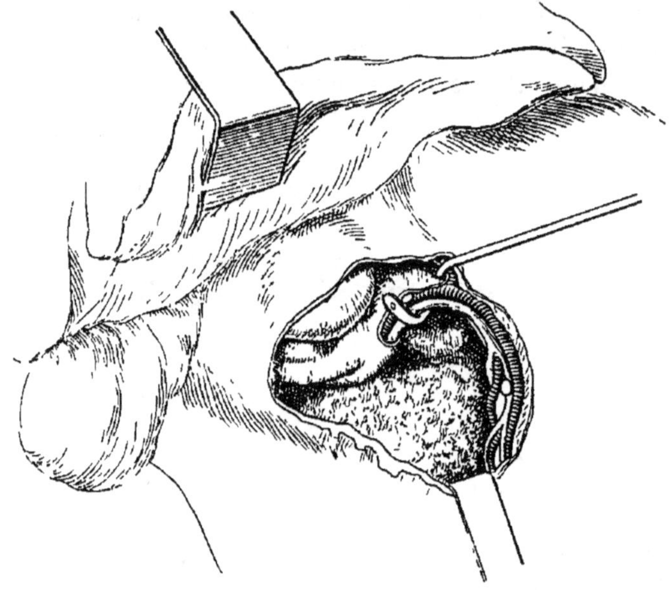

Fig. 564.

Gastrectomie. Ligature de l'artère coronaire stomachique, près du cardia, à travers le petit épiploon (HARTMANN et CUNÉO).

pylore (HARTMANN et CUNÉO). Enfin la section est de même pratiquée du côté encore attaché, la tranche essuyée et enveloppée comme la première.

4° Anastomose gastro-intestinale. — Quel que soit le mode d'abouchement choisi, ce temps opératoire comporte deux sortes de manœuvres : L'obturation des portions non anastomosées, l'anastomose gastro-intestinale.

L'*anastomose*, gastro-duodénale ou gastro-jéjunale, termino-terminale, termino-latérale ou latéro-latérale, se fait d'après les mêmes principes que l'anastomose de la gastro-entérostomie. Deux rangs de surjet, l'un profond total, l'autre superficiel séro-séreux à la Lembert, sont disposés en commençant le surjet séro-séreux postérieur, puis faisant le surjet total profond complètement, et finissant le surjet séro-séreux antérieur[1].

L'*oblitération* des cavités à fermer se fait de même par deux surjets arrêtés tous les trois points, le premier comprenant la totalité des deux lèvres, et placé sans enlever les pinces d'occlusion. Le second, séro-séreux, enfouissant le premier, placé après qu'on a doucement enlevé les pinces et vérifié l'imperméabilité du premier surjet.

Il est très important, sur la tranche gastrique, de faire, pendant qu'on place le premier surjet total, une *hémostase absolue*. En desserrant un peu les pinces d'occlusion on voit si une artériole saigne, on la pince et la lie. On fait de même l'hémostase soignée des bords supérieur et inférieur de chaque tranche.

Des points séparés doivent compléter l'adossement dans les endroits où celui-ci ne paraît pas suffisant.

L'anastomose peut être pratiquée suivant trois procédés : anastomose termino-terminale (BILLROTH-RYDYGIER), anastomose termino-latérale (KOCHER), anastomose latéro-latérale (BILLROTH, 2ᵉ manière). Les deux premiers conservent la traversée duodénale, le dernier est une résection large suivie d'une gastro-entérostomie.

Il n'est permis d'exécuter les deux premiers procédés que si le rapprochement de la poche gastrique et de l'extrémité duodénale se fait *sans aucune traction;* les sutures ne doivent absolument pas être tendues.

L'anastomose termino-terminale (BILLROTH-RYDYGIER), consiste à aboucher l'orifice duodénal dans l'orifice gastrique rétréci par occlusion partielle. C'est ordinairement à la partie inférieure de la tranche gastrique que l'on implante le duodénum, mais il n'y a pas là de règle absolue (fig. 565 à 568).

On commence par pratiquer l'occlusion, par deux rangs de suture, de la partie supérieure de la tranche, enlevant la pince d'occlusion supérieure. Puis on anastomose le duodénum à

---

[1] Voy. p. 68, t. II

l'orifice gastrique rétréci, en commençant comme d'habitude.
par le surjet séro-séreux profond.

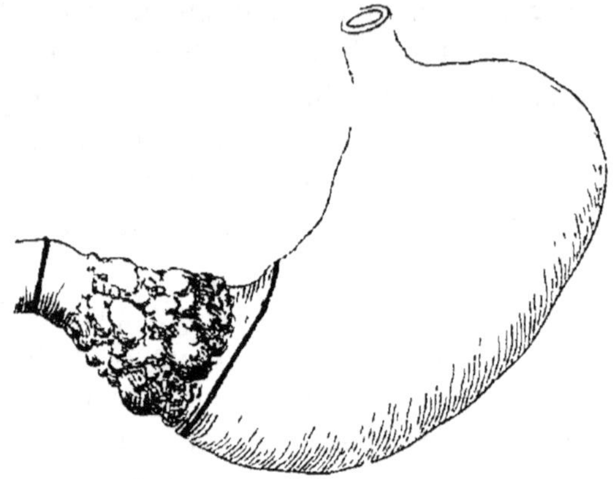

Fig. 565.
Gastrectomie. Procédé de Rydygier-Billroth. Segment enlevé.

On noue le surjet séro-séreux circulaire de l'anastomose au
surjet d'occlusion rectiligne, et, au point de jonction des deux

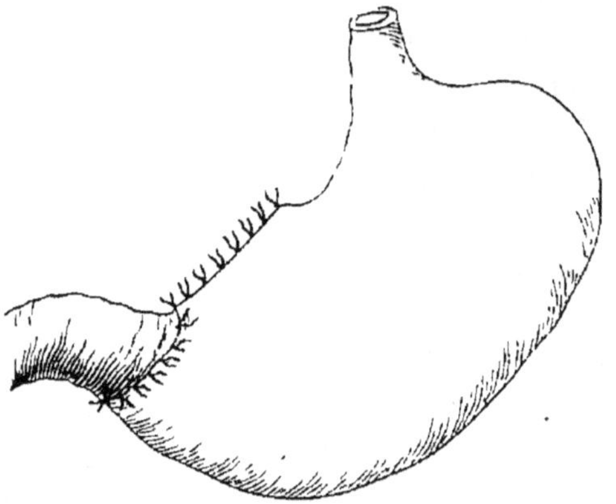

Fig. 566.
Abouchement duodénal à la partie inférieure de la suture gastrique
(Rydygier).

sutures, au point de croisement de l'λ, on enfouit soigneusement la suture dans un pli de séreuse fait avec quelques points

séparés supplémentaires, de façon à bien cacher l'angle de la suture.

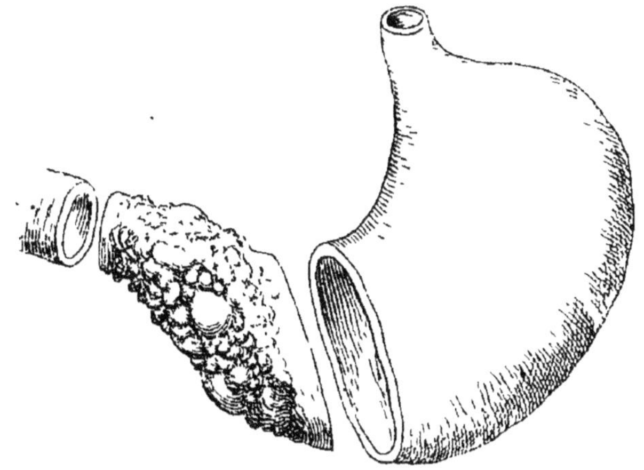

Fig. 567.
Gastrectomie. Procédé de Rydygier-Billroth. Segment enlevé
(RYDYGIER).

Les pinces d'occlusion duodénale et gastrique inférieure sont définitivement enlevées, la suture est revisée, et les organes sont remis en place.

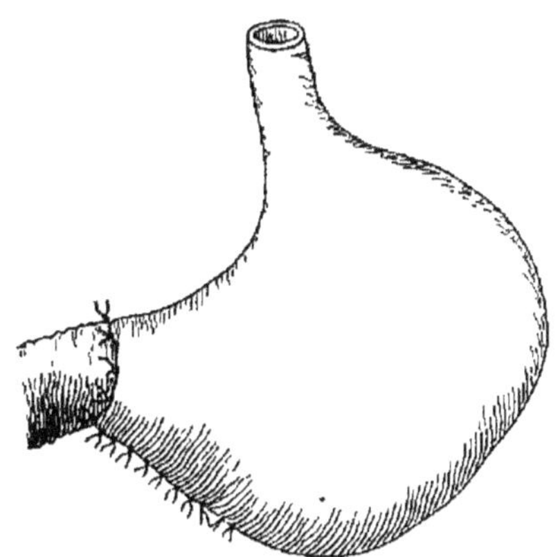

Fig. 568.
Abouchement duodénal à la partie supérieure de la suture gastrique (RYDYGIER).

L'anastomose termino-latérale (KOCHER) consiste dans l'abouchement du bout duodénal, terminal, dans la paroi postérieure de l'estomac, après fermeture complète de la tranche gastrique (fig. 569).

La tumeur enlevée, on commence par oblitérer complètement, comme nous l'avons indiqué plus haut, la section gastrique.

Les compresses souillées ayant été changées, l'aide saisit l'estomac fermé à deux mains, de façon à repousser en

avant et à droite la paroi postérieure de l'organe, qu'il applique
contre le bord droit de la plaie, et qu'il met ainsi en contact
avec le duodénum. La pince restant encore sur le duodénum, la
paroi postérieure de ce dernier est fixée contre la paroi posté-

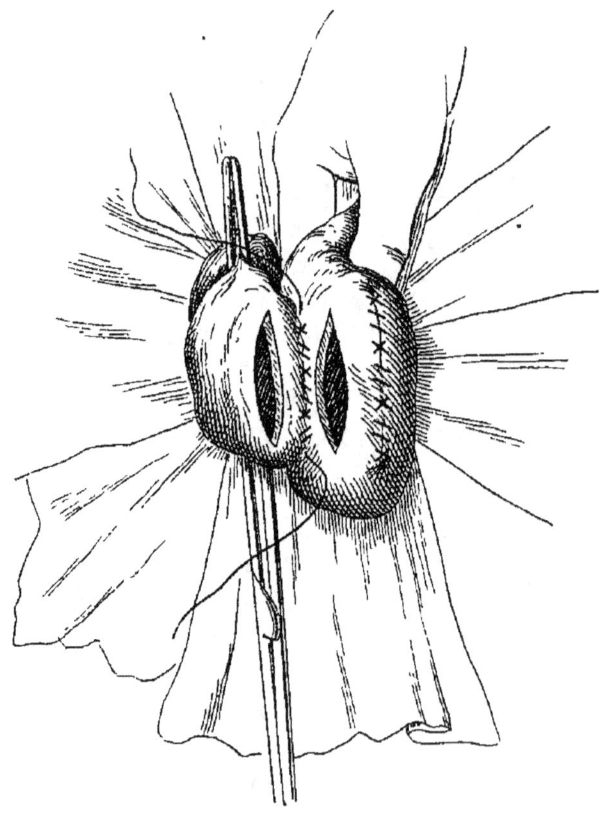

Fig. 569.
Gastrectomie. Procédé de Kocher, abouchement termino-latéral.

rieure de l'estomac, de façon à ce qu'on puisse faire commodément, du bord supérieur au bord inférieur, la moitié profonde
d'une suture séro-séreuse continue et circulaire.

Puis la paroi stomacale est incisée comme pour une gastro-
entérostomie, dans une étendue correspondant à la largeur du
duodénum, et l'anastomose est terminée comme nous l'avons
indiqué aux gastro-anastomoses.

7.

L'anastomose latéro-latérale (Billroth) est une gastrectomie suivie de fermeture complète des deux sections gastrique et duodénale et d'une gastro-jéjunostomie antérieure ou postérieure (fig. 570).

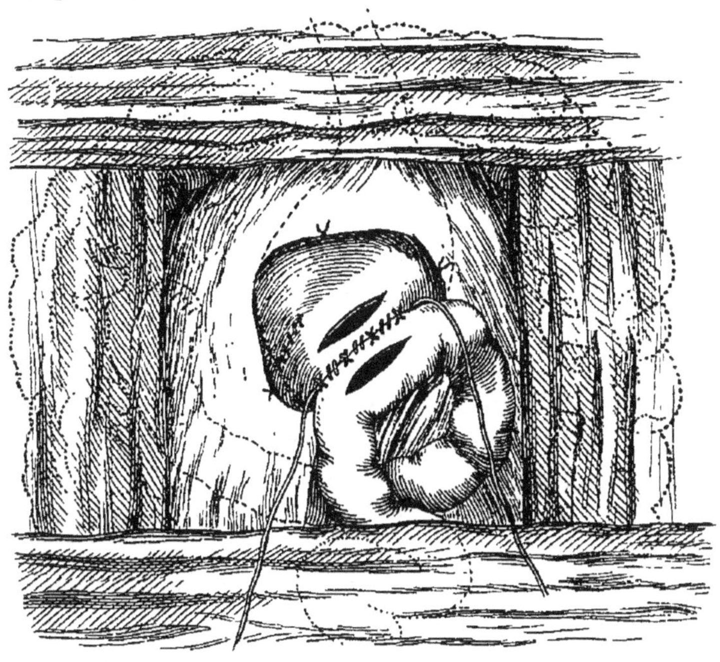

Fig. 570.

Gastrectomie suivie d'une gastro-entérostomie trans-mésocolique.
Procédé de Billroth.

La fermeture des tranches gastrique et duodénale se fait comme nous l'avons indiqué plus haut.

Doyen [1] opère de la façon suivante la section et l'occlusion de part et d'autre de la tumeur. Appliquant sa pince à levier (angiotribe, fig. 114) sur le duodénum, aussi loin que possible de la tumeur, il écrase lentement, prudemment, la paroi intestinale, mais sans la diviser entièrement; l'écrasement n'atteint que la muqueuse et la musculeuse, sans détruire la séreuse.

Ceci fait, on place une ligature au niveau du sillon produit

[1] Doyen. Congrès allemand de chirurgie, avril 1898.

par la pince à levier. Une pince ordinaire est mise sur le côté duodénal de la tumeur, à 15 millimètres environ de la première ligature. On divise le duodénum entre cette pince et la ligature. on enlève les restes de muqueuse à l'aide de ciseaux. on cautérise le moignon avec le thermo-cautere. et on assure l'occlusion définitive par une double suture en bourse.

On place ensuite deux fortes pinces du côté stomacal de la tumeur, et deux pinces élastiques, à 3 centimètres de distance. sur la paroi de l'estomac. On écrase cette dernière comme pour le duodénum, et place de nouveau une ligature sur le sillon produit. On serre la ligature lentement en enlevant en même temps les quatre pinces. On replace alors les pinces du côté de la tumeur, et sectionne l'estomac entre les pinces et la ligature, pour terminer comme sur le bout duodénal.

J.-L. FAURE[1] oblitère le bout duodénal par une soie très solide, très énergiquement serrée. le moignon ainsi formé est facilement enfoui avec un surjet séro-séreux ou sous une suture en bourse. Ce mode d'occlusion n'est pas applicable sur l'estomac où la ligature en masse fournit un moignon trop volumineux.

La gastro-entérostomie est ensuite exécutée, de préférence par le procédé postérieur trans-mésocolique de VON HACKER[2].

La résection pyloro-gastrique peut être très étendue, et même comprendre la *totalité de l'estomac*. Le rétablissement de la continuité du tube digestif est alors obtenu en abouchant l'œsophage au duodénum, si cela est possible (BROOKS BRIGHAM), ou au jéjunum près de son origine (SCHLATTER).

S'il reste une petite languette gastrique sous le cardia, comme dans un cas de RICARD[3], on peut infléchir cette languette. dépendant de la grosse tubérosité, vers ce qui reste de la petite courbure. et l'y suturer. On obtient ainsi une petite ampoule à

---

[1] J.-L. FAURE. *Bulletin de la Société de chirurgie*, 1899, p. 493, (Rapp. Tuffier.)

[2] Voy. p. 96, t. II.

[3] RICARD. *Académie de médecine*, 1900 et Thèse de Guillot, Paris, 1901, p. 88.

laquelle on anastomose une anse de la première portion du jéjunum, comme dans une gastro-entérostomie.

5° Fermeture de la paroi. Soins post-opératoires. — Voy. gastro-entérostomie, p. 104.

Résections cylindriques non pyloriques. — La résection d'une portion de l'estomac située entre le pylore et le cardia s'exécute suivant les mêmes principes que pour une pylorectomie. Les dimensions des deux tranches gastriques à anastomoser ne sont ordinairement pas les mêmes, et la suture ressemble plus ou moins à celle d'une anastomose termino-terminale (voy. p. 110).

Excisions en plaques. — Que la plaque à exciser siège sur la paroi antérieure ou sur une courbure, la grande surtout, on isole par des pinces la portion à réséquer, on l'excise et on referme par les deux plans de sutures ordinaires.

V. — INTESTIN

Sutures intestinales. — La suture des plaies accidentelles ou opératoires de l'intestin doit être pratiquée en observant quelques règles générales assez simples, mais dont l'importance est capitale.

Jamais la suture ne doit comporter seulement une rangée de points pénétrants dans la lumière de l'intestin (fig. 571). Toujours une rangée de sutures doit recouvrir des points perforants lorsqu'on a utilisé ceux-ci. Même lorsqu'on n'emploie que des points non perforants, une seule rangée ne suffit pas, parce que, faite alors que l'intestin était encore ouvert, et près des lèvres de cette ouverture, la première rangée peut être plus ou moins infectée. Une seconde rangée doit enfouir cette première. La suture comprendra donc au moins deux plans superposés.

Les points de suture doivent, en outre, être placés sur des tissus dont la vitalité n'est pas amoindrie, et la plaie, lorsqu'elle n'est pas une section franche et nette, doit d'abord être préparée.

Les bords contus et noirâtres sont excisés et les déchirures
régularisées. Si la plaie est étoilée et très irrégulière, il y a
avantage à pratiquer *l'excision en forme losangique*, comme
nous l'avons indiqué déjà pour les plaques de gangrène
(voy. p. 58, t. II).

Après cette régularisation, les dimensions de la plaie sont
telles que la suture reste possible sans coudure trop grande de
l'intestin, ou qu'une entérectomie devient nécessaire.

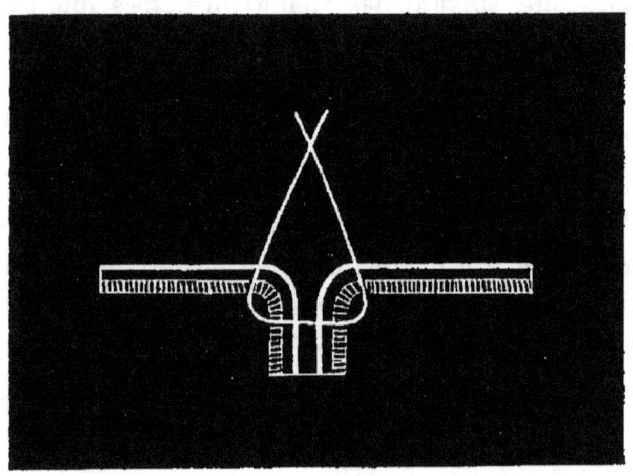

Fig. 571.
Mauvaise suture intestinale, fil perforant.

La suture étant jugée praticable, il faut s'efforcer de donner
à la ligne de réunion une direction telle que l'affrontement des
lèvres de la plaie ne produise pas un rétrécissement du calibre
de l'intestin. La direction de la suture terminée devra donc
se rapprocher le plus possible d'une ligne perpendiculaire à
l'axe de l'intestin. Si la direction de la plaie est parallèle à
cet axe, on opérera sur la partie moyenne de chaque lèvre une
traction destinée à rendre losangique la perte de substance, et
on suturera l'un à l'autre les bords opposés de la nouvelle
plaie. On opérera de même après qu'on aura pratiqué l'excision
losangique. Cette règle n'est du reste pas absolue, et une
très petite plaie sur l'intestin grêle peut être réunie dans le

sens du canal ; sur le gros intestin une plaie longitudinale nette
peut être suturée dans la même direction sans rétrécir le calibre
d'une façon notable.

L'affrontement des lèvres de la plaie peut être fait à l'aide
de *fils* et d'*agrafes ;* nous avons vu à propos des sutures de
l'estomac que l'emploi des agrafes ne peut être encore recommandé.

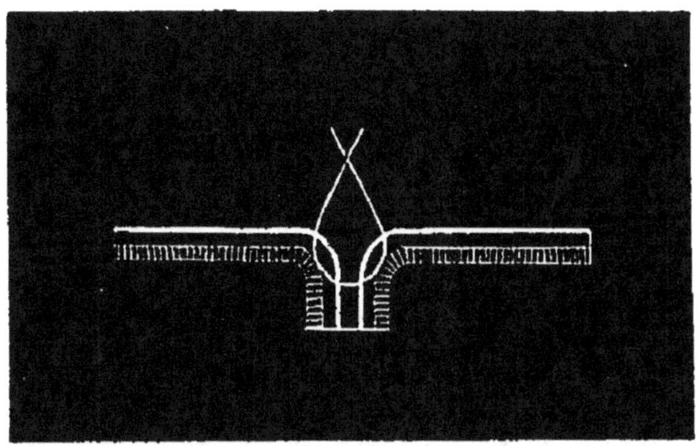

Fig. 572.
Suture intestinale de Lembert.

Les fils doivent être fins, ils sont de fil de lin, de soie ou de
catgut.

Les aiguilles peuvent être ici soit l'aiguille fine, droite ou
courbe de Reverdin, soit mieux des aiguilles rondes, droites ou

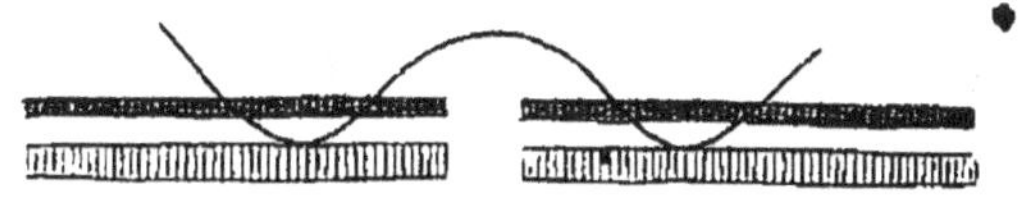

Fig. 573.
Suture de Lembert. Passage du fil.

courbes, semblables à celles que nous avons conseillées pour
l'estomac (voy. p. 88).

La suture elle-même s'exécute suivant un grand nombre de
procédés, il est inutile d'en décrire beaucoup. Le point important, que doit comporter tout mode de suture, est le point non

perforant, *point de Lembert* (fig. 572). L'aiguille doit pénétrer dans l'épaisseur de la paroi, sans la traverser, à quelques millimètres d'une des lèvres, cheminer un peu dans l'épaisseur, dans la musculeuse ou entre la musculeuse et la muqueuse, et ressortir du même côté de la plaie, à peu de distance de la même lèvre.

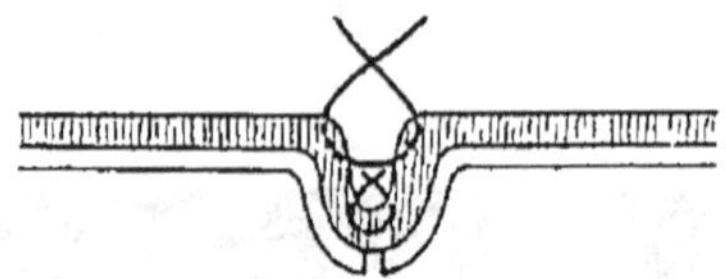

Fig. 574.
Suture intestinale. Suture de Czerny.

Passant sur l'autre lèvre, l'aiguille fait le même chemin en sens inverse, pénétrant dans la paroi sans la traverser, à peu de distance du bord, cheminant un peu dans l'épaisseur, et ressortant (fig. 573). Lorsqu'on serre le fil, on accole deux surfaces

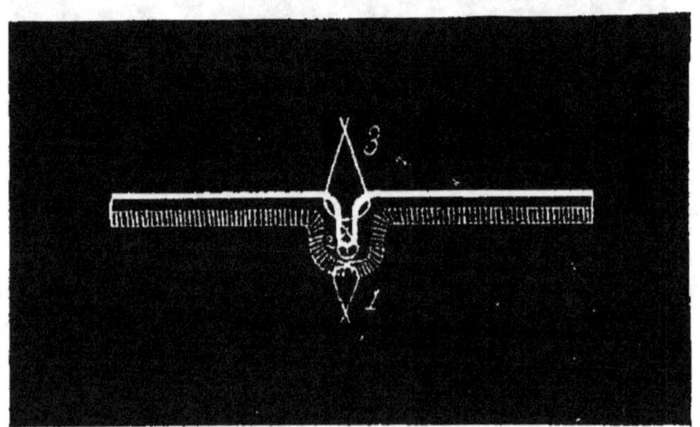

Fig. 575.
Suture intestinale à trois étages (CHAPUT).

plus ou moins larges de séreuse, incurvant en dedans les bords de la plaie. Plus l'adossement séreux est large, plus la suture offre de sécurité. Cette suture peut du reste être exécutée en points séparés, en surjet arrêté tous les trois ou quatre points, et même en bourse pour une très petite plaie.

L'ensemble de la suture intestinale peut comprendre un plan

profond séro-musculaire ne prenant pas la muqueuse, et un plan superficiel à la Lembert, c'est la *suture de Czerny* (fig. 574) ; ou un plan muco-muqueux, prenant plus ou moins la musculeuse, et un plan séro-séreux, c'est la *suture de Wölfler ;* on peut ajouter du reste au plan muqueux deux plans séro-séreux superposés (CHAPUT) et faire une suture à trois étages (fig. 575). Une autre variété de suture, que nous avons indiquée aux sutures de l'estomac, consiste en un plan profond comprenant la totalité de l'épaisseur des tuniques, recou

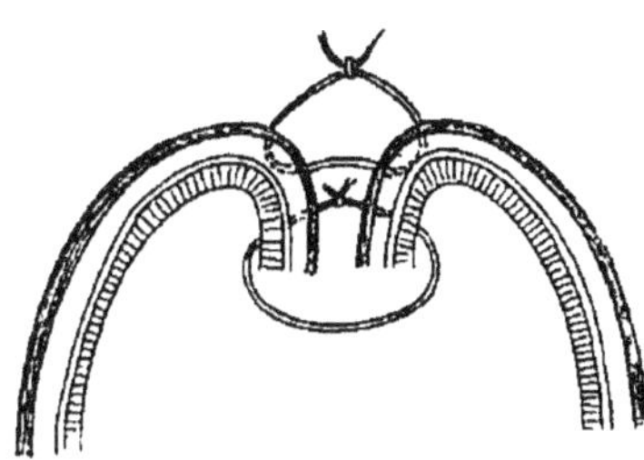

Fig. 576.
Suture intestinale. Suture d'Albert.

vert d'un plan superficiel à la Lembert, c'est la *suture d'Albert* (fig. 576), la plus fréquemment employée d'ailleurs.

Traitement de l'intestin dans l'obstruction intestinale. — La laparotomie exploratrice[1] ayant déterminé la cause d'une obstruction, diverses manœuvres peuvent se trouver indiquées pour lever l'obstacle. Quelques-unes de ces opérations seront décrites plus loin : l'*entéro-anastomose*, l'*entérectomie*, l'*anus artificiel*. D'autres ne comportent pas de description particulière : *libération d'adhérences, section de brides épiploïques, dégagement d'une hernie rétro-péritonéale, résection d'un appendice iléo-cæcal* ou *d'un diverticule de Meckel* qui s'exécute comme pour une appendicite. Il ne reste à étudier que les manœuvres de détorsion d'un volvulus, de désinvagination, et l'entérotomie destinée à extraire un corps étranger, un calcul ou à réséquer le boudin d'un invagination irréductible.

Détorsion d'un volvulus. — Il ne faut pas essayer de détordre l'anse intestinale en tirant sur une de ses extrémités, on n'obtiendrait ainsi d'autre résultat que d'aggraver les lésions de l'intestin. Il faut détordre en totalité le paquet enroulé, en

[1] Voy. p. 10.

cherchant le sens dans lequel peut s'exécuter cette manœuvre.

Si l'anse détordue avait de la tendance à s'enrouler de nouveau, il faudrait fixer l'anse (*entéropexie* [1]) au péritoine pariétal, en passant les fils soit dans la paroi intestinale si elle n'est pas trop altérée, soit dans le méso en un point vasculaire et rapproché de l'intestin.

La détorsion de la totalité du mésentère et de l'intestin grêle s'opère de même, après éviscération complète de l'intestin grêle.

Désinvagination. — Il faut se garder ici aussi de tirer sur l'anse saine et sur la gaine, de part et d'autre du collet

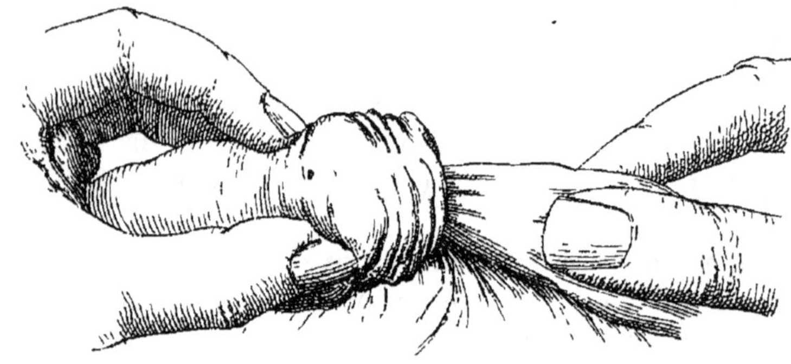

Fig. 577.

Manœuvre de désinvagination (d'après LEJARS, *Chirurgie d'urgence*).

d'étranglement. Le massage et l'expression du boudin doivent d'abord, allant de l'extrémité de l'anse invaginée vers le collet, diminuer le volume du boudin invaginé, et commencer la réduction (fig. 577). La tension du bout invaginé facilite la sortie, mais il ne faut pas opérer de tractions violentes sous peine de rompre l'intestin. Lorsque, au bout de quelque temps, l'anse invaginée commence à sortir, de légères tractions sur le bout supérieur pourront aider à la réduction complète.

Entérotomie. — Elle peut être indiquée dans deux cas :

[1] C'est ainsi que l'on fixerait le côlon iliaque après réduction d'un prolapsus rectal par tractions, dans le procédé de cure par *colopexie* (JEANNEL).

ou bien il existe dans l'intestin un corps étranger, un calcul biliaire obstruant le canal ; ou bien, dans une invagination, il a été impossible de désinvaginer, et l'intégrité de la gaine indique la résection du boudin seul.

Entérotomie pour calcul ou corps étranger. — L'anse contenant le corps étranger est attirée hors de l'abdomen et entourée de compresses, isolée de la cavité abdominale et des autres anses. Il ne faut pas chercher à faire progresser le calcul dans l'intestin, sous peine de produire du côté de la muqueuse des désordres irréparables.

Obturant au-dessus et au-dessous, à une certaine distance, le canal intestinal, par compression des doigts de l'aide, d'un compresseur intestinal[1] ou de pinces ordinaires dont les mors sont revêtus de drains et peu serrés, on incise longitudinalement la paroi intestinale sur le bord opposé au mésentère, et on extrait le corps à l'aide de pinces. L'entérotomie doit être suivie, si le mauvais état des parois ne s'y oppose pas, d'une suture de la plaie par les procédés ordinaires.

Entérotomie dans l'invagination. — L'ouverture de l'intestin a pour but, dans ce cas, la résection du boudin invaginé et irréductible, alors que la gaine est intacte. Il faut d'abord assurer la continuité de l'anse saine et de la gaine invaginante au niveau du collet, où des adhérences l'assurent déjà en partie (fig. 578). Il suffit d'un seul rang d'un surjet séro-séreux faisant tout le tour du collet, et adossant assez largement les deux anses intestinales.

Puis on ouvre la gaine par une entérotomie longitudinale dont une extrémité reste à une légère distance du collet. L'incision est faite sur le bord opposé au mésentère.

Dans la gaine est le boudin noirâtre, gonflé, il faut le couper près de sa base, en laissant au-dessous du collet un bout assez long pour qu'on puisse y placer quelques sutures (fig. 578). La section du boudin n'est faite que jusqu'en arrière, on laisse d'abord adhérent le bout mésentérique.

[1] Voy. *Entérectomie*, p. 118.

Après s'être assuré que le bout supérieur est bien perméable, on affronte par quelques points les deux parois de la collerette restante du tube invaginé (fig. 579) et, plaçant un point de liga-

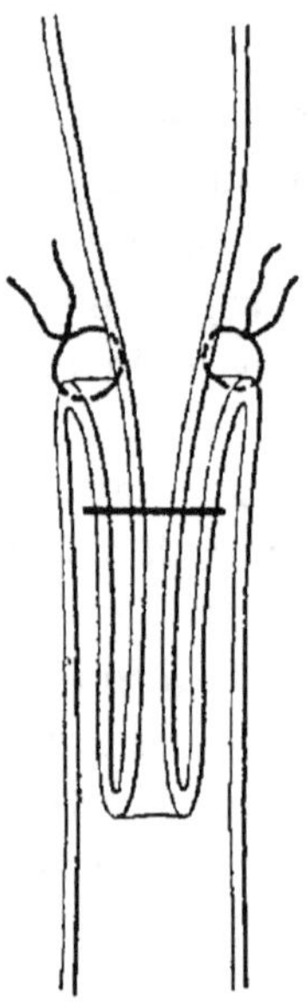

Fig. 578.
Résection du boudin invaginé
(schéma).

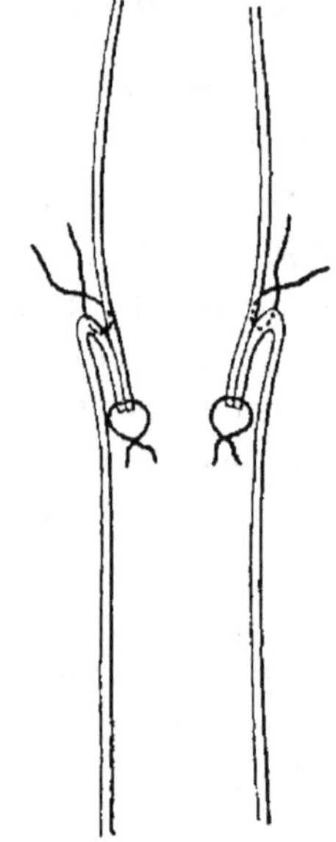

Fig. 579.
Sutures après la résection
(schéma).

ture à travers le pédicule qui reste, on achève la section du boudin, qu'on extrait.

Une suture intestinale ordinaire ferme ensuite l'incision de l'entérotomie, et la suture peut être faite parallèlement à l'axe intestinal, car il s'agit ordinairement du gros intestin.

Entérostomie. — L'entérostomie est l'ouverture de l'intestin suivie de la fixation de l'orifice à la paroi ; elle peut être temporaire ou définitive.

L'ouverture intestinale peut siéger sur une portion quelconque de l'intestin. A son extrémité supérieure, dans le but d'alimenter un malade dont le cardia et le pylore sont obturés, on peut aboucher à la paroi la première portion du duodénum, c'est la *duodénostomie;* ou la première portion du jéjunum, c'est la *jéjunostomie.*

.Sur l'extrémité inférieure de l'intestin, l'abouchement est fait, au contraire, dans le but d'évacuer le contenu du tube digestif, au-dessus d'un obstacle qu'on ne peut lever, au moins immédiatement. L'ouverture peut siéger sur l'iléon, c'est l'*iléostomie.* sur le cæcum, c'est la *cæcostomie;* sur le côlon iliaque, c'est la *colostomie.*

Duodénostomie. — L'opération n'a encore été pratiquée qu'un très petit nombre de fois. Faite *en deux temps* (fixation, ouverture) par LANGENBUCH, SOUTHAM, JESSETT, elle a été exécutée en un *temps* par HARTMANN[1] dont voici la description : incision médiane entre l'ombilic et l'appendice xiphoïde. Ouverture de l'abdomen. On décide, après exploration, de faire une bouche sur la première portion du duodénum. Suture séro-séreuse du duodénum au péritoine. Fermeture du péritoine au-dessus et au-dessous de la suture fixatrice du duodénum. Dissociant un faisceau du muscle grand droit du côté droit, faisant passer au-dessous de lui, comme sous une sangle, la portion extériorisée de l'intestin, on l'amène à travers la boutonnière faite au muscle et on suture la convexité à l'aponévrose. On ouvre alors l'intestin par une incision extrêmement petite, et on fixe la muqueuse duodénale à la peau par quatre points. C'est en somme un procédé de gastrostomie appliqué au duodénum.

Jéjunostomie [(SURMAY (de Ham)]. — La jéjunostomie peut être comparée à la gastrostomie pour la confection de la bouche qui ne doit pas permettre le reflux à l'extérieur des matières alimentaires, et à la gastro-entérostomie pour la situation de cette bouche au-dessous du duodénum, situation qui permet le reflux des liquides duodénaux, ici à l'extérieur.

Aussi l'abouchement doit-il être fait d'après les mêmes règles que pour une gastrostomie, l'orifice doit être très petit et il faut éviter d'y laisser une sonde à demeure.

[1] HARTMANN. *Bulletin de la Société de chirurgie.* Paris, 1901, p. 1158.

Par une laparotomie médiane sous-ombilicale, après examen des lésions qui nécessitent la jéjunostomie, on recherche, comme dans la gastro-entérostomie, l'extrémité supérieure du jéjunum, et on fixe, sans traction, l'anse à la paroi abdominale par des sutures séro-séreuses analogues à celles de la gastrostomie. Puis, fermant l'abdomen, on ouvre l'intestin par un très petit orifice que l'on fixe à la peau.

La jéjunostomie peut aussi être faite *en deux temps*, l'ouverture n'étant pratiquée, avec la pointe du thermo-cautère, qu'après quelques jours. On doit alors repérer le siège de l'ouverture par deux fils fixés dans la séreuse.

TERRIER [1] conseille de fixer l'anse non pas transversalement contre la paroi, mais longitudinalement, parallèle à la section ventrale.

Pour éviter le reflux alimentaire, Von EISELSBERG, KAREWSKI [2] ont employé le procédé de gastrostomie de WITZEL (voy. Gastrostomie).

Pour éviter le reflux à l'extérieur des liquides duodénaux, on a, comme pour la gastro-entérostomie, placé des anastomoses supplémentaires. ALBERT [3] (fig. 580) pratique une entéro-anastomose entre les deux segments de l'anse abouchée à la paroi.

MAYDL [4], comme dans la gastro-entérostomie en Y sectionne l'anse à aboucher, fixe le bout inférieur à la paroi (fig. 581), et implante le bout supérieur long de 20 centimètres dans l'inférieur, à 20 ou 30 centimètres du point de section de ce dernier. En outre, l'extrémité de l'intestin abouché à la paroi est débarrassée de son mésentère sur 2 centimètres environ, et enclavée dans la partie inférieure de la plaie pariétale. On peut aussi coucher ce bout d'intestin sous un pont cutané, comme dans le procédé de gastrostomie de SABANEIEFF [5].

---

[1] TERRIER. *Bulletin de la Société de chirurgie*, Paris, 1902, p. 35.

[2] Voy. Thèse de Bosquet, Paris, 1899, p. 42.

[3] ALBERT. *Wiener med. Wochensch.*, 1894, n° 2, p. 57.

[4] MAYDL. *Wiener med. Wochensch.*, 1892, p. 698.

[5] Voy. p. 77, t. II.

L'alimentation doit être liquide ou semi-liquide et les repas seront peu abondants et fréquents, l'intestin n'en gardant qu'une faible quantité à la fois.

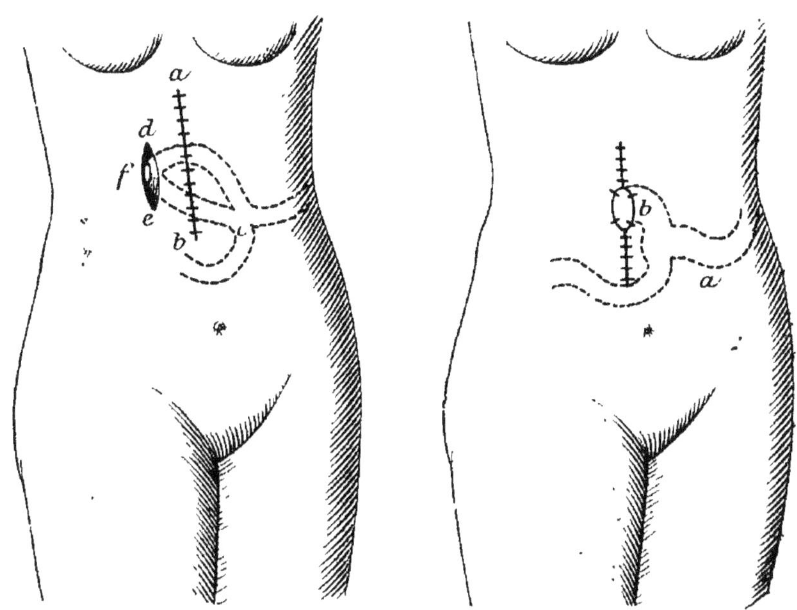

Fig. 580.

Jéjunostomie. Procédé d'Albert (MAYLARD).

Fig. 581.

Jéjunostomie Procédé de Maydl (MAYLARD).

Iléostomie (anus de NÉLATON). — L'ouverture intestinale devrait, théoriquement, être placée sur la terminaison de l'iléon, mais comme on prend la première anse grêle trouvée sous la paroi, on ignore à quelle distance du cæcum se trouve l'anus artificiel.

L'incision abdominale peut être faite dans la fosse iliaque droite ou gauche, on la fait ordinairement à droite. Elle est parallèle à l'arcade crurale, située à deux travers de doigt au-dessus de celle-ci. Elle commence un peu en dedans de l'épine iliaque antéro-supérieure.

La paroi traversée, sur une longueur de 7 centimètres environ, le péritoine prudemment ouvert, on attire dans la plaie la première anse distendue. On peut du reste profiter de l'incision pour explorer un peu l'abdomen.

Cet anus devant être considéré comme temporaire, on abouche simplement l'anse à la paroi, sans chercher à repousser en éperon la paroi profonde de l'intestin. En outre, comme l'opération est faite dans les mauvais cas d'obstruction intestinale, elle ne doit comporter qu'un seul temps, et l'ouverture intestinale doit être immédiate.

L'anse attirée est fixée au péritoine pariétal et au plan profond de la paroi par des points en U (fig. 582) non perforants, et l'abdomen est refermé aux deux extrémités de la plaie.

L'anse est ouverte, après qu'on a protégé la plaie avec des compresses, parallèlement à la plaie pariétale, et sur une étendue de 1 à 2 centimètres. Quelques points séparés unissent le bord de l'ouverture à la peau.

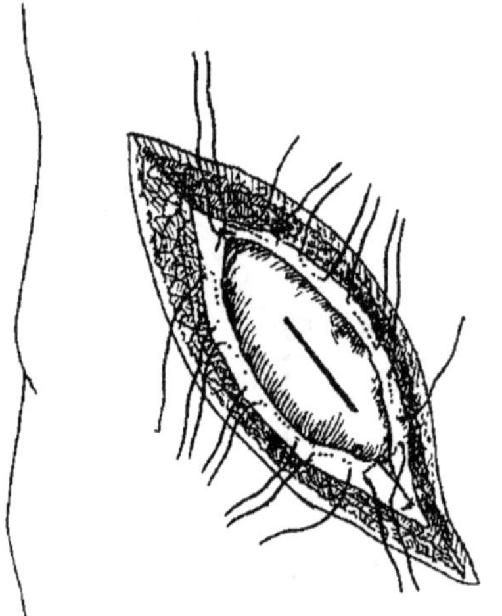

Fig. 582.

Entérostomie (iléostomie ou cæcostomie). Sutures.

Cæcostomie. — C'est la même opération que l'iléostomie. L'incision iliaque droite est parallèle à la moitié externe de l'arcade crurale, située à deux travers de doigt de l'arcade et de l'épine iliaque, longue de 8 à 10 centimètres.

Après avoir traversé la paroi abdominale on cherche le cæcum, refoulant l'intestin grêle, et reconnaissant le gros intestin à sa forme, à ses bandes longitudinales.

La fixation de l'intestin se fait comme pour l'iléostomie. L'ouverture peut être pratiquée, de la même manière, soit dans la même séance, soit quelques jours après.

Dans l'opération en deux temps, l'ouverture est faite au thermocautère, et ses bords ne sont pas suturés à la peau.

Colostomie iliaque. — L'anus artificiel placé sur le côlon iliaque s'exécute en un ou deux temps opératoires, séparés par un ou plusieurs jours d'intervalle.

Colostomie en un temps. — L'anus est considéré comme temporaire ou définitif.

Temporaire, il ne doit pas comporter d'éperon destiné à empêcher le passage dans le bout inférieur, et il s'exécute comme la cæcostomie, en plaçant l'incision de 8 à 10 centimètres à gauche, à deux doigts en dedans de l'épine iliaque et à cheval sur cette épine (fig. 583).

Définitif, l'anus artificiel doit comporter la formation d'un *éperon* saillant dans l'intestin, ou la section de l'intestin et l'abouchement du bout supérieur à la paroi.

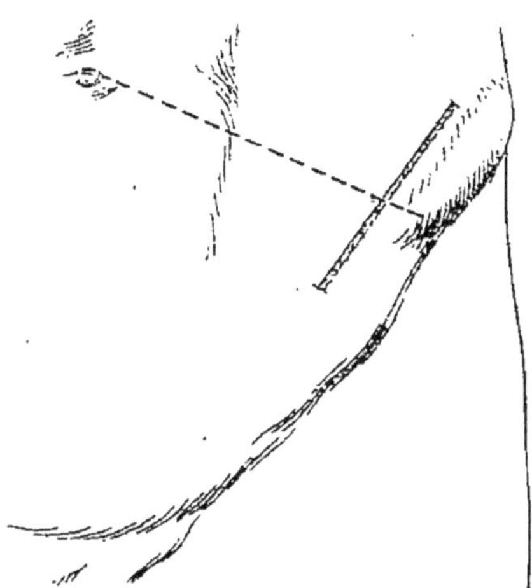

Fig. 583.
Colostomie iliaque. Incision.

Ouverture latérale. —L'incision abdominale est la même pour tous les procédés, longue de 8 à 10 centimètres, elle se dirige de haut en bas et de dehors en dedans, à deux travers de doigt en dedans de l'épine iliaque antéro-supérieure gauche, son milieu répondant à la ligne qui unit cette épine à l'ombilic (fig. 583). Les différentes couches de la paroi sont incisées successivement, et repérées, le péritoine est prudemment ouvert sur un pli que soulève une pince, car l'intestin distendu se présente immédiatement au bistouri.

Le côlon iliaque est recherché, en suivant du doigt le plancher de la fosse iliaque jusqu'au contact du mésocôlon, pendant qu'on relève les anses grêles. Le côlon est reconnu à ses bandes longitudinales, à ses bosselures, à ses franges épiploïques.

Le gros intestin est attiré dans la plaie de façon à ce que son bout supérieur soit légèrement tendu, sans traction.

La fixation de cette anse au péritoine pariétal, doublé des couches profondes de la paroi, se fait comme à l'ordinaire par points en U non perforants, sur tout le pourtour de l'anse (fig. 584). Mais, pour former l'éperon, on place les points du milieu au niveau de l'insertion mésentérique, accolant l'une à l'autre les deux portions de l'anse (fig. 584).

Le reste de l'opération se fait comme dans l'iléostomie. La plaie abdominale est fermée à ses extrémités, l'anse est ouverte au bistouri, dans le sens de la plaie pariétale, sur une longueur de 1 à 2 centimètres au milieu du bout

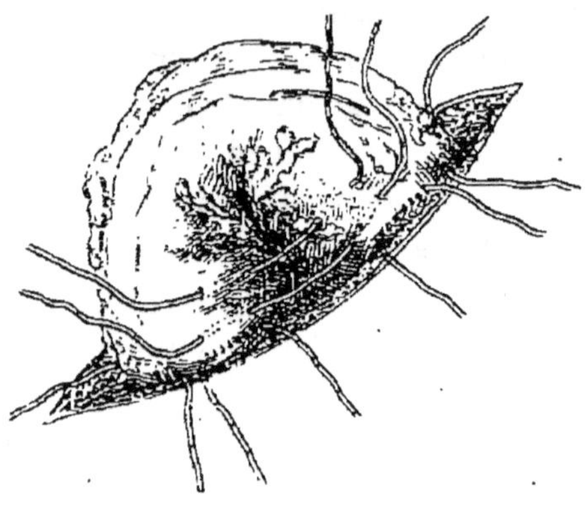

Fig. 584.
Colostomie en un temps. Formation de l'éperon.

supérieur, au-dessus de l'éperon (fig. 584). Les bords de l'orifice sont fixés à la peau par des points séparés.

Ouverture terminale. — Pour mieux éviter le passage des matières dans le bout inférieur, on a proposé de sectionner complètement l'anse attirée. On peut ensuite aboucher à la paroi les deux bouts accolés en canons de fusil, comme nous l'avons dit pour la hernie gangrenée. On suture alors les deux anses l'une à l'autre par les bords qui se regardent, et le pourtour des deux anses unies à la plaie abdominale.

On peut aussi aboucher seulement le bout supérieur et oblitérer le bout inférieur pour le réduire (MADELUNG). Mais, outre qu'il n'est pas impossible qu'on se trompe de bout, il est mauvais de laisser s'accumuler dans le bout inférieur les sécrétions qui se font au-dessus du point rétréci. En tous cas, l'oblitération du bout inférieur se fait comme après une entérectomie (p. 148).

Colostomie en deux temps. — *Procédé de Maydl-Reclus.* —

Par la même incision que précédemment (fig. 583) on attire l'anse colique jusqu'à l'insertion mésentérique. On traverse le méso-côlon avec une sonde de gomme rigide, ou une baguette de verre stérilisée et entourée de gaze, ou simplement une lanière de gaze (fig. 585) ; et on laisse cette baguette ou cette mèche s'appuyer sur la paroi, soulevant l'intestin.

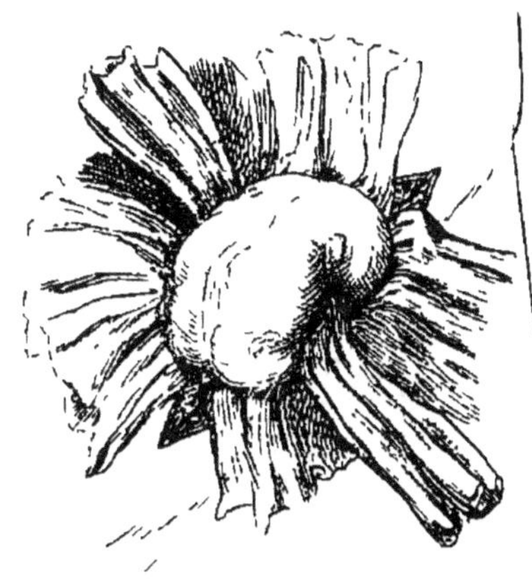

Fig. 585.

Colostomie en deux temps. Passage de la mèche de gaze sous l'anse.

Réduisant les extrémités de l'intestin et refermant la plaie si elle est trop grande, on peut ne placer aucune suture. Cependant, afin d'éviter l'issue de l'intestin dans le pansement, il nous paraît utile de placer à chaque extrémité de la plaie un fil prenant une partie de l'épaisseur de la paroi et traversant l'intestin sans le perforer, point analogue à ceux des extrémités dans l'entérostomie en un temps.

On place sur le tout un pansement sec, à plat, légèrement compressif.

On n'ouvre l'intestin qu'au bout de quarante-huit heures, avec le thermo-cautère et sur une étendue de 2 centimètres, au niveau du bout supérieur seulement (fig. 584).

La tige ou la mèche n'est enlevée qu'au bout de sept ou huit jours, et l'intestin hernié rentre peu à peu dans l'abdomen.

Quelques *modifications* ont été apportées à ce procédé, soit pour maintenir la saillie de l'éperon, soit pour rendre l'anus plus ou moins continent.

Audry (de Lyon) (fig. 586) ménage, en incisant la paroi, un pont de parties molles (peau, aponévrose et muscles), qu'il place et suture sous l'anse au lieu de la baguette.

Hartmann applique à l'anus iliaque le procédé d'ouverture de la paroi abdominale que nous verrons employé par Mac Bruney pour la résection de l'appendice (fig. 587). Par l'incision cutanée ordinaire, on met à nu les fibres du muscle grand oblique. On dissocie d'un coup de sonde cannelée ces fibres au niveau d'un des interstices du muscle.

Lorsque la boutonnière musculaire est ainsi faite, on la maintient ouverte en son milieu par deux écar-

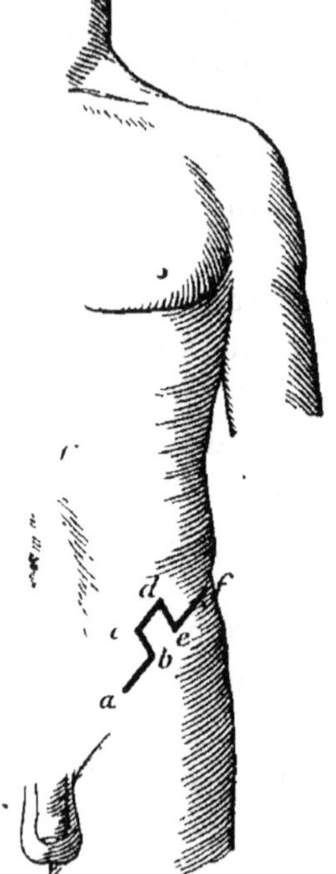

Fig. 586.
Colostomie. Procédé
d'Aubry.

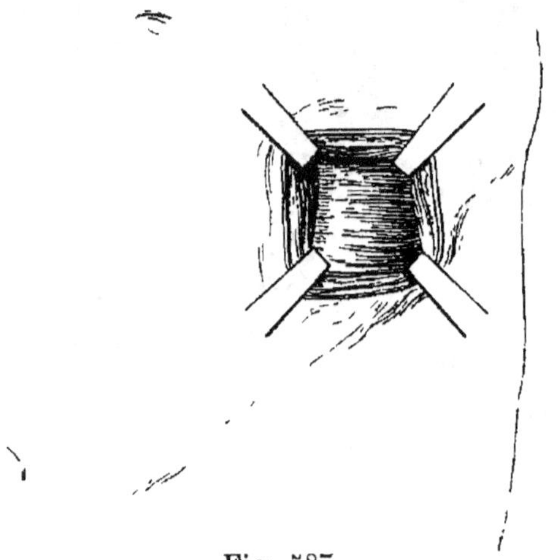

Fig. 587.
Colostomie.
Procédé de Hartmann.

teurs. On met ainsi à découvert les fibres du petit oblique dont la direction est perpendiculaire à celle des précédentes. On dissocie cette seconde couche de fibres comme la première, et on place deux autres écarteurs dans un sens perpendiculaire à celui des premiers. Les fibres du transverse sont découvertes et dissociées, et on arrive sur le péritoine. L'opération est continuée ensuite comme d'habitude.

Appendicite. — Il est impossible d'indiquer des règles précises s'appliquant à toutes les formes d'appendicite aiguë ou refroidie; dans les opérations faites pendant la période aiguë notamment, l'incision abdominale et la résection de l'appendice sont les deux seuls temps fixes, de nombreuses difficultés peuvent surgir de la situation de l'appendice, des adhérences, des masses d'épiploon enflammé, qui varient avec chaque cas et ne sont susceptibles d'aucune description.

Nous étudierons successivement les diverses incisions abdominales utilisables, l'ouverture d'un abcès appendiculaire, la résection de l'appendice dégagé de ses adhérences.

Incisions abdominales. — L'incision est toujours latérale droite, sauf lorsqu'un abcès la localise ailleurs; elle est parallèle à l'arcade de Fallope ou verticale.

Incision parallèle à l'arcade crurale. — *Procédé de Roux* (DE LAUSANNE). — L'incision est légèrement courbe (fig. 588), parallèle à l'arcade de Fallope et à la crête iliaque, à 1 centimètre et demi ou 2 centimètres en dedans de l'épine iliaque antéro - supérieure qui marque son milieu. Tous les plans de la paroi sont successivement coupés suivant la même ligne, et repérés avec des pinces.

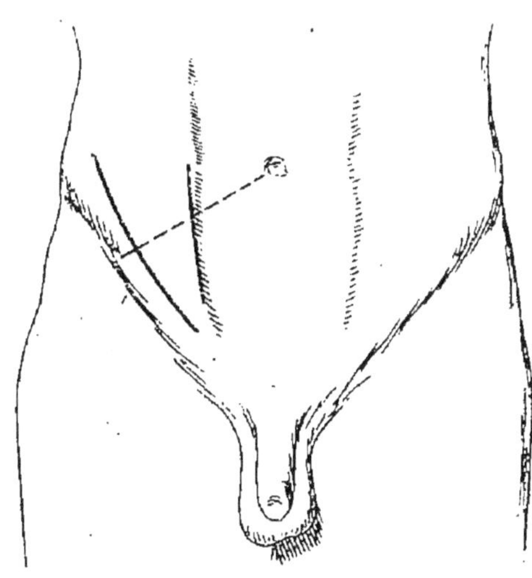

Fig. 588.

Appendicite. Incision de Roux c incision de Jalaguier.

Procédé de Mac Burney. — L'incision cutanée est la même que la précédente, un peu plus en dedans, mais au lieu de couper les muscles, on les dissocie dans un interstice, comme nous l'avons indiqué à propos de l'anus iliaque (p. 131), écartant les fibres du grand oblique perpendiculairement à leur direction, dissociant et écartant celles du petit oblique dans le sens diamétralement opposé. On arrive au muscle transverse, puis au péritoine.

**Incision verticale. — *Procédé de Max Schuller*. — Max
Schuller** a recommandé une incision verticale sur une ligne passant à un travers du doigt en dehors du milieu de la ligne qui réunit l'épine iliaque à la symphyse. On passe le long et en dehors du muscle droit.

***Procédé de Jalaguier*. — Jalaguier** traverse la gaine du droit, réclinant ce muscle en dedans. L'incision, longue de 8 à

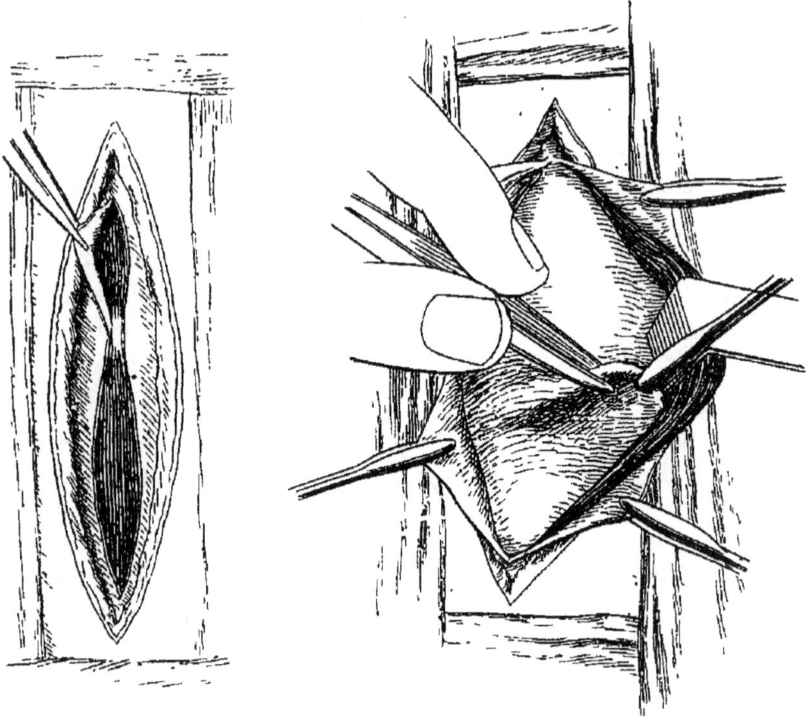

<table>
<tr><td style="text-align:center">Fig. 589.
Résection de l'appendice.
Procédé de Jalaguier.
Ouverture de la gaine
du muscle droit.</td><td style="text-align:center">Fig. 590.
Résection de l'appendice. Procédé de
Jalaguier. Ouverture, sur un pli, de
la paroi postérieure de la gaine et du
péritoine.</td></tr>
</table>

10 centimètres, croise le milieu de la ligne qui réunit l'épine iliaque à l'ombilic. Un tiers de l'incision se trouve au-dessus de cette ligne, deux tiers au-dessous (fig. 588). On incise la paroi

antérieure de la gaine du muscle droit à 1 centimètre environ
en dedans de son bord externe, et on en repère les bords (fig. 589).
Le bord externe du muscle est dégagé et récliné en dedans pour
exposer la paroi postérieure de la gaine. On incise celle-ci à
1 centimètre et demi environ en dedans du bord externe de la
gaine, le péritoine est prudemment ouvert en même temps et
repéré (fig. 590).

Ouverture d'un abcès péri-appendiculaire. — *Abcès iliaque.*

— L'incision abdominale peut siéger en un point quelconque de la paroi si le siège de l'abcès l'indique, elle peut être
dans la *fosse iliaque gauche*, à l'*hypogastre*, etc. Le plus souvent
c'est dans la *fosse iliaque droite* que se trouve la collection, et
l'incision de Roux est seule indiquée.

Le pus peut s'écouler dès l'incision du péritoine, et la conduite
à tenir ne diffère en rien du traitement habituel des abcès :
ouverture large, nettoyage, drainage par plusieurs drains avec le
minimum de suture. Si l'appendice se présente on le résèque
comme nous allons le dire; s'il n'est pas facilement visible. le
plus grand nombre des opérateurs ne le cherchent pas, d'autres
le dégagent des adhérences dans les parois de l'abcès, ne craignant pas d'ouvrir la grande cavité péritonéale. Il n'y a là
qu'une question d'indications opératoires, mais des règles de
technique ne peuvent être données pour ces différents cas.

L'abcès n'est pas ordinairement ainsi ouvert tout d'abord.
il faut soulever une lame épiploïque enflammée, plus ou
moins épaisse, puis passer derrière le cæcum. C'est en dehors
qu'il faut chercher d'abord, pour soulever le bord de la lame
épiploïque. Puis on passe en dehors et en arrière du cæcum
pour trouver la collection purulente, qui peut s'étendre en bas
vers le détroit supérieur du bassin ou en haut, derrière le côlon
ascendant, vers la face inférieure du foie.

Si l'incision conduit, avant d'aborder la masse épiploïque et
l'abcès qu'elle recouvre, dans la cavité péritonéale libre, il faut
évidemment, avant de soulever l'épiploon et d'ouvrir l'abcès,
protéger cette cavité ouverte par des compresses superposées
glissées sous la paroi abdominale, et isolant la région opéra-

toire. C'est là une règle générale, applicable à toute ouverture de collection septique siégeant dans l'abdomen.

Abcès pelvien. — Le siège de l'abcès appendiculaire dans le petit bassin crée des indications opératoires particulières.

L'abcès pelvien peut être ouvert par une incision abdominale ou pelvienne, cette dernière pouvant être rectale ou périnéale chez l'homme et vaginale chez la femme.

L'*incision abdominale* peut être hypogastrique ou iliaque si la collection fait saillie à ce niveau, mais ces cas diffèrent peu alors des abcès iliaques. Si la saillie de l'abcès n'arrive pas à la paroi, on peut encore inciser par l'abdomen ; mais en procédant d'une façon particulière. L'incision est parallèle à l'arcade crurale, à 1 centimètre au-dessus d'elle, comme pour lier l'artère iliaque externe. On incise jusqu'au péritoine exclusivement, et on décolle celui-ci vers en bas, pour ouvrir le péritoine au niveau de l'abcès qui déborde le détroit supérieur du bassin.

L'*incision vaginale* est la colpotomie postérieure ordinaire, nous la retrouverons avec les opérations de gynécologie.

L'*incision rectale* est faite après qu'on a reconnu le siège de l'abcès par le toucher, en dilatant largement l'anus. On lave le rectum, on place un écarteur pour voir le mieux possible, se guidant sur le doigt qui reconnaît le siège de la collection. On incise transversalement à ce niveau la paroi rectale pour donner issue au pus.

L'*incision périnéale* est prérectale, transversale et légèrement courbe à concavité postérieure, décollant le rectum de l'urètre et de la prostate, vers le cul-de-sac péritonéal qu'il faut ouvrir.

Résection de l'appendice. — Pour la résection de l'appendice dite « à froid », toutes les incisions que nous avons indiquées sont utilisables ; pendant la phase aiguë de l'appendicite, la résection doit être faite par l'incision de Roux, car elle est le plus souvent suivie d'un drainage plus difficile à établir avec l'incision verticale.

Pour les opérations « à froid », où l'on n'a pas à craindre l'effusion du pus, mais où l'appendice adhérent peut être difficile à dégager, il est commode d'opérer sur le plan incliné [1], placé à un cran peu élevé, on est moins gêné pendant les manœuvres de dégagement par les anses d'intestin grêle.

Le péritoine ouvert, l'appendice peut se présenter de lui-même libre dans la cavité. D'autres fois il est visible, mais adhérent à l'épiploon, à la fosse iliaque, à l'intestin, et la libération doit en être faite lentement, prudemment, en pinçant et liant toutes les adhérences coupées.

Enfin, on peut ne pas voir l'appendice, enfoui sous des adhérences, caché derrière le cæcum, accolé aux parois de l'intestin, quelquefois détaché ou morcellé. Il faut le rechercher patiemment protégeant la cavité péritonéale, opérant le plus possible hors du ventre, on palpera entre les doigts le cæcum pour chercher un épaississement indiquant le siège de l'appendice ; on suivra une des bandelettes

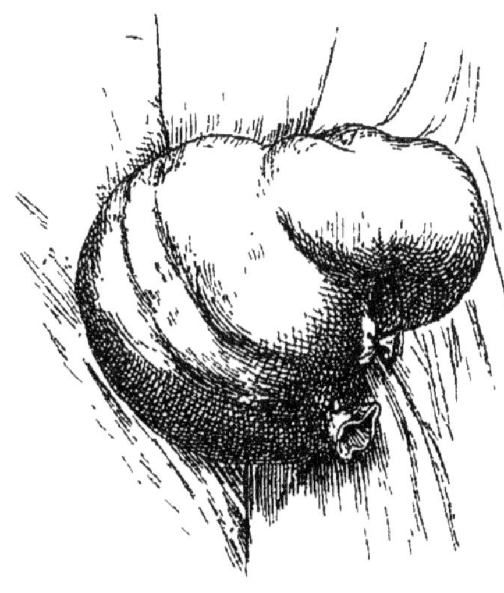

Fig. 591.

Résection de l'appendice. Ligature et section du méso et de l'appendice.

longitudinales du cæcum, l'antérieure ordinairement; on recherchera l'angle iléo-cæcal.

L'appendice libéré, dégagé, attiré hors de la plaie, isolé de l'abdomen et du cæcum par des compresses, on le résèque.

On commence par le détacher de son méso, ce qui du reste a quelquefois déjà été fait au cours de la libération. Chaque portion du méso-appendice détachée doit être pincée et liée avec soin. Si l'appendice est libre, la ligature est placée à la base du méso, contre l'appendice et contre le cæcum (fig. 591). Les fils de ces ligatures ne seront coupés qu'après la résection de

---

[1] Voir *Laparotomie*, p. 2, t. II.

l'appendice, et sont maintenus dans les mors d'une pince.

L'appendice lui-même est lié d'abord à sa base (fig. 591), au ras du cæcum, par un fil solide. une pince de Kocher comprime l'appendice à 1 centimètre du fil. On entoure l'appendice d'une nouvelle compresse et on le sectionne lentement entre le fil et la pince, avec la lame du thermo-cautère, brûlant ensuite la muqueuse.

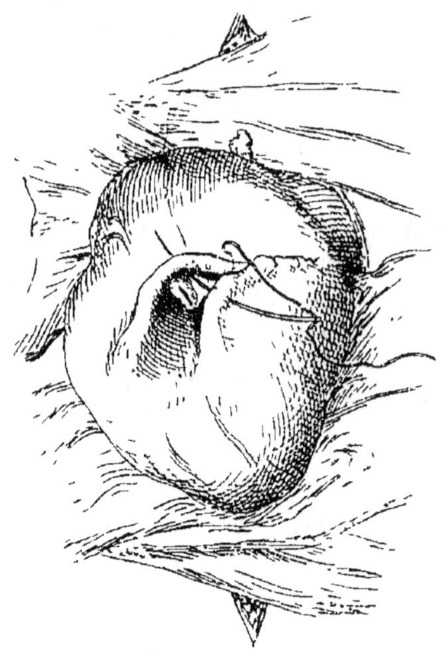

Fig. 592.

Enfouissement du moignon appendiculaire par un surjet.

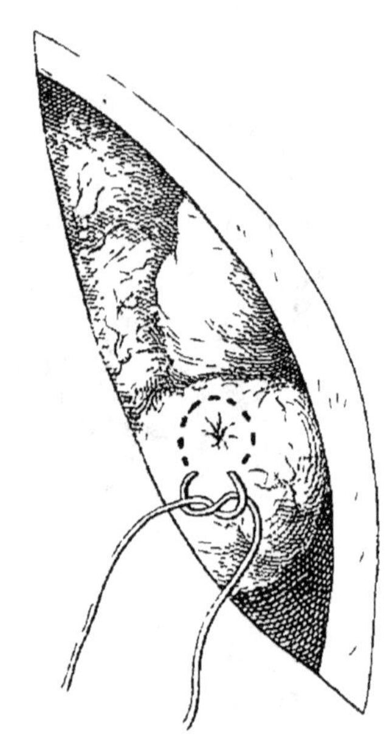

Fig. 593.

Suture en bourse sur la paroi cæcale pour l'enfouissement du moignon appendiculaire.

On peut s'en tenir là, et lorsqu'on opère à chaud, avec un cæcum à parois épaisses, friables et enflammées, on ne peut faire plus.

Ou bien on enfouit le moignon appendiculaire sous un pli de séreuse. Dans ce but plusieurs procédés peuvent être employés.

Avant de couper l'appendice, après qu'on l'a lié à sa base, on incise circulairement le péritoine appendiculaire, et on relève vers le cæcum une *manchette* séreuse de 1 centimètre environ.

On coupe alors l'appendice, et on rabat la manchette sur le moignon, en la fermant par une suture de fil fin. Le moignon ainsi recouvert peut être encore enfoui, comme nous allons le voir.

Sans refouler cette manchette, après qu'on a lié et coupé l'appendice, brûlé le moignon, on l'enfonce dans un pli de cæcum que l'on ferme au-dessus de lui par un surjet de points « à la Lembert »[1] (fig. 592). Une suture en bourse non perforante, que l'on serre pendant qu'un aide refoule le moignon dans la paroi cæcale (fig. 593) réalise aussi fort bien cet enfouissement.

La paroi abdominale est refermée suivant les principes ordinaires, en un seul plan ou en plusieurs étages. Le drainage est appliqué ici encore selon les règles habituelles, évité autant que possible dans les opérations « à froid » où une dissection longue, un suintement sanguin persistant, l'ouverture d'un petit abcès latent le rendent cependant nécessaire.

Lorsque l'appendice a été réséqué, le malade est maintenu à la diète le premier jour, alimenté avec du lait à partir du second jour et jusqu'à la première selle, que l'on provoque par un lavement ou un léger purgatif du troisième au cinquième jour, si elle ne s'est pas produite spontanément. Puis, l'alimentation normale est progressivement reprise.

Le drainage est maintenu le moins longtemps possible, lorsqu'on l'a employé ; quarante-huit heures s'il n'y a aucune réaction. On diminue progressivement le drain si son trajet donne issue à du pus.

Enfin les plaies non fermées sont traitées comme d'habitude, par des pansements fréquents, des lavages à l'eau oxygénée si l'odeur est fétide.

Entéro-anastomose latérale. — Nous décrirons seulement l'entéro-anastomose latérale simple, sans section ni résection de l'intestin, c'est-à-dire *l'opération de Maisonneuve*. Nous étudierons plus loin les diverses anastomoses intestinales faites soit après exclusion, soit après résection d'un segment intestinal.

L'anastomose latérale peut être faite entre deux anses d'intes-

---

[1] Voy. *Suture intestinale*, p. 119, t. II.

tin grêle, entre une anse d'intestin grêle et le gros intestin, entre deux portions du gros intestin. Elle est très difficilement réalisable entre une partie quelconque de l'intestin et le rectum. LARDENNOIS a cependant donné pour ce cas particulier une technique que nous indiquerons.

Le choix des anses intestinales à anastomoser doit d'abord être fait, ni trop éloignées l'une de l'autre pour ne pas éliminer une trop longue portion d'intestin, ni trop rapprochées de la lésion qui forme obstacle pour éviter la propagation de cette lésion à l'orifice anastomotique. En outre il importe, comme

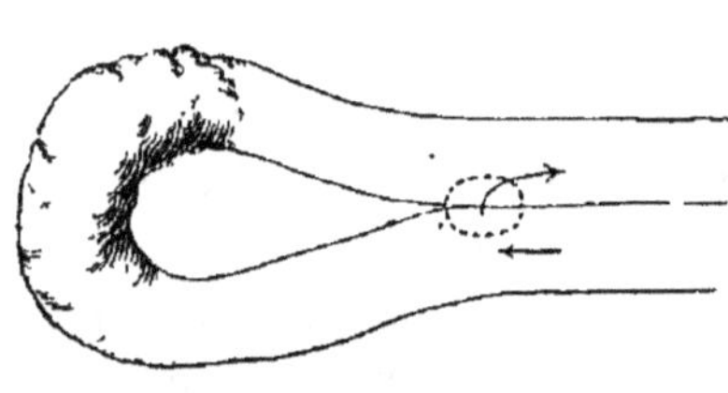

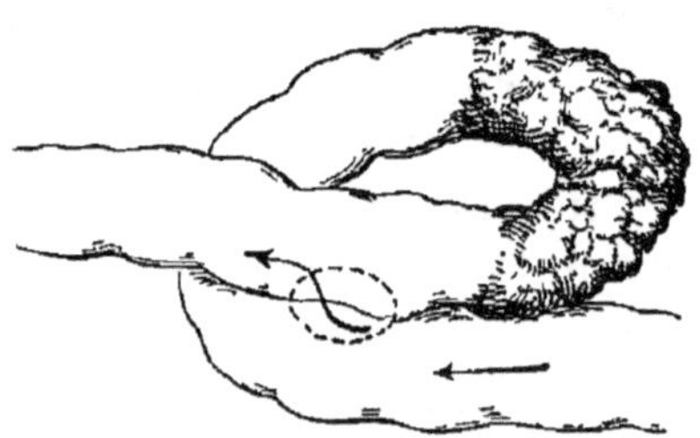

<table>
<tr><td>Fig 594.</td><td>Fig. 595.</td></tr>
<tr><td>Entéro-anastomose. Mauvaise disposition des anses intestinales.</td><td>Entéro-anastomose. Bonne disposition des anses intestinales.</td></tr>
</table>

l'a indiqué VON HACKER, de ne pas placer les anses dans un sens quelconque, mais dans un sens tel que le péristaltisme fasse progresser facilement (fig. 594 et 595) le contenu.

On peut opérer, comme nous l'avons déjà indiqué pour la gastro-entérostomie [1], par *ouverture immédiate* ou *ouverture retardée* de l'intestin. Les anses sont unies par des sutures ou des boutons anastomotiques.

Comme pour la gastro-entérostomie, le procédé des sutures avec ouverture intestinale immédiate nous paraît le meilleur.

Ouverture immédiate. — *a) Sutures.* — L'anastomose se fait absolument comme celle de la gastro-entérostomie [2]. Les

---

[1] Voy. p. 86, t. II.
[2] Voy. p. 87, t. II.

anses à unir sont sorties de l'abdomen autant que cela est possible, et isolées par des compresses. Les deux anses sont accolées
par des pinces à griffes. Un premier surjet, fait comme nous
l'avons indiqué page 88, unit les deux anses, dans le sens de

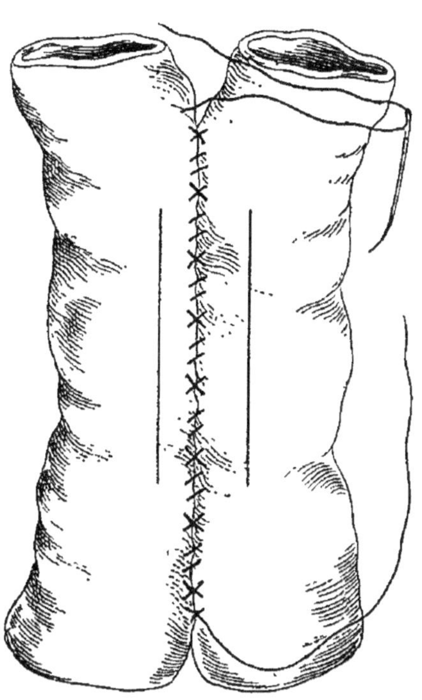

Fig. 596.

Entéro-anastomose. Surjet postérieur. Incisions.

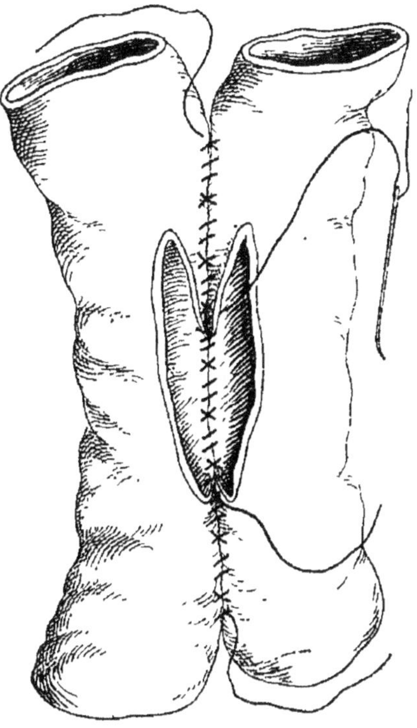

Fig. 597.

Entéro-anastomose. Surjet séro-
séreux postérieur et début du
surjet total.

leur longueur, dépassant de part et d'autre la largeur de l'orifice qui aura 5 à 6 centimètres. Les extrémités des fils sont
laissées longues (fig. 596).

L'intestin est ouvert, avec les précautions ordinaires de protection, et les lèvres de l'orifice unies par un seul surjet faisant
tout le tour et prenant l'épaisseur totale des tissus (fig. 597).

Puis le surjet protecteur est continué en avant à l'aide d'une
des extrémités du fil laissé long en arrière (fig. 598).

Aux deux extrémités de la ligne de suture extérieure, on place deux points de Lembert pour protéger la suture anastomotique.

*b) **Boutons anastomotiques**.* — Les boutons anastomotiques dérivent du bouton de Murphy (fig. 599 et 600), et s'appliquent d'après la même technique, sauf la gouttière anastomotique de Chaput. Nous décrirons l'application du bouton type de Murphy et celle de la gouttière de Chaput.

Bouton de Murphy. — L'appareil se compose de deux pièces, mâle et femelle (fig. 599). Elles s'engagent l'une dans l'autre par pression et sont maintenues unies par un ressort. On ne peut plus les séparer qu'en les dévissant.

Pour appliquer le bouton, on sépare les deux pièces, et on

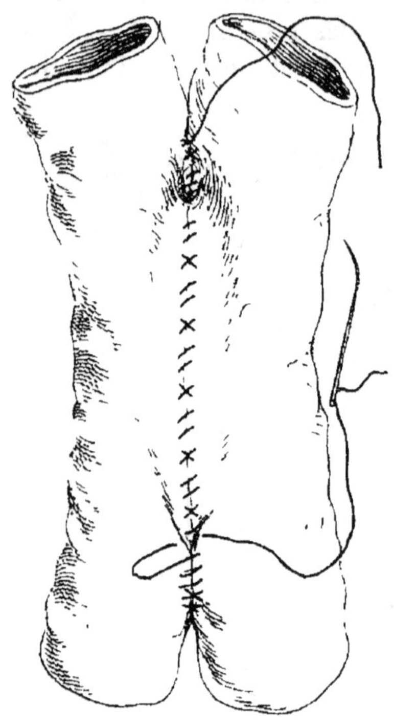

Fig. 598.

Entéro-anastomose. Surjet séro-séreux antérieur.

fixe séparément chacune d'elles dans les anses à anastomoser. On commence par placer sur une des anses une suture continue, séro-musculaire en bourse (fig. 601), de forme elliptique et de dimensions appropriées au bouton. On incise ensuite l'intestin et on introduit dans l'ouverture une des deux pièces, maintenue par une pince. La suture est serrée autour du bouton.

L'autre pièce est introduite de même dans l'autre anse (fig. 602). Les deux pièces sont alors articulées par pression de façon à comprimer les bords de l'incision. Il est bon d'enfouir la ligne d'union sous un surjet séro-séreux.

Les tissus serrés se nécroseront et le bouton deviendra libre dans l'intestin.

Bouton de Chaput. — L'entéro-anastomose s'exécute avec le bouton n° 5 (fig. 603) dont l'orifice central mesure 5 millimètres de large et 30 millimètres de long.

Les deux anses sont incisées dans le sens de leur longueur, de façon à admettre le bouton, et un surjet réunit les lèvres postérieures des deux incisions (fig. 604).

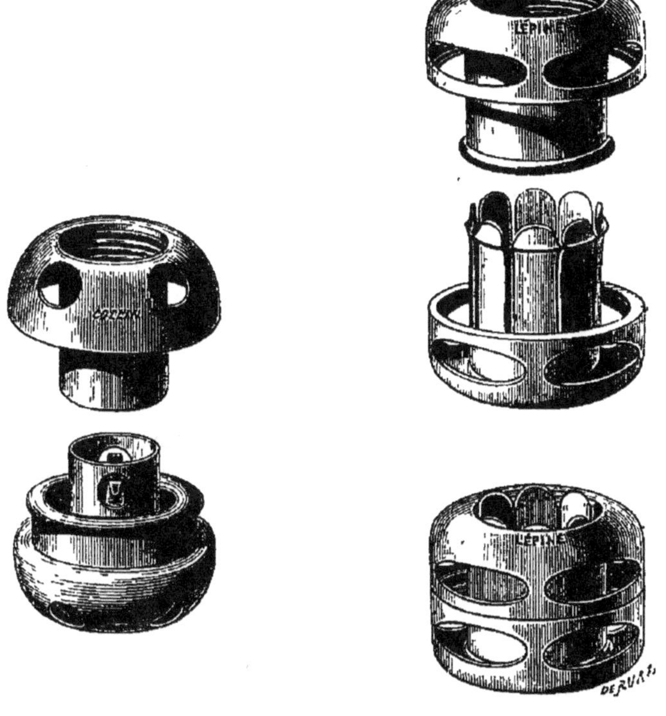

<table>
<tr><td>Fig. 599.</td><td>Fig. 600.</td></tr>
<tr><td>Bouton de Murphy.</td><td>Bouton anastomotique de Villard.</td></tr>
</table>

On place la gorge postérieure du bouton à cheval sur le surjet, et on rabat le chef supérieur du fil dans la gorge antérieure, pour le nouer à l'autre chef en bas de la gouttière (fig. 605).

Rabattant le bouton sur un de ses côtés, on engage le milieu du fil CD dans la gorge postérieure, et on remet le bouton en place (fig. 605).

Avec le chef supérieur C du fil CD, on fait un surjet sur les

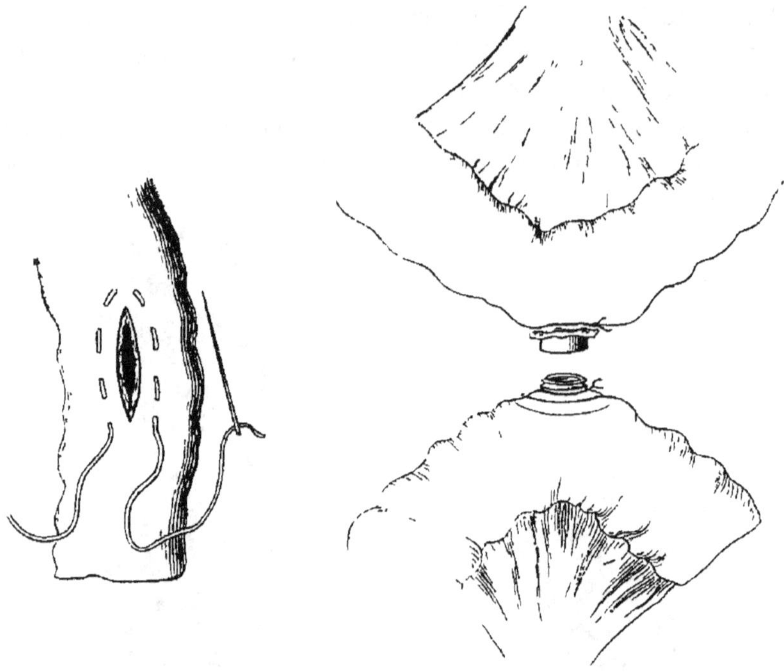

Fig. 601.

Suture en bourse pour
l'application du bouton
de Murphy.

Fig. 602.

Entéro-anastomose à l'aide du bouton
de Murphy.

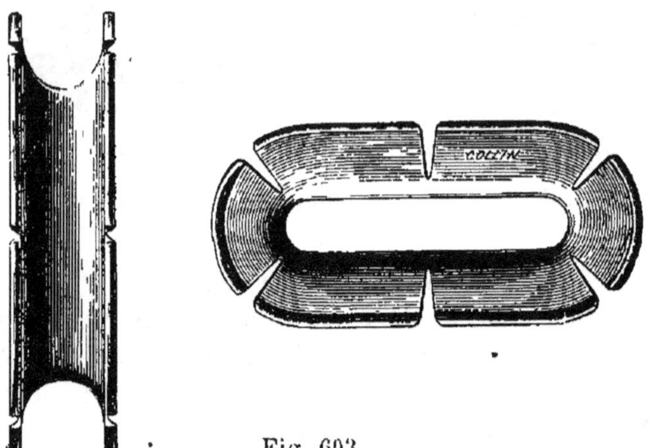

Fig. 603.

Bouton anastomotique de Chaput.

lèvres antérieures des orifices intestinaux (fig. 606), et lorsque le
surjet est terminé, on noue les chefs C et D (fig. 607).

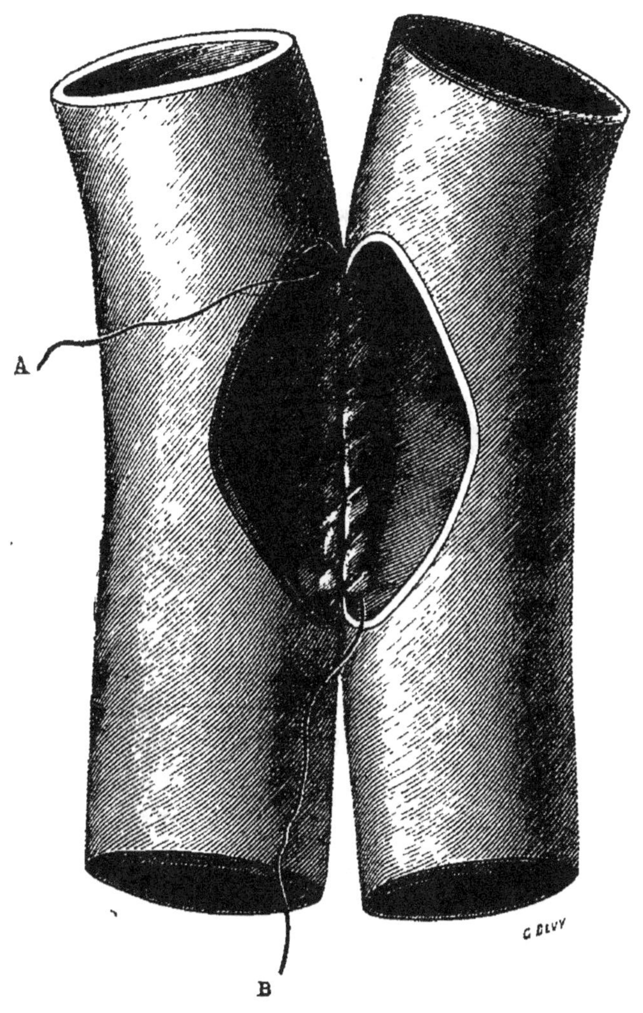

Fig. 604.

Entéro-anastomose avec le bouton de Chaput. Surjet postérieur.

Déprimant alors avec une sonde cannelée la suture antérieure,
on serre avec les doigts les bords de la gouttière, à travers les
parois intestinales (fig. 608).

Ouverture retardée. — Elle s'exécute comme nous l'avons indiqué pour la gastro-entérostomie (p. 91).

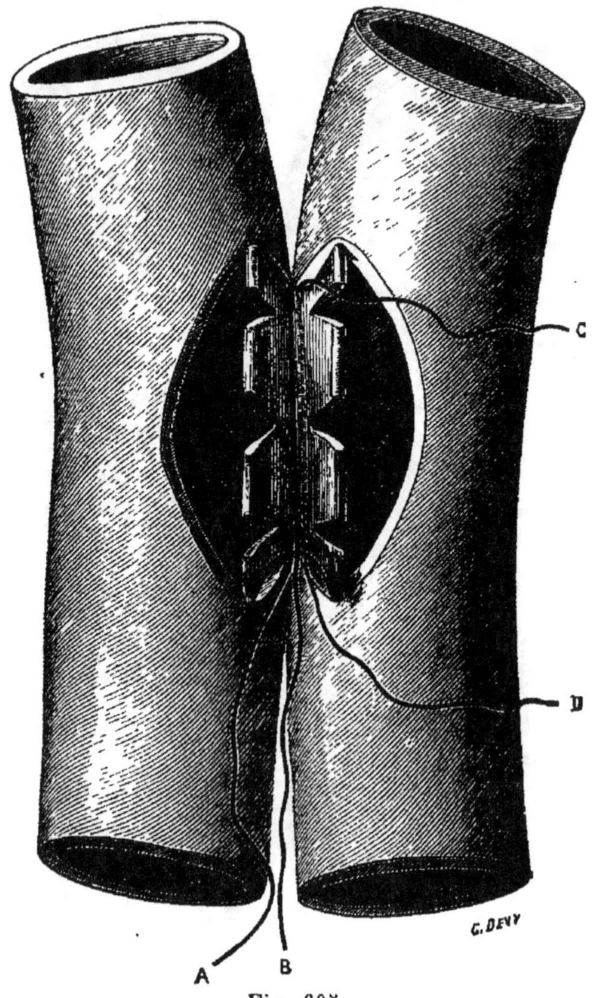

Fig. 605.
Entéro-anastomose avec le bouton de Chaput. Mise en place
du bouton.

Entéro-rectostomie (LARDENNOIS)[1]. — L'anastomose se fait

[1] LARDENNOIS. Traitement chirurgical du cancer du gros intestin, Paris. 1899, p. 92.

à l'aide d'un *bouton anastomotique* du genre de celui de Murphy, mais dont le bord libre, sur les deux pièces, a été aiguisé (fig. 609). La pièce rectale (pièce mâle) est portée par une pince

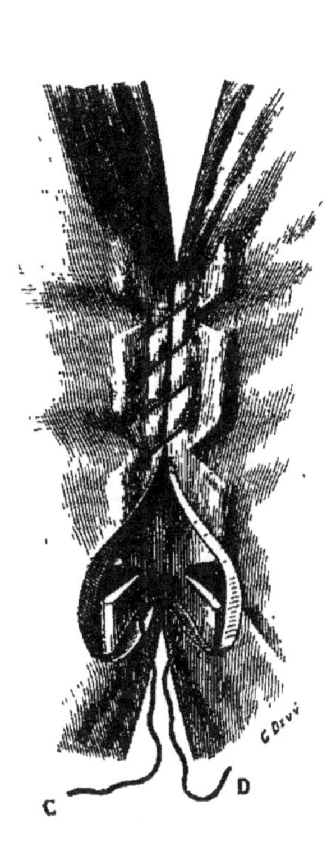

Fig. 606.
Entéro-anastomose avec le bouton de Chaput. Surjet antérieur.

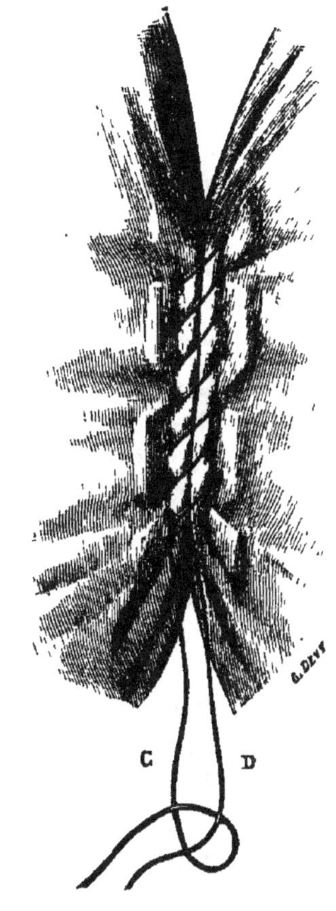

Fig. 607.
Entéro-anastomose par le bouton de Chaput. Sutures terminées.

courbe, dont les mors, longs, s'écartent lorsqu'on serre les anneaux, et portent un arrêt pour le bouton (fig. 610).

La pièce femelle est placée dans l'anse que l'on veut anastomoser au rectum, comme nous l'avons indiqué pour le bouton de Murphy (fig. 611).

La pièce mâle est alors montée sur la pince et introduite par
un aide dans l'ampoule rectale. L'aide, abaissant et basculant
les anneaux, applique fortement en avant le cylindre emporte-
pièce qui soulève la paroi rectale au point choisi par l'opérateur
(fig. 611).

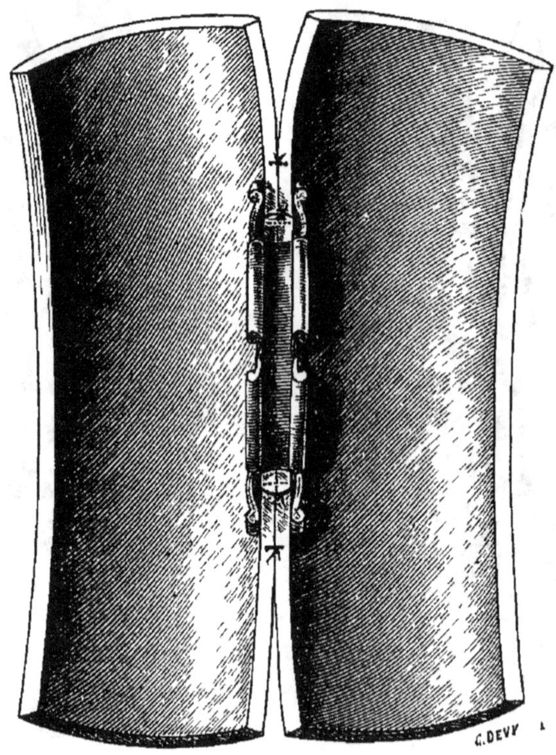

Fig. 608.

Entéro-anastomose par le bouton de Chaput. Suture terminée
et gouttière serrée.

Avant d'articuler les deux pièces, on facilite la section de
l'emporte-pièce en dissociant les couches superficielles de la
paroi rectale. Sur le bouton qui fait billot, on fend le péritoine
et la graisse sous-péritonéale, on écarte les fibres musculaires
jusqu'à ce que la muqueuse apparaisse et, poussée par le bouton,
fasse hernie. L'opérateur applique alors sur la saillie de la

pièce mâle, la pièce femelle, et par une pression régulière, arti-

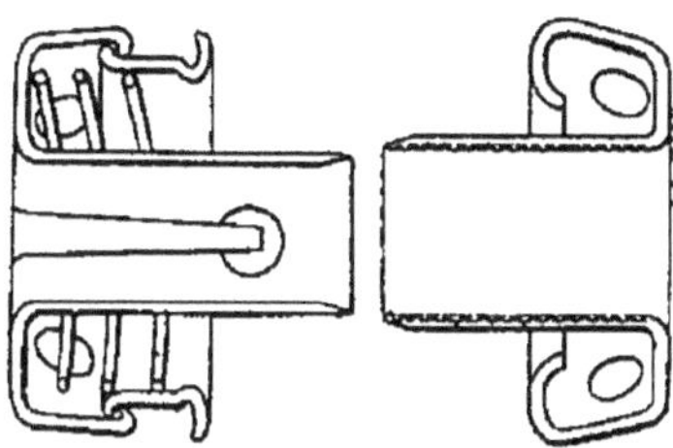

Fig. 609.
:Bouton emporte-pièce de Lardennois.

cule les deux pièces. La muqueuse est sectionnée et l'anastomose
est établie (fig. 612).

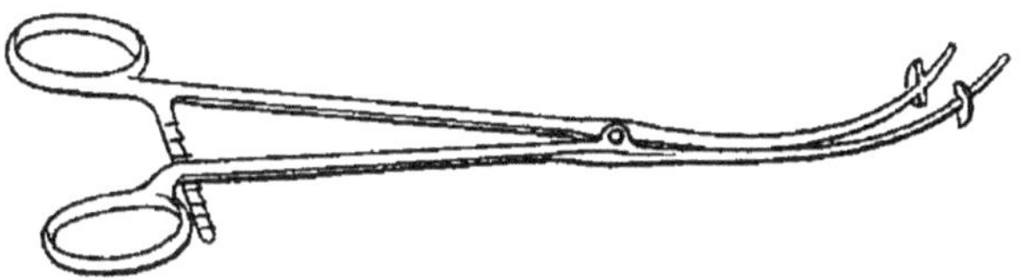

Fig. 610.
Pince porte-bouton.

Entérectomie. — L'entérectomie est l'extirpation d'un segment plus ou moins long de l'intestin, rectum excepté. Les premiers temps de l'opération, *laparotomie, libération de l'anse à
réséquer*, varient selon la siège du segment intestinal et l'étendue
des adhérences.

La laparotomie est généralement médiane, elle peut être latérale pour une résection iléo-cœcale.

L'anse isolée est, autant que possible, attirée hors du ventre,
en tous cas bien isolée par des compresses. L'opération comprend deux parties distinctes : la section de l'intestin sans issue
de son contenu, le rétablissement du cours des matières.

A. Résection de l'intestin. — La section de l'intestin de
part et d'autre de la tumeur peut être faite avec ou sans écrasement.

Sans écrasement, la résection doit être précédée de la compression de l'intestin de part et d'autre des sections projetées. Cette compression se fait, comme nous l'avons déjà dit pour

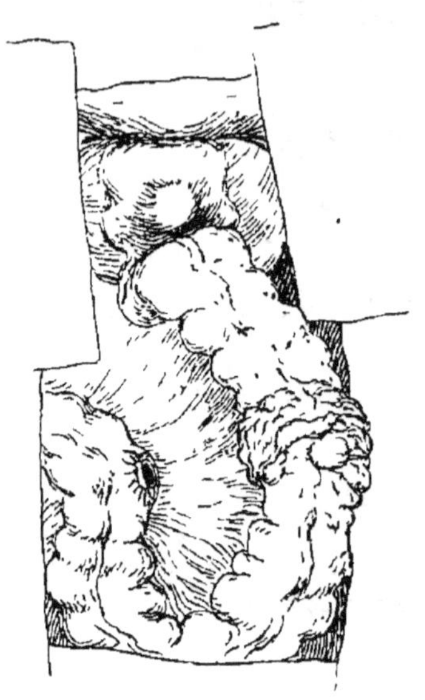

Fig. 611.

Anastomose entéro-rectale. Procédé de Lardennois (malade sur le plan incliné).

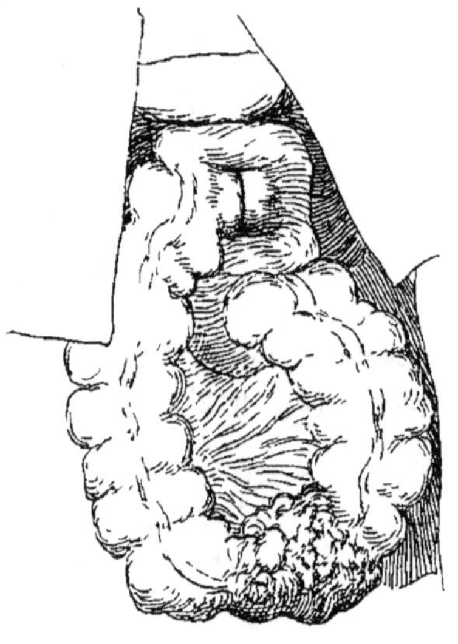

Fig 612.

Anastomose entéro-rectale. Procédé de Lardennois (malade sur le plan incliné).

l'estomac[1], du côté de la tumeur avec des clamps quelconques serrés, du côté des parties saines avec des pinces à mors souples

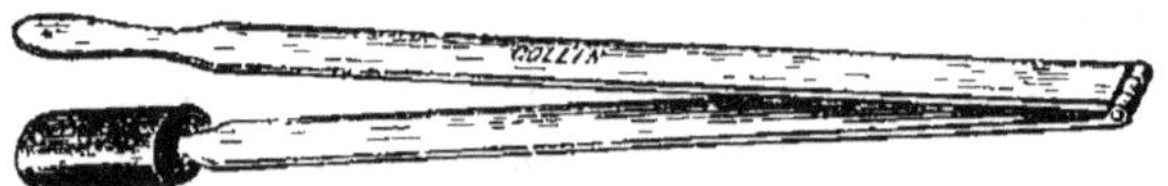

Fig. 613.

Compresseur intestinal de Chaput.

(fig. 562 et 563), des clamps ordinaires dont les mors sont revêtus de tubes de caoutchouc, ou des compresseurs intestinaux (fig. 613). Un intervalle de quelques centimètres doit séparer l'une de

[1] Voy. p. 107.

l'autre la pince des parties saines et la pince de la tumeur, afin de permettre de placer les sutures. Pour une tumeur épithéliale, les pinces de la tumeur doivent être éloignées de celle-ci de 2 à 3 centimètres. Enfin, avant de placer les compresseurs, il faut refouler avec les doigts, vers l'intestin sain, le contenu de l'anse à isoler.

La coprostate effectuée, on sectionne l'intestin entre les deux

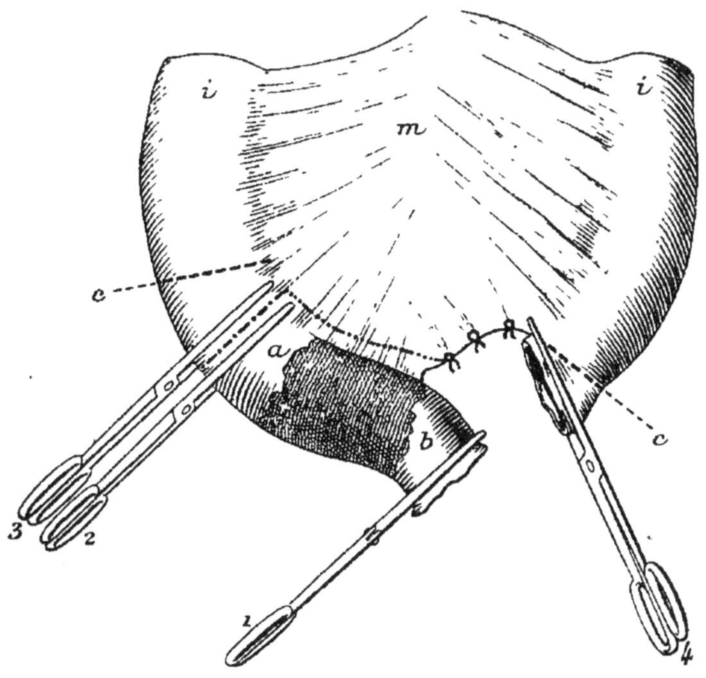

Fig. 614.
Entérectomie (KOCHER).

pinces, près de la pince de la tumeur, protégeant le champ opératoire par une compresse spéciale passée sous l'intestin, essuyant chaque tranche, et l'enveloppant d'une compresse.

Les deux sections effectuées, l'anse réséquée tient encore par son mésentère. On peut couper ce méso au ras de l'intestin (fig. 614), et lier à mesure les vaisseaux mésentériques. Mieux vaut réséquer un coin de mésentère (fig. 615), dont le sommet n'atteindra pas les arcades vasculaires du feuillet séreux, pin-

çant et liant à mesure les vaisseaux coupés. En tous cas la
section du mésentère doit être de même largeur que celle de
l'intestin, afin de ne couper aucun vaisseau allant à l'intestin
qui reste.

Si un des deux bouts de l'intestin sain, ou les deux, suivant le
procédé d'entérorraphie choisi, doit être oblitéré ; on le fait

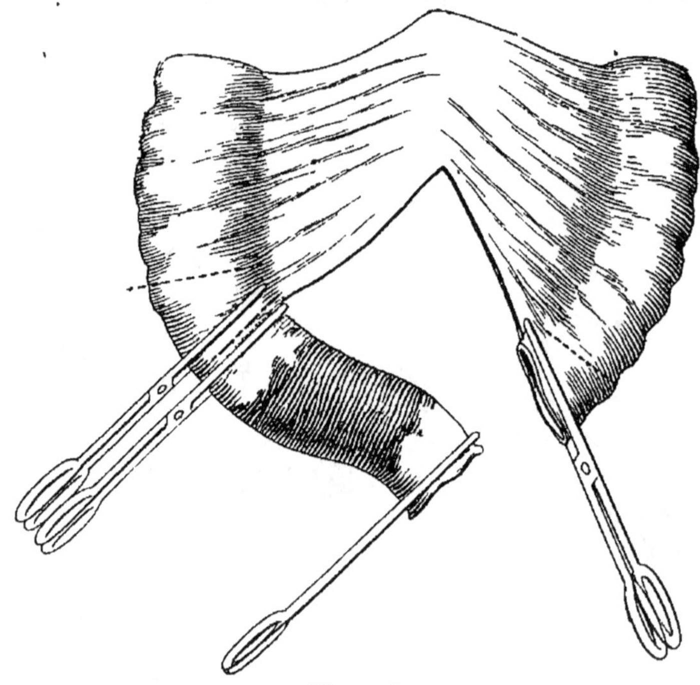

Fig. 615.
Entérectomie. Section angulaire du mésentère.

comme nous l'avons décrit pour l'estomac [1], par deux surjets
arrêtés tous les trois points. Le premier surjet, profond, comprend la totalité des deux lèvres de l'orifice allongé par traction,
et placé sans enlever la pince d'occlusion. Le second surjet,
superficiel, séro-séreux, enfouit le premier, et est placé après
qu'on a doucement enlevé la pince et vérifié l'imperméabilité
du premier.

[1] Voy. p. 110.

Avec écrasement (Doyen), les sections de l'intestin dé part et d'autre de la tumeur se font comme nous l'avons décrit pour l'estomac[1]. Dans ce cas l'oblitération s'obtient comme nous avons dit au même endroit, par enfouissement de l'intestin lié sous une double suture en bourse. L'anastomose latérale de l'intestin est ensuite seule applicable.

La section du mésentère s'opère comme dans le premier procédé.

B. ***Rétablissement du cours des matières***. — Les bords intestinaux rapprochés, on commence par oblitérer l'orifice mésentérique par quelques points séparés ou par un surjet, en traversant le mésentère très près du bord de la section.

Moyens d'anastomose. — Le rétablissement de la continuité du tube intestinal peut être obtenu à l'aide de sutures ou de boutons anastomotiques.

Les sutures sont constituées, quel que soit le mode d'anastomose, comme pour l'estomac, par deux plans de suture en surjets à points arrêtés (p. 88); l'un profond total, prenant toute l'épaisseur des parois, et perforant; l'autre superficiel, enfouissant le précédent, séro-musculaire, non perforant.

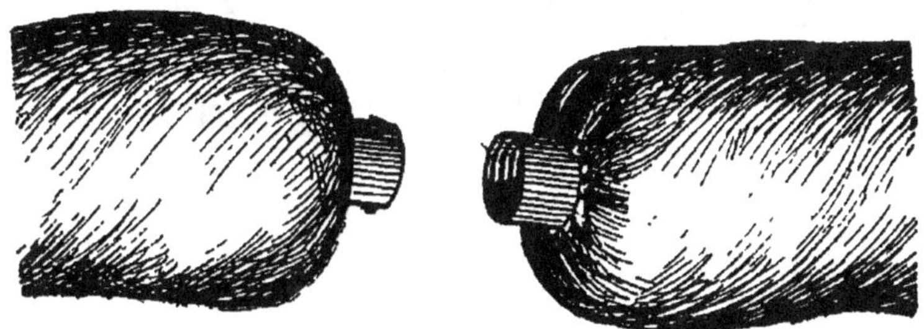

Fig. 616.
Entérorraphie par le bouton de Murphy.

Les boutons anastomotiques sont ceux que nous avons déjà étudiés[2], celui de Murphy et ses dérivés, celui de Chaput. Il en

[1] Voy. p. 114.
[2] Voy. p. 141.

existe un très grand nombre de modèles, nous n'indiquerons
que ceux-ci.

Le *bouton de Murphy* s'applique d'après les même règles que
pour l'entéro-anastomose. Placé sur le bout terminal de l'intestin
coupé, il est enserré par une suture continue, à points espacés,

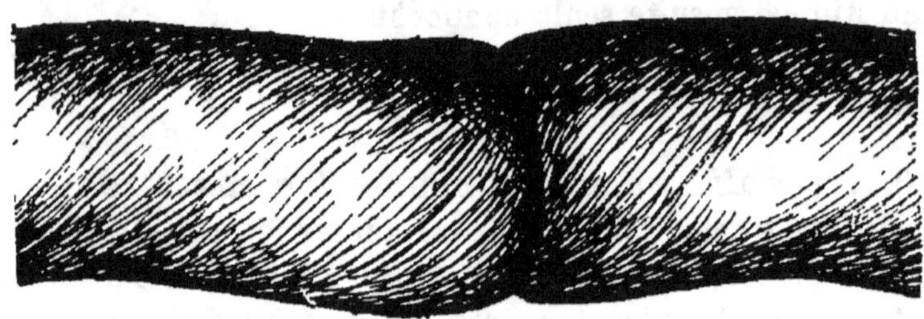

Fig. 617.
Entérorraphie par le bouton de Murphy.

traversant toute l'épaisseur des lèvres de l'orifice intestinal
(fig. 616). Les deux pièces sont articulées de la même façon
(fig. 617) et, ici encore, il est prudent de protéger l'adossement
par un surjet séro-séreux circulaire.

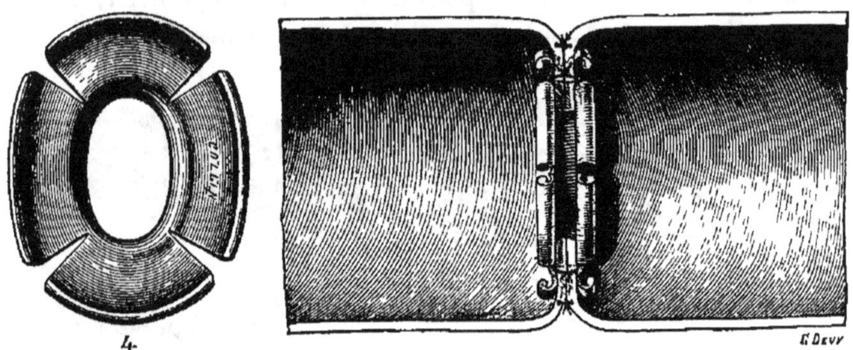

Fig. 618.
Entérorraphie par le bouton de Chaput.

Le *bouton de Chaput* est aussi appliqué comme pour l'entéro-
anastomose (fig. 618).

Modes d'anastomose. — La continuité du tube digestif peut

9.

être rétablie suivant trois modes différents : *Anastomose termino-terminale* (entérorraphie circulaire), dans laquelle les deux bouts sont réunis directement l'un à l'autre ; *anastomose termino-latérale* (par implantation), dans laquelle le bout supérieur (pylorique) est implanté dans un orifice latéral du bout inférieur (anal), l'extrémité de ce dernier étant oblitérée ; *anastomose latéro-latérale*, dans laquelle, après oblitération des deux orifices terminaux, on pratique entre les deux anses une entéro-anastomose latérale.

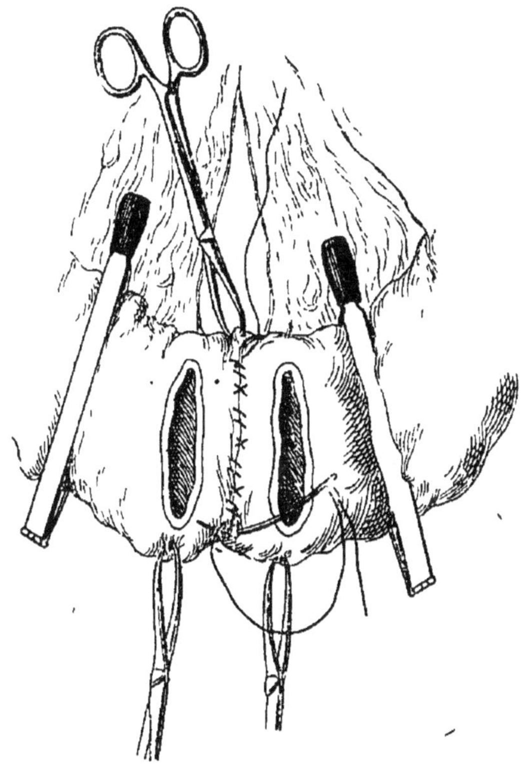

Fig. 619.
Entérectomie et anastomose termino-terminale. Surjet postérieur.

Anastomose termino-terminale (Entérorraphie circulaire). — Elle est variable suivant qu'il s'agit d'anastomoser deux anses de même calibre ou de calibres différents.

a. *Anses de même calibre (intestin grêle ou gros intestin).* —

Comme pour aboucher l'intestin à l'estomac[1], on fixe l'un à l'autre les bords à anastomoser par des pinces à griffes ou des fils non perforants, afin d'étaler l'intestin et de l'immobiliser. Puis on place le surjet séro-séreux postérieur (fig. 619), laissant ses bouts coupés longs ; on exécute le surjet profond, total, sur tout le pourtour des orifices (fig. 620), et on termine, avec le bout

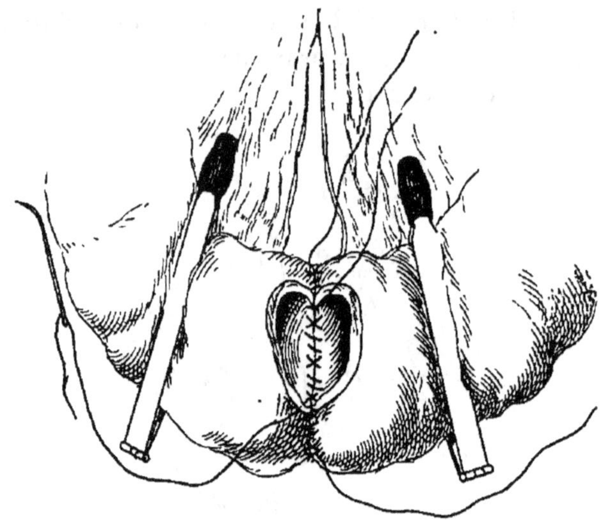

Fig. 620.

Entérectomie et anastomose termino-terminale. Surjet total.

laissé long du surjet postérieur, le surjet séro-séreux antérieur (fig. 621).

Il faut toujours revoir, non seulement toute la ligne de suture, mais surtout le bord mésentérique, pour renforcer ce point faible par quelques points séro-séreux séparés.

Les compresseurs enlevés, on vérifie encore les sutures, puis, on rentre l'intestin après l'avoir soigneusement essuyé avec une compresse aseptique.

Cette anastomose termino-terminale a le gros inconvénient de produire un rétrécissement de l'intestin. Quelques procédés sont destinés à éviter cet écueil, mais ne rendent

[1] Voy. p. 89.

pas cette anastomose préférable aux anastomoses latérales.

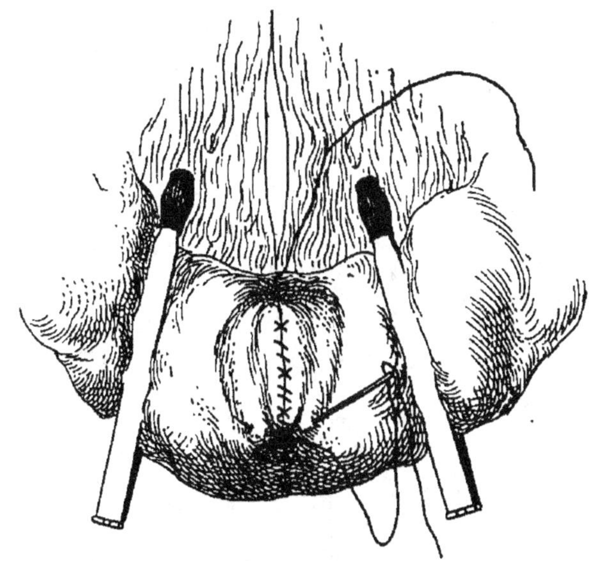

Fig. 621.

Entérectomie, anastomose termino-terminale. Surjet antérieur.

Madelung [coupe l'intestin obliquement, du mésentère vers le bord libre et de dedans en dehors (fig. 622), le [diamètre de

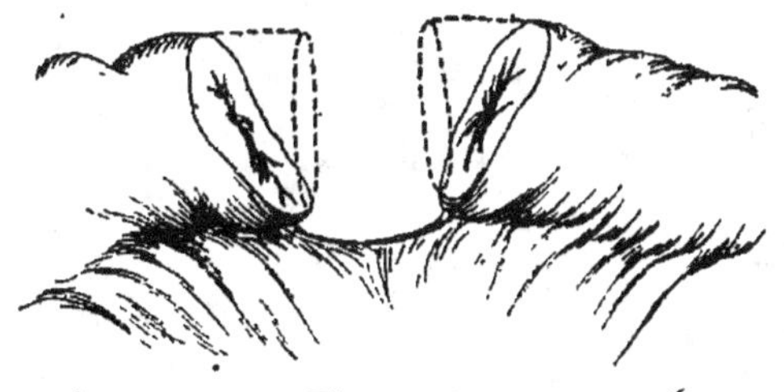

Fig. 622.

Section oblique des extrémités intestinales (Madelung).

chaque section est ainsi plus grand. L'anastomose obtenue coude l'intestin vers son mésentère.

Chaput décrit une « suture circulaire avec fente » (fig. 623): sur la demi-circonférence antérieure, à égale distance entre le bord mésentérique et le bord libre, on fend chaque bout longitudinalement sur une hauteur de trois centimètres. On excise

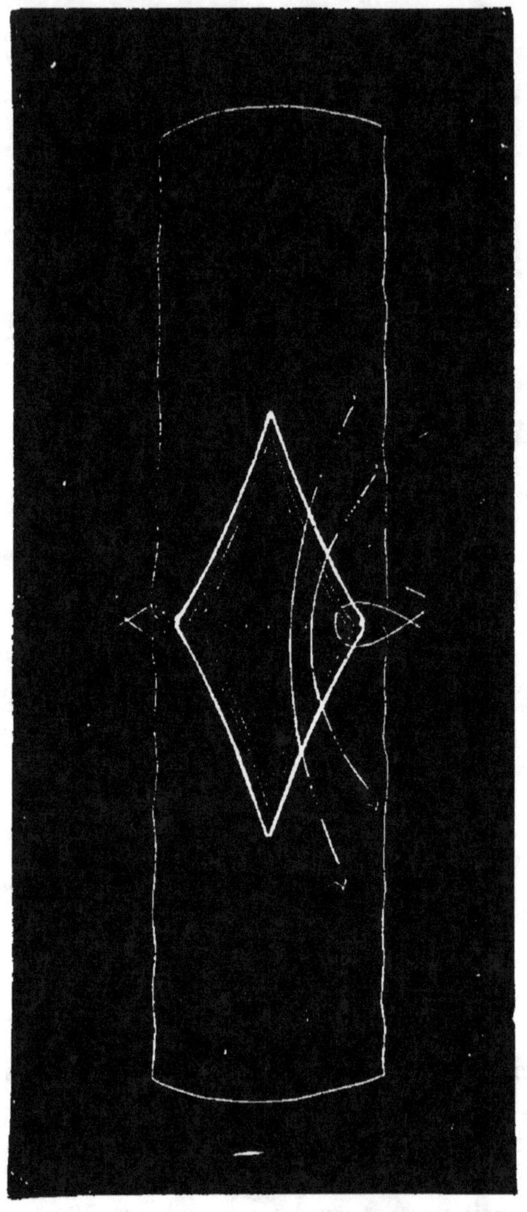

Fig. 623.
Suture circulaire avec fente de l'intestin (CHAPUT).

les sommets des quatre lambeaux ainsi créés, de manière à
donner aux fentes réunies l'aspect d'un losange. La suture est

faite en affrontant les bords contigus du losange de façon à mettre au contact les deux angles les plus éloignés.

L'entérorraphie longitudinale de CHAPUT tend au même résul-

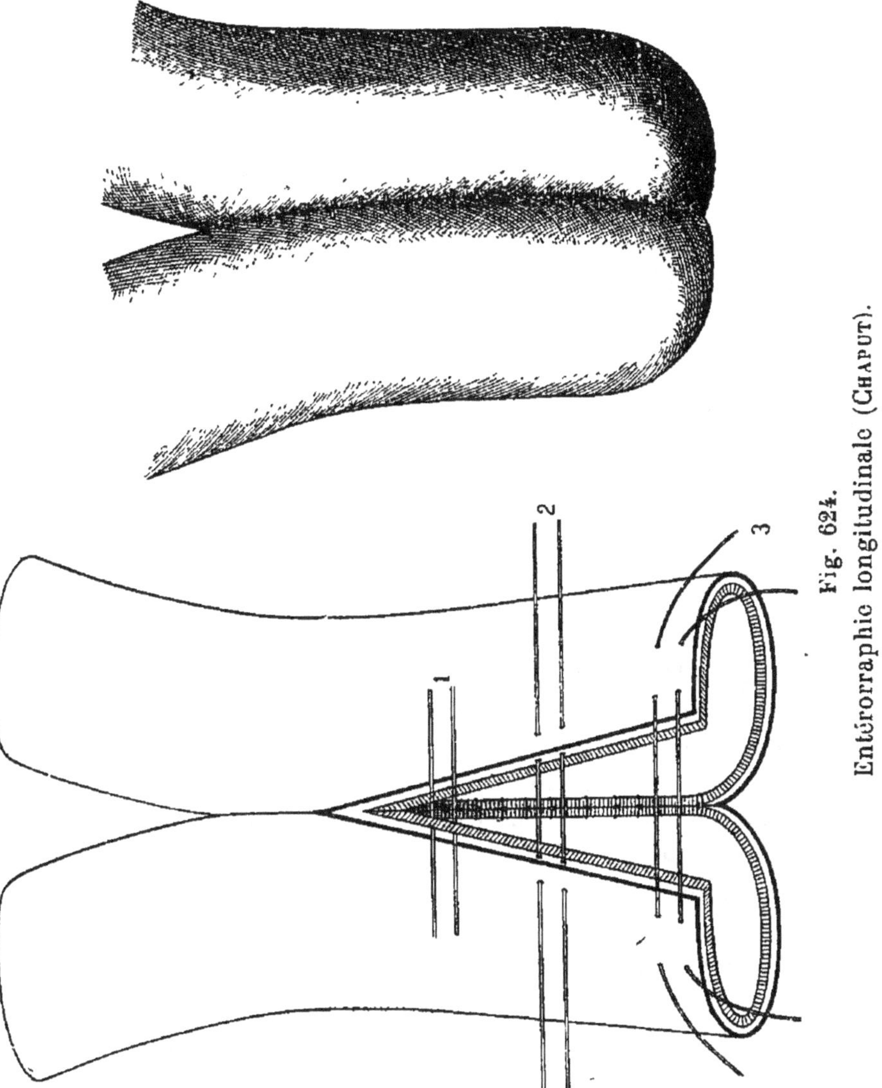

Fig. 624.

Entérorraphie longitudinale (CHAPUT).

tat (fig. 624). Elle consiste à faire sur chacun des deux bouts une fente longitudinale de 5 à 6 centimètres et à suturer ensemble les bords de cette fente. On termine l'opération en fermant l'orifice terminal par un double étage de sutures.

b. *Anses de calibres différents.* — Lorsqu'on résèque le cæcum par exemple, les anses à anastomoser sont l'une d'intestin grêle, l'autre du gros intestin. L'anastomose termino-terminale est ici modifiée par cette différence de calibre. Aussi doit-on lui préférer ordinairement une anastomose latérale.

Pour faire l'anastomose termino-terminale on peut opérer comme pour l'estomac, par une suture en raquette[1], l'oblitération de la branche de l'Y et l'anastomose se font comme après une pylorectomie.

MADELUNG fait sur le gros intestin une excision triangulaire destinée à en diminuer le calibre (fig. 625).

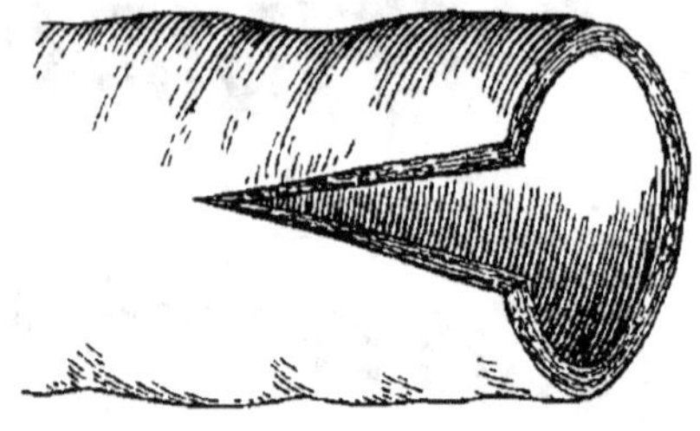

Fig. 625.

Résection triangulaire d'une extrémité intestinale trop large (MADELUNG).

Anastomose termino-latérale (par implantation). — Le bout anal de l'intestin est oblitéré par un des procédés déjà indiqués[2]. Un peu au-dessus de cette oblitération, pour ne pas laisser un grand cul-de-sac, on va implanter l'orifice de section du bout pylorique intestinal (fig. 626).

L'anastomose se fait comme nous l'avons déjà dit souvent, en adossant les deux anses par le surjet non perforant postérieur, ouvrant l'anse oblitérée d'un orifice aussi grand que celui de l'autre anse, suturant les bords des orifices, et finissant le surjet séro-séreux antérieur.

Anastomose latéro-latérale. — Elle consiste dans l'oblitération des deux orifices de section par un des procédés indiqués plus haut[3], et l'établissement entre les deux anses fer-

<hr>

[1] Voy. p. 110.

[2] Voy. p. 154 et 152.

[3] Voy. p. 151 et 152.

'mées, d'une entéro-anastomose latérale faite comme nous l'avons indiqué (fig. 627) [1].

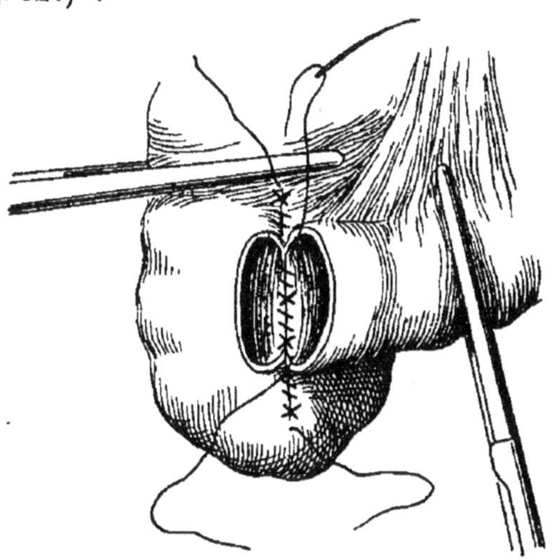

Fig. 626.
Résection iléo-cœcale. Anastomose termino-latérale.

Ici encore il est de toute importance de disposer les anses dans

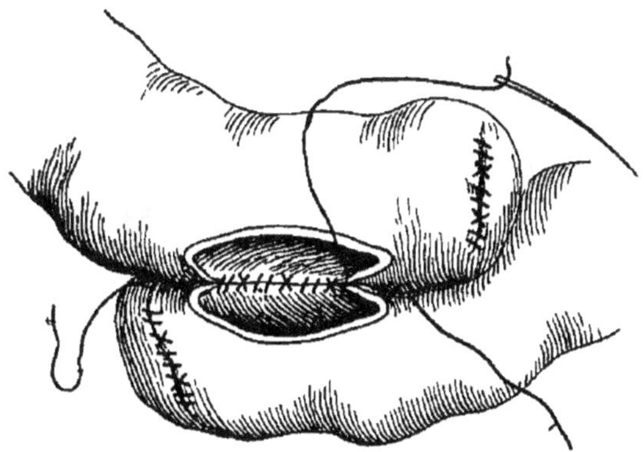

Fig. 627.
Entérectomie. Anastomose latéro-latérale.

le sens de la péristaltique (fig. 627) et non de les accoler dans la même direction, en canons de fusil.

[1] Voy. p. 139.

Les principaux avantages de cette suture latérale sont, d'après TERRIER et BAUDOIN[1], de mettre en contact des surfaces séreuses de grandeur voulue sans porter préjudice à l'intestin et de pouvoir faire une anastomose aussi large que l'on veut.

Suites opératoires. — L'opéré, laissé à la diète le premier jour et soutenu par des injections de sérum, est alimenté pendant les huit premiers jours avec des aliments liquides ou semi-liquides.

Il est inutile de faire prendre de l'opium, et la première selle, si elle n'a pas été spontanée, doit être provoquée par des lavements le cinquième ou sixième jour.

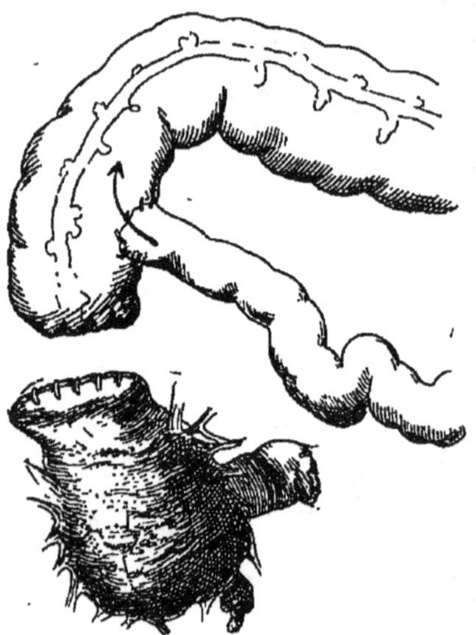

Fig. 628.

Exclusion bilatérale fermée.

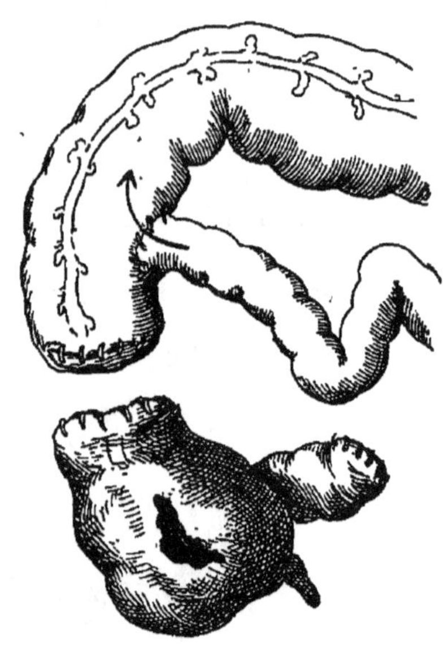

Fig. 629.

Exclusion bilatérale ouverte
(fistulisée).

Exclusion de l'intestin. — L'exclusion a pour but d'éliminer, d'une façon plus ou moins complète, de la circulation intestinale, un segment d'intestin.

[1] TERRIER et BAUDOIN. La suture intestinale, Paris, 1898, p. 277.

L'exclusion est **bilatérale** lorsque l'anse exclue est coupée à ses deux extrémités. Elle est alors *fermée* lorsque les deux bouts de cette anse sont oblitérés (fig. 628). Elle est *ouverte* lorsque l'anse exclue s'abouche à la paroi. Cette ouverture peut être spontanée lorsque l'anse exclue était *fistulisée* (fig. 629), elle peut être opératoire lorsqu'on abouche à la paroi abdominale soit les deux bouts de l'anse exclue, soit un seul des deux bouts, l'autre étant oblitéré (fig. 630). Dans cette dernière hypothèse, le bout à aboucher à la paroi est le bout inférieur par rapport à la situation de l'intestin, bout grêle par exemple dans l'exclusion du segment iléo-cæcal (fig. 630).

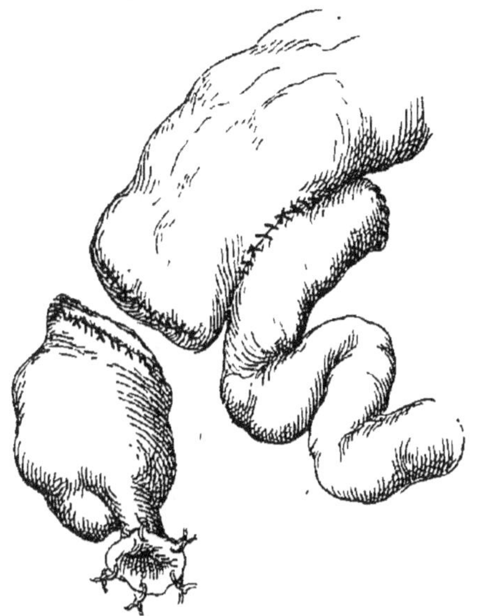

Fig. 630.

Exclusion de l'intestin. Exclusion bilatérale ouverte (abouchée).

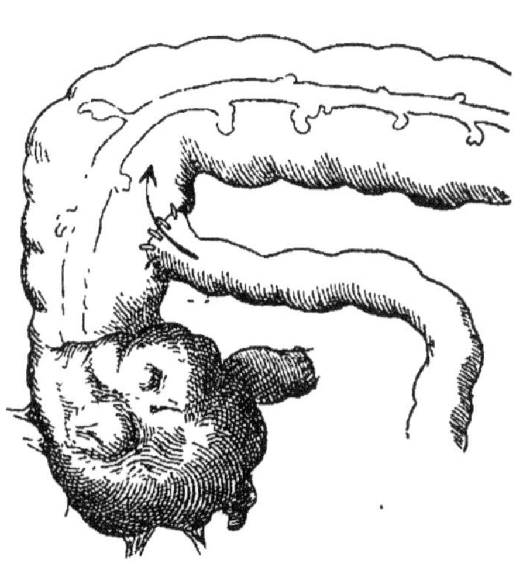

Fig. 631.

Exclusion unilatérale.

L'exclusion est **unilatérale** lorsque l'anse exclue n'est séparée de l'intestin que d'un côté et oblitérée de ce côté, l'autre extrémité étant laissée en continuité avec l'intestin. Celle-ci doit être l'extrémité la plus rapprochée de l'anus (fig. 631).

L'exécution de ces différentes variétés d'exclusion comporte : *la section de l'intestin*, faite comme pour l'entérectomie [1] ; *l'oblitération d'un ou plusieurs bouts d'intestin* faite comme nous l'avons déjà dit [2] ; *l'abouchement à la paroi d'une des sections intestinales* ; le *rétablissement de la continuité de l'intestin.*

L'abouchement d'une section d'intestin se ferait de la façon suivante, indiquée par TERRIER [3]. L'opération étant pratiquée par une laparotomie médiane, l'abouchement pariétal sera fait par une incision particulière, latérale. Le bout à fistuliser a d'abord été fermé au moment de la section intestinale. Il est attiré, fermé, par l'incision latérale particulière, de façon à faire saillie de quelques millimètres au-dessus du plan cutané, et il est fixé au péritoine pariétal. L'opération principale terminée, et la paroi fermée, on ouvre ce bout d'intestin immédiatement, en suturant muqueuse à peau, ou on attend vingt-quatre heures.

Le rétablissement de la continuité de l'intestin se fait en anastomosant le bout pylorique au bout anal par un des procédés que nous avons exposés à l'entérectomie [4], mais comme il s'agit généralement d'anses de calibres différents, l'anastomose par implantation (fig. 631) ou l'anastomose latéro-latérale (fig. 630) sont préférables à l'anastomose bout à bout.

Enfin, il est prudent, pour éviter l'occlusion post-opératoire, d'oblitérer autant que possible les orifices créés dans les mésentères par ces anastomoses.

Opérations destinées à oblitérer une fistule stercorale ou un anus contre nature. — Ces procédés, dont les indications ne peuvent être discutées ici [5], comprennent des moyens directs et des moyens détournés.

Moyens directs. — Ces moyens doivent remplir deux

[1] Voy. p. 148.

[2] Voy. p. 151 et 152.

[3] TERRIER et GOSSET. De l'exclusion de l'intestin. *Revue de chirurgie*, 1900, n° 11, p. 629.

[4] Voy. p. 154.

[5] Voy. Thérapeutique chirurgicale. RICARD et LAUNAY, 1903, p. 558.

indications : 1° supprimer l'éperon lorsqu'il existe (fig. 632 et 633), 2° fermer l'orifice intestino-cutané.

Suppression de l'éperon. — *Procédé lent*. — La section lente de l'éperon s'obtient par l'application d'une pince dite

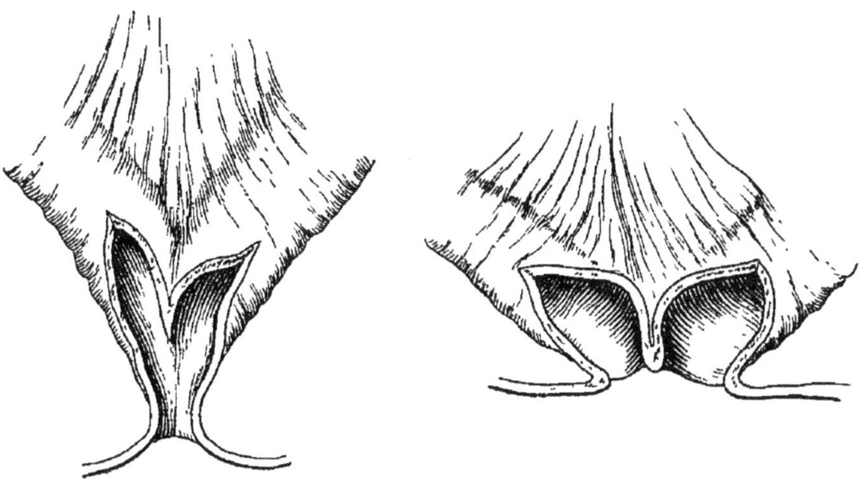

Fig. 632.
Anus contre nature, éperon court.
Infundibulum.

Fig. 633.
Anus contre nature, éperon
saillant.

entérotome, dont le type est l'entérotome de Dupuytren et dont il existe des modifications nombreuses (fig. 634, 635 et 636).

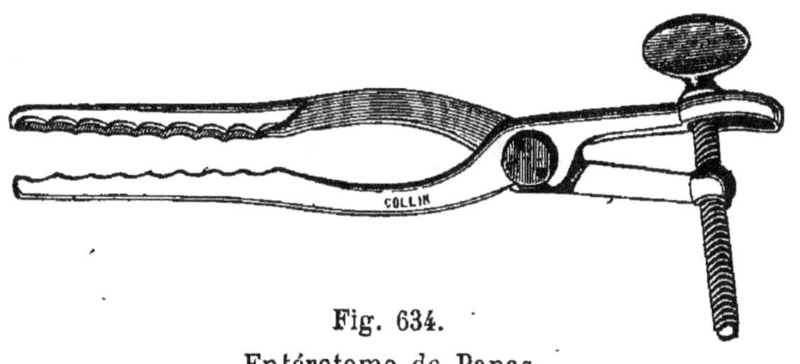

Fig. 634.
Entérotome de Panas.

L'exploration de l'éperon et des orifices étant faite, la forme et la situation de l'éperon reconnues, on introduit la pince,

montée si l'orifice est large, les branche séparées si l'orifice est
étroit. La pince est serrée sur l'éperon pris en totalité ou en

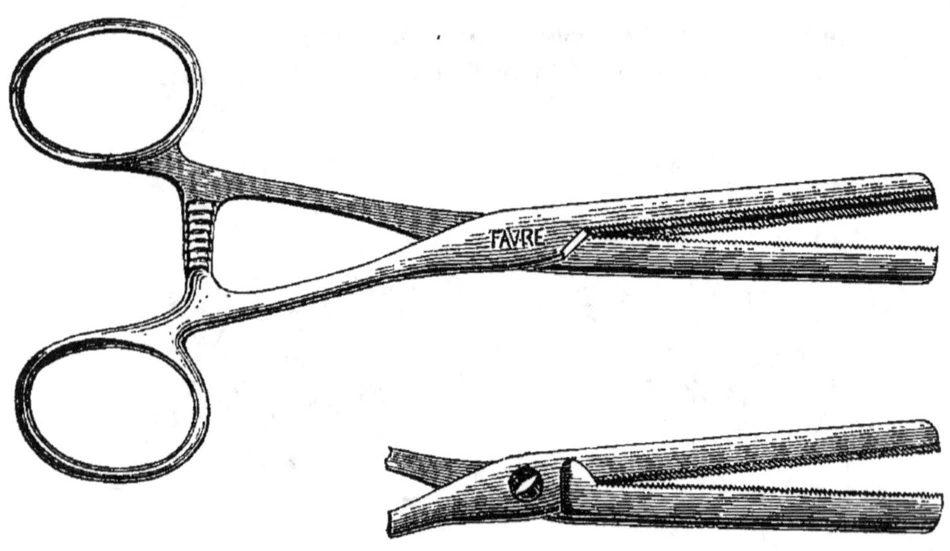

Fig. 635.
Pince-entérotome de Chaput.

partie. On peut serrer progressivement la pince ensuite, si du
relâchement se fait entre les branches.

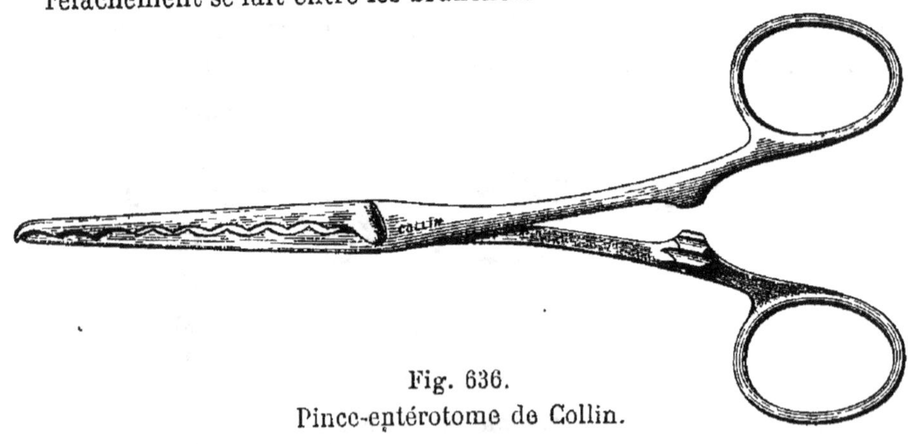

Fig. 636.
Pince-entérotome de Collin.

La pince tombe au bout de quelques jours, une huitaine ordinairement, entraînant la partie mortifiée de la cloison.

L'application de l'entérotome provoque des douleurs qui peuvent être violentes et persistantes. Rien, en outre, ne peut indiquer si une anse intestinale n'est pas prise, en même temps que l'éperon, entre les mors de l'entérotome.

Procédé rapide (RICHELOT). — On saisit l'éperon entre deux pinces à forcipressure à mors longs, on excise la partie ainsi limitée, laissant contre les pinces assez de tissu pour placer des sutures, qui ourlent les lèvres de la section. Puis on enlève les pinces. Il faut évidemment avoir un anus à large orifice et un éperon mince.

Fermeture de l'orifice (Procédés autoplastiques). — La communication libre entre les bouts supérieur et inférieur de l'intestin étant obtenue, et après désinfection prolongée des téguments, on oblitère séparément l'orifice intestinal et l'orifice cutané par différents procédés.

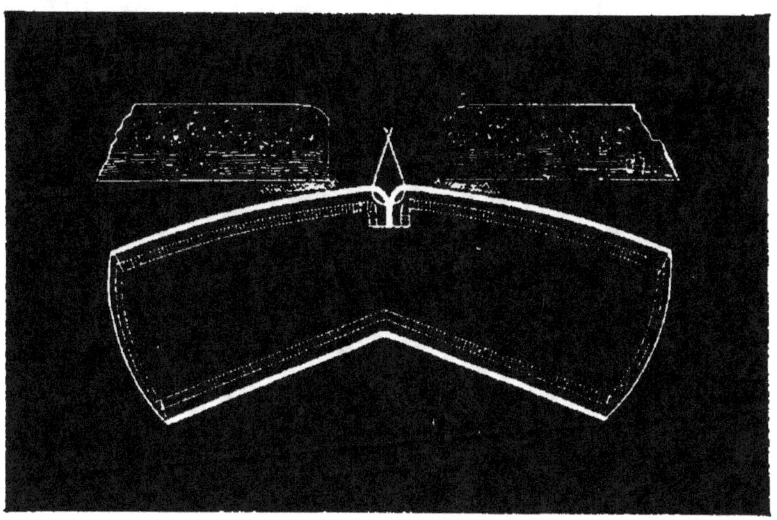

Fig. 637.

Anus contre nature. Suture intestinale après décollement. Procédé de Malgaigne.

Procédé de Malgaigne (fig. 637). — On avive le trajet anormal dans toute son épaisseur, jusqu'à l'intestin exclusivement, on détache l'intestin de ses adhérences en s'efforçant de ne pas ouvrir le péritoine, on renverse en dedans les deux lèvres de l'intestin et les adosse par leur surface extérieure, en les suturant. Par-dessus cette suture, on avive et réunit la paroi abdominale.

Quelques modifications ont été apportées au procédé afin d'éviter d'ouvrir la cavité péritonéale. PANAS ne renverse en dedans que la musculeuse et la muqueuse. DENONVILLIERS, SIMON, détachent et renversent la muqueuse, puis réunissent, par-dessus, les autres tuniques et les bords de l'orifice cutané.

Procédé de Chaput (Suture par abrasion). — On fait une incision circulaire autour de la fistule, et on sépare l'in-

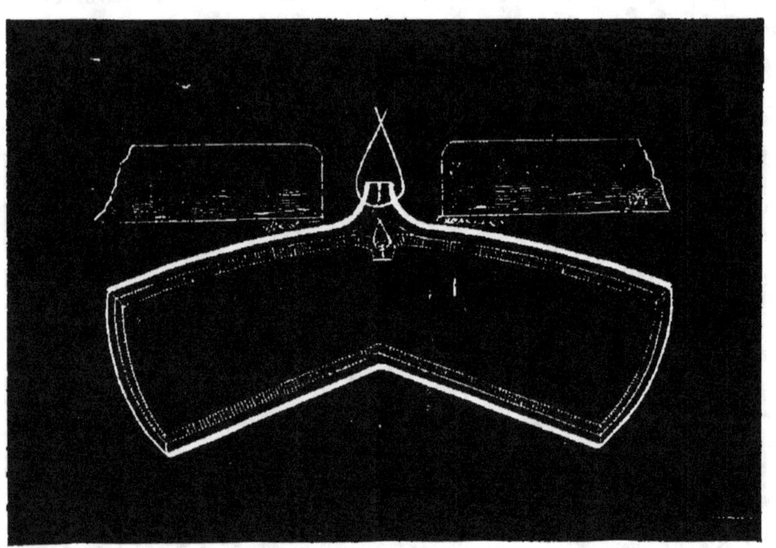

Fig. 638.
Anus contre nature. Suture par abrasion (CHAPUT).

testin de la paroi abdominale sur une hauteur de 2 centimètres. On dissèque la muqueuse aux ciseaux sur une hauteur de 1 centimètre, et on la rabat en dedans, réunissant les bords par une suture perforante (fig. 638). On place alors un étage complémentaire de sutures accolant les faces internes des musculeuses avivées (fig. 638). Il est inutile de suturer la paroi abdominale, on bourre la plaie avec de la gaze.

Procédé de Hartmann. — Ce procédé n'est applicable qu'aux fistules stercorales petites. Il consiste à dédoubler, le

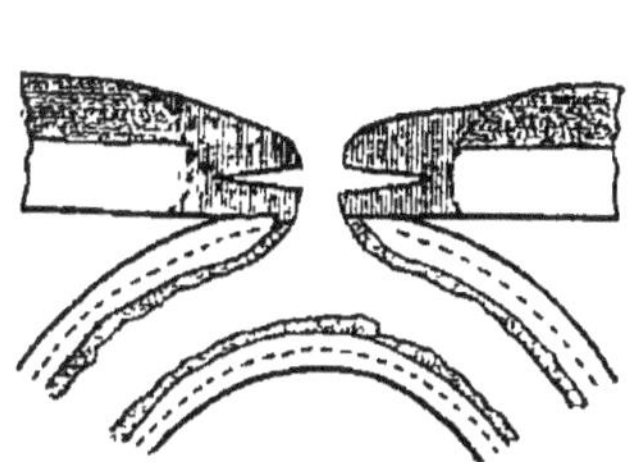

Fig. 639.
Procédé d'Hartmann.

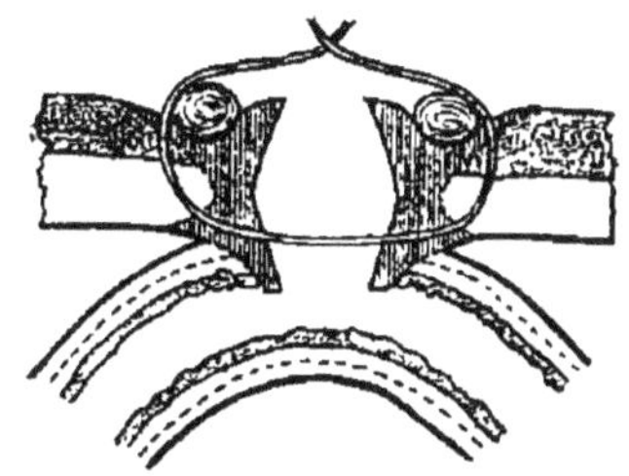

Fig. 640.
Procédé d'Hartmann.

tissu fibreux qui entoure la fistule (fig. 639), et à suturer en masse les parties dédoublées (fig. 640).

Moyens détournés. — Ils comprennent deux variétés principales.

Dans l'une, on résèque l'anse ouverte à la peau, réunissant l'un à l'autre les bouts libres, c'est l'*entérectomie*.

Dans l'autre, on détourne le cours des matières par une *entéro-anastomose ;* on peut ensuite ou laisser l'anse fistuleuse en continuité avec l'intestin, ou pratiquer l'*exclusion* uni ou bilatérale de cette anse. L'exclusion uni ou bilatérale est ici ouverte, puisqu'il s'agit d'une anse fistulisée, et on peut oblitérer les deux bouts sectionnés [1].

Pour l'entérectomie, la région de la fistule doit être soigneusement nettoyée pendant plusieurs jours par des lavages et des pansements propres et fréquents, des lavages de l'intestin s'il existe de l'entérite. Les orifices intestinaux sont obturés par de la gaze tassée, les bords sont touchés à la teinture d'iode.

La paroi est incisée en ellipse autour de l'orifice fistuleux,

[1] Voy. *Exclusion de l'intestin*, p. 161.

l'intestin est attiré hors du ventre et réséqué comme nous l'avons déjà décrit [1]. La résection est suivie d'une anastomose des deux bouts libres, selon un des procédés indiqués à propos de l'entérectomie.

L'exclusion sera faite par une laparotomie médiane éloignée de la fistule. Elle est exécutée comme nous l'avons indiqué ailleurs [2].

L'entéro-anostomose latérale est de même pratiquée par une incision médiane, éloignée de l'anus contre nature. La région de la fistule a cependant été préparée comme pour l'entérectomie. Il faut s'efforcer d'amener au dehors les anses à anastomoser, ou au moins les isoler complètement par des couches superposées de compresses. Puis l'entéro-anastomose est exécutée comme nous l'avons décrit [3] et placée aussi près que possible de l'anus artificiel, mais sur des parties saines.

Après l'opération, le malade est alimenté avec du lait. Les selles sont sollicitées à partir du huitième jour par des lavements.

Le cours des matières étant rétabli par l'anastomose, il deviendra facile, après quelque temps, d'oblitérer l'orifice fistuleux par un des procédés autoplastiques décrits plus haut. Cependant il ne faut pas craindre de détruire complètement les adhérences de l'intestin à la paroi, de détacher complètement cette anse intestinale, pour pratiquer sur l'orifice anormal une suture à deux plans, d'après les règles habituelles, et fermer par-dessus la paroi abdominale.

VI. — FOIE ET VOIES BILIAIRES

A. — FOIE

Hémostase et suture d'une plaie du foie. — Pour pratiquer l'hémostase d'une plaie du foie, en dehors de la forcipres-

[1] Voy. p. 148.
[2] Voy. p. 161.
[3] Voy. p. 139.

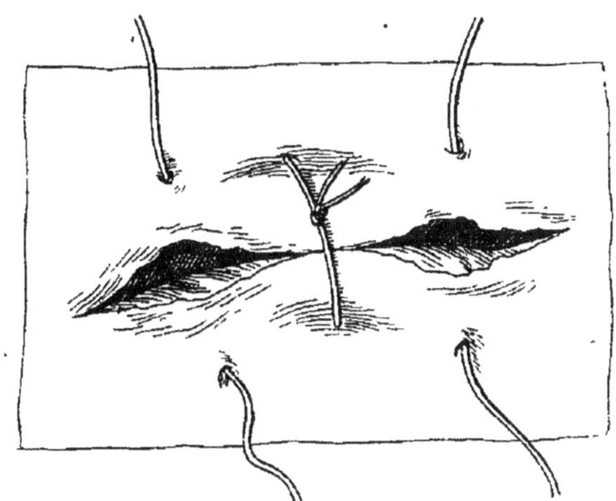

Fig. 641.

Suture d'une plaie du foie par des points profonds.

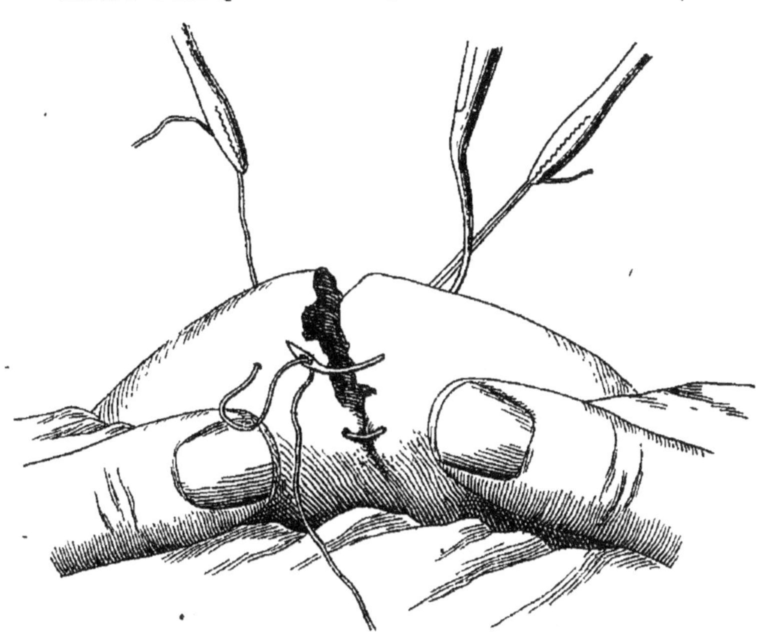

Fig. 642.

Suture d'une plaie du bord antérieur du foie (d'après Lejars, *Chirurgie d'urgence*).

sure d'un vaisseau, exceptionnellement applicable, il n'existe guère que deux moyens pratiques [1], la suture de la plaie, le tamponnement.

Le *tamponnement* ne nécessite aucune description technique. Il se fait avec de la gaze stérilisée taillée en lanière, et que l'on

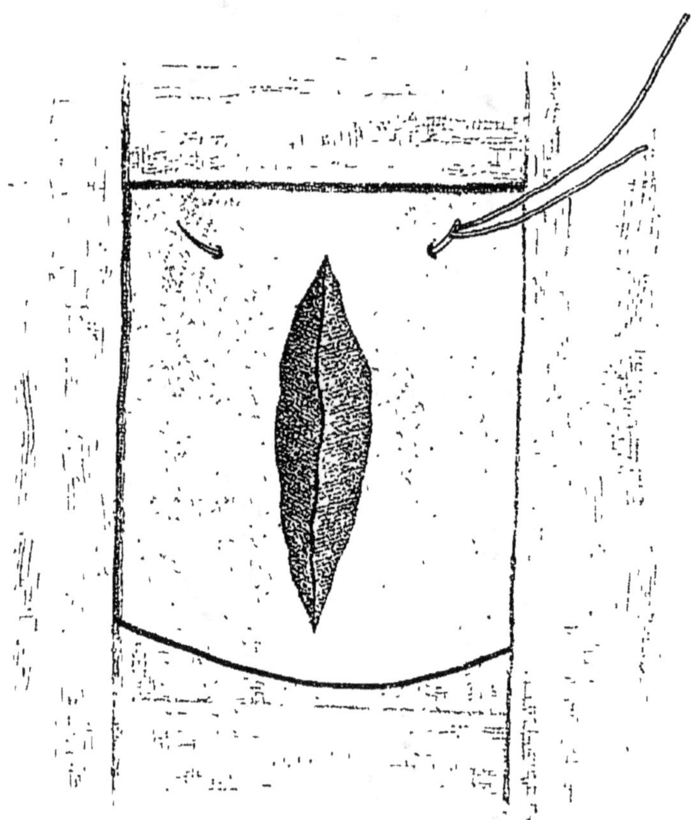

Fig. 643.
Suture de Canac-Marquis.

tasse dans la plaie saignante, en faisant sortir par la plaie pariétale l'autre extrémité de la mèche. Le tamponnement est laissé en place quarante-huit heures, puis la mèche est doucement enlevée.

[1] Voy. Thérapeutique chirurgicale. RICARD et LAUNAY. Paris, 1903, p. 497.

La *suture* doit comprendre toute l'épaisseur des tissus sectionnés afin de ne laisser aucun hématome profond se former, une aiguille courbe est donc nécessaire. Les anses de fil doivent pénétrer dans le foie loin du bord de la plaie, à 2 centimètres

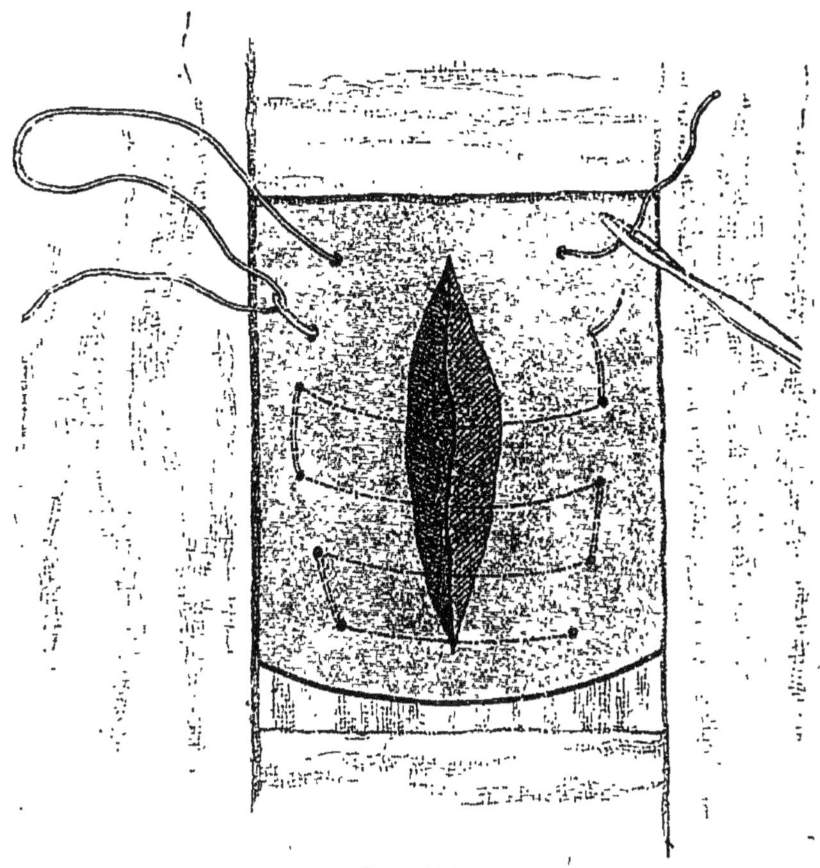

Fig. 644.
Suture de Canac-Marquis.

environ, et seront d'un fil gros, catgut de préférence. Toutes ces précautions sont rendues nécessaires par la friabilité du tissu hépatique. Enfin, toujours pour la même cause, chaque anse de fil sera serrée lentement, progressivement, et sans trop de force, de manière à accoler les lèvres de la plaie sans risquer de couper le tissu friable (fig. 641 et 642).

CANAC-MARQUIS[1] a décrit pour ces plaies un procédé de suture particulier : une aiguille courbe munie d'un catgut gros et long est enfoncée de dehors en dedans et de gauche à droite, au niveau de l'extrémité supérieure de la plaie, et à deux travers de doigt de la berge gauche de la plaie (fig. 643). L'aiguille tra-

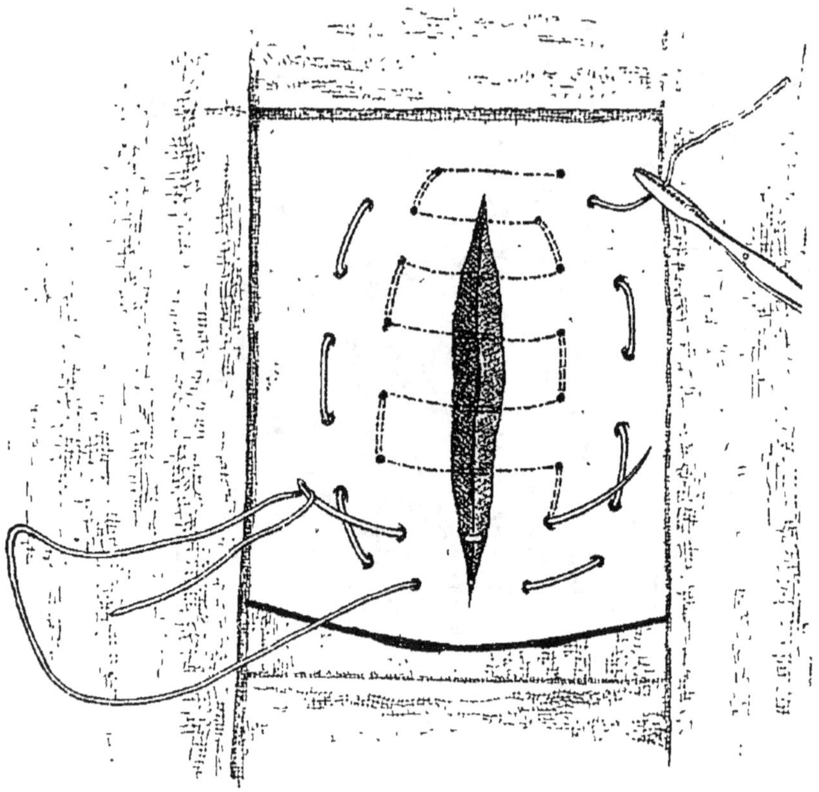

Fig. 645.
Suture de Canac-Marquis.

verse le tissu hépatique au-dessous du fond de la plaie et va ressortir en un point symétrique. Le bout du fil, laissé long de 6 à 7 centimètres, est maintenu par une pince. A un centimètre et demi de ce point de sortie, on enfonce de nouveau l'aiguille dans une direction parallèle au premier trajet de façon à décrire

[1] CANAC-MARQUIS. *Presse médicale*, 11 juillet 1900, n° 55, p. 14.

10.

un point en **U**, qui sort à un centimètre et demi du premier
point d'entrée (fig. 644).

Le fil décrit ainsi une série de points en **U** jusqu'à l'extrémité
inférieure de la plaie (fig. 644). A ce moment, avec le même fil,

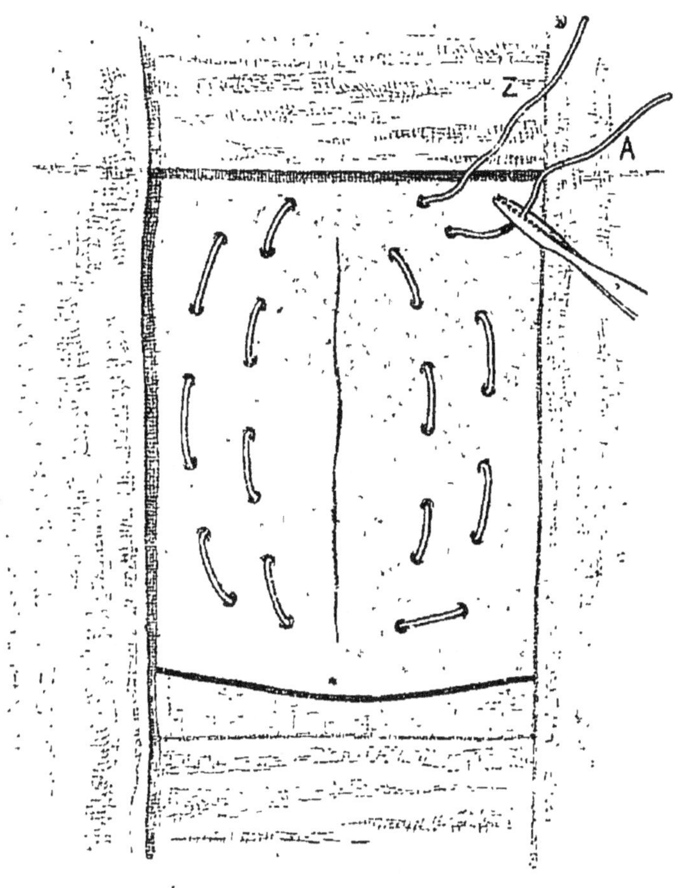

Fig. 646.

Suture de Canac-Marquis terminée.

on fait en revenant, un second étage de points en **U** moins profonds et qui traversent le foie à un travers de doigt des bords
de la plaie (fig. 645).

Le second étage terminé, on noue l'un à l'autre les deux chefs
du surjet (fig. 646).

Résection d'un segment hépatique (*Tumeurs du foie*). —
La résection d'un segment du foie dans le but d'extirper une
tumeur non pédiculisable, ou une languette flottante, est pratiquée suivant la forme d'un triangle dont la base se trouve au
niveau du bord libre, et dont le sommet s'enfonce plus ou moins
loin dans la glande, ou suivant une ligne simple plus ou moins
droite.

Les dangers de l'hémorragie, les difficultés de la suture dans
un tissu peu résistant, ont fait décrire un certain nombre de
procédés comportant la ligature préventive des tranches de sections.

Nous grouperons ces procédés selon que l'auteur emploie ou
non des corps étrangers, autres que les fils, abandonnés dans
l'abdomen. Le catgut nous paraît préférable à la soie pour ces
ligatures en masse qui doivent rester.

Procédés sans corps étrangers. — KOUSNETZOFF et
PENSKY [1] font, suivant une ligne simple ou suivant un angle,
une série de ligatures simples prenant en masse toute l'épaisseur
du tissu hépatique à couper, et sur toute l'étendue de la ligne de
section. Ces ligatures ne sont pas enchaînées (fig. 647).

Un fil long double (A) traverse toute l'épaisseur du foie de
haut en bas, un des deux bouts est coupé sous le foie, et lié à
l'extrémité supérieure qui lui correspond (1). Le bout du fil
coupé et resté court est allongé pour rendre de nouveau le fil
double, et l'aiguille traverse, de bas en haut, le foie à un centimètre de la première piqûre. Le bout de fil qui fait anse est
coupé et lié à son autre extrémité (2). Le fil est de nouveau
doublé et ainsi de suite, de centimètre en centimètre. Les nœuds
des ligatures alternent ainsi à la face supérieure et à la face
inférieure.

AUVRAY [2] insiste sur la nécessité d'enchaîner les anses de fil
qu'il dispose de la façon suivante (fig. 648) : on passe à travers

<hr>

[1] KOUSNETZOFF et PENSKY. *Revue de chirurgie*, 1896, p. 52 et 954.

[2] AUVRAY. Etude sur les divers procédés de résection du foie.
Paris, Jouve, 1897.

le foie, en arrière du segment à réséquer, un double fil fort dont on coupe la boucle ; on croise les deux anses pour les enchaîner.

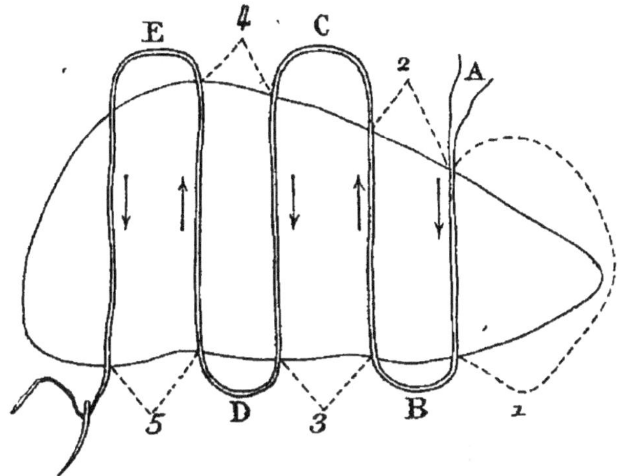

Fig. 647.
Procédé de Kousnetzoff et Pensky.

Chacune des deux anses de fil xy et AB est alors conduite à travers le tissu hépatique d'une façon semblable, il suffit de le

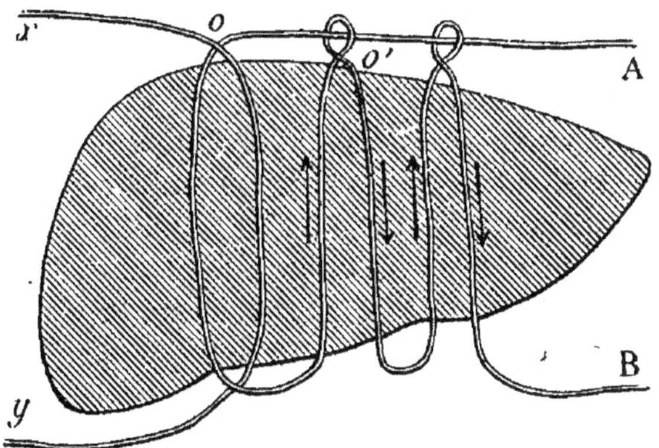

Fig. 648.
Suture du foie (AUVRAY et TERRIER).

décrire pour l'une des deux. Avec un des chefs du fil, le chef B, on transperce le foie à un centimètre environ du point de départ O. Le chef B est noué par un nœud simple au chef A qui reste toujours du même côté. En faisant ce nœud simple, on serre d'une façon lente et continue de façon à couper doucement le tissu hépatique dans l'anneau du fil. Les vaisseaux seuls sont rassemblés par la ligature et la déchirure hépatique ne saigne pas. Lorsque la résistance éprouvée montre que le tissu hépatique est entièrement déchiré, on fixe la ligature par un second nœud. Un aide immobilise pendant ce temps l'autre fil xy.

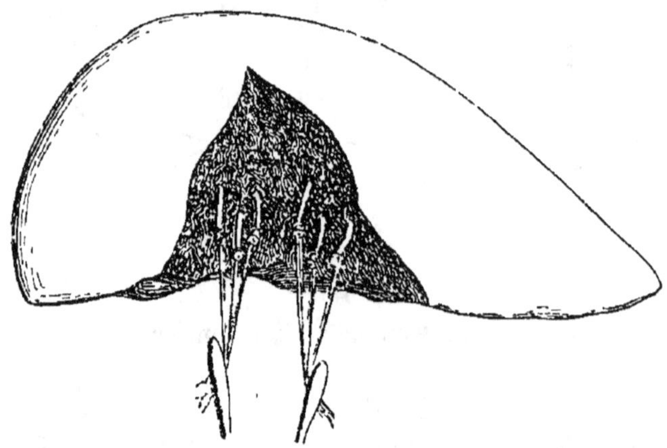

Fig. 649.
Suture Auvray-Terrier. Pédicules vasculaires.

Reprenant le chef B, on lui fait traverser le foie à travers la déchirure produite par le nœud précédent, et on le conduit à travers le foie en sens inverse, à un centimètre du point O', vers le chef A, pour recommencer une ligature semblable à la première.

Lorsque toute l'étendue du segment à réséquer est entourée de ligatures semblables, suivant une ligne droite, courbe ou angulaire, on sectionne la portion de foie à enlever en coupant près des ligatures.

Si la ligne de section est étendue, on place un nombre assez grand de groupes de deux fils, en les rapprochant assez pour que chacun d'eux n'ait pas à saisir un trop grand nombre de vaisseaux.

Lorsque la section a été pratiquée, on voit sur la surface un

certain nombre de pédicules vasculaires, d'autant plus nombreux
que les groupes de deux fils ont été placés en plus grand nombre
(fig. 649).

Les bords de la section cunéiforme sont enfin rapprochés et
accolés l'un à l'autre par des sutures simples, prenant toute

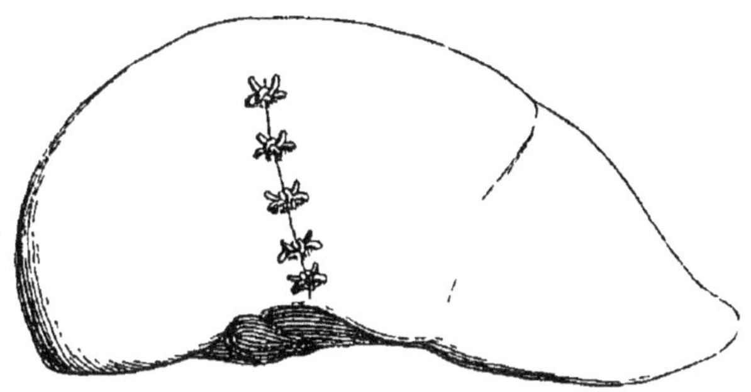

Fig. 650.
Suture après la résection cunéiforme (AUVRAY).

l'épaisseur de la glande, comme nous l'avons indiqué déjà [1]
(fig. 650).

CHAPOT-PRÉVOST [2] procède de la façon suivante : des rouleaux
de gaze sont préparés, longs de 6 centimètres, épais de 2 ; ils
sont en leur milieu ceinturés par les deux extrémités, solidement nouées, d'une longue anse de soie ou de catgut.

L'incision cutanée est faite parallèlement au rebord costal,
au niveau où doit porter la résection. La portion du foie à
réséquer est attirée dans la plaie.

L'opérateur traverse avec l'une des anses de fil préparées,
toute l'épaisseur de la paroi abdominale à un centimètre du
bord de l'incision, toute l'épaisseur du foie en arrière du point
où doit porter la section, et toute l'épaisseur de l'autre lèvre de
l'incision abdominale. On peut, en tirant sur l'anse, exercer
une compression au degré voulu. L'anse de fil est coupée en son
milieu, et ses deux bouts sont noués sur un second rouleau de

[1] Voy. p. 172.

[2] CHAPOT-PRÉVOST. *Bulletin de la Société de chirurgie*, Paris, 1900,
p. 1098.

gaze. On applique ainsi un nombre de points déterminé par l'étendue de la partie à réséquer.

La résection du foie est alors faite, autant que possible en forme de coin de façon à obtenir une plaie en angle dièdre. Un surjet de catgut réunit en même temps les deux bords de cette plaie et les deux lèvres du péritoine pariétal. Par-dessus sont suturés les muscles et la peau.

LEGUEU [1] a employé deux fois sur l'homme le procédé de ligature préventive suivant (fig. 651) : La surface ABCD représente en coupe la surface à hémostasier. De la face inférieure vers la face supérieure du foie, on passe les 3 fils en **U** 1, 2 et 3.

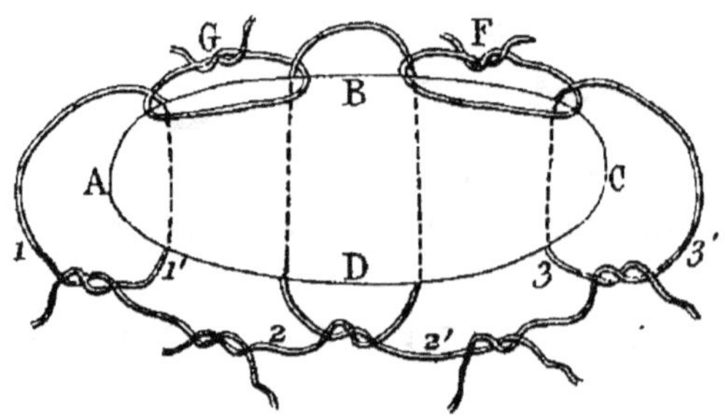

Fig. 651.
Résection du foie. Hémostase. Procédé de Legueu.

Pour chacun, les deux chefs sont noués ensemble à la partie inférieure, 1 avec 1', 2 avec 2', 3 avec 3', et ainsi 3 segments de la surface ABCD sont hémostasiés.

Pour assurer l'hémostase des parties intermédiaires, on noue en bas les fils 1' avec 2, 2' avec 3. Il ne reste plus en haut qu'à placer une ligature pour réunir l'une à l'autre les anses supérieures des fils; ces nouveaux fils F et G, placés comme l'indique la figure 651, suffisent à cet emploi.

Procédés avec corps étrangers. — CECHERELLI et BIANCHI (1894) (fig. 652), compriment le foie, en arrière du point à sectionner, entre des lames d'os décalcifié. Ces lames minces et

<hr>

[1] F. LEGUEU. Congrès français de chirurgie, 1901, p. 607.

plates, percées de trous destinés au passage des fils, sont appliquées sur les faces supérieure et inférieure de la lame hépatique. Le foie et les lames sont traversés par un certain nombre de fils doubles, que l'on noue deux à deux (fig. 652), aux faces supérieure et inférieure. Les bouts des fils noués ne sont pas

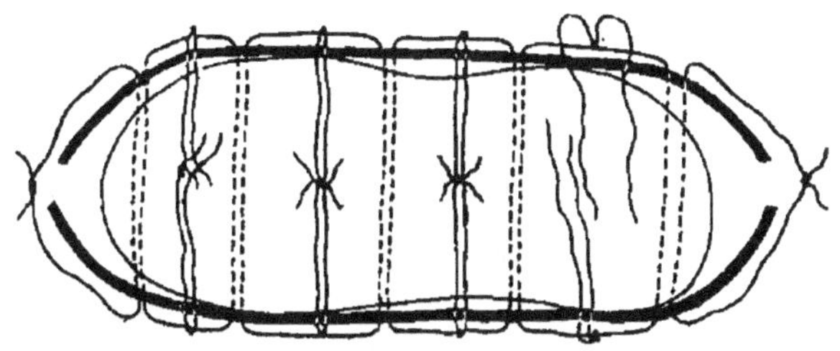

Fig. 652.
Procédé de Cecherelli et Bianchi.

coupés, mais, après la résection, sont noués eux-mêmes, les supérieurs aux inférieurs (fig. 652), de façon à fermer la plaie du foie.

J. B. SÉGALE [1] remplace les lames osseuses par des séries de petits rouleaux, d'ébonite ou d'ivoire, percés au centre et enfilés sur le catgut (fig. 653).

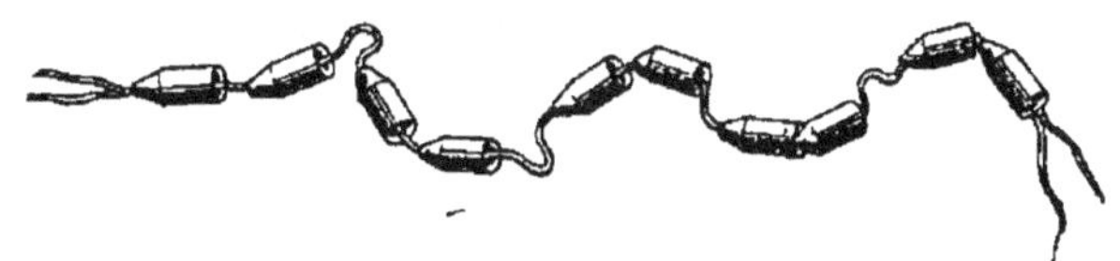

Fig. 653.
Petits rouleaux d'ébonite enfilés sur un catgut (SÉGALE).

On place une série de rouleaux au-dessus et une au-dessous de la surface à comprimer, et on les unit l'une à l'autre par des anses de fil élastique traversant le foie, tendues de façon suffisante, et fixées par des nœuds de catgut (fig. 654).

[1] J. B. SÉGALE. Congrès international, Paris, 1900. Section Chirurgie, p. 254.

Pierre Delbet [1] se sert de tubes d'os de lapin ou de lièvre.
décalcifiés. Un os long est coupé ainsi en petites viroles de 6 à
8 millimètres de longueur, que l'on enfile comme les grains
d'un chapelet. Chaque fil traverse le foie de part en part en
deux points différents, et on peut l'enchaîner au fil voisin. On
enfile les viroles de façon qu'un segment du chapelet se trouve

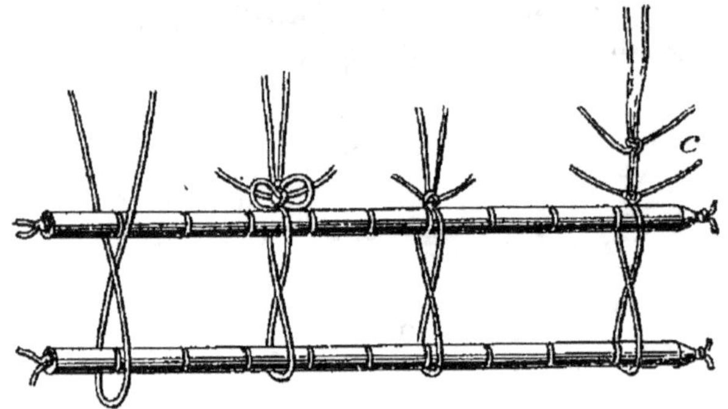

Fig. 654.

Schéma montrant l'application des chevilles réunies à travers le
foie par des anses élastiques en tension, fixées par des catguts
(Ségale).

au-dessus et l'autre au-dessous du morceau à réséquer. On comprend dans chaque suture des segments de tissu hépatique
longs de 5 à 6 centimètres. Pour assurer une striction meilleure,
on peut en outre passer, au milieu, un fil en anse qui embrasse
les deux fils du chapelet et les rapproche perpendiculairement à
leur grand axe.

Hépatopexie. — L'hépatopexie peut s'adresser à un *lobe
flottant* du foie, ou à une *hépatoptose totale*.

La fixation à la paroi d'un lobe flottant consiste simplement
dans la suture de ce lobe à la paroi abdominale qui l'avoisine,
de façon à l'immobiliser. Les fils sont mis en place comme pour
une suture de plaie hépatique.

Pour maintenir en place le foie ramené dans sa position nor-

---

[1] Pierre Delbet. *Bulletin de la Société de chirurgie*, Paris, 1901,
p. 49.

male, soit par simple soulèvement, soit après destruction d'adhérences, on peut : ou bien le suspendre à la paroi thoraco-
abdominale, par des fils traversant la glande elle-même ou
son ligament suspenseur; ou bien soutenir le foie par une
sangle passant au-dessous de lui.

1º Suspension du foie. — Le foie est mis à découvert par
une laparotomie verticale passant le long du bord externe du
muscle droit, ou par une incision parallèle au rebord costal.
Cette dernière, coupant les muscles abdominaux, diminue la
résistance d'une paroi déjà faible ordinairement.

Au lieu d'une laparotomie simple, DEPAGE[1] (de Bruxelles) fait
une *résection de la paroi abdominale*, dans le but de lutter contre

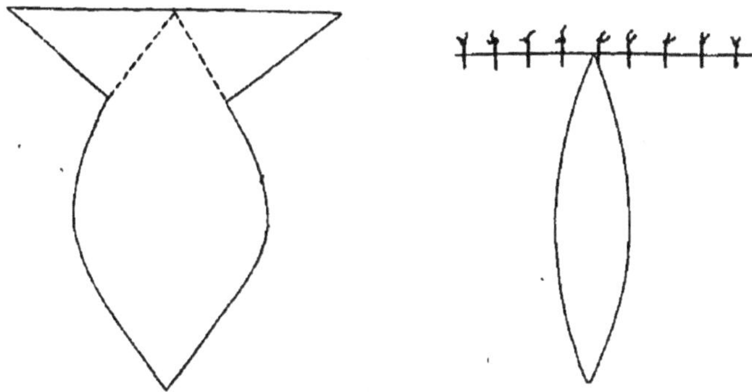

Fig. 655.

Hépatopexie. Procédé de Depage. Résection de la paroi abdominale.

le relâchement de cette paroi. L'incision cutanée (fig. 655) est
complexe : une ligne horizontale supérieure réunit les extrémités internes des 11º côtes; de chaque extrémité de cette ligne
part une incision oblique en bas et en dedans, allant jusqu'à
l'horizontale passant par l'ombilic, et longue de la moitié de
l'incision horizontale. Les deux incisions obliques sont continuées, au delà de la ligne ombilicale, par deux incisions
courbes, convexes en dehors, se rejoignant par leurs extrémités.

[1] DEPAGE. *Ann. soc. belge de chirurgie*, Bruxelles, 1893.

inférieures en une pointe assez prononcée. On résèque la peau comprise entre ces lignes, on résèque l'aponévrose formant la ligne blanche jusqu'au bord interne des muscles droits que l'on découvre, on résèque le péritoine dans la même étendue. La fixation effectuée, et DEPAGE emploie la fixation ligamentaire, on reconstitue la paroi, sauf le plan cutané, par une suture à étages comme après une omphalectomie pour hernie ombilicale. On suture la peau en réunissant à la ligne horizontale les deux lignes obliques; puis en cousant, suivant une ligne verticale, les deux incisions courbes l'une à l'autre. La suture prend la forme d'un T (fig. 655).

La suspension par l'intermédiaire du *ligament suspenseur* (DEPAGE) se fait en attirant la faux de la veine ombilicale et le ligament suspenseur du foie dans l'extrémité supérieure de la plaie; on les fixe à la paroi à ce niveau en les raccourcissant le plus possible. Ce n'est du reste qu'un complément de la résection de la paroi abdominale.

La *suspension du foie* est obtenue par des fils traversant la glande et fixés d'autre part au rebord costal et à la paroi abdominale. Les fils (soie ou catgut), de gros calibre, traversent le foie d'une façon variable suivant les opérateurs. GÉRARD-MARCHAND[1] traverse toute l'épaisseur du foie, à 2 ou 3 centimètres en arrière du bord tranchant, avec quatre fils, ou un plus grand nombre s'il est nécessaire. Chaque anse de fil prend ensuite le périoste périchondral et la paroi abdominale.

DELAGENIÈRE (du Mans)[2] ne fait traverser aux fils qu'une partie de l'épaisseur du foie. En dehors de l'échancrure hépatique, sur la face convexe du foie, près du bord antérieur, on place six catguts traversant le tissu hépatique d'avant en arrière. Les fils sont distants de 15 millimètres environ les uns des autres. Chaque fil est double et un nœud est fait entre les deux chefs, à l'entrée et à la sortie du parenchyme hépatique. Deux de ces

[1] GÉRARD-MARCHANT *in* JUDET. *Revue de gynécologie et de chirurgie abdominale*, 1902, p. 131.

[2] DELAGENIÈRE (du Mans). *Bulletin de la Société de chirurgie*, Paris 1897, p. 232.

fils doubles, sont passés dans le foie en anse simple, pénétrant à 1 centimètre de profondeur, sur une longueur de 20 à 25 milli-mètres (fig. 656). Les quatre autres fils doubles sont faufilés, l'anse pénétrant d'abord dans le tissu hépatique, à un centimètre de profondeur, ressortant après un trajet de 15 à 20 millimètres, restant à découvert sur une étendue de 1 centimètre, et pénétrant de nouveau dans le foie pour ressortir après un trajet semblable de 15 à 20 millimètres (fig. 656).

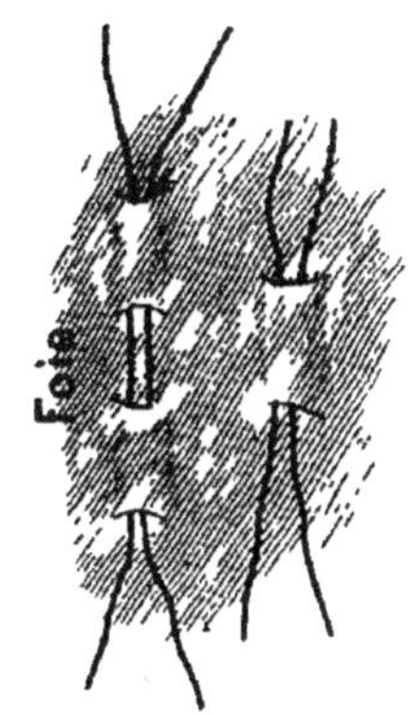

Fig. 656.
Hépatopexie. Manière de passer les fils dans le procédé de Delagenière.

Les chefs postérieurs de chaque fil double sont passés séparément, avec un intervalle de 1 centimètre, à travers le rebord costal et les muscles, et noués. Les chefs antérieurs des mêmes anses sont passés de même à travers les muscles de la paroi abdominale.

BOBROFF, LEGUEU[1] placent une grande anse de fil non plus

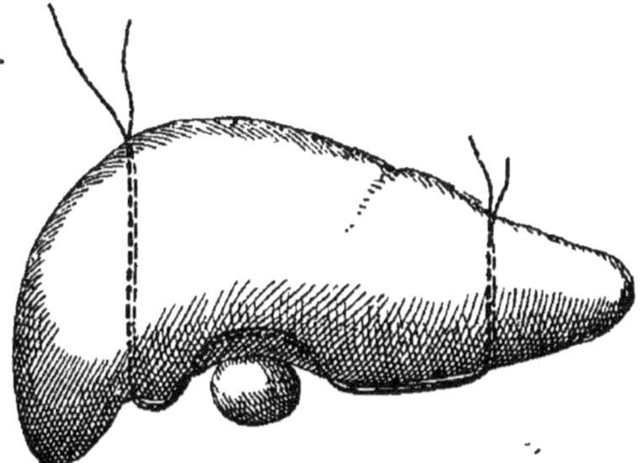

Fig. 657.
Hépatopexie. Procédé de Bobroff (schéma).

dans le sens antéro-postérieur, mais dans le sens tranversal. Le fil traverse toute l'épaisseur du foie, à 4 ou 5 centimètres en

[1] LEGUEU. *in* CHEVALLIER. Technique de l'hépatopexie. Thèse de Paris, 1898.

arrière du bord antérieur, depuis un point situé près de l'extrémité droite du foie jusque près du lobe gauche. Il forme ainsi une très large anse, constituée d'un fil double, et dont la boucle longe la face inférieure du foie, les deux extrémités sortant à la face convexe. Cette anse ainsi placée comprimerait, en passant, la vésicule biliaire; pour éviter cette compression, on fait pénétrer l'anse du fil dans le parenchyme hépatique à gauche de la vésicule, et on la fait ressortir à sa droite (fig. 657). Les chefs de l'anse sont fixés à la paroi thoraco-abdominale.

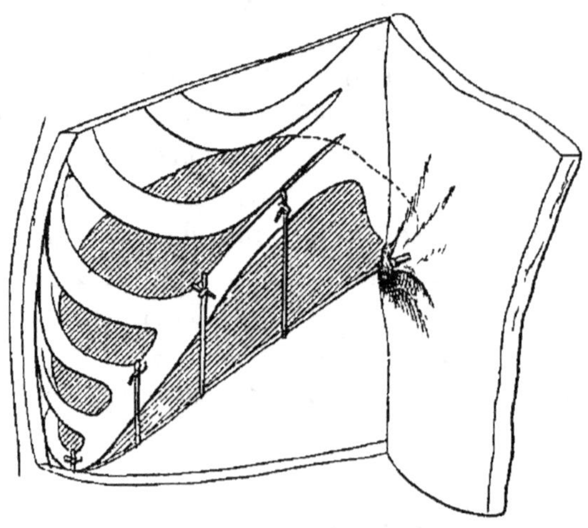

Fig. 658.
Hépatopexie. Procédé de Jeannel (schéma).

JEANNEL, par un procédé plus complexe, multiplie les fils de suspension dirigés dans plusieurs sens, l'un horizontal et transversal, formant sangle sous le foie, et attaché au rebord costal à droite, à la ligne blanche à gauche; soutenu par les boucles de trois anses qui traversent le foie de bas en haut et viennent s'attacher au rebord costal (fig. 658).

2° *Sangle sous-hépatique*. — PÉAN[1] découvre le foie par une incision transversale allant du bord antérieur du carré lombaire vers l'ombilic. Le foie étant réduit et soutenu, on crée

[1] PÉAN. Congrès français de chirurgie, 1896, p. 440.

au-dessous de son lobe droit une cloison péritonéale assez large en adossant le péritoine pariétal latéro-postérieur, attiré par des pinces, à la lèvre supérieure du péritoine pariétal antérieur incisé.

TERRIER[1] soutient le foie en fixant la partie droite du grand épiploon à la paroi péritonéale latérale droite, au-dessous du lobe droit du foie, on maintient cette sangle par des sutures en anse mettant en contact l'épiploon et le péritoine pariétal.

Kystes et abcès du foie. — Sauf pour les cas très simples où un kyste suppuré ou un abcès, largement adhérent, bombe sous la paroi abdominale, et est ouvert comme un abcès sous-cutané, le traitement des kystes hydatiques et des abcès du foie comprend deux temps opératoires distincts : un premier consiste dans la *découverte de la poche*, un deuxième comprend le *traitement de cette poche et de son contenu*. Le premier temps est commun aux kystes et aux abcès. Le second comprend des procédés différents pour les kystes aseptiques et pour les abcès ou les kystes infectés.

1° Découverte de la poche. — Suivant le siège de la cavité kystique ou purulente, l'incision pariétale peut être placée sur la *paroi abdominale antérieure*, sur la *paroi thoraco-abdominale postéro-latérale*, sur la *région lombaire*. L'incision lombaire est exactement la même que celle qui sert aux opérations sur le rein, et nous n'étudierons ici que les deux premières.

Laparotomie antérieure. Résection du rebord chondro-costal. — La laparotomie peut être simple, verticale, et située sur la ligne médiane ou sur le bord externe du muscle droit, il n'y a alors rien de particulier à signaler. Mais lorsque la poche fait saillie sous le diaphragme, derrière le rebord thoracique; il peut être nécessaire de réséquer une partie de ce rebord. Les rapports du cul-de-sac pleural avec le bord costal doivent être précisés pour indiquer dans quelle étendue peut être faite cette

[1] TERRIER et AUVRAY. Chirurgie du foie. Paris, Alcan, 1901, p. 167

résection chondro-costale sans exposer à l'ouverture de la séreuse pleurale.

LANNELONGUE et CANNIOT [1], MONOD et VANVERTS [2] ont étudié le trajet pleural à ce point de vue. Le rebord thoracique ayant été mis à découvert par une incision oblique de toutes parties molles qui le recouvrent, incision qui complète ordinairement l'incision verticale de la laparotomie, on incise en dedans du

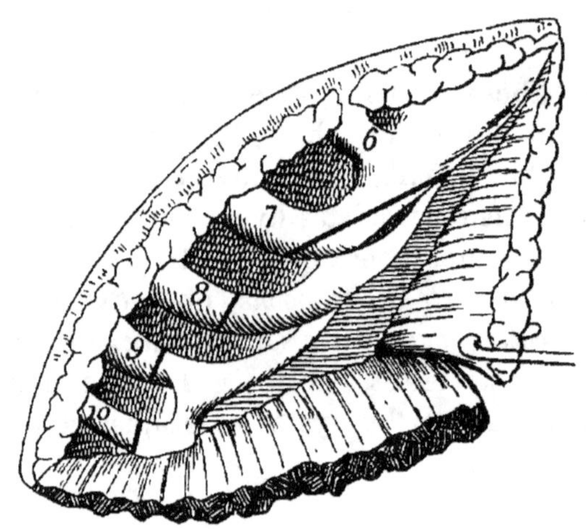

Fig. 659.
Résection du rebord costal (MONOD-VANVERTS).

rebord cartilagineux les insertions du muscle transverse et du diaphragme, les refoulant avec une rugine le long de la face profonde des cartilages.

On peut alors réséquer, sans intéresser la plèvre : deux centimètres de la 11° côte, les cartilages entiers des 9° et 10° côtes, le cartilage de la 8° côte dans toute sa longueur à condition que la section commence à un centimètre en avant de son articulation chondro-costale. Si l'on touche au 7° cartilage, on se contentera de l'écorner, et cela seulement en avant d'une ligne passant à

[1] CANNIOT. Thèse de Paris, 1891.

[2] MONOD et VANVERTS. *Bulletin de la Société de chirurgie*, 1897, p. 239 et *Revue de gyn. et de chir. abdom.*, 1897, p. 499.

15 millimètres en avant de la 7e articulation chondro-costale (Monod et Vanverts) (fig. 659).

De forts ciseaux suffisent ordinairement à la section de ces cartilages. Les cartilages détachés avec la partie correspondante des espaces intercostaux, il ne reste qu'à inciser la paroi musculo-membraneuse et le péritoine, pour aborder largement la face convexe du foie.

Laparotomie latéro-postérieure, transpleurale (Israel). — Lorsque l'examen ou même la ponction montrent que le kyste ou l'abcès proémine sous le diaphragme, vers le thorax, la voie antérieure, même avec résection du rebord thoracique n'est plus suffisante, il faut traverser la paroi thoracique postéro-latérale, traverser la cavité pleurale, le diaphragme, pour pénétrer dans la cavité péritonéale et aborder la partie postéro-supérieure du foie.

Le niveau de l'incision des parties molles est déterminé par la percussion et au besoin la ponction explorative, l'incision doit être longue, aboutissant en avant à la ligne axillaire.

Avant d'ouvrir la plèvre, et pour se créer un jour suffisant, il est nécessaire de faire la résection sous-périostée d'une, ou même de deux côtes [1], dans toute l'étendue de l'incision.

On incise alors le feuillet costal du cul-de-sac pleuro-costo-diaphragmatique.

Si les deux feuillets sont adhérents, la traversée thoracique est simple et sans danger, le diaphragme est immédiatement incisé.

Si, ce qui est le cas le plus fréquent, les deux feuillets sont libres, il faut avant tout fermer la cavité pleurale à l'entrée de l'air ou du liquide de la poche à inciser.

Pout éviter l'entrée de l'air, avant l'incision du feuillet costal, un aide déprime avec la main la paroi thoracique au-dessus de l'incision, fermant la cavité pleurale. S'il n'existe pas d'adhérences, avant d'inciser l'autre feuillet pleural et le diaphragme, on coud l'un à l'autre, par un rapide surjet de catgut, les

[1] Voy. *Résection costale*, p. 436, t. I.

deux feuillets pleuraux sur le pourtour de l'incision (fig. 660).

Le diaphragme est alors incisé dans l'étendue de la plaie sous-pleurale, et le péritoine ouvert du même coup. Les lèvres de l'incision sont attirées dans la plaie par des pinces, et seront

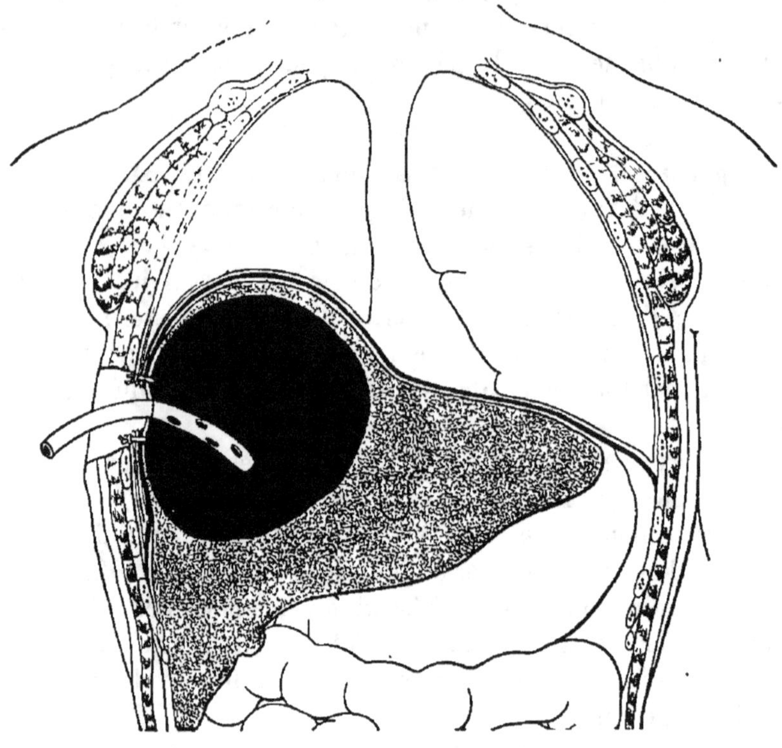

Fig. 660.
Abcès du foie postéro-supérieur. Voie transpleurale. Drainage
(SCHWARTZ).

plus tard suturées entre elles ou aux parois de la poche, suivant le traitement appliqué à celle-ci.

2° *Traitement de la poche*. — Laissant de côté tous les procédés d'ouverture en deux temps, abandonnés aujourd'hui, nous n'avons à décrire que deux méthodes opératoires : l'incision avec suture à la paroi (marsupialisation), la réduction sans drainage. La première est applicable à tous les cas d'abcès ou de kystes, la seconde ne peut être employée que pour un kyste hydatique à contenu aseptique [1].

a) **Ouverture et fixation à la paroi (Marsupialisation)** (*abcès, kystes suppurés, quelques kystes aseptiques*). — Nous supposerons le kyste suppuré ou l'abcès non adhérent à la paroi, les adhérences larges rendant inutiles toutes les précautions que nous indiquons.

La poche a été mise à découvert par une des incisions déjà décrites.

Il faut éviter, en ouvrant la poche suppurée, de contaminer le péritoine environnant. Si la saillie de la poche est nette et les tissus suffisamment résistants, on commencera par fixer au pourtour de l'incision la partie de la poche qui l'avoisine, par des points qui ne pénètrent pas dans la cavité et qui ferment toute ouverture péritonéale. Il suffira ensuite de vider la plus grande partie du contenu avec un gros trocart, pour éviter d'inonder de pus les lèvres de la plaie, puis d'inciser dans toute l'étendue découverte, d'achever l'évacuation du contenu (pus, vésicules filles, débris de la membrane fertile), et d'assécher avec des compresses sèches les parois de la poche. On fixera enfin les bords de l'incision aux lèvres de la plaie par quelques points, et on placera de gros drains dans la cavité.

Si l'abcès est profondément situé dans le foie, si le tissu hépatique très friable se déchire sous l'aiguille, la *fixation première* n'est pas réalisable, et il faut ouvrir d'abord, pour fixer ensuite. On glissera alors, entre le foie et la paroi, des compresses stériles abondantes, recouvrant aussi les lèvres de la plaie pariétale, pour protéger le tout contre l'issue du liquide ; on ponctionnera la poche pour la vider autant que possible, et on agrandira ensuite l'ouverture, au bistouri si la poche est superficielle, au doigt s'il s'agit d'un abcès intra-hépatique. C'est alors que, retirant les compresses protectrices et essuyant le pourtour de l'incision, on suturera les bords de l'ouverture du kyste ou de l'abcès à toute l'épaisseur des lèvres de la plaie pariétale.

[1] Voy. Thérapeutique chirurgicale, RICARD et LAUNAY, 1903, p. 583.

Il ne reste qu'à assécher les parois de la cavité, à drainer largement et à recouvrir d'un pansement abondamment ouaté.

S'il s'agissait d'un kyste hydatique non infecté, il faudrait prendre, contre l'inoculation des germes, les mêmes précautions que pour la réduction sans drainage.

b) **Réduction sans drainage** (THORTON, BILLROTH, PIERRE DELBET) (*kystes aseptiques*). — Le kyste ayant été découvert par l'incision pariétale, avant de l'ouvrir pour en évacuer le contenu, il est bon de se mettre en garde contre l'inoculation possible d'embryons hydatiques dans le péritoine ou dans la paroi abdominale.

Or l'élément reproducteur est non seulement constitué par les vésicules filles [1], mais encore par les capsules proligères et les scolex, éléments microscopiques contenus dans le liquide et répandus sur toute la surface interne de la membrane germinative. L'essuyage et même le lavage, après ouverture du kyste et écoulement du liquide, ne peuvent supprimer tous les éléments fertiles ; aussi, comme l'indique DÉVÉ, est-il plus prudent de les détruire avant d'ouvrir la poche kystique.

Pour détruire la fertilité de ces germes, il suffit, d'après les expériences de DÉVÉ, avant d'ouvrir le kyste mis à découvert, et environné de compresses, de ponctionner la poche avec un trocart aspirateur, d'en évacuer le contenu liquide, et, par le même trocart d'injecter dans la cavité un liquide parasiticide qu'on laissera en contact avec le kyste pendant cinq minutes. Le liquide tœnicide est une solution de sublimé à 1 pour 1 000 (liqueur de Van Swieten), ou de formol à 1 pour 200.

On évacue enfin le liquide injecté, et, retirant le trocart, on ouvre le kyste et le vide des vésicules filles qu'il peut contenir.

Pour réduire le kyste, sans le drainer, *il faut en outre enlever complètement la vésicule mere.* Celle-ci se détache d'habitude très facilement et peut être enlevée en une ou plusieurs pièces,

---

[1] DÉVÉ. Thèse de Paris, 1901, et *Revue de chirurgie*, 1902, n° 10, p. 534.

elle n'adhère pas à la membrane fibreuse adventice, qui reste en place.

On examine alors l'intérieur de la poche, on l'assèche avec des tampons stérilisés, sans faire de grattage ni de curettage des parois. On recherche s'il n'existe pas une poche voisine qu'on ouvrirait dans la première en réséquant la cloison. S'il existe une fistule biliaire, on cherche à en découvrir l'orifice pour la suturer si possible. Sinon, la marsupialisation de la poche devient nécessaire.

La vésicule mère extirpée, la membrane adventice asséchée et nettoyée, les compresses protectrices changées, on peut choisir entre trois procédés opératoires[1] : la réduction sans suture, la réduction avec suture simple, la réduction avec capitonnage et suture.

Réduction sans suture. — Ce procédé n'est applicable qu'à de très petits kystes. La cavité vidée est laissée ouverte et réduite dans l'abdomen. L'incision pariétale est ensuite refermée comme d'habitude.

Réduction avec suture simple. — Les parois souples du kyste s'accolant d'elles-mêmes sous l'influence de la pression des organes voisins, il suffit de fermer l'incision pratiquée dans la paroi du kyste et de réduire. La suture doit être hermétique, et si la souplesse des parois le permet, il est bon de rentrer en dedans les bords de l'incision pour accoler les lèvres de la plaie par leur face externe (fig. 661). Un surjet de catgut, renforcé au besoin par quelques points séparés,

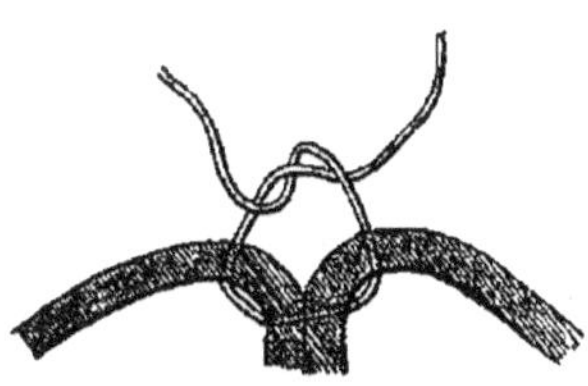

Fig. 661.

Suture de la poche du kyste hydatique.

suffit à rendre cette fermeture hermétique. Il est inutile de fixer à la paroi abdominale la poche ainsi vidée et refermée.

[1] Pour les indications voir : Thérapeutique chirurgicale, RICARD et LAUNAY, 1903, p. 583.

Réduction avec capitonnage et suture. — « Le capitonnage consiste à accoler les deux parois par des fils de catgut
passés dans leur épaisseur. Avec une aiguille à pédale coudée
et très courbe je passe un gros catgut dans l'une des deux parois.
Ce fil entre et sort par la face interne, embrochant une épaisseur
de tissu suffisante pour que ce point d'appui soit solide. Il n'est
pas nécessaire que cette épaisseur soit considérable, car la
membrane adventice est résistante ; quelques millimètres suffisent : en revanche je m'applique à ce que l'aiguille chemine
longuement dans la paroi même, de façon que l'orifice d'entrée
et l'orifice de sortie soient éloignés de 1 centimètre et demi à
2 centimètres et même davantage. Je passe ensuite le même fil
de la même façon au point symétrique de la paroi opposée. Les
deux chefs du fil sont saisis dans des pinces. Il ne faut pas faire
le nœud immédiatement. car il deviendrait alors presque impossible de passer les autres fils.

« Je place ainsi deux, trois ou quatre fils en commençant par les
plus profonds. Grâce au long cheminement de chaque fil dans la
paroi, on arrive à supprimer la cavité d'un kyste considérable
avec un petit nombre de points. Je ne cherche pas du reste à
obtenir une suppression totale de la cavité, ni à affronter les
deux parois opposées dans toute leur étendue. Il importe assez
peu qu'il reste par places quelques millimètres entre les deux
parois (Piere Delbet). »

L'incision de la membrane adventice est ensuite refermée
comme dans le procédé précédent, par un simple surjet ou en
renversant les bords si cela est possible ; et la paroi abdominale
est recousue.

B. — VOIES BILIAIRES

Cholécystotomie. — La cholécystotomie est l'ouverture de
la vésicule biliaire, elle fait partie des temps opératoires de la
cholécystostomie et des autres opérations sur la vésicule ; mais
elle peut être pratiquée dans le but d'extraire un calcul vésiculaire, puis être suivie de fermeture de la vésicule. Elle constitue
alors une opération particulière, la *cholécystotomie idéale*, ou

cholécystendyse, qui peut ou non s'accompagner de résection partielle des parois de la vésicule.

Une laparotomie verticale latérale[1], sur le bord externe du muscle droit du côté droit, conduit directement sur la vésicule biliaire.

L'*exploration extérieure* des voies biliaires est pratiquée comme nous l'indiquons plus loin[2], afin de s'assurer de la perméabilité des conduits.

La vésicule est alors isolée de l'abdomen par des compresses aseptiques disposées en tous sens, et on l'ouvre sur son fond, par une incision suffisante pour permettre l'exploration intérieure, et dont les dimensions varient avec celles de la vésicule.

On extrait les calculs avec une pince ou une curette, on explore avec soin toutes les parois, on recherche s'il existe des diverticules pouvant contenir des calculs, et on termine l'*exploration intérieure* par le cathétérisme des voies biliaires[3], s'il est pratiquable.

Ces examens ayant fait décider la cholécystotomie idéale, on referme simplement l'incision de la vésicule, ou on pratique une *cholécystectomie partielle* si le fond de la vésicule paraît seul malade. Cette excision est faite aux ciseaux, et la plaie créée est refermée.

Avant de fermer la plaie vésiculaire, on assèche et nettoie les parois de la vésicule, et on change les compresses protectrices.

La plaie de la vésicule est enfin oblitérée par une suture semblable aux sutures intestinales[4], et comprenant soit un plan muco-muqueux recouvert d'un plan séro-musculaire à la Lembert; soit un premier plan total, enfoui sous un plan séro-musculaire.

On rejette ordinairement la pratique qui consiste à fixer à la paroi le fond suturé de la vésicule, à pratiquer une *cholécysto-*

---

[1] Voy. p. 4, t. II.

[2] Voy. p. 207. t. II.

[3] Voy. p. 196. t. II.

[4] Voy. p. 116, t. II.

pexie, à cause des adhérences que crée cette fixation et des douleurs qui en peuvent résulter.

Il est prudent de placer, dans la suture de la paroi abdominale, un drain qu'on ne laissera que peu de temps en place si les suites sont normales.

Cholécystotomie. — L'incision est encore une laparatomie latérale, verticale, à laquelle on peut adjoindre, si cela devient nécessaire, une incision horizontale.

Le péritoine ouvert, les voies biliaires apparaissent libres ou facilement libérables, ou bien englobées dans des adhérences importantes avec tous les organes environnants.

Si aucun signe de rétention biliaire n'existe et si la destruction des adhérences apparaît comme très pénible, il est préférable de se contenter de dégager le fond de la vésicule, de la ponctionner pour en évacuer le contenu, et de fixer l'ouverture agrandie à la paroi.

Si les adhérences peuvent être détruites, mieux vaut pratiquer l'exploration extérieure des voies biliaires profondes, comme nous l'indiquerons plus loin[1].

L'exploration pratiquée et faisant conclure à la cholécystotomie, la vésicule est assez longue pour être amenée jusqu'à la paroi, où elle est rétractée et trop courte.

α. *Vésicule longue*. — Le but de l'opération est de fixer à la paroi la vésicule ouverte, après y avoir pratiqué les manœuvres nécessaires.

La fixation de la vésicule à la paroi peut se faire avant l'ouverture, par des sutures séro-séreuses non perforantes pour la vésicule; mais l'orifice vésiculaire ainsi obtenu permet difficilement l'exploration de la vésicule et le cathétérisme des voies profondes.

La fixation suit au contraire l'ouverture dans la plupart des cas. La vésicule bien isolée est ouverte au niveau de son fond, vidée au préalable par une ponction de son contenu liquide si

---

[1] Voy. p. 207, t. II.

celui-ci est abondant. Les calculs, la boue biliaire sont extraits de la cavité, et l'exploration intérieure commence.

D'abord les parois de la vésicule sont examinées avec soin, puis on essaie le *cathétérisme des voies biliaires* [1], sans trop espérer de ce mode d'exploration extrêmement variable dans ses résultats. On cherche d'abord à voir l'ouverture du canal cystique, en ouvrant largement la vésicule, et on y fait pénétrer une fine bougie en gomme, des numéros 4, 5 ou 6 de la filière Charrière, dont l'extrémité peut être tordue comme pour les rétrécissements de l'urètre. L'obstacle qui s'oppose souvent au passage du cathéter est constitué par les coudures et les valvules spiroïdes, du canal cystique (fig. 662), et cet obstacle rend souvent le cathétérisme impossible, malgré la dilatation des canaux fréquente dans les cas pathologiques pour lesquels on intervient. En tous cas on ne peut formuler de règles pour l'exécution de ce cathétérisme, si ce n'est d'agir avec une douceur et une prudence extrêmes. Si la bougie passe facilement, l'indication est suffisante ; si elle bute il faut s'arrêter immédiatement sans insister, et aller avec le doigt reconnaître, par le palper extérieur

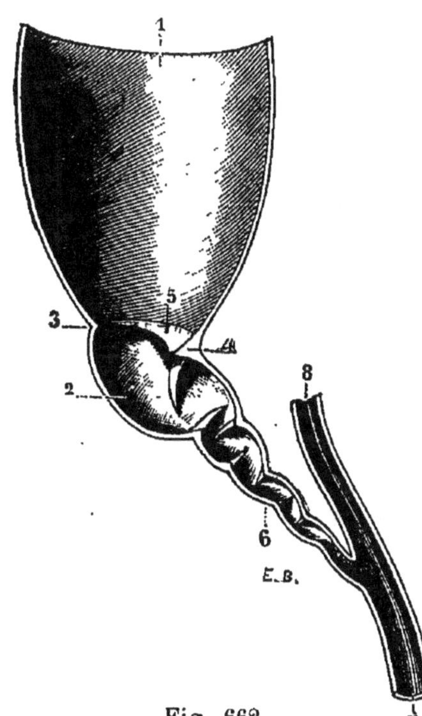

Fig. 662.

Les voies biliaires extra-hépatiques. Coupe (TESTUT).

1, vésicule biliaire. — 2, bassinet. — 4, promontoire. — 6, canal cystique. — 7, canal cholédoque. — 8, canal hépatique.

---

[1] TERRIER et DALLY. Cathétérisme des voies biliaires: *Revue de chirurgie*, 1891, p. 648.

des canaux. la nature de l'obstacle. Si ces examens montrent l'existence d'un calcul dans le canal cystique ou dans le cholédoque, le refoulement du calcul vers la vésicule étant d'abord essayé et ayant échoué, l'opération doit être complétée par une cysticotomie ou une cholédocotomie que nous verrons plus loin. Il ne faut pas chercher à écraser le calcul à travers les parois du canal, à cause des lésions graves que l'on peut produire ainsi sur ces parois.

C'est alors le moment de fixer à la paroi abdominale l'incision de la vésicule. On entoure l'orifice vésiculaire à quelque distance de ses bords d'une couronne de points simples, ou en U, ou d'un surjet, ne prenant sur la vésicule que le péritoine et la musculeuse, sans la muqueuse, et sur la paroi abdominale le péritoine et une partie du plan musculo-aponévrotique, sans la peau. Un gros drain est placé dans la vésicule, et si des manœuvres un peu longues le rendent nécessaire, un se-

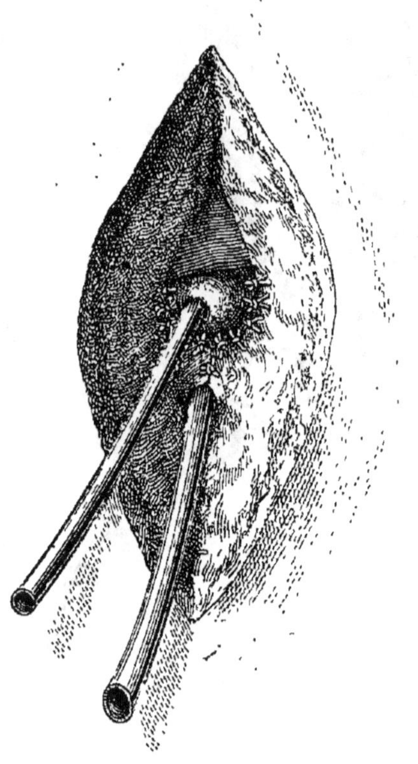

Fig. 663.

Cholécystotomie. Drain dans les vésicules. Drain sous la face inférieure du foie (Schwartz).

cond drain est placé dans le péritoine, sous la vésicule et sous le foie (fig. 663). La paroi abdominale est refermée comme d'ordinaire, en laissant l'espace nécessaire au passage des drains.

β. *Vésicule rétractée.* — Dans certains cas, la vésicule biliaire rétractée ne peut être amenée au contact de la paroi abdominale, et sa fixation est impossible. Si la cholécystectomie est

impraticable ou contre-indiquée, il faut s'efforcer de créer un
canal intermédiaire entre l'orifice vésiculaire et la plaie pariétale, séparé de la cavité
péritonéale.

On commence par placer
un drain dans l'orifice de
la vésicule, ou au moins à
son contact, et on l'entoure
de mèches de gaze le séparant des organes environ-
nants.

Puis il faut s'ingénier à
isoler ce conduit de la cavité péritonéale en créant
une loge autour de lui à
l'aide du grand épiploon,
du péritoine pariétal en
partie décollé.

POPPERT[1] introduit dans
l'orifice de la vésicule un

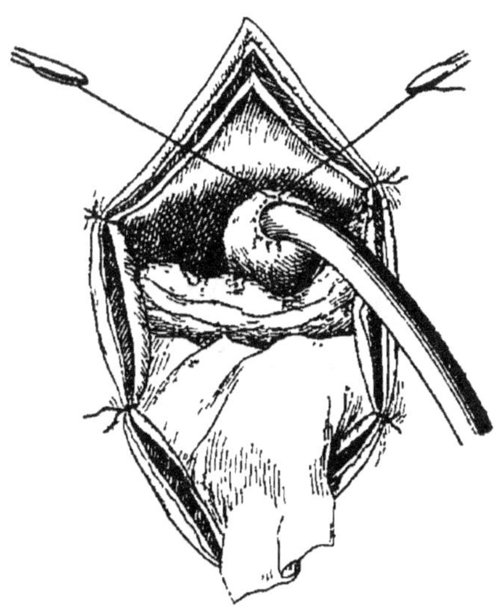

Fig. 664.
Drainage de Poppert (d'après LEJARS).

drain non perforé latéralement, et le fixe par une suture en bourse
placée sur le bord de cet orifice et serrée sur le tube (fig. 664).

Cholécysto-anastomoses. — L'anastomose de la vésicule
biliaire avec une partie du tube digestif est faite pour ramener dans l'intestin la bile arrêtée au niveau du canal cholédoque par un obstacle qu'on ne peut lever. La distension de
la vésicule, observée dans ces cas, rend possible l'anastomose.

Si la première portion du *duodénum* est libre et mobile, c'est
elle qu'on doit choisir pour créer la communication ; si des adhérences s'y opposent on choisira une anse élevée du *jejunum*.
Mais on écartera toute anastomose avec le gros intestin, cette
colostomie biliaire menant la bile trop loin dans le tube digestif et exposant plus que les autres anastomoses aux infections
ascendantes.

---

[1] POPPERT, *Deutsche med. Wochenschr.*, 14 décembre 1899.

Si la *cholécystentérostomie* proprement dite n'est pas praticable, on créera une anastomose avec l'estomac, une *cholécysto-gastrostomie*.

L'incision pariétale est ici une laparotomie médiane sus-ombilicale, non seulement parce que l'anastomose est plus facile par cette voie, mais aussi parce que l'exploration préliminaire des voies biliaires profondes, qui conduit à l'entérostomie, se fait plus facilement par une incision médiane que par une latérale.

Le point d'anastomose choisi, en recherchant le duodénum par continuité avec le pylore, et le jéjunum comme nous l'avons dit déjà[1], l'anastomose s'exécute comme une gastro-entérostomie[2], par les sutures ou des boutons anastomotiques de petit calibre, et d'après les mêmes principes. Si la vésicule est remplie de liquide, il est prudent de commencer par la vider à l'aide d'une ponction, fermant ensuite par une pince l'orifice du trocart, par lequel on fera passer l'incision de l'anastomose,

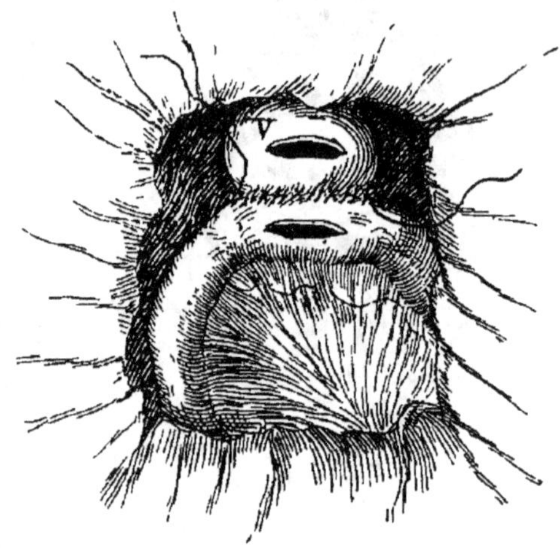

Fig. 665.

Cholécystentérostomie. Disposition des orifices. Premier surjet séro-séreux.

Nous ne ferons donc que rappeler ici que, pour le procédé des sutures (*procédé de Colzi*), les deux organes étant maintenus au contact par des pinces à fines griffes, on les réunit par un premier surjet séro-séreux, plus long que l'orifice futur (fig. 665) ; puis, tout étant bien protégé par des compresses, on ouvre les deux viscères, et fait le surjet circulaire total (fig. 666 et 667), pour enfin finir la moitié antérieure du surjet séro-séreux.

---

[1] Voy. p. 95, t. II.

[2] Voy. *Gastro-anastomoses*, p. 86, t. II.

Cholécystectomie. — L'extirpation de la vésicule est *primitive* lorsque la vésicule n'a pas été ouverte par une opération antérieure, elle est *secondaire* lorsqu'elle s'applique à une vési-

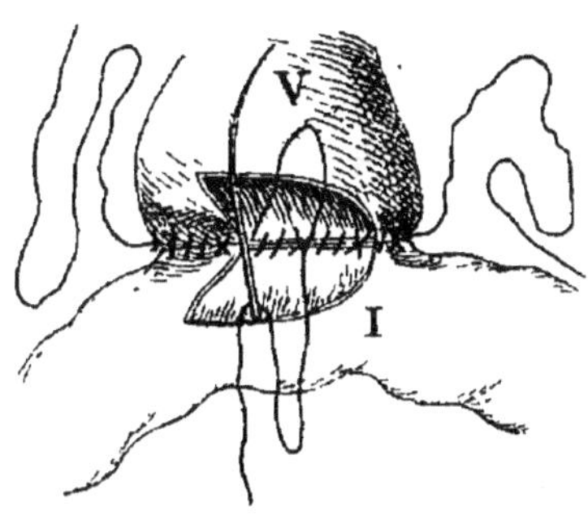

Fig. 666.

Cholécystentérostomie. Suture des orifices (J.-L. Faure).

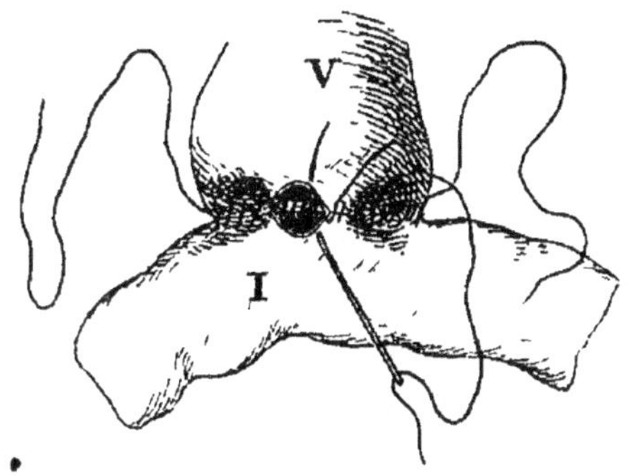

Fig. 667.

Cholécystentérostomie. Fin du surjet total (J.-L. Faure).

cule ouverte à la paroi abdominale par une cholécystostomie antérieure.

a) Vésicule biliaire fermée. — L'incision employée peut être une laparotomie médiane ; c'est ordinairement une incision latérale, sur le bord externe du muscle droit, qui conduit plus directement sur la vésicule.

Les anses intestinales étant isolées, dans l'angle inférieur de la plaie, par une compresse aseptique, la vésicule apparaît sous le bord antérieur du foie, libre ou adhérente aux organes voisins, distendue par du liquide ou rétractée et petite.

Si la vésicule est libre, l'*exploration des voies biliaires profondes* [1] doit compléter immédiatement les renseignements donnés par l'examen fonctionnel sur leur perméabilité, condition indispensable à la suppression de la vésicule biliaire.

Si la vésicule est adhérente, il faut commencer par libérer sa face inférieure, et ce peut être un temps opératoire extrêmement pénible. On peut ainsi, libérant l'épiploon, le côlon transverse, le duodénum, l'estomac, rompre une fistule cholécysto-entérique,

[1] Voy. p. 207, t. II.

provoquer une perforation intestinale qu'il faut oblitérer immédiatement, ouvrir de petits abcès enkystés au milieu des adhérences. Il faut donc agir avec prudence, lentement, en protégeant avec le plus grand soin le péritoine environnant.

La vésicule libérée en bas, on la détache de la face inférieure du foie. Cette libération est facile lorsque, par exception, il existe un méso-péritonéal que l'on sectionne entre deux pinces. Le plus souvent la vésicule est collée au foie, et pour l'en détacher, il faut se garder de pénétrer dans le tissu hépatique qui saigne et se déchire.

Si la vésicule est très distendue par du liquide, on la vide d'abord par une ponction, dont on oblitère l'orifice avec une pince.

Coupant prudemment, avec la pointe du bistouri, le péritoine qui se réfléchit entre le foie et la vésicule, pendant que l'aide relève le bord du foie, on cherche ensuite, avec le doigt ou une sonde cannelée, un plan de clivage qui permet de détacher la vésicule jusqu'au sommet (fig. 668).

La vésicule est libérée et détachée jusqu'à son col. L'examen du canal cystique et du canal cholédoque est alors complété s'il en est besoin, et, avant de lier le canal cystique pour extirper la vésicule, on ouvrira celle-ci, pour en évacuer le contenu, attirant autant que possible la poche hors de la plaie, entre des compresses. Cette ouverture a souvent du reste été déjà faite au début, avant qu'on ait décidé la cholécystectomie.

On s'assure qu'il n'existe aucun calcul enclavé dans le cystique, faisant sortir par expression avec les doigts ceux qui s'y pourraient trouver, ou au besoin pratiquant une cysticotomie.

La cholécystectomie peut ainsi être associée à des opérations sur les voies profondes, cysticotomie, incision de proche en proche, cholédocotomie.

La perméabilité du canal cholédoque étant bien établie, tout calcul extirpé, on isole le canal cystique pour le lier. Si un calcul y est enclavé, la ligature sera évidemment posée au delà.

La ligature, faite avec un catgut solide, doit être posée avec grand soin ; le fil est conservé long. Le canal cystique est coupé à une certaine distance du fil, le moignon maintenu par ce fil.

On s'assure que l'artère cystique, liée avec le moignon pendant les manœuvres de libération, ne saigne pas. On brûle au thermocautère la surface de section du moignon et on coupe le fil de la ligature.

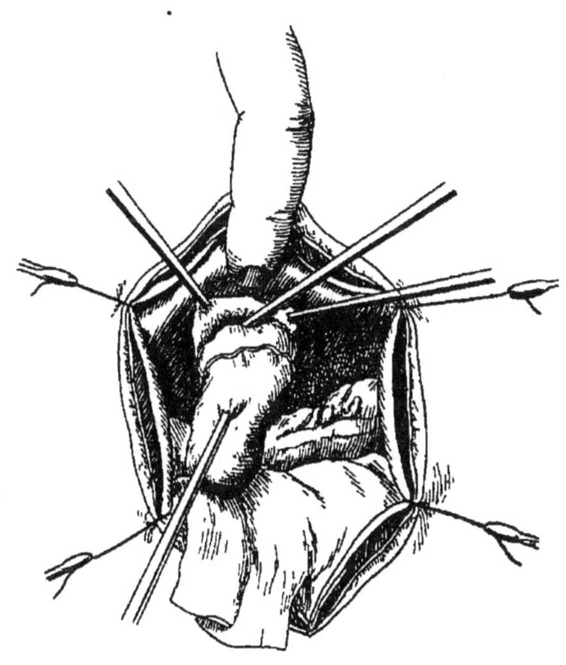

Fig. 668.
Cholécystectomie. Décollement de la vésicule (d'après LEJARS).

Il est prudent de toujours placer, au contact du moignon, un drain séparé des organes sous-jacents par une lamelle de gaze. Puis on referme la paroi abdominale.

b) *Vésicule ouverte à la peau.* — L'existence d'une fistule biliaire cutanée augmente les chances d'infection et nécessite quelques précautions. Avant de nettoyer la paroi définitivement, on brûle au thermocautère l'orifice fistuleux, on touche à la teinture d'iode la peau environnante, et on oblitère autant que possible l'orifice avec une pince de Kocher.

La paroi nettoyée, on circonscrit l'orifice par une incision passant à un centimètre de lui au moins, et prolongée au-dessus et au-dessous autant qu'il est nécessaire pour aborder au niveau du péritoine dépourvu d'adhérences. La collerette de peau laissée autour de l'orifice sera extirpée avec la vésicule.

, A partir de ce moment l'opération suit les mêmes phases que précédemment.

Suites opératoires. — Il n'est pas rare que, dans les jours suivants, un écoulement de bile se fasse par le drain. Cet écoulement se tarit spontanément au bout d'un temps variable.

Si aucun écoulement ne se produit, on enlève la mèche de gaze le troisième jour, et le drain après cinq ou six jours.

Si une fistule biliaire s'établit, la mèche est laissée en place quatre ou cinq jours, et le drain raccourci peu à peu, jusqu'à cessation de l'écoulement.

Cysticotomie. — L'incision du canal cystique dans le but d'extraire un calcul enclavé, après qu'on a exploré complètement les voies biliaires, peut être faite directement, sans incision préalable de la vésicule, ou au contraire compléter une cholécystotomie.

Cysticotomie directe (LINDNER, KEHR). — L'exploration des voies biliaires ayant fait découvrir un calcul dans le canal cystique, et ce calcul ne pouvant être refoulé vers la vésicule, on relève le foie et protège toute la cavité péritonéale de compresses superposées.

Puis on incise directement sur le calcul senti, dans le sens du canal, et on extrait le corps étranger.

On peut alors suturer l'incision du canal cystique, par un (LINDNER) ou deux plans (KEHR), en surjets ou en points séparés. Mais il est prudent, non seulement de placer un drain au contact de la suture, mais de créer sur le fond de la vésicule une petite fistule cutanée qui s'oblitérera dans la suite, mais préviendra la distension du canal.

Si la vésicule est trop courte pour être amenée à la paroi, on se contentera de placer un drain contre la suture, le séparant des organes sous-jacents par une lamelle de gaze, et on protégera le péritoine par l'épiploon, comme nous l'avons dit à propos de la cholécystotomie [1].

Enfin, si les parois trop friables ou la situation trop profonde du canal ne permettent pas la suture, on se contentera du drainage et du tamponnement.

Cysticotomie par incision de proche en proche (KüSTER, H. DELAGÉNIÈRE). — L'exploration des voies biliaires étant faite et le péritoine protégé comme à l'ordinaire, la vésicule vidée par ponction si elle est distendue, on commence par une cholécystotomie du fond de la vésicule.

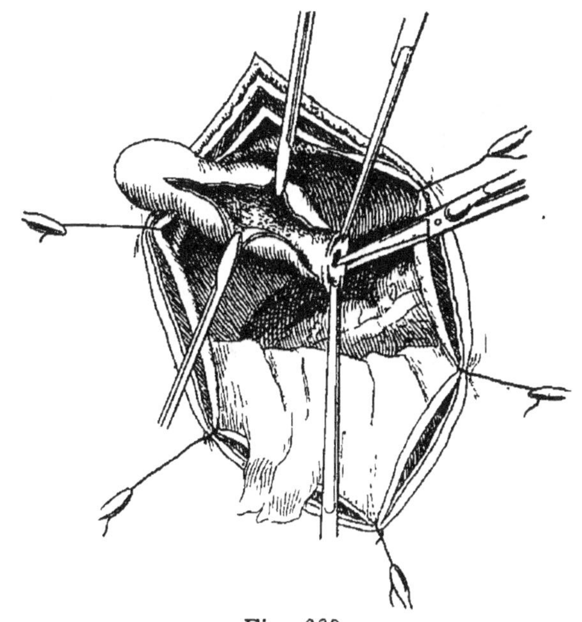

Fig. 669.

Cysticotomie de proche en proche (d'après LEJARS).

La ponction et l'incision première ont du reste pu porter sur le canal cystique distendu, alors que la vésicule était atrophiée (H. DELAGÉNIÈRE).

L'incision de la vésicule, repérée par deux pinces (fig. 669),

[1] Voy. p. 197, t. II.

est prolongée en haut et en dedans, le long de son bord gauche. A mesure que l'incision avance, on déplace progressivement les pinces qui en attirent les lèvres. Les calculs sont enlevés à mesure qu'ils se présentent. L'incision est continuée sur le col de la vésicule et sur le canal cystique, le long de sa face inférieure, toujours repérée par deux pinces à griffes, jusqu'à ce qu'on arrive au calcul du cystique (fig. 670).

Le calcul extrait, la liberté du cholédoque reconnue par le

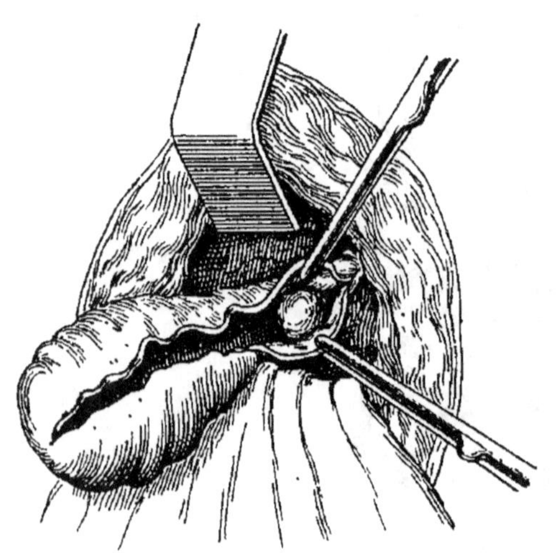

Fig. 670.
Incision des voies biliaires de proche en proche (H. DELAGENIÈRE).

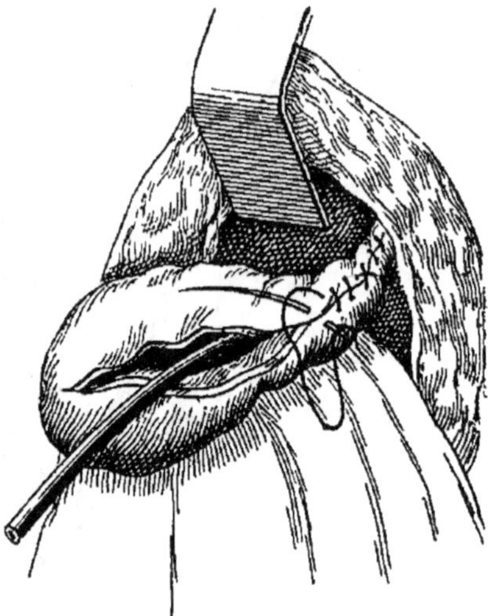

Fig. 671.
Suture des voies biliaires. Drainage (H. DELAGENIÈRE).

palper et le cathétérisme devenu plus facile, on change les compresses et commence les sutures des voies biliaires. H. DELAGÉNIÈRE recommande la suture en surjet à un seul plan, prenant toute l'épaisseur des tuniques sans la muqueuse, et arrêté tous les deux ou trois points. Une sonde molle (n° 10 à 12) est d'abord placée dans la lumière du canal (fig. 671).

Lorsqu'on approche du fond de la vésicule, ou termine le surjet en laissant une ouverture suffisante pour assurer le drainage et on retire la sonde.

L'abouchement de la vésicule à la paroi se fait comme nous

l'avons dit; ou, selon la pratique de H. DELAGENIÈRE, à travers une boutonnière du muscle droit (*cholécystostomie trans-musculaire*). On fixe d'abord la vésicule au péritoine par une suture séro-séreuse, puis faisant passer le fond de la vésicule à travers la boutonnière musculaire, on suture le pourtour de l'orifice (sauf la muqueuse) à la lame superficielle de la gaine du muscle droit[1].

Cholédocotomie. — L'ouverture du canal cholédoque est toujours précédée d'une exploration des voies biliaires dans toute leur étendue, le diagnostic du siége et de la cause de l'obstruction étant toujours assez peu précis. Aussi l'incision employée est-elle toujours une laparotomie antérieure, latérale ou médiane, plutôt médiane si l'on opère d'emblée pour une obstruction du cholédoque.

Aussi ne ferons-nous que signaler la *voie lombaire* (TUFFIER[2]) qui peut conduire sur la portion duodénale et intra-pancréatique du canal cholédoque sans ouvrir le péritoine, mais au prix de difficultés considérables et en excluant toute exploration des voies biliaires supérieures. Il faut, en effet, pénétrant par l'incision ordinaire des opérations sur le rein, relever l'extrémité inférieure du rein droit, écarter en dehors la deuxième portion du duodénum, en dedans la veine cave inférieure, pour, au fond d'un trou profond, sentir (TUFFIER) ou mieux voir (POIRIER) le canal cholédoque.

Par la laparotomie antérieure, on peut, comme pour la cysticotomie, pratiquer une cholédocotomie directe, associée ou non à d'autres opérations sur les voies biliaires, ou faire de proche en proche l'incision complète des voies biliaires.

a) ***Exploration des voies biliaires.*** — L'exploration doit commencer par la recherche de la vésicule biliaire, et

---

[1] H. DELAGENIÈRE. Cholécystotomie temporaire trans-musculaire. Congrès de chirurgie, 1895, p. 493.

[2] TUFFIER, POIRIER. *Bulletin de la Société de chirurgie*, 1895, p. 399.

l'examen de celle-ci et du canal cystique. Si la vésicule rétractée, invisible, est difficilement reconnaissable, et qu'on opère pour une obstruction nette du canal cholédoque, on pourra cependant rechercher ce dernier en suivant le pylore et la première portion du duodénum, pour arriver à l'angle duodénal et au

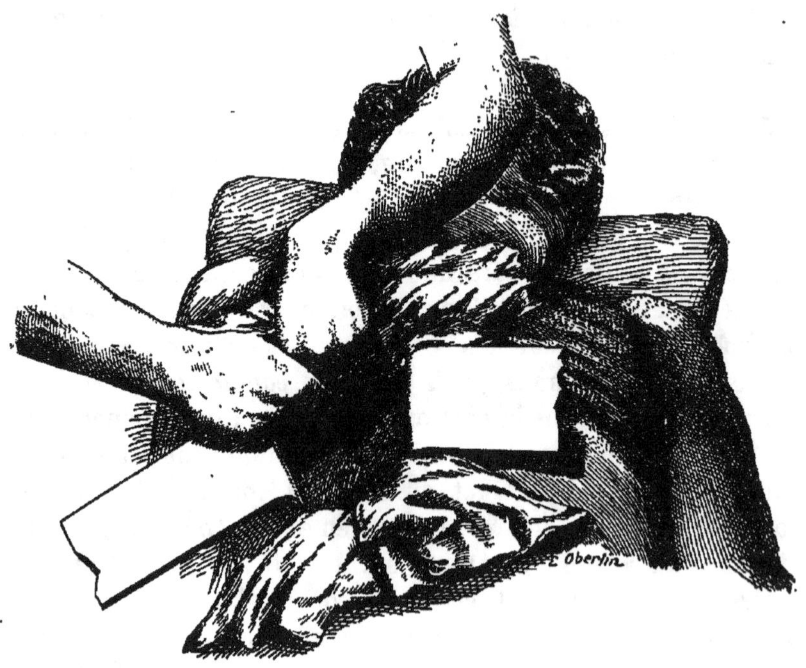

Fig. 672.
Exploration de la face inférieure du foie. Procédé de Kehr.

bord libre de l'épiploon gastro-hépatique, à l'hiatus de Winslow.

Si des adhérences arrêtent l'opérateur dès le début de ces recherches, il faut commencer par les détruire comme nous l'avons déjà indiqué[1].

L'examen de la vésicule, du canal cystique et de la portion sus-duodénale du canal cholédoque peut se faire en conservant la position ordinaire, sur le côté de l'opéré, et faisant relever le foie par un aide. Ou bien, comme l'indique KEHR (fig. 672), on

[1] Voy. p. 200, t. II.

tourne le dos à la tête de l'opéré, on relève soi-même de la main
gauche le foie, pendant qu'on explore de la main droite la face
inférieure de l'organe, qu'on introduit l'index dans l'hiatus de

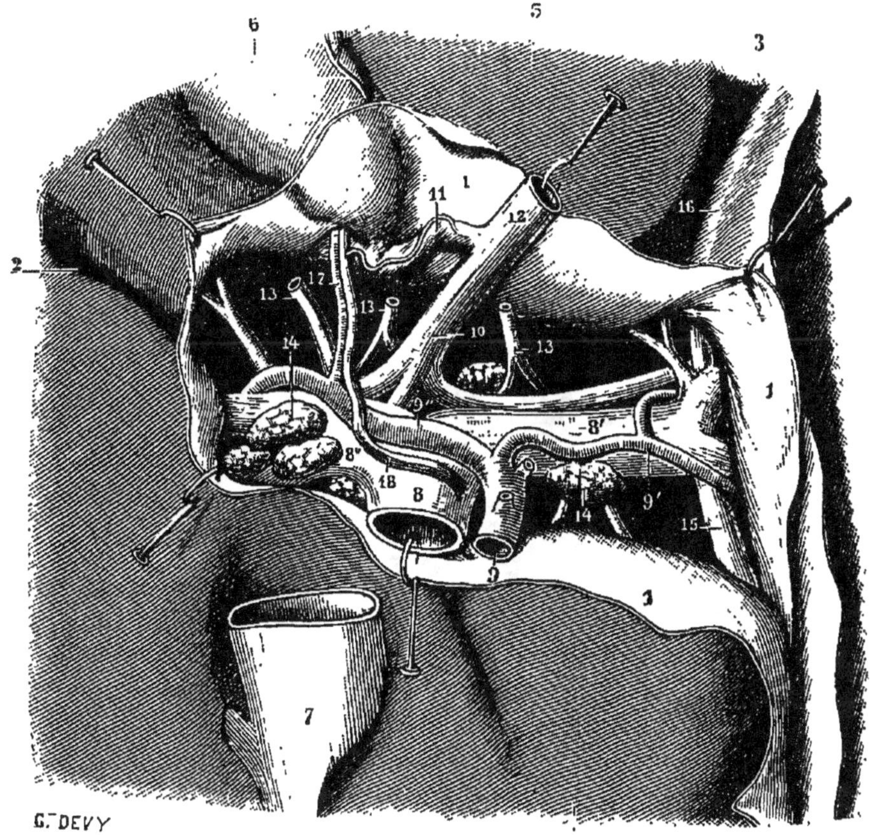

Fig. 673.

Le hile du foie (TESTUT).

1, 1, épiploon gastro-hépatique. — 6, vésicule biliaire. — 7, veine cave inférieure.
— 8, veine porte. — 9, artère hépatique. — 10, canal hépatique. — 11, canal cystique. — 12, canal cholédoque.

Winslow, explore le bord de l'épiploon gastro-hépatique, et
remonte le long du cystique vers la vésicule (fig. 673) [1].

[1] Le soulèvement des lombes par un coussin plus ou moins épais,
soulevant l'extrémité inférieure du thorax et abaissant fortement
les épaules, facilite cette exploration profonde.

Si les voies biliaires profondes sont libres ou facilement libérables, l'exploration méthodique peut en être faite[1] de la façon suivante ; considérant, avec Quénu, le canal composé de trois por-

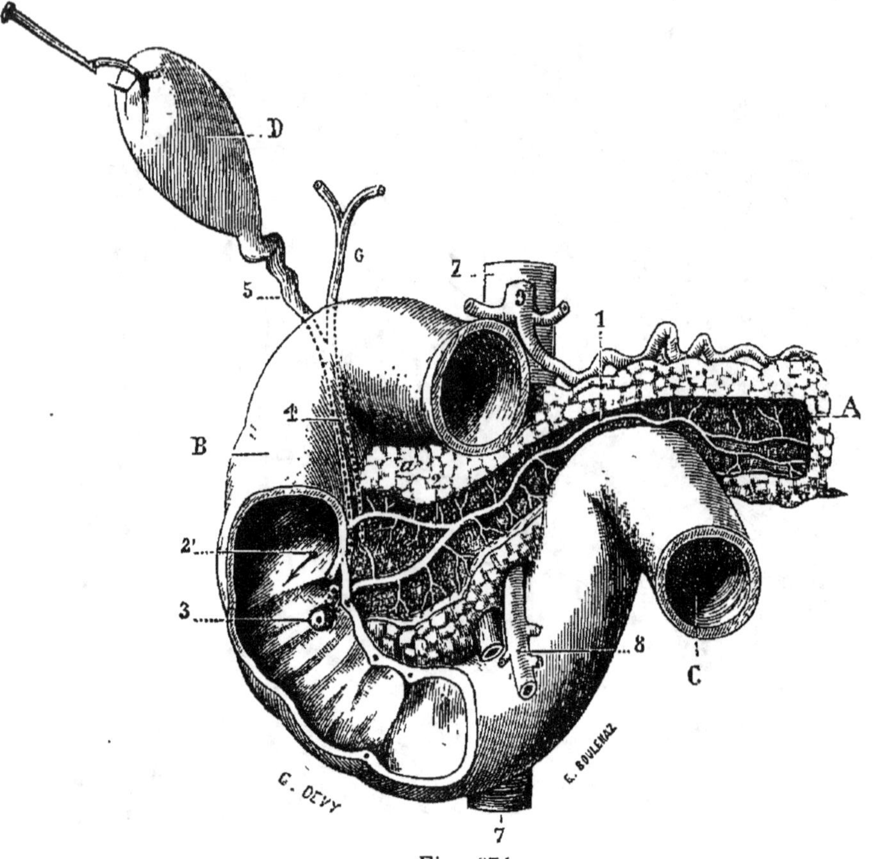

Fig. 674.
Voies biliaires extra-hépatiques (Testut).

A, a, pancréas. — B, duodénum. — D, vésicule biliaire. — 3, ampoule de Vater. 4, canal cholédoque. — 5, canal cystique. — 6, canal hépatique. — 8, artère et veine mésentérique supérieure. — 2.2' Canal pancréatique accessoire,

tions (fig. 674) : une sus-duodénale, située dans l'épaisseur du petit épiploon, en avant de l'hiatus de Winslow[2] ; une rétro-duodé-

[1] Terrier. *Revue de chirurgie*, novembre 1892. — Quénu. *Bulletins de la Société de chirurgie*, 1895, p. 326 et *Revue de chirurgie*, juillet 1895. — Michaux. *Bulletins de la Société de chirurgie*, 1895, p. 356.

[2] Cette portion sus-duodénale n'existerait pas, d'après Wiart

12.

nale située derrière la première portion du duodénum, et une pancréatique ou sous-duodénale. Parvenu au niveau de l'hiatus de Winslow, soit en suivant la vésicule biliaire, soit en suivant le pylore et le duodénum, on introduit l'index gauche dans l'hiatus et on l'abaisse le plus possible. Pendant ce temps l'index droit s'applique sur la face antérieure de l'épiploon gastro-hépatique et suit son bord droit, explorant avec netteté toute la *portion sus-duodénale*. Pour explorer les *portions rétro-duodénale et pancréatique*, l'index gauche déprime le plus possible en arrière et à droite, la portion verticale du duodénum, tandis que le pouce gauche ou l'index droit appuie successivement sur l'index postérieur, la première portion du duodénum et la tête du pancréas.

La sensation d'un corps dur peut n'être pas assez nette pour indiquer sûrement la présence d'un calcul, il est possible que ce ne soit qu'un ganglion, une induration pancréatique. On peut, pour s'en assurer, ponctionner la partie dure avec une fine aiguille (TERRIER), ou, comme le conseille QUÉNU, inciser l'induration et en vérifier la nature.

Si des adhérences masquent complètement la disposition anatomique, fermant l'hiatus de Winslow, si d'autre part la vésicule est très atrophiée, il peut être difficile de se repérer. QUÉNU note que, chez quelques sujets, le cholédoque est à peu près dans le plan oblique du sillon de la veine ombilicale. TERRIER put se servir de la présence de ganglions sous le foie, vers le col de la vésicule biliaire, pour trouver le cordon formé par le cholédoque.

*b) **Cholédocotomie directe***. — L'existence et le siège d'un calcul reconnus, l'opération consiste à inciser le canal cholédoque, dans le sens de sa longueur, directement sur le calcul, et suffisamment pour pouvoir l'extraire ; puis à s'assurer de la perméabilité du reste du canal ; pour enfin, suturant ou non cette incision, drainer et fermer l'abdomen.

(Thèse de Paris, 1899) : en tant que canal unique, mais serait constituée dans la majorité des cas par le canal cystique et le canal hépatique accolés, non encore fusionnés.

L'incision présente des difficultés spéciales en rapport avec le siège du calcul. et nous étudierons successivement la cholédocotomie dans les portions sus-duodénale, rétro-duodénale, rétro-pancréatique du canal, et au niveau de l'embouchure duodénale, de l'ampoule de Vater.

Portion sus-duodénale. — Le canal est ici compris dans l'épaisseur du petit épiploon, à son bord droit, situé à droite et en avant de la veine porte, l'artere hépatique se trouvant devant cette veine, à gauche du canal cholédoque (fig. 673).

L'incision doit être faite sur le calcul qu'un doigt, placé dans l'hiatus de Winslow, en arrière du canal, fait saillir le plus possible. Il faut remarquer que le canal que l'on incise est un cholédoque dilaté et épaissi, beaucoup plus considérable que le canal normal.

L'opération, facilitée par la maigreur du sujet et le petit volume du foie, peut être extrèmement laborieuse lorsque le foie est hypertrophié et chez les malades gras.

Si les adhérences obstruent l'hiatus de Winslow, il faut se contenter d'inciser sur le corps étranger, senti et repéré par l'index gauche qui sert de guide.

L'incision peut donner naissance à une assez forte hémorragie veineuse, qui s'arrête ordinairement bien par la compression.

Les lèvres de la boutonnière sont maintenues béantes par des pinces ou des anses de fil, et le calcul est extrait soit très facilement, soit avec le secours de la sonde cannelée, d'une curette qui le détache et le bascule. On a été parfois obligé de le fragmenter avec une pince pour l'extraire.

Par la même incision, on peut enlever d'autres calculs s'ils sont mobilisables par les pressions digitales.

Portion rétro-duodénale. — Le canal cholédoque est, dans cette portion, et avant de se mettre en rapport avec le pancréas, directement placé derrière la première portion du duodénum. Pour mettre le canal à découvert, on incise le feuillet antérieur du petit épiploon le long du bord supérieur du duodénum, on décolle l'intestin et le récline en bas. L'opération est ensuite conduite comme précédemment.

Portion pancréatique, sous-duodénale. — « On manœuvre dans un petit rectangle dont trois côtés sont formés par
le fer à cheval du duodénum, dont le quatrième est représenté
par la veine mésentérique supérieure (fig. 674). Le cholédoque
descend verticalement, ou mieux un peu obliquement, à peu près
au milieu de ce quadrilatère, recouvert par le pancréas, le canal
pancréatique accessoire, quelques artérioles issues d'une branche
pancréatico-duodénale de la gastro-épiploïque droite et enfin le
péritoine pariétal. L'épaisseur du tissu pancréatique à traverser
est d'autant moindre qu'on se rapproche de sa terminaison : de
14 à 15 millimètres en haut, elle retombe en bas à 5 ou 6 millimètres » (QUÉNU).

On incise le tissu pancréatique directement sur le calcul et
on continue comme nous l'avons dit.

Cette incision trans-pancréatique nous paraît préférable au
décollement de la portion verticale du duodénum, qui entraine
le décollement de l'angle du côlon ascendant et du côlon transverse afin de ménager les vaisseaux du mésocôlon transverse[1].
Ce large décollement péritonéo-intestinal, qui permet de relever
la tête du pancréas, pour atteindre et ouvrir le cholédoque derrière elle, doit exposer plus facilement à l'infection venant des
voies biliaires septiques, et ne permet pas un drainage direct
au niveau de l'incision du canal.

Portion terminale. Duodénotomie. — Un calcul arrêté au
niveau de l'ampoule de Vater, ou dans la portion du canal sus-
jacent et en rapport avec la paroi postérieure de la seconde
portion du duodénum, ne peut être extrait par incision du canal
sans ouverture préalable de l'intestin.

Il faut commencer par pratiquer sur la portion verticale du
duodénum, à sa partie moyenne, une entérotomie longitudinale
ou transversale, qui conduit sur l'ampoule de Vater (fig. 674).

Le calcul est dans l'ampoule ou un peu plus haut. Il peut
quelquefois être extrait directement de l'ampoule, à l'aide d'une
pince, sans qu'on ait besoin d'inciser le canal. Plus souvent, il

[1] WIART. Voies d'accès du cholédoque. Thèse de Paris, 1899,
p. 53-57.

faut inciser sur le calcul la paroi de l'ampoule, en faisant refouler le calcul par la paroi postérieure du duodénum. Il peut être utile de morceler le calcul.

Si le corps étranger siège au-dessus de l'ampoule, il faut inciser la paroi postérieure du duodénum, sur la saillie du calcul, et on incise du même coup la paroi du cholédoque adhérent; il faut ensuite suturer, sur le pourtour de l'orifice ainsi créé, les parois du canal et celles de l'intestin.

Le calcul extrait, l'incision intestinale antérieure est suturée selon les règles habituelles[1].

Quel que soit le niveau de l'incision du cholédoque, avant de suturer le canal ou de placer le drain, il est nécessaire de s'assurer de sa perméabilité vers le foie et vers l'intestin. Le *cathétérisme* est pratiqué dans les deux sens, à l'aide d'une bougie a boule olivaire n° 9 ou 10 de la filière Charrière, ou avec une sonde cannelée.

On peut ensuite laisser ouverte l'incision du cholédoque, et pratiquer le *drainage* destiné à conduire au dehors la bile septique. Un gros drain est placé contre l'orifice ou introduit dans le canal, des lamelles de gaz l'isolent du péritoine environnant, et une sorte de canal est constitué autour de cet ensemble, au-dessous du foie par la suture des débris d'adhérences et de l'épiploon au péritoine pariétal antérieur, comme après ouverture d'une vésicule rétractée[2].

Si on veut, au contraire, *suturer* l'incision du canal cholédoque, et lorsque la friabilité des parois, la situation profonde de la plaie ne s'y opposent pas, on fait ce que l'on peut, plaçant un ou deux plans de points séparés ou de surjets de catgut, et comprenant dans la suture les débris d'épiploon gastro-hépatique et les tissus voisins. Cette suture ne doit pas, du reste, exclure le drainage, car elle est presque toujours suivie d'un écoulement de bile dans les jours qui suivent l'opération. Le drainage est pratiqué comme lorsqu'on ne fait pas de sutures.

[1] Voy. *sutures intestinales* p. 116, t. II.
[2] Voy. p. 197, t. II.

La fermeture de la paroi abdominale est faite comme à l'or
dinaire.

L'écoulement de bile consécutif, qu'il y ait ou non suture du
cholédoque, dure quelque temps, puis diminue lorsque les selles
se recolorent et que l'ictère s'atténue. On supprime alors progressivement le drainage. Il est à remarquer que le liquide qui
s'écoule par la fistule prend souvent, pendant les premiers jours,
l'odeur fécaloïde, sans qu'il y ait aucune fistule intestinale.

*c) Cholédocotomie par incision de proche en proche
des voies biliaires* (ABBE, H. DELAGENIÈRE). — Nous avons
vu déjà comment, par ce procédé, on incisait successivement
la vésicule et le canal cystique[1]. L'incision progressive peut être
menée sur le canal cholédoque : Avançant toujours les deux
pinces de KOCHER qui repèrent l'incision, on descend l'incision
le long du cholédoque, à sa partie antérieure, puis en gagnant
son bord droit.

L'ouverture des veines gastro-épiploïques droites ou duodénales ne donnerait pas une hémorragie sérieuse. Si l'on coupe
la tête du pancréas embrassant le cholédoque, l'opération n'en
sera pas compliquée.

L'incision peut atteindre l'ampoule, s'il est nécessaire, mais
on l'arrêtera au dernier calcul senti, et on passera une sonde
molle n° 11 ou 12 dans l'intestin, pour s'assurer que le calibre
n'est plus obstrué[2].

Les voies biliaires sont ensuite refermées par une suture,
faite sur la sonde molle, comme nous l'avons indiqué pour la
cysticotomie[3], et la vésicule est maintenue ouverte à la paroi.

VII. — RATE

Splénopexie. — C'est la fixation d'une rate mobile.

Procédé de Rydygier. — L'abdomen est ouvert par une

[1] Voy. *Cysticotomie*, p. 204.

[2] H. DELAGENIÈRE. *In* Thèse de Meyer. Paris, 1900.

[3] Voy. p. 205.

laparotomie médiane. Entre la 9ᵉ et la 10ᵉ côte, latéralement, on incise transversalement le péritoine pariétal selon une ligne aussi large que la rate mobile. On décolle le péritoine pariétal de façon à constituer une poche, ouverte en haut, assez grande pour loger la moitié inférieure de la rate. Le décollement pariétal est limité, après qu'on a mis en place la rate, par quelques points de suture qui en bordent le pourtour (fig. 675). Enfin le ligament gastro-splénique est attaché au bord libre de la loge péritonéale.

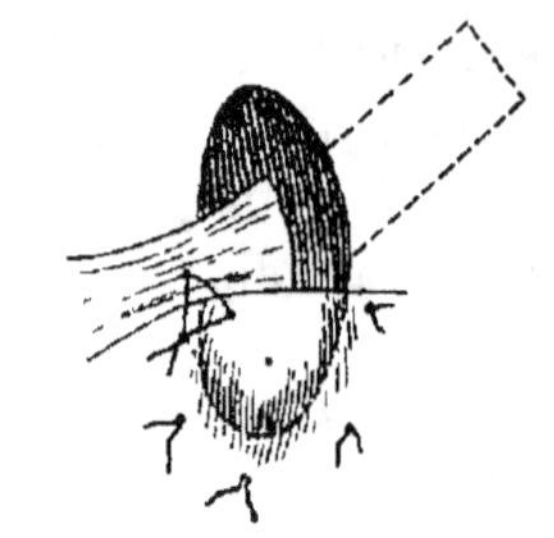

Fig. 675.
Splénopexie. Procédé de Rydygier. Rate dans la loge rétro-péritonéale. Lambeau que l'on peut rabattre aussi sur la rate.

***Procédé de Bardenheuer.* —** La malade est couchée sur le côté droit. On mène une incision longitudinale sur le prolongement de la ligne axillaire gauche, allant de la 10ᵉ côte à la crête iliaque ; puis une seconde, perpendiculaire à la première et en avant d'elle, immédiatement au-dessous de la 10ᵉ côte.

Les parties molles coupées sauf le péritoine, on décolle la séreuse dans l'étendue de la plaie, et on l'ouvre. La rate, refoulée par un aide à travers l'abdomen, est attirée par la brèche péritonéale, et on fixe au péritoine pariétal le pédicule de la rate. Celle-ci est elle-même suspendue par un fil à la 10ᵉ côte ; et, le péritoine complètement refermé, on suture par-dessus la rate les plans musculaire et cutané.

Exosplénopexie. — Analogue à l'exothyropexie, cette opération consiste à fixer la rate hypertrophiée entre les lèvres d'une plaie pariétale.

La rate attirée autant que possible entre les lèvres de la plaie d'une laparotomie d'abord exploratrice, on suture la capsule splénique aux plans profonds de la paroi, fermant l'abdomen au-dessus et au-dessous, et laissant la rate exposée dans la plaie.

La rate s'élimine peu à peu dans les pansements [1].

Splénectomie. — L'extirpation de la rate ne se fait que lors de rupture de ce viscère, après une laparotomie exploratrice ayant fait découvrir la source d'une hémorragie grave ; ou pour des rates hypertrophiées, dont le tissu friable se déchire facilement et saigne beaucoup. Les adhérences périphériques peuvent être solides et très étendues.

L'incision, dans ces conditions, est une laparotomie médiane, qui donne plus de jour que l'incision latérale sur le bord gauche du muscle droit. Jonnesco donne le conseil de se placer à droite du malade, et non à gauche, pour bien voir le pédicule vasculaire.

La rate est libre ou adhérente. *Adhérente*, elle doit être dégagée doucement et prudemment, l'hémostase doit être fort attentive. Il faut se garder de déchirer le tissu splénique qui saigne abondamment. Si les adhérences sont fortes et étendues, il vaut mieux renoncer à l'extirpation.

La rate *libre ou libérée*, peut être attirée hors de la plaie, et cela est facile dans les cas de rate mobile ; ou bien son pédicule trop court ne le permet pas. Il faut éviter d'opérer, dans ce dernier cas, de violentes tractions qui peuvent rompre les vaisseaux du pédicule.

Si la rate peut être attirée facilement, la ligature du pédicule est facile. On place contre la rate autant de longues pinces qu'il est nécessaire, d'autres pinces sont posées plus en dedans, de façon à pouvoir couper le pédicule, enfermé dans le repli péritonéal qui vient de l'estomac, du pancréas et du diaphragme (fig. 676), entre les deux rangées de pinces. La rate enlevée, le pédicule est lié au-dessous des pinces, en un ou plusieurs paquets, mais toujours chaque paquet devra être peu volumineux.

Si la rate ne peut être facilement attirée, ou si elle est morcelée par une rupture, il faut d'abord pincer le pédicule sur un double rang, le plus près possible de la rate, puis couper le pé-

---

[1] Houzel (de Boulogne-sur-Mer). *Académie de médecine*, 1er juin, 1897.

dicule entre les deux rangées de pinces. On peut être obligé de
pincer successivement en plusieurs segments, et de couper à
mesure entre les pinces, le ligament qui contient les vaisseaux
spléniques.

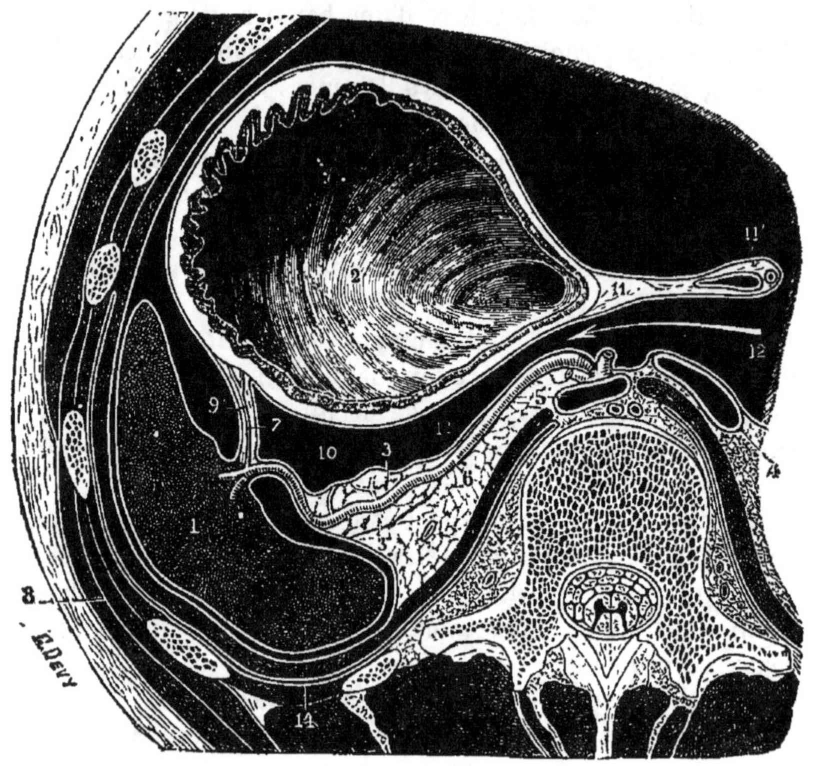

Fig. 676.

Coupe horizontale passant par le hile de la rate pour montrer les
relations de cet organe avec le péritoine (*schématique*) (Testut).

Ce n'est qu'après extirpation de la rate ou de ses fragments,
qu'on peut, en écartant fortement les anses intestinales et l'estomac, en réclinant les lèvres de l'incision abdominale, placer
dans la profondeur les ligatures au-dessus des pinces.

L'hémostase est revue et complétée, et elle doit être absolue.
L'abdomen est refermé comme d'habitude [1].

[1] Voy. *Laparotomie*, p. 2, t. II.

VIII. — REIN. URETÈRE (partie abdominale)

1° REIN

Les opérations sur le rein peuvent être faites par voie lombaire, extra-péritonéale ; ou par voie abdominale, transpéritonéale. La voie lombaire est la voie généralement employée, et la voie abdominale n'est utilisée que pour certaines néphrectomies, nous ne la décrirons donc qu'à propos de cette opération.

Il peut arriver cependant qu'on exécute par voie abdominale une néphrostomie, mais on a été alors conduit à la voie abdominale par une erreur de diagnostic ou la nécessité d'une laparotomie exploratrice ; l'évacuation de la poche et son abouchement à la paroi ne diffèrent en rien alors de la marsupialisation d'un kyste abdominal, un kyste hydatique par exemple.

Incision lombaire et découverte du rein. — Le malade est couché sur le côté sain, un peu incliné en avant. Sous le flanc qui repose sur la table, dans l'espace costo-iliaque, on

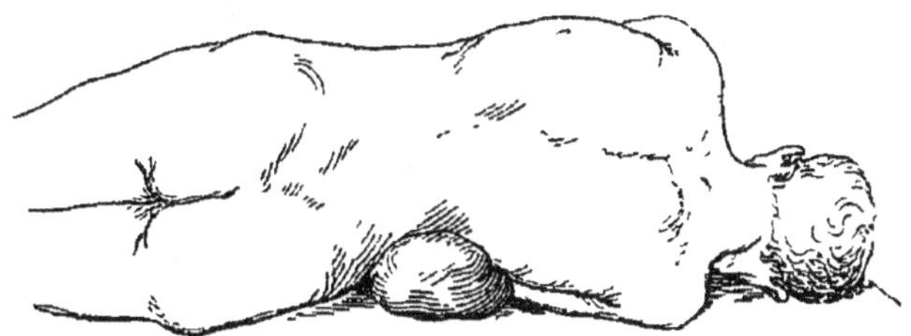

Fig. 677.
Position du malade pour les opérations par voie lombaire.

place un coussin dur et cylindrique, afin d'élargir l'espace du côté à opérer (fig. 677). L'opérateur se place derrière le dos du malade ; l'aide en face, prêt à déprimer l'abdomen pour refouler le rein s'il est nécessaire.

L'incision lombaire est située dans l'intervalle qui sépare la 12e côte de la crête iliaque, en dehors de la masse musculaire sacro-lombaire (fig. 678). Elle peut être *verticale*, le long de la masse sacro-lombaire, mais elle est alors forcément courte

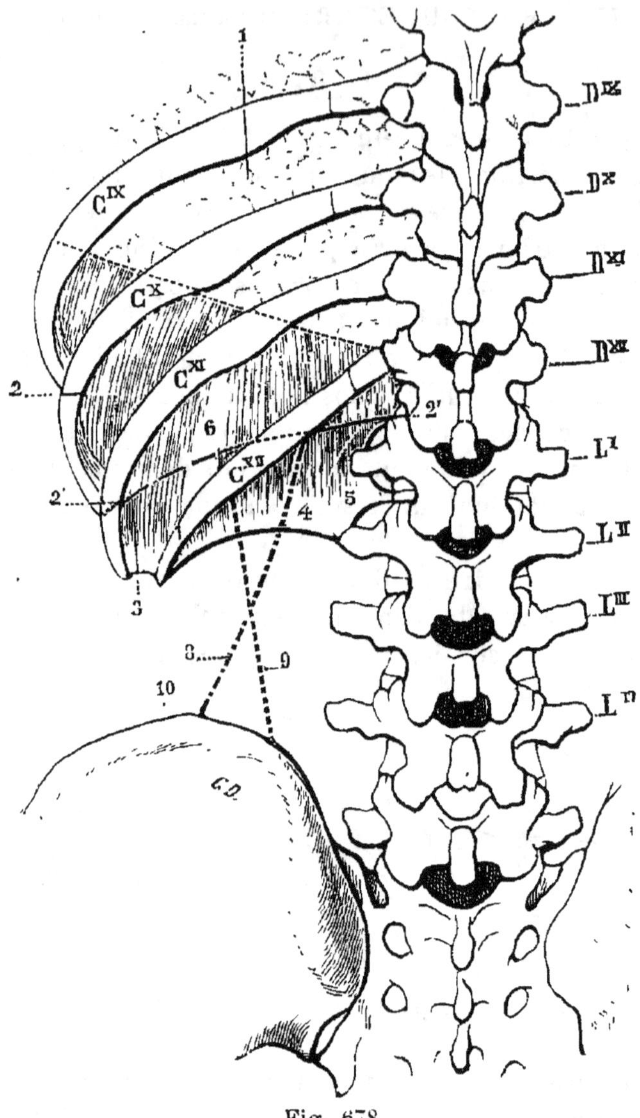

Fig. 678.

Rapports de la face postérieure du rein (d'après FARABEUF).

2, 2', plèvre. — 3, diaphragme. — 4, ligament cintré. — 5, arcade du psoas. —
6, hiatus costo-diaphragmatique. — 8, bord externe du carré des lombes. — 9, bord
externe des muscles spinaux.

et insuffisante; elle peut être *transversale*, mais expose plus à l'ouverture du péritoine. L'incision employée ordinairement est *rectiligne* et *oblique*, ou *recto-curviligne*; toutes deux peuvent être prolongées à volonté par leur extrémité inférieure, au cours de l'opération, s'il est nécessaire de se faire du jour.

Il faut reconnaître d'abord le rebord saillant de la masse sacrolombaire, puis suivre la crète iliaque en partant de l'épine iliaque antéro-supérieure, enfin déterminer la situation de la dernière côte. On sait que la 12° côte est tantôt longue, tantôt courte. Lorsqu'elle est longue, la détermination en est facile ; lorsqu'elle est courte, on est exposé à prendre pour elle la 11° côte qui la déborde en avant. Il faut suivre attentivement le rebord costal d'avant en arrière, jusqu'à la colonne vertébrale, pour sentir la 12° côte lorsqu'elle est courte.

L'incision commence au bord supérieur de la 12° côte si elle est longue, un peu au-dessous de la 11° côte si la 12° est courte, à 4 travers de doigt de la crète épineuse, sur le bord de la masse sacro-lombaire. Elle descend ensuite obliquement en avant, se dirigeant vers la partie la plus élevée de la crète iliaque ; elle s'arrête à un ou deux travers de doigt de cette crète, ou se prolonge en avant à volonté (*incision rectiligne oblique*) (fig. 679).

Ou bien l'incision partant du même point, descend d'abord verticale, le long du bord externe de la masse sacro-lombaire, puis, arrivée à deux travers de doigt au-dessus de la crète iliaque, se recourbe en avant, parallèlement à cette crète, et aussi loin qu'il est nécessaire (*incision recto-curviligne*) (fig. 680).

La peau et la graisse incisées, ainsi que quelques fibres obliques du grand dorsal, on arrive sur l'aponévrose du muscle transverse qu'on incise un peu en dehors de la masse sacro-lombaire. Il ne faut pas pénétrer dans la gaine des muscles spinaux.

Sous l'aponévrose du transverse on voit le bord antérieur, oblique en bas et en avant, du muscle carré des lombes que l'on écarte en arrière, en même temps que le nerf abdomino-génital.

Sous le carré lombaire, avant d'arriver sur la graisse périrénale, il reste à diviser le feuillet celluleux de Zuckerkandl, ce qu'on fait le long de la lèvre interne de l'incision pour éviter sûrement le péritoine.

Dans la partie supérieure de l'incision, dans l'angle costovertébral, se trouve le ligament transverso-costal de HENLE, résistant, continuant l'aponévrose du transverse. Il peut être nécessaire de l'inciser pour se donner du jour, mais devant lui se trouve le cul-de-sac pleural qu'il faut éviter. Avant d'inciser le ligament, on glissera donc l'index à sa face antérieure pour dé-

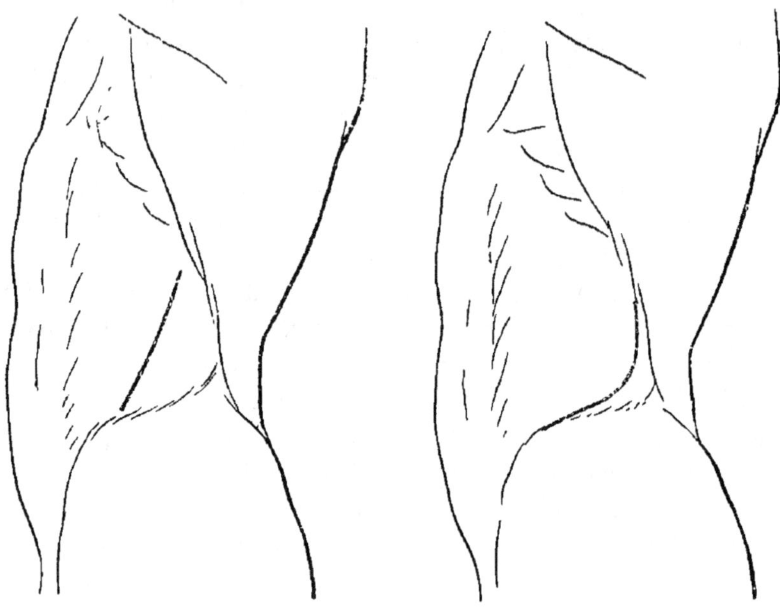

Fig. 679.

Incision lombaire et découverte du rein. Incision rectiligne oblique.

Fig. 680.

Incision lombaire et découverte du rein. Incision recto-curviligne.

coller et refouler en haut ce qui se trouve à son contact. Le ligament incisé, la 12° côte est mise à nu.

En bas, l'incision peut être prolongée parallèlement à l'arcade crurale, en décollant le péritoine, si l'on veut découvrir l'uretère.

Les lèvres de la plaie étant maintenues écartées, on dissocie avec les doigts la graisse périrénale, dans le sens de l'incision, et on arrive sur le bord convexe du rein, plus ou moins facilement suivant l'état du rein et de l'atmosphère cellulo-adipeuse.

Si le rein est libre et doit être dégagé (exploration, fixation), on dénude le bord convexe, puis on promène le doigt au contact des faces, on dégage la corne inférieure du rein, faisant au besoin refouler l'organe à travers l'abdomen et on arrive ainsi progressivement jusqu'au hile. On peut alors attirer plus ou moins le rein dans la plaie par des tractions légères, et en palper entre les doigts les diverses portions.

Néphropexie. — La fixation d'un rein mobile peut être exécutée par de nombreux procédés, dont nous ne citerons que celui de Guyon et celui de Bazy.

Procédé de Guyon. — Le malade placé comme nous l'avons indiqué, on pratique l'incision lombaire et la découverte du rein, refoulé par l'aide à travers l'abdomen.

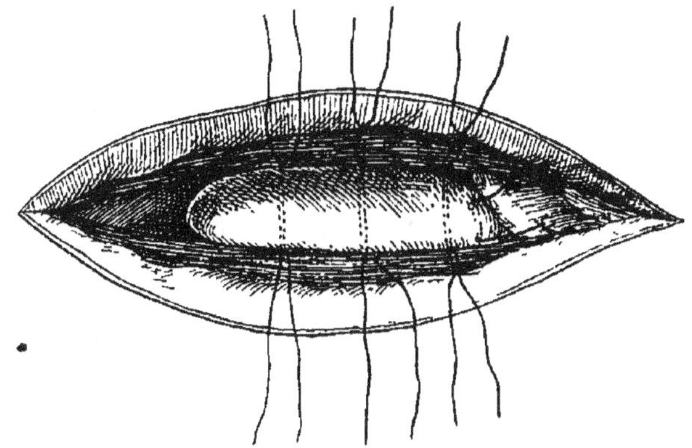

Fig. 681.
Néphropexie. Procédé de F. Guyon.

Des pinces à forcipressure sont placées sur les lames antérieure et postérieure de la capsule cellulo-adipeuse que l'on dissocie pour découvrir et dénuder le rein.

Lorsque le rein est complètement dégagé sur ses faces antérieure et postérieure, on place les fils suspenseurs.

A un bon centimètre du bord convexe, vers le tiers supérieur du rein, on place un premier fil, perforant le rein de part en part. Le fil est un fort catgut disposé en anse double, de façon à obtenir deux chefs de chaque côte du rein (fig. 681). On noue l'un à l'autre les deux chefs situés d'un même côté du rein, par un nœud double serré au contact du rein. Simultanément l'aide noue l'un à l'autre, de la même façon, les deux chefs situés sur l'autre face.

Deux autres anses semblables sont placées, l'une au niveau du tiers moyen, l'autre au tiers inférieur.

Avant de fixer les fils dans la paroi, on résèque toute la partie de la capsule graisseuse qui dépasse le niveau visible du rein. Cette résection est faite avec les doigts plutôt qu'avec des ciseaux pour éviter toute hémorragie. ALBARRAN insiste sur l'importance de cette résection de la capsule, qui doit porter surtout en arrière, au niveau où le rein s'appliquera sur le carré lombaire, aucun tissu ne doit s'interposer à ce niveau. En avant il faut enlever la graisse avec soin, elle entoure et cache souvent le point de réflexion du péritoine qu'on pourrait ouvrir.

La fixation des fils à la paroi se fait de la façon suivante (fig. 681) : les deux doubles chefs antérieurs et postérieurs de la première anse sont passés soit autour de la 12ᵉ côte, en rasant sa face antérieure, soit à travers le périoste de cette côte. Pendant qu'on noue les fils, le rein est soulevé le plus possible.

Les doubles chefs des deux autres anses de fil sont fixés à travers la partie profonde des masses musculo-aponévrotiques des lèvres correspondantes de l'incision.

Les fils coupés, on ferme au catgut ce qui reste de la capsule et les différents plans de la paroi, puis on suture la peau.

On ne draine que s'il persiste un suintement sanguin, et on maintient l'opérée couchée sur le dos pendant trois semaines.

TUFFIER, avant de fixer le rein, dissèque, sur la face postérieure et sur le bord convexe de l'organe, la capsule propre, de façon à aviver le parenchyme cortical.

Procédé de Bazy (*Procédé en hamac*). — Après incision de la peau, des muscles et de la capsule adipeuse, *sans excision ni résection*, on met à nu la face postérieure du rein.

Les fils suspenseurs sont placés sur la face postérieure du rein, au nombre de trois, passés transversalement sous la capsule propre, sur une longueur de 2 centimètres et demi à 3 centimètres. Un premier fil se trouve au niveau de l'équateur du rein, un second au niveau du pôle inférieur et un troisième entre les deux (fig. 682).

Les extrémités du fil supérieur et celles du fil moyen sont passées, de dedans en dehors, dans le 11e espace intercostal (fig. 682). les chefs de chaque anse étant séparés l'un de l'autre par un intervalle de 3 centimètres.

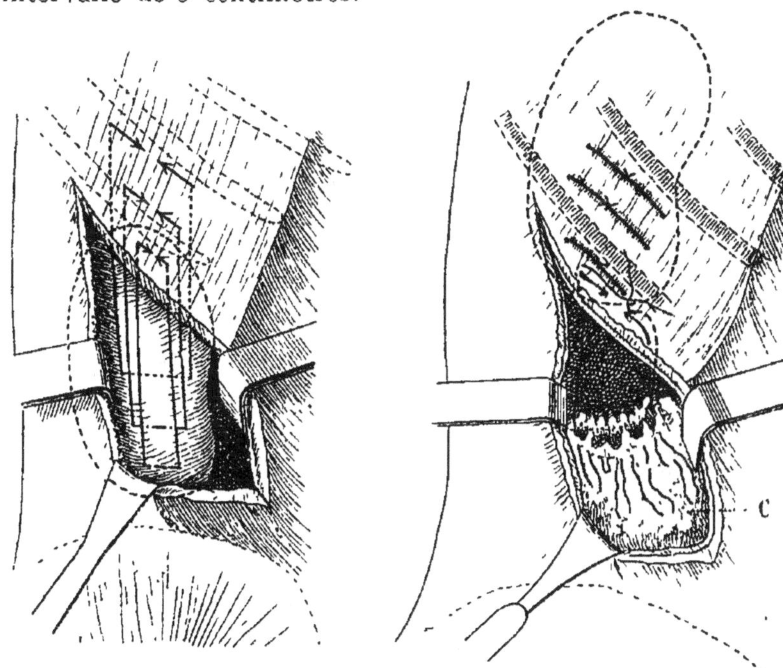

Fig. 682.
Néphropexie. Procédé en hamac,
de Bazy.

Fig. 683.
Néphropexie. Procédé en hamac,
de Bazy.
C, capsule adipeuse.

Les chefs du fil inférieur sont passés dans les lambeaux musculaires situés au-dessous de la 12e côte.

Quand on tire tous les fils pour les nouer deux à deux, le rein se trouve appliqué par sa face postérieure contre la paroi thoracique fig. 683).

Cela fait, on passe un fil de catgut dans les muscles, au-dessous de la 12e côte, puis on prend le tissu cellulo-adipeux et on

l'attire en haut, le tassant par une série de surjets au-dessous
du rein, et on passe à nouveau le même fil dans les muscles, au-
dessous de la 12ᵉ côte (fig. 683). En nouant ce fil qui remonte et
tasse la capsule cellulo-adipeuse, on crée une espèce de *hamac*
sur lequel repose le rein.

La plaie lombaire est ensuite refermée comme d'habitude.

Décortication du rein. (Décapsulation). — (Edebohls). —
Le rein ayant été découvert et dégagé comme il vient d'être dit,
une incision, suivant le bord convexe dans toute sa longueur,
coupe la capsule propre du rein. Soulevant avec une pince le
bord d'une des deux moitiés de la capsule, on la décolle avec le
doigt ou un instrument mousse, ce qui est ordinairement facile.
La capsule décollée est coupée près du hile, et la même opération
est exécutée sur l'autre moitié de la capsule.

Le rein décortiqué est remis en place et les différents plans
de la paroi sont réunis sans drainage.

On peut exécuter dans la même séance opératoire la décortication des deux reins.

Néphrotomie. — C'est l'incision du rein sur son bord convexe : elle est *exploratrice* ou permet l'extirpation d'un calcul
(*néphrolithotomie*)

Néphrotomie exploratrice. — La *palpation extérieure*
du rein est insuffisante, lorsqu'elle est négative, et ne peut être
remplacée par l'*acupuncture* également insuffisante. Elle doit
être complétée par l'incision exploratrice.

Le rein, découvert et dénudé par l'incision lombaire, est attiré
dans la plaie. Avant de pratiquer l'incision qui doit ouvrir le rein
en deux valves et pénétrer dans le bassinet, on fait l'*hémostase
préventive* en glissant au-dessous de l'extrémité inférieure du rein
attiré le plus possible, l'index et le médius de part et d'autre du
pédicule. On comprime le pédicule vasculaire entre ces deux doigts
(fig. 684), sans avoir besoin d'exercer une forte pression (TUFFIER).

On pratique alors, sur le bord convexe du rein, et dans toute
sa longueur, une incision analogue à celle qui est usitée dans

les autopsies, restant à égale distance des deux faces. On pénètre ainsi jusque dans le bassinet, et on peut avec le doigt explorer toutes les parties du rein, des calices et du bassinet.

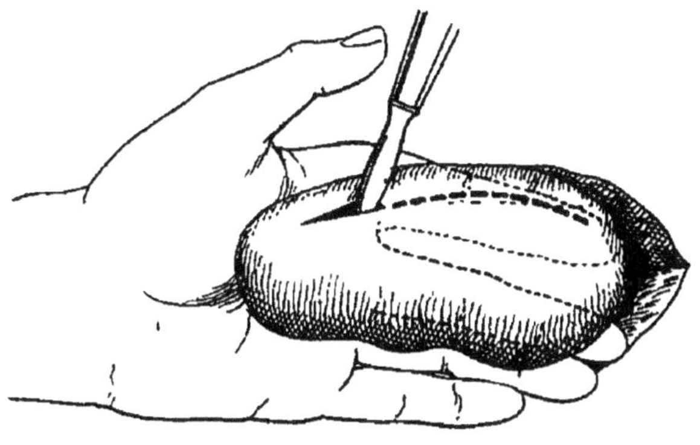

Fig. 684.

Néphrotomie exploratrice. Hémostase préventive.

L'exploration terminée, si aucune lésion n'a été trouvée indiquant une intervention particulière, on referme l'incision rénale. On place trois ou quatre fils traversant toute l'épaisseur de chaque valve rénale, à deux centimètres du bord convexe, et on serre modérément pour ne pas couper le tissu du rein (fig. 685). Des fils plus superficiels sont placés entre les fils profonds, et on abandonne la compression hémostatique.

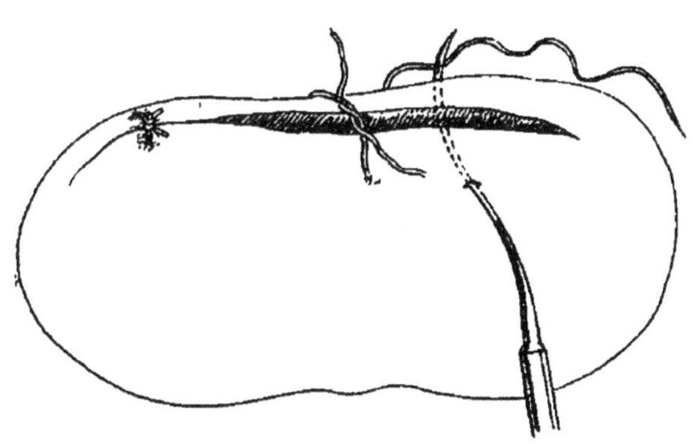

Fig. 685.

Néphrotomie exploratrice. Sutures.

Il ne reste plus qu'à refermer la loge péri-rénale et la paroi, avec ou sans drainage.

Néphrolithotomie. — Que la palpation extérieure du rein ait fait ou non reconnaître la présence du calcul, l'incision doit toujours être placée sur le bord convexe, et l'opération débute comme une néphrotomie exploratrice. Le rein et le bassinet ouverts, on extrait les pierres avec des pinces ou des curettes, de préférence avec des curettes, et en morcelant le calcul s'il est trop gros pour être extrait en entier. S'il reste des débris que ne peut enlever la curette mousse, on peut pratiquer une irrigation avec de l'eau stérilisée.

Le calcul enlevé, on suture le rein comme après une néphrotomie exploratrice : complètement si le rein parait aseptique, ce qui est exceptionnel, incomplètement dans le cas contraire. On place alors jusque dans le bassinet un drain perforé seulement dans sa portion intra-rénale, et on suture le rein au-dessus et au-dessous.

Les plans pariétaux sont refermés en partie et largement drainés pour leur part.

Si l'on veut éviter l'inconvénient de l'urine s'écoulant dans le pansement, on peut adapter au drain rénal un tube qui conduit l'urine dans un récipient placé sous le lit du malade (BAZY). Sinon le pansement doit être changé aussi souvent qu'il est nécessaire.

Si l'urine est infectée, on peut pendant quelques jours pratiquer, par le drain rénal, des injections d'une solution de nitrate d'argent à 1 p. 1000, destinées à désinfecter le bassinet et l'uretère.

Le drain rénal est supprimé dès que les urines sont claires, et le drain extra-rénal quelques jours après, selon l'état de la plaie extérieure.

Néphrostomie. — L'ouverture et la fixation à la parci lombaire d'une poche pyélo-rénale diffère dans sa technique selon qu'il s'agit d'une uronéphrose infectée ou non, d'une pyonéphrose ou d'une anurie calculeuse.

Pour uronéphrose infectée ou non, la néphrostomie est simple. L'incision lombaire conduit sur une poche distendue, peu ou pas adhérente. On la ponctionne pour en évacuer le contenu, et, attirant dans la plaie l'orifice de la ponction, on l'agrandit pour en fixer les bords aux lèvres de la plaie pariétale. La cavité est alors unique ou avec des diverticules qui communiquent largement, l'évacuation est facile.

Mais la néphrostomie n'est ordinairement alors qu'une

intervention d'attente, devant être complétée plus tard[1].

Pour pyonéphrose, la néphrostomie peut être simple si elle est précoce, mais elle est ordinairement plus complexe.

L'incision lombaire conduit quelquefois sur une première collection péri-rénale, ou sur des foyers multiples de périnéphrite suppurée, il ne faut pas s'en tenir à cette ouverture, mais chercher le rein pour l'inciser. D'autres fois il faut traverser, avant d'arriver au rein, une épaisseur variable de tissu induré, fibro-lipomatose inflammatoire.

Arrivé sur le rein, s'il est reconnaissable, on en dégage le bord convexe et un peu des faces, pour pouvoir l'inciser. Mais avant d'ouvrir la collection intra-rénale, si l'on n'a pas rencontré de suppuration péri-rénale, il est bon d'isoler le champ infecté en suturant à la paroi l'ouverture de la capsule cellulo-adipeuse.

Dilacérant doucement les tissus à la sonde cannelée, on ouvre bientôt la collection purulente. On agrandit alors largement l'ouverture et pénètre dans la cavité. Cette ouverture est encore insuffisante, et il faut régulariser la poche infectée en rompant les cloisons, ouvrant les collections voisines et indépendantes, jusqu'à ce qu'on ait exploré toute la poche pyélorénale. On s'aidera, dans la recherche des collections secondaires, de la palpation bimanuelle avec une main sur la paroi abdominale et un doigt dans la cavité du rein. La recherche est particulièrement difficile pour l'extrémité supérieure du rein cachée sous les côtes.

Mettant des écarteurs, on regarde l'intérieur du rein et on s'efforce d'obtenir une cavité unique, sans cloisons et sans anfractuosités. Quelquefois des calculs sont extraits pendant cette régularisation.

On suture ensuite les bords de l'incision rénale aux lèvres de la plaie pariétale, à moins que des adhérences solides ne rendent inutile cette précaution.

Avant d'essuyer les parois et de placer les drains, on essaiera de pratiquer le *cathétérisme rétrograde de l'uretère*, avec une

[1] Voy. Thérapeutique chirurgicale, RICARD et LAUNAY, Paris, 1903, p. 608.

bougie urétrale en gomme, et en tâtonnant pour chercher l'orifice urétéral. Ce cathétérisme est du reste souvent rendu impossible par le déplacement de l'orifice de l'uretère ou de la déformation de ce canal.

De gros drains sont maintenus dans la cavité par des tampons de gaze et la plaie extérieure laissée largement ouverte.

Les pansements devront être fréquemment renouvelés. Lorsqu'une fistule persiste après la néphrostomie, une opération ultérieure variable devient nécessaire[1].

Pour anurie calculeuse. la néphrostomie doit être ordinairement une opération rapide, à cause du mauvais état général du malade.

Le rein découvert et dégagé par l'incision lombaire, on incise son bord convexe, on explore rapidement le rein et le bassinet pour extraire un calcul si cela parait facile. En tous cas, immédiatement, on place deux gros drains dans le bassinet, puis on fixe l'incision rénale à la paroi par quelques catguts, et **on rétrécit** la plaie de la paroi.

Néphrectomie — La néphrectomie est *primitive* ou *secondaire* suivant qu'on extirpe un rein néoplasique, tuberculeux ou infecté, non ouvert à la paroi: ou qu'on enlève **un rein** déjà néphrostomisé pour pyonéphroses.

L'ablation du rein se fait par voie abdominale ou lombaire.

Néphrectomie trans-péritonéale. — Le péritoine est ouvert par une longue laparotomie médiane ou latérale, sur le bord externe du muscle droit, suivant la situation de la tumeur.

Se dirigeant vers la tumeur, on rejette du côté opposé et protège par des compresses les anses intestinales et le côlon.

Sur la tumeur, en dehors du côlon, on incise le péritoine pariétal postérieur, repérant avec des pinces les lèvres de cette incision, faite aussi longue qu'il est nécessaire pour dégager la tumeur.

Avec les doigts. plutôt qu'avec des instruments mousses, on

---

[1] Voy. Thérapeutique chirurgicale. RICARD et LAUNAY, chez Doin 1903. p. 595.

décolle et dégage la face antérieure, les bords, les extrémités du rein, et, le soulevant, on isole la face postérieure. Des pinces sont placées au fur et à mesure sur les vaisseaux qui saignent.

Si la tumeur peut être attirée dans la plaie, on place des pinces sur les vaisseaux du hile, en ayant soin de séparer l'uretère qu'on traitera à part.

. Le pédicule coupé et le rein extirpé, on lie séparément autant que possible, les vaisseaux du hile. On fera toujours en sorte de ne faire que des pédicules peu volumineux.

Si le rein ne peut être attiré, il faut placer au fond de la plaie des clamps sur les vaisseaux du pédicule, dégageant toujours l'uretère. On liera les vaisseaux du hile en plaçant autant que possible un fil particulier sur chaque gros vaisseau.

L'uretère, attiré avec le rein, est coupé entre deux pinces et traité différemment selon qu'il s'agit d'une lésion septique ou non septique. Dans le second cas, l'uretère lié est abandonné dans l'abdomen, sous le péritoine pariétal postérieur. Dans la première hypothèse, on ne peut l'abandonner, et après en avoir réséqué le plus possible, il est préférable de fixer son extrémité à la plaie pariétale.

Si la lésion est aseptique, si l'opération n'a pas présenté de difficultés particulières, si l'hémostase peut être complète, on referme la plaie du péritoine pariétal postérieur et on termine comme pour un laparotomie ordinaire [1].

Si l'on juge utile de drainer, on emploiera le *Procédé de Terrier* : Attirant par les pinces qui la repèrent l'incision du péritoine postérieur, on la rétrécit en haut et en bas si elle est très longue, et on l'accole au péritoine pariétal antérieur. On rétrécit l'incision du péritoine antérieur pour lui donner les mêmes dimensions que celles de l'ouverture postérieure, et on suture l'une à l'autre les lèvres des deux incisions péritonéales sur tout leur pourtour. De cette façon la cavité péritonéale est close de toutes parts et isolée de la loge occupée par le rein, que l'on draine facilement par des tubes et des mèches de gaze.

Le reste de la paroi abdominale est fermé comme d'habitude.

[1] Voy. p. 12, t. II.

Néphrectomie lombaire. — Elle est *totale* ou *partielle*
(*resection du rein*).

Totale, la néphrectomie peut être faite en dehors de la capsule
propre (extra-capsulaire), en dedans de la capsule (sous-capsulaire), ou par morcellement.

Néphrectomie extra-capsulaire. — L'incision lombaire,
allongée selon les besoins, conduit sur le rein que l'on dégage
avec plus ou moins de facilité, selon la nature septique ou non
septique des lésions, et l'étendue des adhérences. Il faut être
prudent en approchant du hile dont les vaisseaux friables peuvent se déchirer.

Le rein dégagé peut être attiré hors de sa loge ou y rester
retenu.

Dans la première hypothèse, la ligature séparée de l'uretère et des vaisseaux du hile se fait facilement avant la section
du pédicule. Les vaisseaux doivent être liés séparement; ou, si
on a placé une ligature en masse, il faut ensuite pincer et lier
sur la tranche du moignon les gros vaisseaux que l'on dégage à
la sonde cannelée.

Si le rein ne peut être attiré, on ne peut placer les ligatures
avant la section du pédicule. Il faut cependant dégager d'abord,
isoler, et lier à part l'uretère. Puis on saisit le pédicule vasculaire avec un ou plusieurs clamps placés en soulevant le rein, et
assez loin du hile. Coupant le pédicule près du rein, on lie
ensuite les vaisseaux du pédicule, au-dessous des clamps, en
deux ou trois paquets séparés par une aiguille mousse. On a été
quelquefois obligé de laisser les pinces à demeure pendant deux
ou trois jours.

Lorsque l'uretère est sain, on le laisse dans la plaie. Lorsqu'il est infecté, ou bien on fixe son extrémité dans la plaie
lombaire; ou mieux on en réseque une partie plus ou moins
longue[1].

La cavité est diminuée par des sutures profondes et superficielles, et drainée.

---

[1] *Voy. Uretérectomie*, p. 243, t. II.

Néphrectomie sous-capsulaire (OLLIER). — Ce procédé est
applicable aux reins très adhérents (néphrectomie secondaire),
mais ne peut être indiqué pour une tumeur maligne du rein.

L'incision lombaire pratiquée, on incise la capsule propre
dans toute la longueur accessible, et on repère l'incision avec
des pinces. Puis, avec le doigt, on décolle la capsule du tissu
rénal jusque vers le hile. Le pédicule ne peut généralement pas
être attiré, et il faut le prendre dans une ou plusieurs pinces
longues. La ligature est facile ensuite, comme dans la néphrectomie extra-capsulaire.

Néphrectomie par morcellement (TUFFIER) [1]. — Ce procédé
est destiné à l'ablation des reins infectés, absolument fusionnés
avec la capsule et les tissus périnéphrétiques.

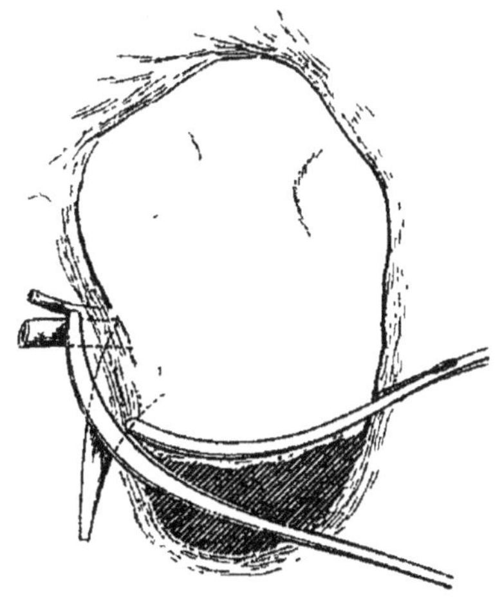

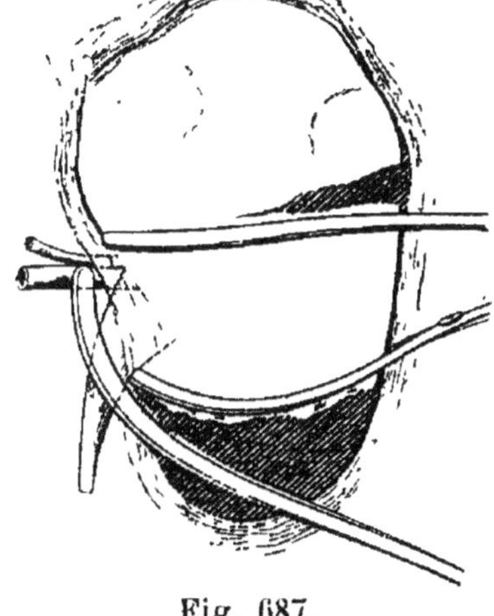

Fig. 686.   Fig. 687.

Néphrectomie par morcellement.   Section du segment supérieur.
Procédé de Tuffier (Ratinsky).

L'incision lombaire ayant fait aborder le rein, on tente
d'abord la décortication sous-capsulaire. Cette décortication est
ordinairement assez facile au niveau de l'extrémité inférieure
que l'on dégage et amène dans la plaie à l'aide d'une pince

---

[1] In RATINSKY. Thèse de Paris, 1897, p. 55.

à traction. Un clamp solide est placé de façon à circonscrire
cette extrémité inférieure, et on la sectionne (fig. 686).

Grâce à la place ainsi gagnée, on glisse sur le doigt vers le
pédicule rénal un clamp courbe, qu'on place sur ce pédicule
aussi haut que possible (fig. 686).

On s'efforce ensuite d'abaisser doucement le rein, et lorsqu'on a réussi, on place un second clamp, que l'on s'applique à
mettre sur le rein a l'union du tiers moyen et du tiers supérieur (fig. 687).

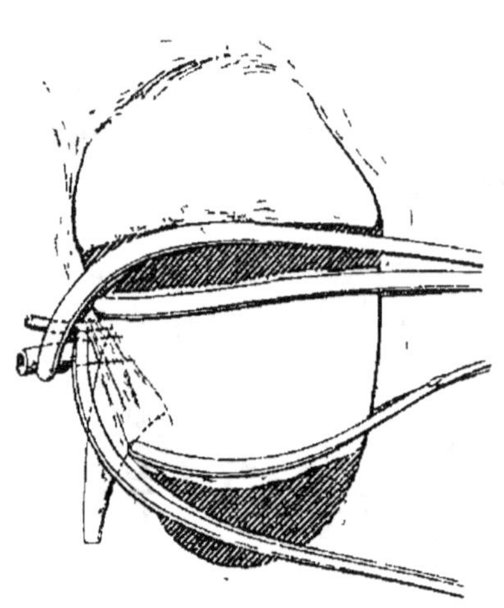

Fig. 688.

Pincement du pédicule rénal.

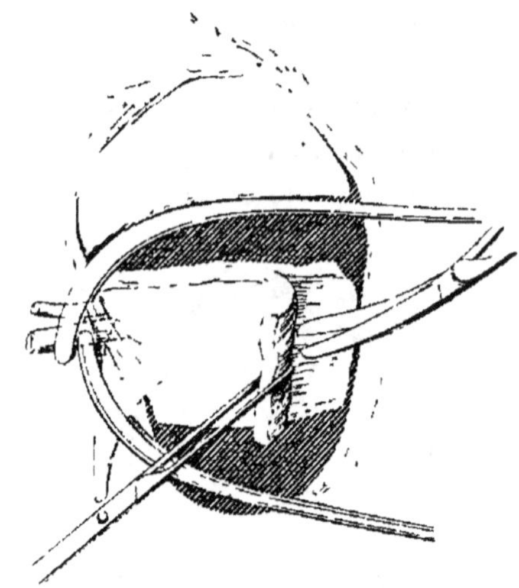

Fig. 689.

Morcellement du segment moyen.

Le rein est coupé *au-dessus* de cette pince, et on ouvre en
même temps des poches purulentes. Par cette section, on glisse
vers le pédicule rénal une seconde pince courbe qui vient
compléter l'hémostase par l'extrémité supérieure (fig. 688).

Le pédicule complètement étreint, on cherche à extraire la
portion moyenne du rein, en supprimant les deux clamps qui
la bordent en haut et en bas. On morcelle cette portion (fig. 689),
jusqu'à ce qu'il ne reste plus qu'un moignon contre le pédicule.

On s'attaque enfin au tiers supérieur du rein, resté en place,
en le décortiquant au doigt, le disséquant à petits coups de
ciseaux (fig. 690).

Les pinces du pédicule ne peuvent souvent être remplacées par des ligatures et sont alors laissées *à demeure* pendant quarante-huit heures.

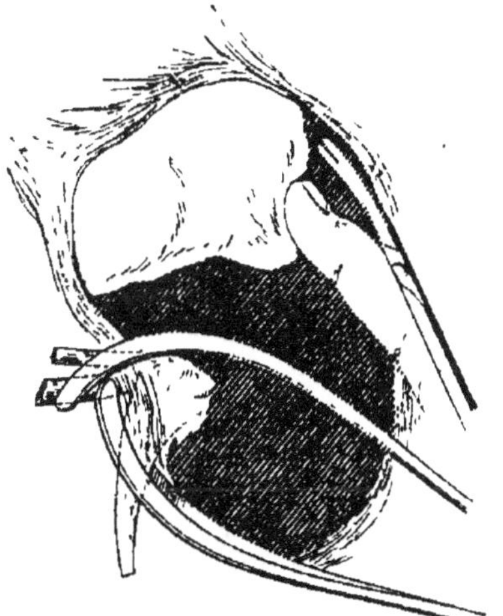

Fig. 690.

Extraction du segment supérieur.

L'ordre opératoire n'a du reste rien d'absolu, et on commence comme on peut le morcellement, fragmentant autant qu'il est nécessaire, et cherchant à laisser le moins possible de tissu rénal.

On termine en tamponnant la cavité, et drainant largement.

Néphrectomie partielle (Résection du rein). — La néphrectomie particlle s'applique à l'extirpation d'un kyste rénal, ou à une lésion septique.

Pour extirper un kyste, on aborde et isole le rein par voie lombaire, comme d'habitude. La tumeur découverte, pendant qu'un aide pratique l'hémostase temporaire [1], on dissèque la tumeur dans le parenchyme, et on l'extirpe. On suture ensuite la plaie rénale comme après une néphrotomie [2], et on referme la plaie lombaire.

Pour une lésion septique, l'opération peut se borner à l'ouverture et au curage de la cavité, suivis de tamponnement et de drainage.

Le procédé d'*héminéphrectomie postérieure* de LE DENTU pour les reins infectés très adhérents est une véritable résection. On fend le rein du bord convexe vers le hile, comme dans la néphrotomie, et on extirpe la valve postérieure qui n'offre aucun rapport dangereux ; puis on évide autant que possible la valve antérieure.

[1] Voy. p. 225.
[2] Voy. p. 226.

Accidents de la néphrectomie. — Les blessures de la *plèvre* et du *péritoine* sont traitées par la suture immédiate de la plaie. De même une blessure de l'*intestin* serait traitée par la suture immédiate, selon les règles habituelles [1].

La blessure de la *veine cave* constitue un des accidents les plus graves. On peut opposer à cet accident la ligature latérale, la suture veineuse, la ligature totale au-dessus et au-dessous [2].

La ligature latérale ne peut s'appliquer qu'à une plaie très petite ou à une section de la veine rénale au ras de la veine cave.

Nous connaissons cinq cas de suture de la veine cave [3] ayant donné 3 guérisons et 2 morts.

Enfin la ligature totale de la veine cave a été faite 3 fois [4] avec 2 guérisons et 1 mort. Dans les deux cas de guérison, il n'y eut aucun accident grave, de l'œdène passager des jambes dans un cas (HOUZEL).

2° BASSINET. URETÈRE (PARTIE SUPÉRIEURE [5])

Cathétérisme de l'uretère. — Nous avons vu à propos de la néphrostomie [6] le *cathétérisme rétrograde* de l'uretère. Le *cathétérisme de bas en haut*, par la vessie, sera étudié avec l'examen cystoscopique de la vessie [7].

[1] Voy. *Suture intestinale,* p. 116, t. II.

[2] Voy. *Plaies des veines,* p. 113, t. I.

[3] M. SCHEDE (*g*), GROBÉ (*m*), ZÖGE VON MANTEUFFEL (*g*), GIORDANO (*m*), cités in ALBARRAN, *Bull. de la Soc. de chirurgie*, 1902, p. 1268; POUSSON et CHAVANNAZ (g). *Bull. de la Soc. de chirurgie*, 1903, p. 12.

[4] HOUZEL (*g*). *Bull. de la Soc. de chirurgie*, 1902, p. 568 : KÜSTER (*m*), cité par ALBARRAN, *Bull. de la Soc. de chirurgie*, 1902, p. 1268 ; HÉRESCO (*g*). *Bull. de la Soc. de chirurgie*. 1902, p. 1251 (rapport DELBET).

[5] Pour l'extrémité vésicale de l'uretère, voy. p. 348, t. II (urétérotomie pelvienne, urétéro-cysto-néostomie).

[6] Voy. p. 228, t. II.

[7] Voy. p. 306, t. II.

Pyélotomie. — L'incision directe du bassinet est faite dans le but d'extraire un calcul, senti par l'exploration, cette opération est généralement remplacée par la pyélotomie faite à travers le rein, par la néphrotomie que nous avons déjà étudiée. Cette dernière permet une extraction aussi aisée, une exploration plus facile, et expose moins aux fistules consécutives.

Le rein est découvert et dégagé comme d'habitude, par l'incision lombaire, et le bassinet est exploré par sa face postérieure généralement dépourvue de vaisseaux. C'est également par cette face postérieure, au niveau du calcul senti, que l'on pratique l'incision du bassinet, dans le sens longitudinal. Le calcul extrait avec des pinces ou de petites curettes, on suture l'incision par des points non perforants, semblables à ceux de la suture intestinale. Il faut drainer, car les fistules sont fréquentes.

Uretérotomie et suture de l'uretère. — *L'incision* qui donne accès sur la portion lombaire de l'uretère est l'incision, oblique ou courbe, de la découverte du rein [1], prolongée en avant aussi loin qu'il est nécessaire, passant à un travers de doigt de l'épine iliaque antéro-supérieure, puis restant parallèle à l'arcade crurale. D'autres incisions, que nous étudierons ailleurs [2] permettent d'aborder la portion pelvienne de l'uretère.

Dans la partie inférieure de l'incision, on coupe, après la peau et la graisse, les fibres du muscle grand oblique, du petit oblique et du transverse, doucement pour ne pas ouvrir le péritoine. Puis on décolle la séreuse peu adhérente.

La *découverte de l'uretère* est guidée par l'examen du rein que l'on isole d'abord comme d'habitude. L'extrémité inférieure du rein est le repère qui conduit à l'uretère (GUYON). Après avoir reconnu et dégagé la corne inférieure du rein, on l'attire dans la plaie et la soulève en haut et en dehors, l'organe pivo-

---

[1] Voy. p. 218, t. II.
[2] Voy. p. 348, t. II.

tant autour de son pédicule. Le doigt et l'œil peuvent alors suivre le bord interne du rein jusqu'au hile, après un léger décollement du tissu graisseux de la région. Le doigt est bientôt arrêté par l'angle que forme l'uretère, ainsi légèrement tendu, avec le bassinet (GLANTENAY).

L'exploration de l'uretère est faite par palpation, en promenant le doigt sur l'organe de haut en bas, ou en le prenant entre le pouce et l'index ; mais sans chercher à en faire le tour, afin de ne pas dénuder le canal inutilement sur une grande longueur. Lorsque le rein a été néphrotomisé, et c'est le cas ordinaire, le *cathétérisme rétrograde*, à travers le rein, donne aussi des renseignements utiles, lorsqu'il est possible [1]. La traction sur l'extrémité inférieure du rein ouvrant l'angle urétéro-rénal, la palpation extérieure de l'uretère aideront à cette manœuvre.

L'existence et la situation d'un calcul dans la portion abdominale de l'uretère ayant été reconnues par ces moyens, avant d'ouvrir le canal, il faut essayer de mobiliser le corps étranger.

Si le calcul siège à l'origine de l'uretère, on tente de le refouler dans le bassinet, et si l'on réussit, l'extraction est pratiquée comme pour un calcul du bassinet ou du rein (néphrolithotomie) [2].

Si le calcul siège plus bas on essaiera de même de le faire cheminer vers le bassinet.

Si ces manœuvres échouent, il faut pratiquer l'*urétérotomie*, sans chercher à écraser le calcul à travers les parois du canal.

Si des adhérences ne rendent pas la manœuvre impossible, il faut d'abord attirer dans la plaie la portion de l'uretère qui contient le calcul. L'isolement de l'uretère est fait prudemment, afin d'éviter la blessure des vaisseaux voisins, notamment des veines spermatiques et des veines péri-urétérales de l'extrémité supérieure.

Il faut cependant respecter l'intégrité de la tunique externe, qui est très vasculaire et fournit à l'uretère ses moyens de nutrition. Aussi on attirera, si possible, en même temps que l'uretère sa gaine celluleuse, et l'isolement des tuniques ne sera

---

[1] Voy. p. 228, t. II.
[2] Voy. p. 226, t. II.

pratiqué que sur une longueur de 3 ou 4 centimètres (GLANTENAY).

Si le calcul est fixe et irrégulier, c'est sur lui qu'on incise, dans le sens du canal ; l'extraction est faite avec une pince, une curette ou une sonde cannelée.

Si le calcul paraît pouvoir être mobilisé un peu, il est préférable d'inciser le canal au-dessus du calcul, sur une partie non altérée de l'uretère. L'incision doit alors être prudente pour n'intéresser que l'épaisseur d'une paroi. On extrait le calcul avec des petites pinces, et en le faisant cheminer un peu avec les doigts.

Le calcul extrait, il faut s'assurer de la perméabilité du canal, à l'aide d'un cathétérisme pratiqué par la plaie et dans les deux sens. Si l'on rencontre de nouveaux calculs, on cherche à les attirer dans l'ouverture déjà faite.

La perméabilité étant reconnue, on se conduit différemment suivant l'état d'infection des urines et des parois de l'uretère. Si les parois sont contusionnées et se présentent mal en vue de la suture, si les urines sont nettement septiques, s'il existe des foyers d'infection autour de l'uretère, on se contentera du *drainage sans suture*. Ou bien on place un drain de caoutchouc entouré de mèches de gaze, au niveau de l'ouverture urétérale, et on rétrécit la plaie extérieure. Ou encore on place dans l'uretère, par les voies naturelles[1], un cathéter qui maintiendra le calibre du canal pendant la cicatrisation.

Si la *suture* est possible, on l'exécute suivant les indications données par TUFFIER. La suture est délicate, minutieuse et difficile. On emploie les aiguilles rondes et fines utilisées pour les sutures gastro-intestinales[2] et du fil très fin ; et on place une série de points séparés à la Lembert[3], très rapprochés les uns des autres.

La plaie lombaire est refermée et drainée.

Uretéro-pyélostomies et opérations plastiques sur le bassinet et l'uretère. — *Opérations plastiques*. — Elles

[1] Voy. p. 306, t. II.
[2] Voy. p. 88, t. II.
[3] Voy. p. 118, t. II.

comprennent la section d'un éperon déterminé par l'abouche
ment trop élevé de l'uretère dans le
bassinet; la section partielle et le capitonnage du bassinet, qui ne sont que
des opérations complémentaires des
uretéro-pyélostomies [1].

Section de l'éperon. — Cette section
se pratique par l'intérieur de la poche,
de *dedans en dehors*, lorsque, comme
dans les pyonéphroses, l'uretère est in-
timement accolé à la poche (fig. 691)
(FENGER). Après ouverture large du rein,
de la poche rénale vers l'uretère, on fait
la section de la cloison saillante, sur
une sonde uretérale introduite au début

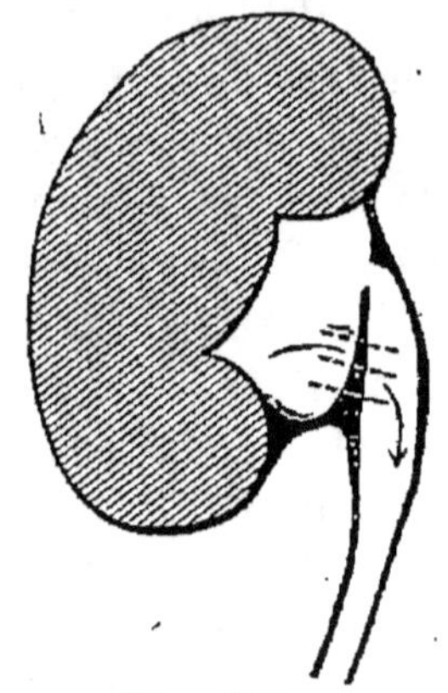

Fig. 691.
Section d'un éperon.

de l'opération. Puis on suture séparément les deux lèvres

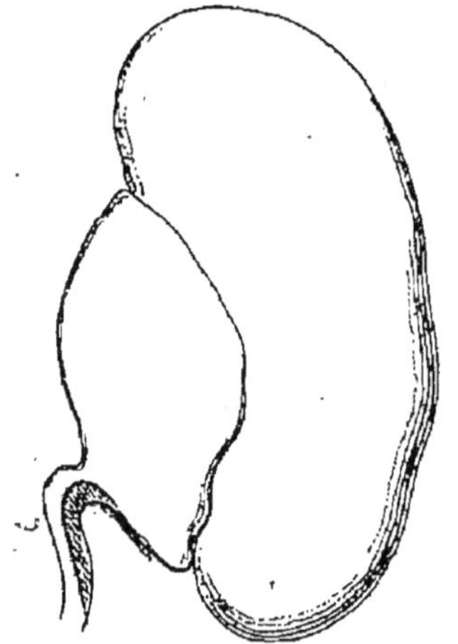

Fig. 692.
Section de l'éperon de dehors
en dedans (BAZY).

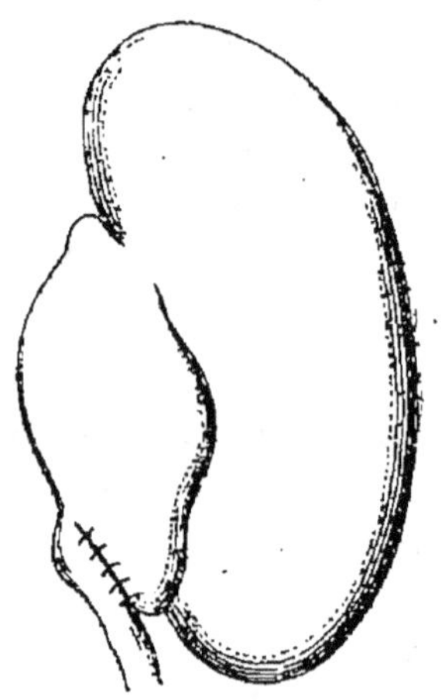

Fig. 693.
Section de l'éperon. Procédé de
Bazy. Sutures.

de la section, agrandissant ainsi l'ouverture pyélo-uretérale.

[1] Voy. Traité de Thérapeutique chirurgicale. RICARD et LAUNAY,
Doin, 1903, p. 609.

Lorsque l'uretère et le bassinet ne sont pas accolés (fig. 692), la section peut être pratiquée de *dehors en dedans*, comme l'indique BAZY. « On sectionne longitudinalement le rétrécissement, l'uretère et le bassinet jusqu'à la partie la plus déclive du bassinet (fig. 692), et on suture les lèvres antérieures ensemble et les lèvres postérieures ensemble (fig. 693).

Résection orthopédique du rein (ALBARRAN). — Lorsque le calibre de l'orifice uretéral est normal ou rendu normal par une section de l'éperon de dedans en dehors, s'il reste au-dessous de l'embouchure un cul-de-sac où se fait la rétention, on peut le réséquer, de façon à rendre l'ouverture uretérale déclive.

Capitonnage de la poche (ISRAEL, ALBARRAN). — Au lieu de réséquer la cuvette rénale qui se trouve au-dessous du niveau de l'embouchure uretérale, et lorsque cette cuvette est peu considérable, on peut enfouir cette zone, comme on le fait dans les hernies étranglées avec un point de sphacèle très limité[1].

Uretéro-pyélostomies. — L'abouchement artificiel de l'uretère dans le bassinet, au-dessous d'un rétrécissement, peut se faire soit en sectionnant complètement l'uretère au-dessous du rétrécissement pour implanter le conduit dans le bassinet en son point déclive ; soit en anastomosant, sans section, un point de l'uretère situé au-dessous du rétrécissement avec le fond de la poche, comme dans une gastro-entérostomie. La première opération est l'anastomose terminale (transplantation de l'uretère), la seconde est l'anastomose latérale.

Anastomose terminale (KÜSTER, BAZY). — On sectionne l'uretère au-dessous du rétrécissement, on le coupe en biseau allongé (fig. 694), ou, si on l'a coupé transversalement, on fait une fente longitudinale (fig. 695). On a, de la sorte, un orifice d'abouchement aussi large que possible. On suture ensuite cette

---

[1] GOSSET. Thèse de Paris. Pyonéphroses, 1900, p. 96. Voy. p. 57, t. II.

extrémité de l'uretère à la partie la plus déclive du bassinet (fig. 696). Pour cela il suffit de prolonger par en bas l'incision faite au bassinet pour évacuer son contenu. On peut en profiter pour convertir cette incision

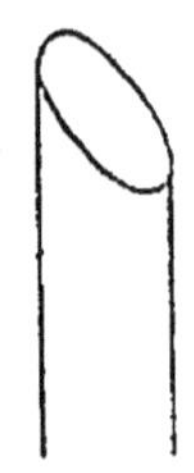

Fig. 694.
Section en biseau
de l'uretère.

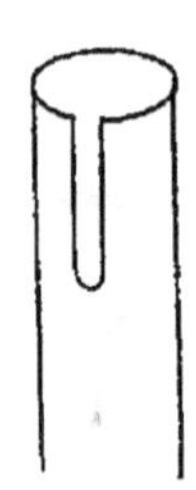

Fig. 695.
Fente longitudinale
du bout de l'urètre

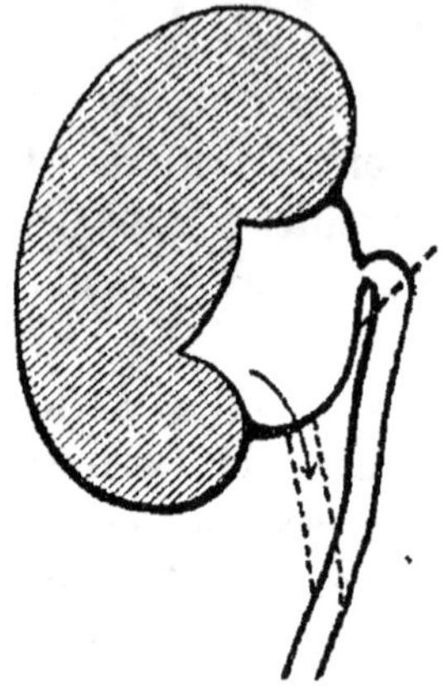

Fig. 696.
Urétéro-pyélostomie
terminale.

en une excision plus ou moins grande, suivant l'étendue de la poche (fig. 697).

Anastomose latérale (ALBARRAN)[1]. — Le rein et l'uretère découverts et explorés, le rein néphrotomisé comme d'habitude, on approche l'uretère tout contre la paroi déclive de la poche. On commence par faire l'ouverture urétérale, sur le bord externe du canal, longue de 12 millimètres et comprenant toutes les tuniques.

Par cette ouverture on pratique le cathétérisme dans les deux sens pour s'assurer de la perméabilité du bout inférieur.

Le rein est ensuite ouvert en son point le plus déclive (fig. 698) et le plus mince : si le point le plus mince n'est pas le plus déclive, il faut cependant mieux choisir le plus mince. La bouche rénale a les mêmes dimensions (12 mm.) que la bouche urétérale, et est transversale (fig. 699).

La suture des deux bouches se fait en points séparés, avec un fil très fin. Les points sont, autant que possible, non pénétrants.

[1] GOSSET. Thèse de Paris. Pyonéphroses. 1900. p. 86.

Les lèvres postérieures étant suturées les premières (fig. 699) on place une sonde dans l'uretère. C'est soit l'extrémité supérieure d'une sonde uretérale placée d'avance par les voies naturelles, que l'on attire et fait pénétrer dans le rein; soit une sonde n° 10 introduite de haut en bas par le bout inférieur jusque dans la vessie et poussée en haut dans le rein. Dans ce dernier cas il faudra aller chercher, avec un lithotriteur, le bout de la sonde dans la vessie pour l'amener au méat.

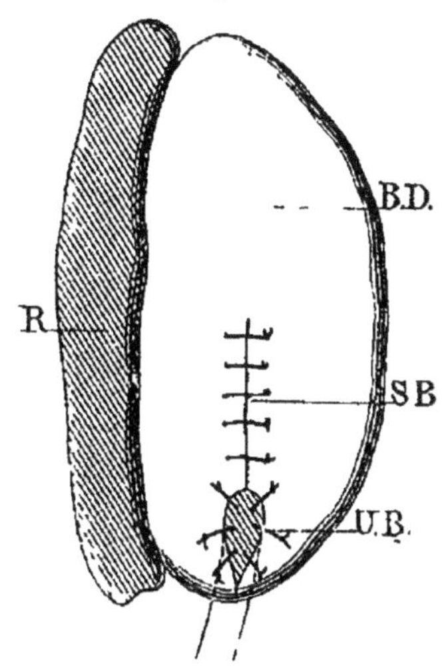

Fig. 697.
Uretéro-pyélostomie terminolatérale avec résection du bassinet et suture (BAZY).

R, rein. — BD, bassinet. — SB, suture après la résection du bassinet. — UB, nouvel abouchement.

BAZY, cependant, considère comme nuisible le maintien d'une sonde à demeure.

La sonde placée, on suture les lèvres antérieures de la bouche. Si on le peut, on renforce la suture à l'aide du tissu graisseux et des lambeaux détachés de tissu cellulaire.

La suture terminée, l'extrémité rénale de la sonde est traversée par un fil qui sort par la plaie lombaire, servant à fixer la sonde (fig. 700); l'extrémité inférieure de la sonde est fixée aux poils du pubis.

La plaie lombaire est refermée en partie et drainée au niveau du rein et au niveau de l'anastomose.

Dans les jours suivants, par la sonde uretérale, on fait des lavages à l'eau bouillie, matin et soir, pour nettoyer le rein et empêcher la sonde de se boucher.

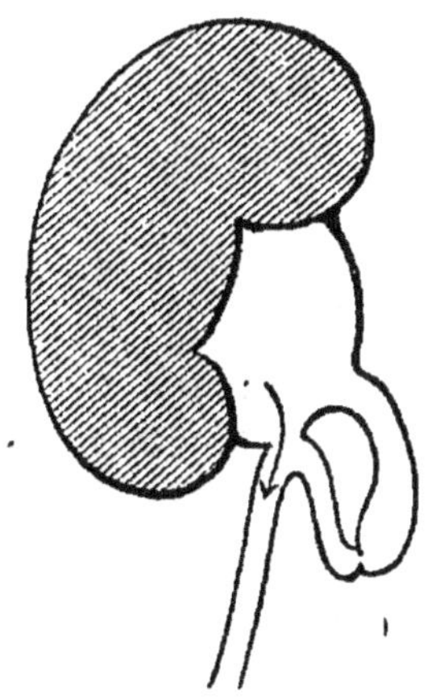

Fig. 698. — Uretéro-pyélostomie latérale.

Le drain rénal peut être enlevé vers le huitième ou dixième jour, si l'infection ne s'y oppose pas.

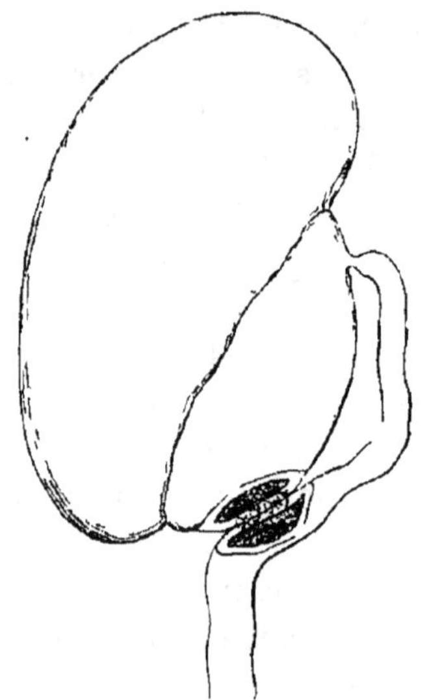

Fig. 699.
Uretéro-pyélostomie. Anastomose latérale. Sutures (GOSSET).

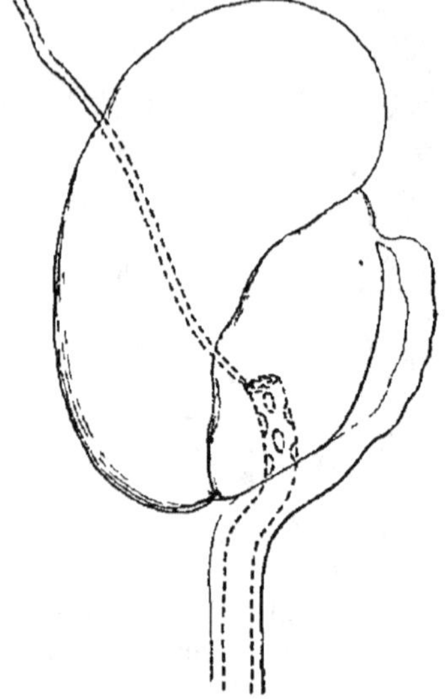

Fig. 700.
Anastomose latérale. Position
du drain (GOSSET).

La sonde urétérale est laissée jusqu'au dix-huitième ou ving-tième jour, lorsque le rein est à peu près fermé.

Uretérectomie. — L'uretérectomie comprend : *l'extirpation* d'un segment plus ou moins long de l'uretère, à partir du rein, en même temps que le rein lui-même (*primitive*), ou après la néphrectomie (*secondaire*) : et la *résection* d'un segment dans la continuité de l'uretère.

Extirpation de l'uretère. — *Primitive*, l'extirpation de l'extrémité supérieure de l'uretère, jusqu'au détroit supérieur au besoin, est un complément de la néphrectomie ; et se fait par la même incision prolongée en avant aussi loin qu'il est néces-saire.

Secondaire, l'uretérectomie est partielle ou total ; la principale difficulté dans l'uretérectomie totale est l'extirpation du segment pelvien que nous étudierons avec les opérations sur le « bassin » [1].

L'uretérectomie secondaire partielle est indiquée par l'existence d'une fistule persistante, après une néphrectomie. Elle sera faite en prolongeant en avant l'incision de la néphrectomie et en recherchant l'uretère dans la région lombaire. C'est plutôt par les incisions de la recherche de l'uretère pelvien qu'on opérera dans ces cas, afin d'enlever un segment aussi long que possible du canal, ou même de faire une extirpation totale.

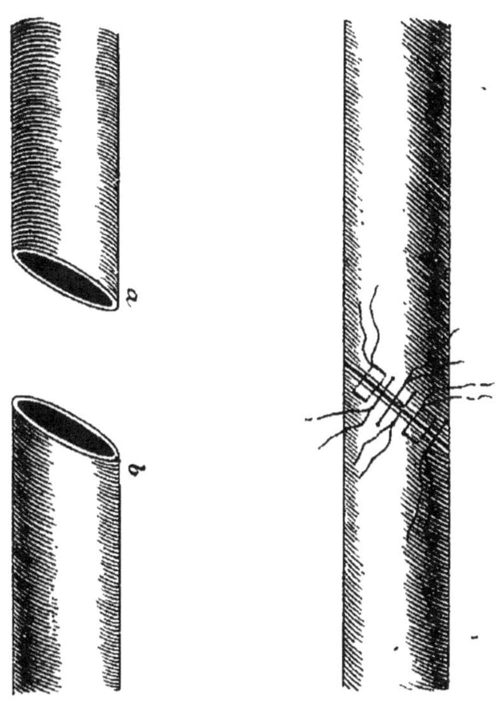

Fig. 701.
Suture de l'uretère. Procédé de Bovée.

Résection de l'uretère. — L'uretère est recherché et dégagé par voie lombaire comme nous l'avons indiqué, ou après

[1] Voy. p. 350, t. II.

laparotomie[1], et le segment à réséquer est coupé. Le point important est la réunion des deux bouts de l'uretère, le rétablissement de la continuité du canal, par des procédés applicables aussi à une simple *section complète* du conduit, d'origine accidentelle.

Comme pour l'intestin, la réunion peut être faite bout à bout (termino-terminale), par implantation d'un bout dans l'autre oblitéré (termino-latérale), ou par anastomose après oblitération des deux bouts (latéro-latérale).

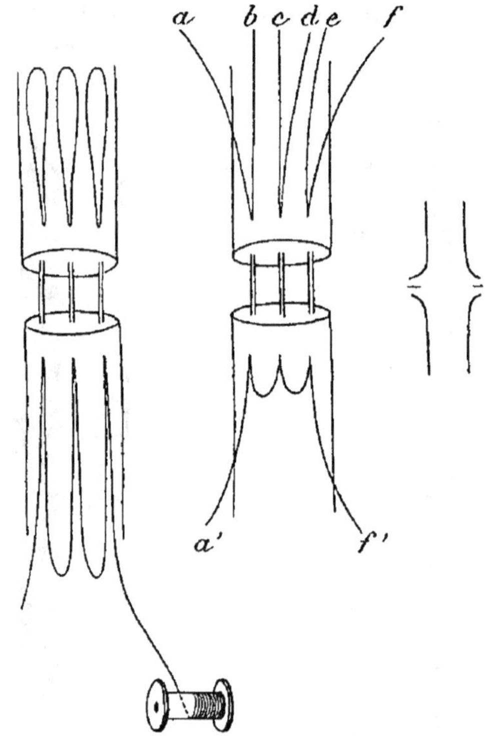

Fig. 702.
Sutures de l'uretère (REYNIER et PAULESCO).

L'anastomose termino-terminale peut être faite par adossement simple des deux bouts et sutures non perforantes en deux plans (PAWLICK, BOVÉE) (fig. 701), les extrémités sont taillées en biseaux pour agrandir le canal.

[1] Voy. p. 249 et 350, t. II.

14.

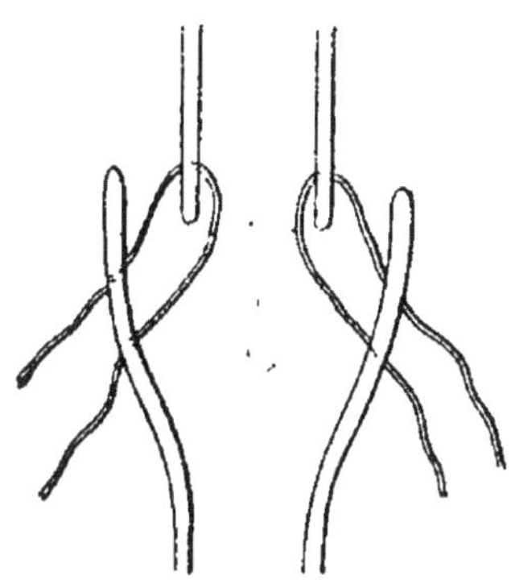

Fig. 703.
Suture de l'uretère. Pro-
cédé de Poggi.

Ou bien on adosse les deux
bouts. muqueuse à muqueuse, par
des points en U perforants et ados-
sés l'un à l'autre (REYNIER et PAU-
LESCO) (fig. 702).

Ou enfin on invagine le bout supérieur dans l'inférieur, à l'aide de
fils passés dans le bout supérieur,
puis dans l'inférieur de dedans en
dehors (POGGI) (fig. 703).

Les procédés d'anastomose latérale doivent être préférés à l'anastomose termino-terminale qui expose au rétrécissement.

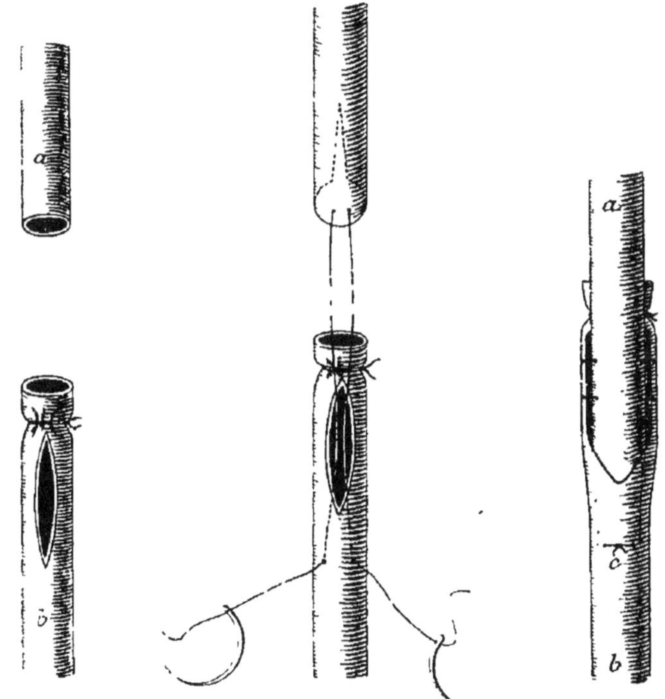

Fig. 704. — Suture de l'uretère. Procédé de Van Hook.

Anastomose termino-latérale (VAN HOOK). — On ferme

le bout inférieur par une ligature près de la section, et on pratique une boutonnière sur ce segment, longitudinale et longue de 7 à 8 millimètres (fig. 704).

On fend le bout supérieur pour agrandir son ouverture, et du côté opposé à la fente, on traverse la paroi, de dedans en dehors, par un fin fil de catgut disposé en U (fig. 704).

Le bout supérieur est engagé dans la boutonnière du bout inférieur et les deux chefs, traversant la paroi de dedans en dehors au-dessous de la boutonnière, sont noués (fig. 704).

On ferme par quelques points séparés la boutonnière sur le bout supérieur.

Anastomose latéro-latérale (MONARI). — C'est l'opération de l'anastomose intestinale latéro-latérale. Chaque bout est lié. Sur chacun on fait une fente longitudinale de un centimètre. On suture les lèvres de l'orifice par des sutures totales sur tout le pourtour. Puis on enfouit ce plan de sutures sous un second non perforant, prenant le tissu celluleux péri-urétéral. On ferme enfin le péritoine par-dessus la suture.

CHAPITRE VII

BASSIN

I. — PAROIS DU BASSIN

Les opérations qui s'appliquent aux parois du bassin et comportent une description régulière (autres que les ablations de tumeurs des parties molles), le périnée étant excepté, sont des *ligatures artérielles*, des opérations sur les *articulations* et sur les *os*.

Ligatures artérielles. — Ne pouvant reproduire *in extenso* les descriptions de ligatures du manuel opératoire de FARABEUF et n'ayant aucune modification à indiquer pour ces ligatures, nous ne les décrivons pas ici. Mais certains procédés n'y sont pas décrits que nous devons indiquer.

Les ligatures de l'artère **iliaque externe** et des **artères de la fesse** se font selon la description habituelle.

La ligature de l'**artère iliaque interne ou hypogastrique** peut être faite par le procédé *extra-péritonéal* ordinaire ; mais il est aujourd'hui plus simple, sans être plus dangereux, d'opérer par un *procédé trans-péritonéal*.

Procédé trans-péritonéal. — L'incison pariétale peut être une incision latérale et oblique (CHALOT), mais celle-ci n'offre aucun avantage sur la laparotomie médiane sous-ombilicale ordinaire, plus simple, et qui permet de faire à volonté la ligature d'une seule ou de deux artères.

La technique de cette ligature par la laparotomie médiane a été établie par QUÉNU et DUVAL[1].

---

[1] QUÉNU et DUVAL. *Revue de Chirurgie*, novembre 1898, p. 979.

La bifurcation de l'iliaque primitive se fait au niveau du bord
inférieur de la 5e vertèbre lombaire, dans l'angle sacro-verté-
bral, à 3 centimètres et demi de la ligne médiane (fig. 705).
Les variations sont du reste fréquentes.

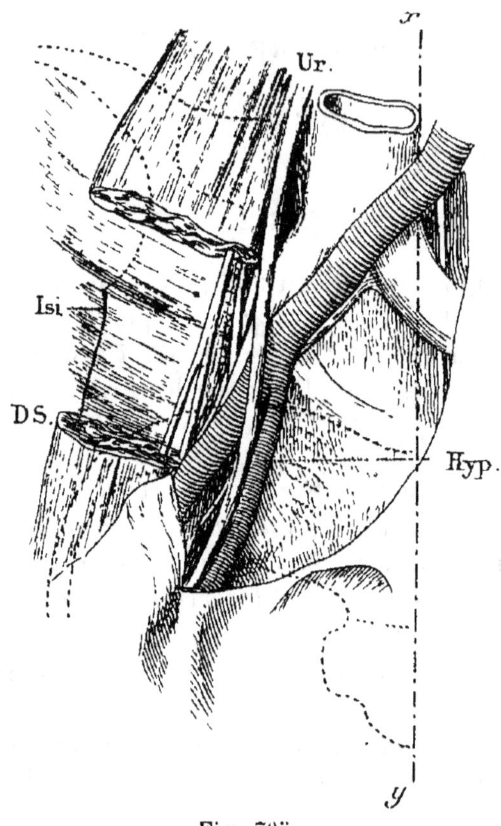

Fig. 705
Rapports de la bifurcation de l'artère iliaque primitive
(QUÉNU et DUVAL).

x, y, ligne médiane. — Hyp, artère hypogastrique. — DS, détroit supérieur.
Isi, interligne sacro-iliaque. — Ur, uretère.

L'uretère passe en dehors de la bifurcation, sur l'artère iliaque externe, dans le fascia sous-péritonéal et se mobilisant
avec la séreuse.

La position du malade sur un plan incliné[1], comme pour les

[1] Voy. p. 2, t. II.

opérations sur les organes du bassin, est indispensable.

Le péritoine ouvert, les intestins refoulés vers le diaphragme, on reconnaît le promontoire. La technique varie selon qu'on lie l'artère droite ou l'artère gauche.

Artère droite. — A 3 cent. 5 de la ligne médiane, on voit

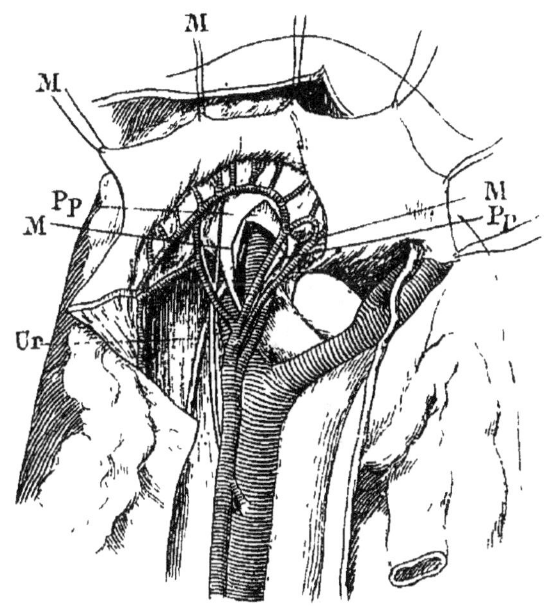

Fig. 706.
Ligature de l'iliaque interne (bassin sur plan incliné)
(Quénu et Duval).

A gauche, méso-côlon pelvien court nécessitant la traversée de ce méso.
Ur, uretère. — M, M, M, méso-côlon dont le feuillet superficiel est disséqué et relevé, dont le feuillet profond est incisé. — P'p, péritoine pelvien incisé, laissant voir l'hypogastrique.

la saillie pulsatile de l'artère iliaque primitive continuée par l'externe ; et, passant dessus, l'uretère (fig. 706)

L'index suit les pulsations et arrive à la bifurcation. A ce niveau on incise le péritoine sur une longueur de 4 centimètres, le milieu de l'incision correspondant au promontoire (fig. 705) On décolle les lèvres péritonéales avec la sonde cannelée, la séreuse emmène avec elle l'uretère.

On voit alors la bifurcation artérielle, on dénude l'hypogas-

trique suivant la technique habituelle, et on charge de dehors
en dedans, évitant la veine iliaque externe. Le fil est placé à
2 centimètres de l'origine de l'artère.

Artère gauche. — La technique est modifiée par la présence, au
niveau de la bifurcation, du méso-côlon pelvien et de la fossette
sigmoïde.

On examine le côlon pelvien et son méso. Si l'anse intestinale

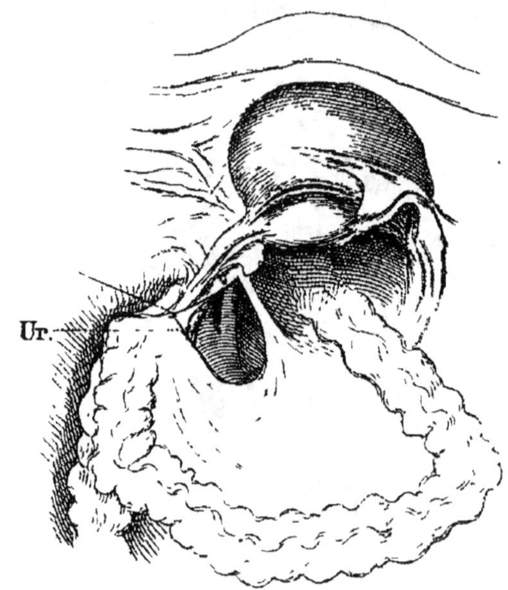

Fig. 707.

Ligature de l'iliaque interne (bassin sur plan incliné (QUÉNU et
DUVAL). Méso-côlon assez long pour permettre le renversement de
l'anse intestinale.

se relève facilement, on la renverse vers l'ombilic, et on pratique
la ligature comme à droite (fig. 707).

Si l'anse est courte et fixe, on ne peut la relever, et il faut
pratiquer la ligature en traversant le méso.

A 4 centimètres de la ligne médiane, on incise verticalement
le méso-côlon pelvien, le milieu de l'incision siégeant à hauteur du promontoire. Il faut rester en bas à 3 centimètres au
moins du bord de l'intestin pour éviter l'arcade artérielle.

On cherche à voir à travers le méso les artères sigmoïdes. et on passe entre la gauche et la moyenne (fig. 706).

Si l'épaisseur de la gaine empêche de voir, il faut inciser prudemment le feuillet superficiel, chercher avec la sonde cannelée l'artère sigmoïdienne moyenne pour l'écarter en dedans, puis traverser le feuillet profond.

On arrive ainsi sur le péritoine pelvien et on continue comme à droite.

Il est bon de suturer ensuite les boutonnières péritonéales.

Articulations du bassin. — La *désarticulation inter-ilio-abdominale*, séparant du reste du bassin l'os iliaque qui tombe avec le membre inférieur entier, sera décrite avec le membre inférieur.

Les opérations sur *l'articulation sacro-iliaque* ne peuvent être que des opérations atypiques ; grattages, évidements, etc.

La section de la symphyse pubienne, la **symphyséotomie** est employée en obstétrique , et nous n'aurions pas à la décrire si elle n'avait été quelquefois utilisée *chez l'homme* pour aborder les parties inférieures de la *vessie*.

La symphyséotomie s'exécute du reste dans ces cas comme pour l'agrandissement obstétrical du bassin ; voici les principaux temps de l'opération bien réglée par FARABEUF [1] :

L'incision cutanée, médiane, a au moins 8 centimètres de long, dépassant en haut de 4 centimètres le bord supérieur du pubis senti au doigt. On peut, pour éviter en bas le clitoris ou la verge, incliner l'extrémité de l'incision d'un côté, ou la terminer en fourche λ.

On incise à fond peau et graisse, jusqu'à la ligne blanche aponévrotique en haut, jusqu'à la symphyse en bas.

Écartant les lèvres de la plaie, on soulève et incise en travers le ligament suspenseur du clitoris ou de la verge, et on sent et isole le bord inférieur de la symphyse, recourbé en arcade. (fig. 708).

---

[1] L-H. FARABÉUF. Manuel de médecine opératoire, 1895, p. 1032. GALLET-DUPLESSIS (Albarran). Thèse de Paris, janvier, 1893. TUFFIER, Traité de Chirurgie, DUPLAY-RECLUS, t. VII, p. 683.

Au-dessus de la symphyse, on incise alors prudemment la ligne blanche et relève le péritoine, comme dans la taille hypogastrique [1]. L'index, glissé derrière la symphyse, dégage sa face postérieure, en sépare la graisse et les veines prévésicales, jusqu'au bord inférieur du pubis. Un écarteur à branche courte remplace le doigt et protège vessie et veines.

La symphyse est coupée doucement, d'avant en arrière, avec un bistouri court, étroit et mince. La section doit être absolument complète pour permettre l'écartement des pubis. L'écartement est réglé par l'abduction des cuisses, on obtient assez facilement 4 centimètres environ, ce qui est suffisant.

L'opération vésicale terminée, on rapproche les pubis en même temps que les cuisses, et on pratique soit une suture osseuse à fil métallique, soit une suture fibropériostique.

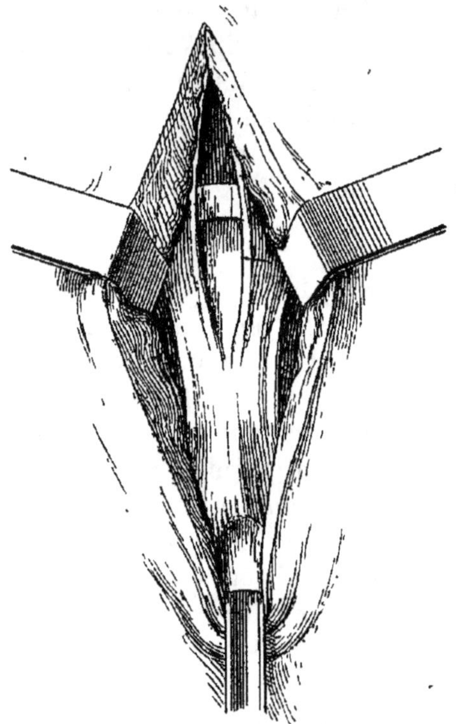

Fig. 708.

Symphyséotomie (d'après FARABEUF).

Un solide bandage de corps bien serré est destiné à maintenir les os en contact pendant les trois semaines d'immobilisation nécessaires.

Os du bassin. — *Os iliaque.* — **Trépanation.** — La perforation de l'os iliaque destinée à ouvrir au dehors la cavité d'une collection intra-pelvienne, peut être faite en un

[1] Voy. p. 326. t. II.

point quelconque de l'os, indiqué par le siège de l'abcès.

Si la collection est située dans la fosse iliaque interne ou dans la gaine du psoas, pour drainer en un point déclive (le malade étant couché), il est préférable de chercher un lieu d'élection à la trépanation. Ce point serait au niveau des épines iliaques postérieures, et en avant d'elles (VERNEUIL, WEISS[1]), ou au milieu d'une ligne droite allant de l'épine iliaque antéro-supérieure à l'épine iliaque inféro-postérieure (CONDAMIN[2]). TERRILLON[3] perfore l'os iliaque au-dessus et en arrière de la cavité cotyloïde, sur la partie la plus épaisse de l'os, à la base de l'ischion, au-dessus de l'épine sciatique.

Résections. — *Partielles.* — L'ablation d'une portion de la *crête* ou de la *lame iliaque*, d'un segment du *pubis* ou de l'*ischion* est faite pour ostéite et nécrose, ou pour néoplasme osseux. Le siège et la forme de l'incision des parties molles sont déterminés par ceux de la tumeur ou des fistules. La résection est sous-périostée si elle est complète, sauf pour un néoplasme; elle peut se borner à l'ablation de séquestres.

Totale. — L'extirpation totale d'un os iliaque a été rarement faite. « L'incision principale doit suivre le bord postérieur de l'os iliaque, sa crête, et arriver en avant jusqu'en dehors des vaisseaux fémoraux. C'est la voie qu'ont suivie tous les chirurgiens qui ont eu à enlever de larges portions de l'ilion, et qui est naturellement indiquée par les insertions musculaires. On détache d'abord de haut en bas, la masse des muscles fessiers jusqu'à l'articulation coxo-fémorale qu'on ouvre en haut de manière à dégager la tête du fémur (on a ordinairement sectionné cette tête). La synchondrose sacro-iliaque est, chez les adultes, très longue à diviser avec le bistouri (on peut sectionner avec un ciseau). Si l'ilion seul est malade, on peut par cette

---

[1] Weiss (DE NANCY). Thèse de Paris, 1880.

[2] CONDANIN. Thèse de Lyon, 1888.

[3] TERRILLON. *Bulletin de la Société de Chirurgie*. Paris 1889, p. 699.

seule incision l'enlever complètement, en sectionnant la branche horizontale du pubis tout à fait en avant de la cavité cotyloïde, et l'ischion au-dessous de la même cavité. Mais si le pubis et l'ischion sont envahis, il faut les attaquer par une incision directe, au niveau de la symphyse et le long de la branche ischio-pubienne. Cette incision permet de sectionner les branches horizontale et descendante du pubis et de dégager les nerfs et vaisseaux obturateurs. » (OLLIER.)

En somme il faut enlever l'os iliaque en deux portions : une petite antérieure comprenant le pubis et ses branches, à l'aide d'une incision suivant la branche ischio-pubienne ; une grande comprenant l'ilion et l'ischion, séparés du pubis au-dessus et au-dessous du trou obturateur, par section des branches horizontale du pubis et ischio-pubienne. On peut commencer par l'une ou l'autre des deux portions, de préférence par la petite.

D'après ROUX (DE LAUSANNE), après section des muscles abdominaux au niveau de la crête iliaque, la fosse iliaque interne se dégage facilement, sauf le long du pubis et autour du trou obturateur.

Les lambeaux sont rabattus et suturés, les plaies drainées. Il est utile d'appliquer sur le membre opéré un appareil simple à extension continue, pour s'opposer à la rétraction musculaire.

Sacrum et coccyx. — La résection d'une partie du sacrum et l'extirpation du coccyx, sont pratiquées comme opération préliminaire, permettant les opérations sur le rectum, nous en parlerons à ce propos [1].

II. — ANUS ET RECTUM

Dilatation de l'anus. — La région anale est préparée comme pour une intervention sanglante.

La dilatation, très douloureuse, peut être pratiquée avec le secours de l'anesthésie générale ou locale. L'anesthésie géné-

---

[1] Voy. Amputation du rectum p. 276 et 285, absence du rectum p. 296.

rale doit être complète avant toute tentative de dilatation,
l'anesthésie incomplète étant la principale cause des syncopes
observées en pareils cas.

L'anesthésie locale est obtenue par la cocaïne appliquée selon
les indications de Reclus : on commence par insensibiliser la
muqueuse anale en introduisant successivement dans le canal
anal trois ou quatre tampons d'ouate imbibés de la solution
ordinaire à 1/100 ou 1/200, et du volume de un pois à une noi-
sette. Puis, selon les règles de l'anesthésie cutanée [1], on insensi-
bilise à l'aide de quatre seringues de Pravaz de la solution, la
peau du pourtour de l'anus. Enfin, introduisant l'index dans le
trajet anal devenu tolérant, on injecte, de la peau vers la profondeur, en plein muscle sphincter, en se guidant sur le doigt
pour rester dans le muscle, six autres seringues de la solution
à 1/100 ou 1/200. On attend cinq minutes avant de commencer.

La dilatation est faite avec les doigts ou un instrument.

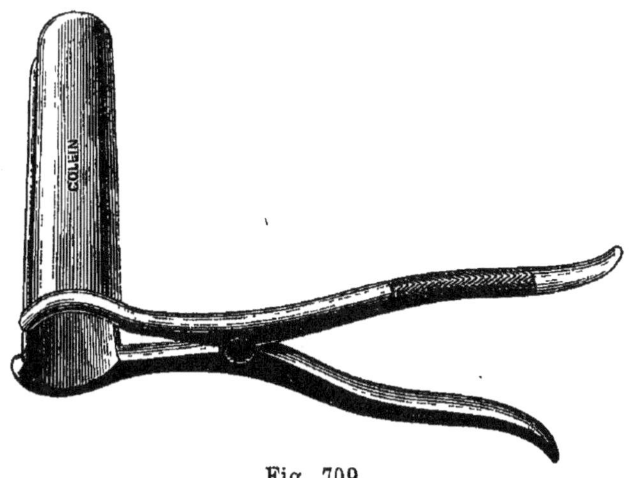

Fig. 709.
Dilatateur de Trélat.

Dilatation digitale. — On introduit dans l'anus, dos à dos,
les deux pouces ou les deux index, et on dépasse le sphincter.
Accrochant avec la dernière phalange repliée le bord supérieur

[1] Voy. p. 28, t. II.

du sphincter, on écarte lentement et progressivement les deux doigts l'un de l'autre.

On éprouve à un certain moment une sensation de relâchement brusque, la dilatation est obtenue. Les doigts vont ordinairement presque jusqu'au contact des ischions.

On répète une fois la dilatation dans le sens antéro-postérieur.

Dilatation instrumentale. — On utilise un speculum à branches parallèles (spéculum de Trélat, fig. 709). Le spéculum, introduit dans l'anus jusqu'au delà du sphincter, est ouvert très lentement par pression sur les deux bras de l'instrument. La dilatation doit être très lente et régulièrement progressive. On la recommence ensuite dans un sens opposé au premier.

Des compresses humides sont maintenues sur l'anus. On sait que la rétention d'urine, fréquente après cette opération, oblige au cathétérisme pendant un jour ou deux.

Rectopexies et recto-périnéorraphies (Prolapsus). — *Rectopexie*. — La rectopexie très basse de Verneuil est insuffisante, et c'est à la *rectococcypexie* de Gérard-Marchant que l'on s'adresse aujourd'hui.

Procédé de Gérard-Marchant. — L'opération consiste dans la plicature de l'ampoule rectale pour la raccourcir, et la suspension de l'intestin aux tissus résistants péri-coccygiens.

On fait, sur la ligne médiane post-anale, une incision longitudinale commençant à 2 ou 3 centimètres de l'anus pour aller jusqu'au niveau de l'articulation sacro-coccygienne. L'incision doit respecter le sphincter anal.

On met à nu l'ampoule rectale et la face postérieure du coccyx et on résèque l'extrémité de cet os.

On fait alors la plicature du rectum : par une série d'anses de fil placées verticalement de chaque côté de la ligne médiane (fig. 710), on détermine la formation des plis horizontaux. Nouant l'un à l'autre les chefs correspondants de ces fils noués, on détermine la formation d'un pli vertical (fig. 711), et on attire les parties latérales de l'ampoule.

Aussi loin que possible sur les côtés, on place alors une deuxième série verticale et bilatérale d'anses de fil (fig. 711). Ces anses nouées plissent encore le rectum, et vont servir de *fils suspenseurs*.

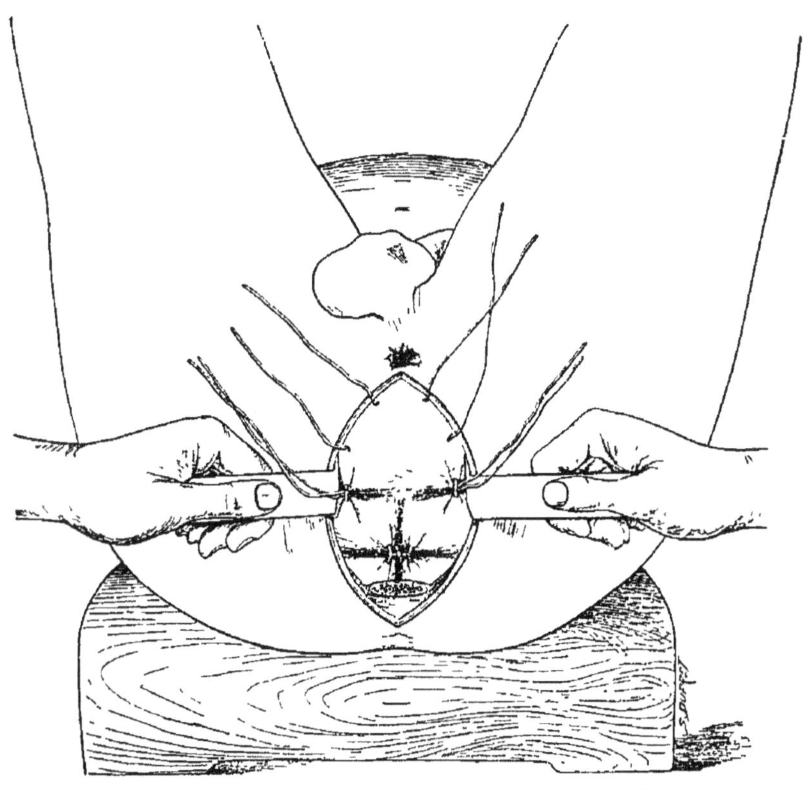

Fig. 710.

Recto-coccypexie. Placement des fils destinés à réaliser le plissement du rectum (GÉRARD-MARCHANT).

La *suspension* se fait, par les derniers fils, aux plans fibreux présacrés ou précoccygiens et aux bords inférieurs des grands ligaments sacro-sciatiques (QUÉNU) (fig. 712).

La plaie est fermée et la malade reste au repos absolu, les genoux fléchis sur un coussin, pendant trois semaines environ. La constipation à l'aide des pilules d'opium (8 à 10 pilules de 0^{gr},01 espacées dans les vingt-quatre heures), est maintenue

pendant une huitaine de jours. La première selle est facilitée
par des lavements.

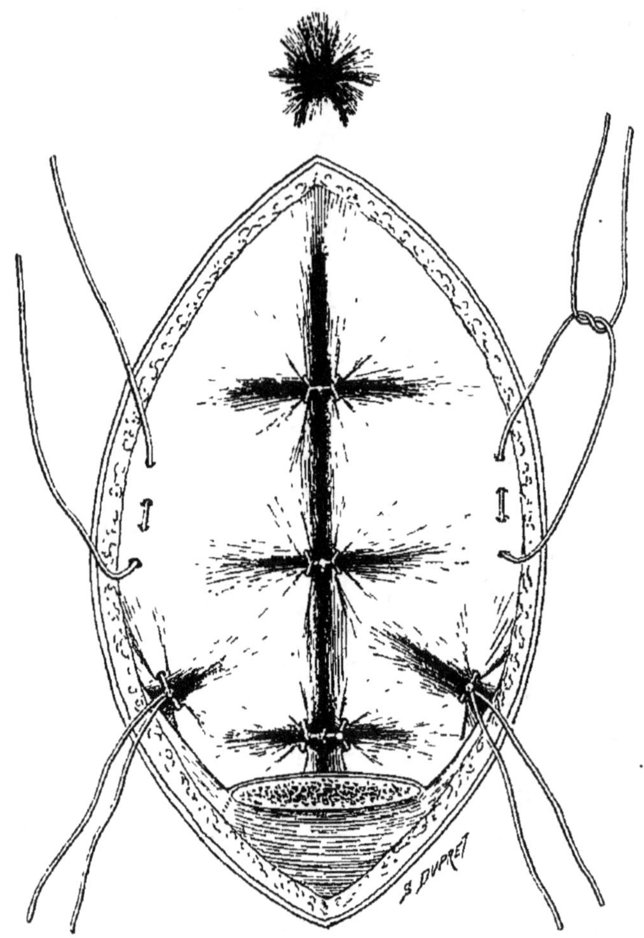

Fig. 711.

Recto-coccypexie. Second plissement avec les fils qui vont devenir
fils fixateurs (Gérard-Marchant).

Recto-périnéorraphie. — A cette suspension du rectum
on peut joindre, lorsque l'anus est relâché, une résection suivie
de restauration ano-périnéale. (Duret, Schwartz.) Enfin, pour
remédier au principal inconvénient reproché à la rectopexie,

l'absence de soutien de la paroi rectale antérieure, on peut adjoindre à l'opération une périnéorraphie ordinaire par dédou-

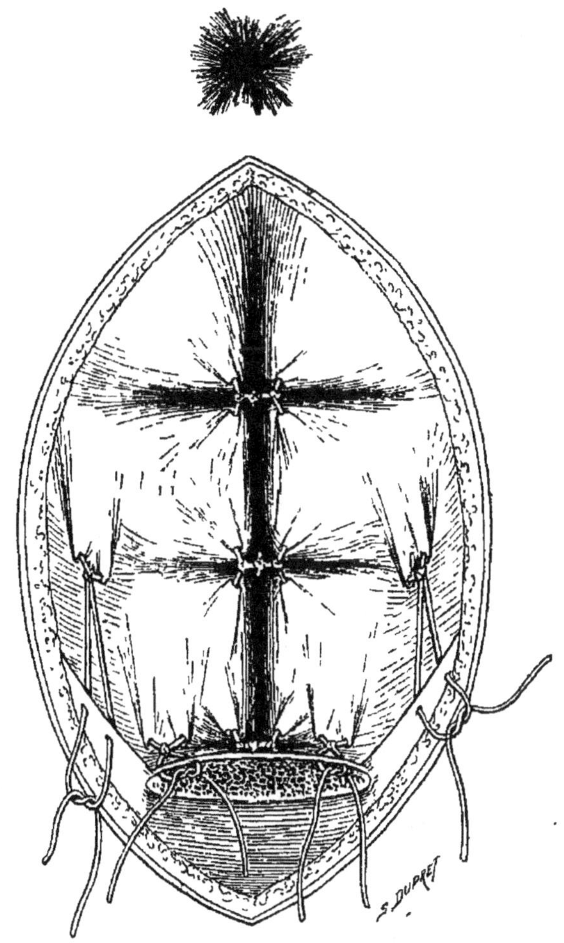

Fig. 712.

Recto-coccypexie. Fixation du rectum aux tissus fibreux précoccygiens et aux ligaments sciatiques (GÉRARD-MARCHANT).

blement, avec suture des muscles releveurs (NAPALKOW, LENORMANT) [1].

[1] LENORMANT. *Presse médicale*, 4 février 1903, p. 144.

La recto-périnéorraphie antérieure et postérieure par excision
d'un lambeau muco-cutané ressemble à la colpo-périnéorraphie
postérieure par le procédé de Simon-Hegar [1].

Après excision de lambeaux muqueux antérieur et postérieur
au niveau de la partie prolatée,
on suture en un ou deux plans la
plaie muqueuse, dans le sens de
l'axe du rectum. Puis on suture,
dans le sens antéro-postérieur,
les plaies cutanées antérieure et
postérieure résultant de l'excision de lambeaux triangulaires
de peau (fig. 713).

Au lieu d'une restauration avec
résection muco-cutanée, on peut
joindre à une pexie postérieure
une *périnéorraphie par dédoublement* de la cloison recto-vaginale,
avec suture de la sangle des mus-
scles releveurs, comme nous l'in-

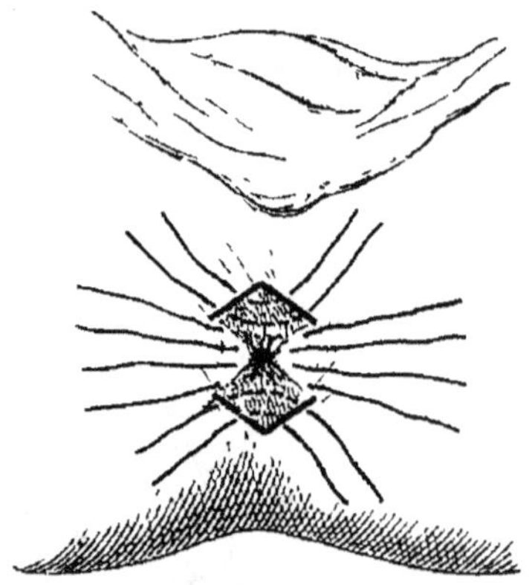

Fig. 713.
Ano-périnéorraphie
antérieure et postérieure.

diquerons aux périnéorraphies pour prolapsus génital chez la
femme [2]. On exécuterait chez l'homme cette myorraphie d'après
les mêmes principes.

Résections et extirpation du rectum. — *A. Résection
de la muqueuse ano-rectale.* — 1º **Pour Hémorrhoïdes.**
— *Soins préliminaires.* — Le malade est purgé deux jours de
suite (huile de ricin, eau purgative) le quatrième et le cinquième
jours qui précèdent l'opération. En même temps il est soumis à
l'alimentation exclusivement lactée.

L'avant-veille de l'opération, on donne le matin et le soir un
grand lavage du rectum à l'eau bouillie.

La veille un lavage semblable le matin ; à partir de l'après-
midi, on commence l'administration des pilules d'opium

<hr>

[1] Voy. p. 408, t. II.
[2] Voy. p. 414, t. II.

(5 à 10 centigrammes par jour) qui devront maintenir la constipation après l'opération.

Il ne faut surtout pas donner de lavement le matin de l'opération, ni même la veille au soir, afin de ne pas s'exposer à une issue de liquide restant au moment de la dilatation anale.

La région anale est nettoyée la veille et maintenue dans un pansement humide.

Le malade est placé dans la position de la taille périnéale, et endormi.

L'opération, quelle qu'elle soit, commence toujours par une *dilatation forcée* [1].

Résection partielle. — (Elle peut être faite au besoin avec anesthésie locale cocaïnique). On obtient la destruction des hémorrhoïdes seulement, soit par le fer rouge, soit par section au bistouri :

Thermocautère. — Le moyen le plus simple est l'*ignipuncture* de chaque tumeur hémorrhoïdaire ; le thermocautère au rouge sombre est enfoncé successivement dans chaque tumeur et s'y éteint.

La destruction complète de chaque hémorrhoïde peut être obtenue en liant d'abord la tumeur à sa base, puis, on fait la *section* de l'hémorrhoïde au-dessous de la ligature avec le fer rouge; ou bien on *volatilise* la tumeur. La volatilisation consiste dans l'écrasement de la tumeur entre les mors d'une pince-cautère (RICHET) portée au rouge sombre.

Bistouri. — L'excision des paquets hémorrhoïdaires (résection partielle de la muqueuse) se fait suivant deux procédés.

Le *procédé de Reclus* consiste dans l'excision de chaque bourrelet hémorrhoïdaire à sa base, suivie de suture muco-cutanée. On saisit avec une ou plusieurs pinces de KOCHER le sommet du bourrelet, on tire et étale la muqueuse pour voir la muqueuse saine. On pince la muqueuse saine au-dessus du paquet, et on coupe avec le bistouri ou les ciseaux la masse hémorrhoïdaire. On suture alors peau et muqueuse, en ayant soin de traverser

[1] Voy. p. 255.

la muqueuse à au moins un centimètre de son bord coupé, et de prendre dans l'anse de fil tout le plan profond de la plaie « de façon non seulement à rapprocher peau et muqueuse, mais à ne laisser entre les deux téguments aucun « espace mort » où pourrait s'accumuler le sang ou la sérosité ».

Le *procédé de Ch. Monod* donne, comme résultat de l'excision, au lieu d'une plaie transversale parallèle à l'orifice anal, une plaie verticale parallèle à l'axe de l'anus.

« Lorsque les bourrelets sont nettement pédiculés, leur ablation peut se faire à main levée, au bistouri. On incise la muqueuse rectale à la base du pédicule, en le repérant à mesure avec des pinces à pression ; les deux lèvres de la section sont ensuite réunies au catgut. L'incision doit être faite suivant une direction parallèle à l'axe du rectum, elle remontera en haut jusqu'à empiéter sur la muqueuse saine et s'arrêtera en bas à la peau, sans l'intéresser.

« On aura plus souvent recours à de petits clamps à l'aide desquels on limite d'abord la partie à enlever. Voici, comment, dans ce cas, on procède.

« Avec une pince de KOCHER on va saisir la muqueuse haute dans le rectum, au-dessus du bourrelet hémorrhoïdaire, en un point où les tissus paraîtront sains. Une seconde pince est fixée au-dessous du bourrelet, à l'union de la muqueuse et de la peau, plutôt sur la muqueuse que sur la peau. Une troisième est au besoin placée entre les deux précédentes, pour achever de former le pli de muqueuse qui doit être réséqué.

« C'est au delà de ces pinces que l'on applique le petit clamp, parallèlement à l'axe du rectum. Le clamp ne doit mordre que la muqueuse, sans toucher la peau. Il est serré à fond de façon à ne pas déraper.

« Par un léger mouvement de bascule, il est facile d'amener vers l'ouverture anale ou du moins de soulever assez l'extrémité supérieure, intra-rectale, du clamp, pour qu'un fil de catgut puisse être placé au delà de cette extrémité en pleine muqueuse saine. Ce premier fil, sur lequel l'aide exerce une légère traction, servira de guide et de soutien pour le reste de l'opération.

« C'est, en effet, en deçà de ce fil, entre lui et l'extrémité du clamp que commence la résection du bourrelet, au bistouri ou aux ciseaux. Les deux lèvres de la muqueuse incisée s'écartent et sont bien visibles ; elles sont immédiatement réunies par un point au catgut qui est à la fois unissant et hémostatique.

« La section est alors poussée plus loin, et d'autres points sont placés de même, aussi rapprochés que nécessaire pour arrêter tout saignement. Le dernier correspond à l'union de la muqueuse et de la peau, sans traverser celle-ci. » On répète l'opération sur chaque bourrelet.

β **Résection totale.** — L'excision totale de la muqueuse hémorrhoïdaire, sur toute la circonférence anale, et dans toute la hauteur de muqueuse altérée, ce fait d'après le procédé de WHITEHEAD (de Manchester) [1].

Le *procédé de Reclus*, que nous avons décrit pour l'excision partielle, peut aussi s'appliquer à l'excision totale, on excise alors successivement les deux demi-circonférences de la marge de l'anus, en suivant les règles déjà indiquées.

Le *procédé de Whitehead* comprend, après dilatation, l'incision circulaire de la muqueuse à son union avec la peau, le décollement du cylindre muqueux en le séparant du muscle sphincter externe, l'excision du cylindre abaissé, et la suture muco-cutanée.

On incise circulairement, en une ou deux reprises, la muqueuse anale à son union avec la peau, sans entamer la peau. L'aide étale au fur et à mesure l'anus pour faciliter l'incision. Dès que la muqueuse est complètement incisée, on en prend le bord avec quelques pinces de Kocher qui servent à fixer et à tendre le cylindre muqueux.

Quelques coups de bistouri donnés le long de la face externe de la muqueuse, dans le tissu cellulaire, montrent bientôt le bord inférieur du sphincter externe, qu'il faut voir complètement.

---

[1] La modification à ce procédé, proposée par QUÉNU au Congrès de Chirurgie de Paris 1893, c'est-à-dire la conservation de la muqueuse anale débarrassée des veines malades, a été abandonnée depuis par son auteur, la muqueuse étant toujours altérée (*Bulletin de la Société de Chir.*, 1899, p. 554).

On décolle alors, avec le bout du doigt ou mieux avec l'extrémité arrondie de ciseaux mousses courbes, la muqueuse de la
face externe du sphincter.

Le décollement est ordinairement facile et rapide. Des pinces
sont mises sur les vaisseaux qui saignent.

On s'arrête lorsque cesse la coloration bleuâtre de la muqueuse hémorrhoïdaire, vue 'par sa face interne, et qu'apparaît
la muqueuse lisse et rosée. On s'assure alors que le niveau sain
vient facilement et sans traction, au contact de la peau ; si non
on abaisse un peu plus le cylindre muqueux.

On ne peut réséquer immédiatement la muqueuse, pour la suturer ; la portion saine remonterait immédiatement dans le rectum. D'autre part il est nuisible à une bonne cicatrisation de
placer des pinces sur le bord de la muqueuse à suturer.

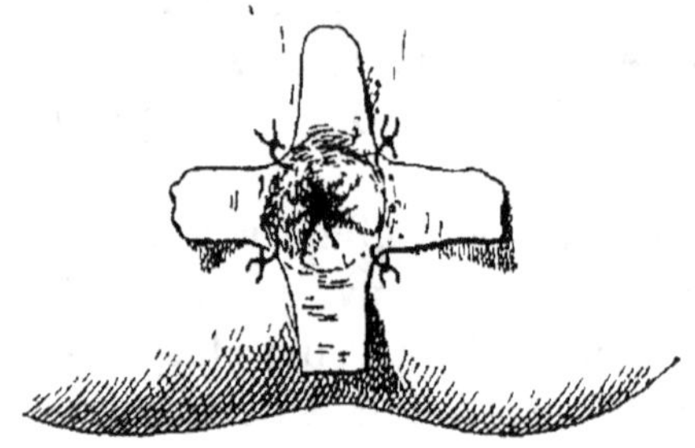

Fig. 714.
Fixation de la muqueuse à l'angle
des quatre lambeaux.

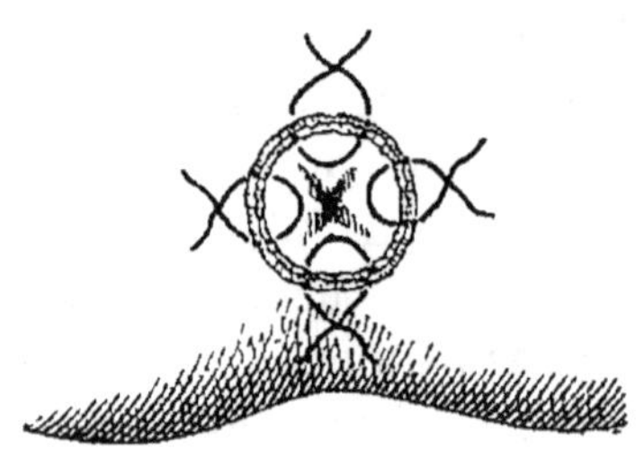

Fig. 715.
Fixation de la muqueuse
par des points en U.

Pour couper sans laisser remonter et sans prendre avec des
pinces à pression le bord sain, on peut ne couper que peu à peu
la muqueuse en plaçant à mesure les sutures. Mais on est ainsi
exposé à laisser pour la fin une trop large portion de muqueuse
qui fronce et s'affronte mal à la peau.

On peut, comme WHITEHEAD, fendre en 4 segments le cylin-
lindre, placer un fil d'attache au fond de chaque fente et couper ;
la muqueuse est retenue et étalée (fig. 714). DELORME conseille
de placer, avant de couper, quatre points disposés en U horizontal, étalant la muqueuse au-dessus de la future section, et la
collant à la peau et aux surfaces cruentées (fig. 715). Les quatre

fils noués du côté de la peau, on coupe et on affronte muqueuse à peau.

Quénu sectionne le cylindre en deux moitiés, fend le lambeau d'une des moitiés par son milieu, et au fond de la fente place un point de suture. Puis on coupe et suture le pourtour.

Le catgut est préférable, pour ces sutures, à la soie et au crin qu'il faut enlever ensuite avec beaucoup de difficultés. On peut placer des surjets ou des points séparés. En tous cas les fils ne doivent pas seulement prendre les bords de la peau et de la muqueuse, mais ramasser le fond de la plaie.

Avant la suture, l'hémostase doit être complète, non seulement des vaisseaux ouverts pendant la dissection, mais aussi des artères qui saignent à la face externe de la muqueuse lorsqu'on coupe le cylindre malade.

Le *pansement*, après toutes ces opérations, est simple. Il est inutile de placer un tube ou une mèche dans l'anus, les pansements intra-rectaux sont douloureux et rapidement expulsés. On met à plat une ou plusieurs lames de gaze stérilisée, de l'ouate et un très large bandage en T. Les pièces du pansement sont renouvelées tous les jours.

Il faut s'attendre à une rétention d'urine passagère, comme dans toute opération sur le rectum et l'anus chez l'homme.

La constipation par l'opium et le régime lacté sont maintenus cinq à six jours. La 1re selle est provoquée le 7e ou 8e jour par une légère purgation. Le malade se lève vers le 10e ou 12e jour.

2° Pour prolapsus. — La résection d'un petit prolapsus muqueux si elle devenait nécessaire [1], se ferait comme dans le procédé de Whitehead que nous venons de voir.

La résection de la muqueuse seule pour un prolapsus total caractérise, avec le refoulement des fibres musculaires, le *procédé de Delorme-Juvara* [2].

---

[1] Voy. Thérapeutique chirurgicale, Ricard et Launay, Doin 1903, p. 650.

[2] Delorme. Académie de médecine, 1900 et *Bull. Soc. de Chir.* 1900, p. 499. Juvara (Rapp. Delbet). *Bull. de la Soc. de Chir.* 1904, p. 723.

On tend par des pinces la région anale et le prolapsus, et on
pratique, à l'union de la peau et de la muqueuse, une incision
circulaire faite en deux fois en commençant par la demi-circonférence postérieure.

La muqueuse est repérée à mesure par des pinces, puis on la
décolle pour découvrir, comme dans le Whitehead, le sphincter
externe. Poursuivant le dé-
collement, on sépare le
sphincter externe complètement, passant entre lui et
la muqueuse, puis le sphincter interne, puis les fibres
de la musculaire hypertrophiée de la portion prolabée
(fig. 716).

La muqueuse est dissé-
quée et décollée ainsi, en
une seule pièce ou en plusieurs lambeaux, sur tout
le globe prolabé, après qu'on
a franchi le fond du sillon
qui sépare le cylindre in-
vaginant du cylindre invaginé. On arrive ainsi peu à
peu jusqu'à la cavité du
cylindre invaginé, et la
muqueuse change d'aspect. Là s'arrête le décollement.

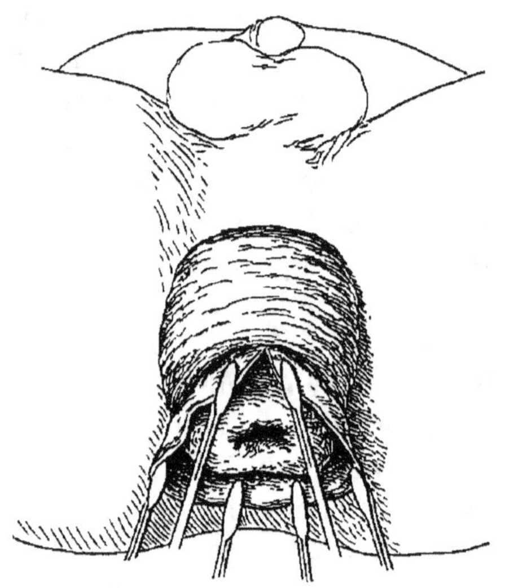

Fig. 716.

Résection de la muqueuse ano-rectale pour prolapsus. Procédé de
Delorme. Refoulement des fibres
musculaires.

Avant de couper la muqueuse décollée, on ouvre le cylindre
muqueux, et de dedans en dehors, on place, comme dans le Whitehead, quatre fils de fixation en U prenant muqueuse et peau
(fig. 717). On suture alors muqueuse à peau sur tout le pourtour.

JUVARA, avant de suturer la muqueuse à la peau, pratique le
plissement de la tunique musculaire. La muqueuse disséquée,
à la base du cône musculaire on commence à placer une série de
fils de catgut. Chaque fil, passé avec une aiguille courbe, traverse
d'abord la couche musculaire sur une largeur de 1 centimètre,
sort sur un trajet de 3 à 4 millimètres, pour pénétrer de nou-

veau et ressortir à 1 centimètre plus haut. On place ainsi une couronne de fils distants de 1 centimètre et demi à 2 centimètres. Ces fils serrés et noués ramassent les faisceaux musculaires en plissant transversalement la tunique musculaire. Au-dessus de cette première rangée on en place une seconde, plissant à nouveau, et dont les fils alternent avec les premiers. Par-dessus on

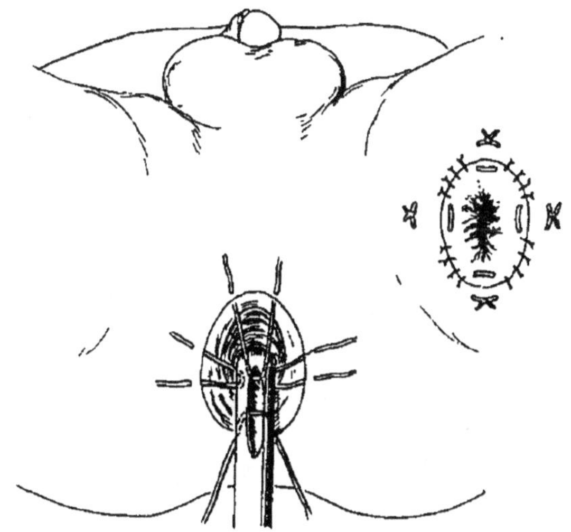

Fig. 717.

Prolapsus ano-rectal. Procédé de Delorme. Sutures.

place encore une rangée de fils unissant entre eux les plis formés. L'anneau musculaire ainsi constitué est repoussé avec le doigt dans l'épaisseur du périnée, au-dessus du sphincter, et fixé là par de nouveaux fils.

Le malade, immobilisé dans son lit, est constipé dix à douze jours, nourri de bouillon et de lait. Le pansement est fait le 10° jour, et les fils de soutien enlevés. La première selle est provoquée le 12° jour. Le malade se lève du 20° au 25° jour.

B. *Résections et extirpation du rectum (toutes les tuniques)*. — **1° Extirpation partielle.** — *a. Pour prolapsus.* — *Procédé de Mikulicz.* — On sait que le prolapsus rectal se compose de deux cylindres dont chacun comprend la totalité des tuniques rectales, un des cylindres ayant sa face muqueuse à l'extérieur, l'autre dans le canal central. Entre les deux cylindres qui se continuent au niveau de l'extrémité inférieure du pro-

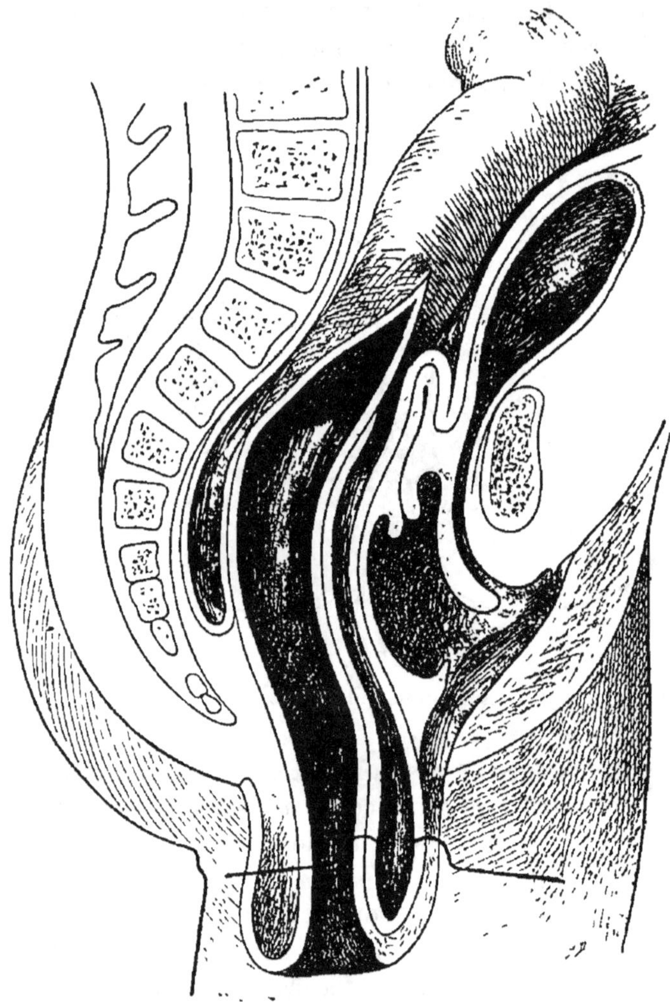

Fig. 718.

Prolapsus montrant la cavité de l'hédrocèle (d'après Von ESMARCH).

lapsus, se trouve un espace dans lequel peut se rencontrer le cul-de-sac-péritonéal prérectal avec des anses d'intestin grêle (Hedro-cèle) (fig. 718)

Le procédé de Mikulicz consiste dans la section de la portion prolabée, sans hémostase préalable, suivie de sutures anorectales.

L'intestin préparé comme pour la résection de la muqueuse [1], le malade mis dans la position de la taille, et nettoyé, on tend le prolapsus par des pinces ou des anses de fil. Puis on sectionne, à 1 ou 2 centimètres de l'anus, couche par couche, le cylindre externe dans sa moitié antérieure, liant à mesure chaque vaisseau qui saigne. Dès qu'on a ainsi coupé la moitié antérieure du cylindre externe, jusqu'à la séreuse, on voit le cylindre interne. On a ainsi ouvert largement et prudemment le cul-de-sac péritonéal, et on voit s'il contient des anses intestinales que l'on refoule dans l'abdomen. On ferme immédiatement et d'une façon complète l'ouverture péritonéale.

Le péritoine fermé et refoulé, on achève la section du cylindre interne dans sa moitié antérieure, liant à mesure les vaisseaux coupés, et on suture soigneusement l'une à l'autre les moitiés antérieures des deux cylindres.

On fait de même la section lente et progressive des deux moitiés postérieures des cylindres, sans rencontrer de cul-de-sac péritonéal habituellement, mais en coupant le mésorectum dont il faut lier avec soin les vaisseaux.

Les sutures de la moitié postérieure étant faites comme en avant, en coupe les fils et on place le pansement [2].

Procédé de P. Segond. Ch. Nélaton. —La résection se fait avec hémostase préalable.

On commence par diviser le prolapsus en deux moitiés, antérieure et postérieure, par section complète sur les parties latérales. La section des deux cylindres ensemble se fait après l'application, de chaque côté, de deux longues pinces droites (fig. 719), une branche dans la lumière du prolapsus, une branche à l'extérieur. La section se fait entre les deux pinces, de chaque côté.

Chacune de ces deux valves est successivement réséquée, après qu'on l'a pincée à sa base, tout près de l'orifice anal, par une

[1] Voy. p. 261, t. II.
[2] Voy. p. 266, t. II.

pince longue; on coupe et suture à mesure, en reculant peu à
peu la pince (fig. 719).

Il faut évidemment rechercher, avant d'opérer, s'il n'existe

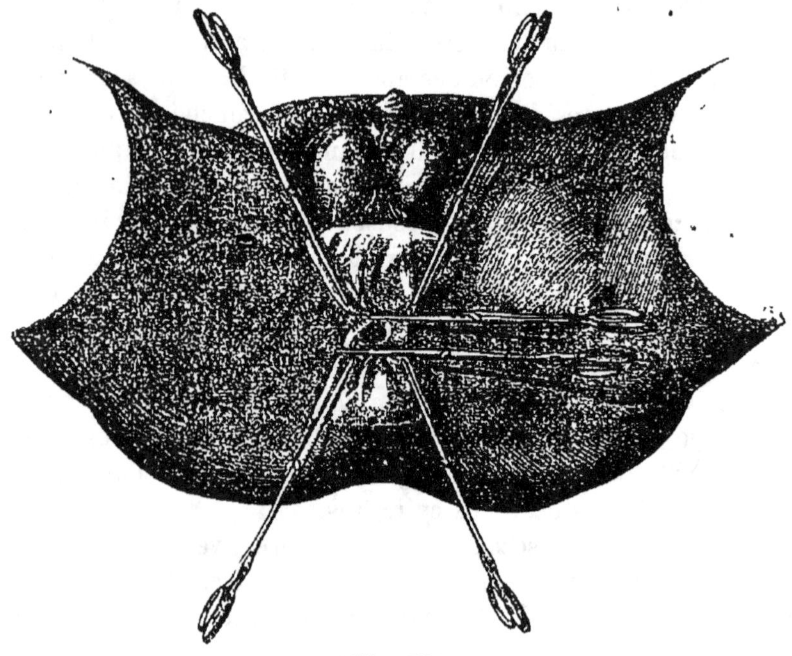

Fig. 719.
Extirpation du prolapsus. Procédé de Segond-Nélaton.

pas d'hédrocèle, et refouler dans ce cas l'intestin avant de placer les pinces.

b. **Pour néoplasmes.** — α. *Partie inférieure, ano-rectale.* —
Voie naturelle. — Procédé de HARTMANN[1]. — Après dilatation de
l'anus, on coupe circulairement le rectum au-dessous du néoplasme préalablement fixé par des pinces a traction. On abaisse
le bout supérieur disséqué, et on le coupe au-dessus de l'anneau
néoplasique. On fixe enfin le bout supérieur, abaissé et invaginé dans le bout inférieur, à la peau de la marge de l'anus.

Voie périnéale. (LISFRANC, DENONVILLIERS, VERNEUIL, KOCHER).

[1] HARTMANN. *Congrès français de Chirurgie* 1893, p. 698.

On a fait précéder ou non l'extirpation de la création d'un anus iliaque, suivant des indications qui relèvent de la thérapeutique chirurgicale[1].

Procédé de Quénu[2]. — *Chez l'homme.* — « Le malade est placé dans le décubitus dorsal, le siège reposant sur un coussin dur et débordant légèrement le bord de la table d'opération. — Les cuisses sont maintenues fléchies sur le bassin par deux aides.

« L'opérateur est assis entre les jambes du malade ; l'aide direct est à sa gauche assis comme lui. A la gauche de ce premier aide, adossé à la jambe droite du malade il y en a un second qui écartera les pinces hémostatiques gênant le champ opératoire, ou tiendra les écarteurs.

« Le champ opératoire étant préparé et isolé avec des compresses stérélisées, on procède à l'opération.

« Fermeture de l'anus. — On touche la muqueuse anale au thermocautère, puis on ferme l'anus par une suture en bourse à l'aide d'un seul fil solide passé circulairement autour de l'orifice anal. Les extrémités du fil serviront à opérer des tractions sur le rectum.

« Incision des téguments superficiels. — Cette incision n'entame que la peau ; elle est rectiligne en avant, et en arrière de l'anus, circulaire tout autour de l'anus. — Elle commence à la racine des bourses, finit en arrière à la base du coccyx. — Elle circonscrit la muqueuse anale et la déborde de 2 centimètres environ.

« Incision du tissu cellulaire et des faisceaux moyens et postérieurs des releveurs. — On incise, en avant, le tissu celluleux lâche et quelque fibres du dartos ; en arrière le raphé ano-coccygien adhérent à la peau. Latéralement on coupe la graisse du creux ischio-rectal, vers le milieu de cet espace, jusqu'à ce que l'on soit arrivé sur les fibres charnues du releveur. A mesure que l'on se rapproche du muscle, il faut aller prudemment et ne pas sectionner les faisceaux musculaires sans les avoir vus.

---

[1] Voy. Thérapeutique chirurgicale. Ricard et Launay, chez Doin 1903, page 648.

[2] Quénu et Baudet. *Revue de Gynécologie*, n° 4, sept-oct. 1898.

« Le rectum étant attiré par l'aide vers la gauche du malade, l'opérateur incise prudemment à droite les faisceaux moyens du muscle ; il les coupe à quelques centimètres de leur insertion rectale (fig. 720).

« Après cette section les faisceaux externes se rétractent en dehors, et laissent voir l'aponévrose périnéale supérieure blanchâtre, décollable de la face supéro-interne du muscle, et que la traction opérée par l'aide applique contre le rectum.

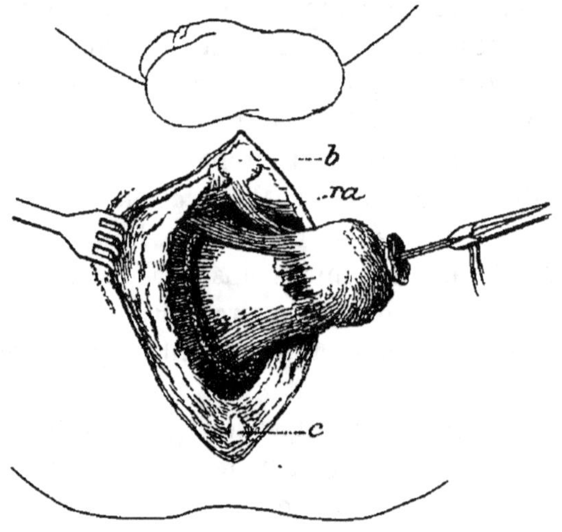

Fig. 720.
Amputation du rectum. Voie périnéale. Procédé de Quénu.
Section du releveur de l'anus.
b, bulbe. — ra, releveur anal. — c, coccyx.

« Cette boutonnière musculaire étant faite et l'aponévrose périnéale étant repérée on poursuit la section du releveur ; on incise les fibres postérieures jusqu'au coccyx, mais en avant, on a soin de respecter les faisceaux antérieurs qui se montrent sous forme de deux bandes musculaires et très épaisses, tendues en avant du rectum.

« On répète à gauche l'incision des divers plans du creux ischio-rectal et du releveur, comme on l'a fait à droite.

« L'opérateur introduit l'index sous la face antérieure de l'aponévrose périnéale supérieure et l'engage au-dessus des

faisceaux antérieurs du releveur, entre le muscle et le rectum.
On répète le même décollement à gauche, et lorsqu'on a ainsi
isolé le rectum, on saisit à pleine main le raphé ano-bulbaire et
les faisceaux antérieurs du releveur au ras du bulbe. L'aide
tire le rectum en arrière vers le coccyx, et l'opérateur s'apprête à
pratiquer l'incision du raphé ano-bulbaire.

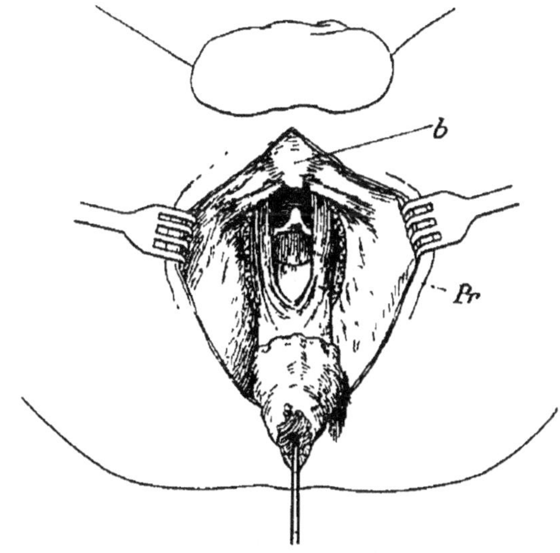

Fig. 721.

Amputation du rectum. Procédé de Quénu. Décollement antérieur.

b, bulbe. — *Pr*, prostate.

« Incision du raphé ano-bulbaire. — Le raphé ano-bulbaire
et les faisceaux antérieurs du releveur sont saisis de la main
gauche comme il a été fait précédemment. L'opérateur incise
près du bulbe en entamant quelques faisceaux du transverse
superficiel. Il s'arrête dès qu'il n'y a plus entre ses mains que
les faisceaux du releveur.

« A ce moment, le rectum est séparé du bulbe, il ne tient
plus au périnée que par les faisceaux antérieurs du releveur et
son aponévrose supérieure (fig. 721).

« L'ensemble de ces plans forme de chaque coté, entre le
rectum et la protaste une sorte de lame à direction sagittale,

haute de 2 à 3 centimètres, qui ne se voit pas immédiatement après la section du raphé ano-bulbaire. Elle ne se devine à ce moment-là que lorsqu'on tire le rectum en arrière. On détermine ainsi en avant de cet organe, une dépression que remplit le tissu cellulaire prérectal. Les doigts effondrent facilement ce tissu, sans qu'il soit besoin de rien sectionner. A mesure qu'on le refoule et qu'on le détruit, on voit apparaître successivement la face inférieure de la prostate, la saillie des vésicules séminales et la lame prostato-péritonéale, le cul-de-sac recto-vésical.

« C'est après la destruction de ce tissu cellulaire prérectal que l'on crée au-devant du rectum une cavité spacieuse profonde de 3 à 4 centimètres, dont la base quadrilatère est plus large que le sommet. L'ensemble représente donc une sorte d'entonnoir dont le cul-de-sac péritonéal forme le fond.

« La face postérieure est formée par la paroi antérieure du rectum oblique en bas et en avant. La face antérieure par la prostate et l'aponévrose prostato-péritonéale englobant, mais laissant voir, les deux canaux déférents et l'espace libre interdéférentiel. Le sommet, avons-nous dit est formé par la saillie convexe du cul-de-sac péritonéal mince et dépressible, de coloration plus pâle que les téguments antérieurs et postérieurs. Les faces latérales sont constituées d'avant en arrière par les faisceaux du releveur, son aponévrose supérieure et la gaine fibreuse qui engaine les vaisseaux hémorrhoïdaux moyens.

L'aire de cette excavation était comblée par le tissu conjonctif lâche que les doigts viennent de détruire, et l'ensemble formait cette région que MM. Quénu et Hartmann ont nommée : l'espace décollable du rectum.

« La cloison sagittale fibro-musculaire, qui forme la paroi latérale de cet espace, se tend fortement lorsqu'on tire le rectum en arrière. On la sectionne des deux côtés avec le bistouri, ou avec les ciseaux, plus près de son insertion antérieure que de la postérieure et l'on pince les vaisseaux hémorrhoïdaux moyens. A ce moment, la séparation du rectum en avant est achevée (fig. 722).

« Libération du rectum en arrière et section du coccyx. — L'aide relève le rectum vers le pubis, et l'on sectionne quelques fibres du raphé ano-coccygien et du releveur, qui avaient échappé au bistouri dans les temps précédents.

« On coupe toutes les attaches aponévrotiques et musculaires des bords latéraux du coccyx, puis d'un seul coup de ciseaux on désarticule le coccyx.

« Le chirurgien introduit les doigts entre la face postérieure

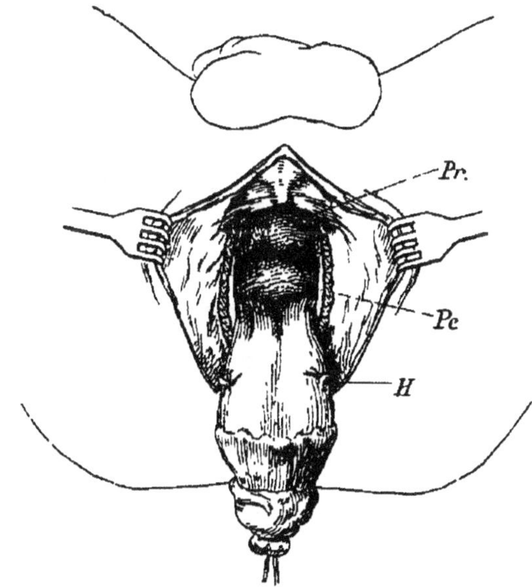

Fig. 722.
Procédé de Quénu. Abaissement jusqu'au péritoine.
H, artères hémorroïdales moyennes. — *Pr*, prostate. — *Pr*, péritoine.

du rectum relevé en avant et la face antérieure du sacrum. Il détruit le tissu cellulaire, les tractus fibreux sacro-rectaux, quelques branches nerveuses et vasculaires insignifiantes. Il remonte ainsi dans son décollement jusqu'au promontoire. Ce temps s'exécute très vite sans effusion de sang.

« A ce moment le rectum est déjà très abaissé : 12 à 14 centimètres environ dépassent le plan périnéal. Il n'est plus retenu que par ses attaches péritonéales et le méso-rectum.

« Section du péritoine. — On pince le cul-de-sac péritonéal qui fait saillie dans le fond de la plaie et on l'ouvre transversalement. Cette simple section permet au rectum de s'abaisser de

quelques centimètres (1 centimètre et demi à 2 centimètres).
On prolonge un peu l'incision sur les parties latérales (fig. 723).
L'incision du méso-rectum doit se faire méthodiquement.

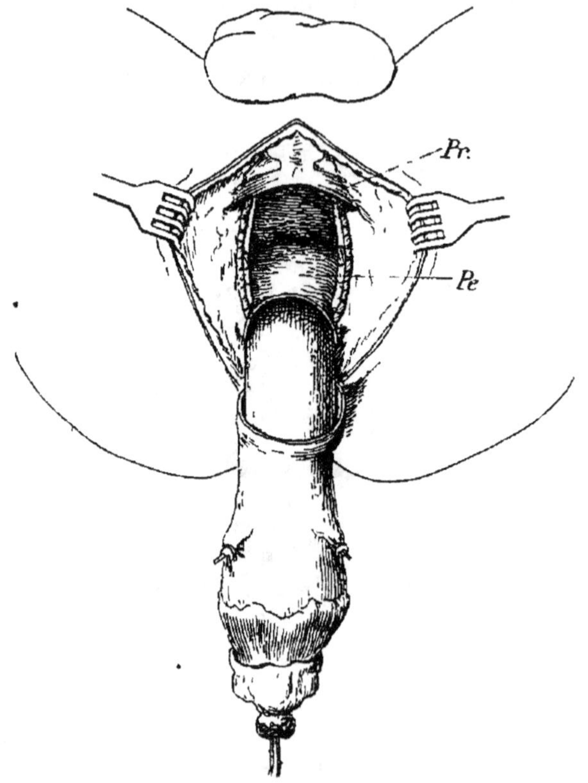

Fig. 723.
Procédé de Quénu. Ouverture du péritoine.
Pr, prostate. — *Pe*, péritoine.

« Lorsqu'on tire sur le rectum et qu'on le porte non plus verticalement en bas, mais transversalement à droite vers l'ischion,
on voit la lame gauche du méso se dessiner sous forme d'un
triangle dont la pointe finit en haut sur la paroi rectale. La
base libre s'étend transversalement en bas, au fond de la plaie.
L'aide continuant sa traction vers la droite : l'opérateur saisit
le rectum entre les doigts et place une pince longue sur la lame
gauche du méso, aussi près que possible de la paroi rectale, que

ses doigts protègent ; puis il incise entre la pince et le rectum.
On pratique ainsi par échelons la section du méso-rectum, et
cela des deux côtés (fig. 724).

« Si la tumeur est très élevée. il sera nécessaire de répéter trois
ou quatre fois cette section du méso, mais il faut se rappeler
que le rectum descendra d'autant plus facilement que l'on cou-

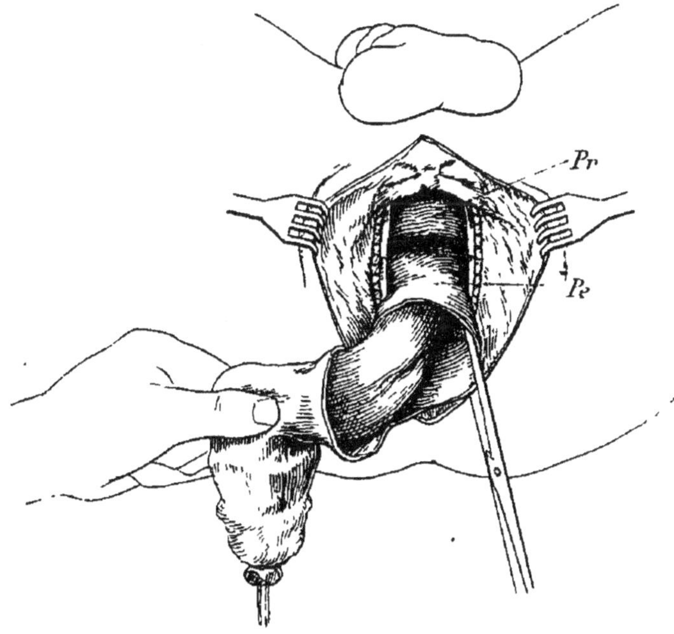

Fig. 724.
Procédé de Quénu. Pincement du méso-rectum.
Pr, prostate. — *Pe*, péritoine.

pera plus près de sa paroi. Nous ne saurions trop insister sur ce
détail. A ce moment la libération du rectum préparée dans les
temps précédents est achevée. On la jugera suffisante lorsque la
partie saine de l'intestin, celle qui se trouve au-dessus du néoplasme et sur laquelle l'excision va porter, atteint sans tiraille-
ment l'angle postérieur de la plaie périnéale.

« Restauration partielle des plans abdominaux. — On referme
le péritoine en l'adossant à la paroi antérieure du côlon, par
trois ou quatre points de suture au catgut.

« On rapproche ensuite les débris du releveur et leur aponévrose et on les suture bord à bord. La face antérieure de la prostate se trouve alors recouverte par une sangle musculo-aponévrotique qui plafonne la plaie périnéale et en détruit la profondeur.

« Il ne faut pas suturer les releveurs dans toute leur étendue, c'est-à-dire jusqu'au rectum, car entre la prostate et le plan musculaire existe un espace virtuel, mais décollable, où les liquides septiques pourraient s'accumuler.

« On bourre la plaie périnéale, et l'on entoure l'extrémité supérieure du cylindre rectal de gaze.

« On ouvre alors l'orifice anal, et l'on incise la paroi antérieure du rectum en s'arrêtant assez loin de la plaie périnéale. Par l'anus iliaque on fait passer 3 à 4 litres d'eau oxygénée. Le lavage ramène des débris cancéreux et des caillots que les malaxations et les tractions sur le rectum au cours de l'opération ont pu produire. Il est facile d'exécuter ce temps sans risques d'aucune contamination, le cylindre rectal se trouvant hors de la plaie et en étant séparé par de nombreuses compresses.

« Amputation du rectum et suture du bout supérieur. — On enlève avec précaution toute la gaze et l'on incise circulairement les parois du rectum un peu au-dessous de la plaie périnéale, bien au-dessus des limites de la tumeur. Cette incision circulaire se fait couche par couche.

« On coupe d'abord les tissus péri-rectaux en pinçant les vaisseaux à mesure qu'ils saignent. On jette sur eux quelques ligatures au catgut. On incise ensuite le péritoine, puis les tuniques musculaires, et enfin la muqueuse en prenant les mêmes précautions, c'est-à-dire en pinçant et liant les vaisseaux au fur et à mesure.

« L'amputation du rectum est terminée ; il s'agit de fixer le bout supérieur.

« On le fixe, non pas dans l'angle postérieur de la plaie, mais un peu en avant, pour éviter de comprimer la paroi intestinale sur la surface de section du coccyx. Il est nécessaire pour cela d'employer une quinzaine de sutures séparées traversant toute la peau du périnée d'une part, d'autre part, toute l'épaisseur de la paroi rectale.

« Lorsque le rectum est ainsi abouché à la peau on ferme en
arrière de lui tout ce qui reste de la plaie périnéale. On diminue également l'étendue de la plaie antérieure par 3 ou 4 points

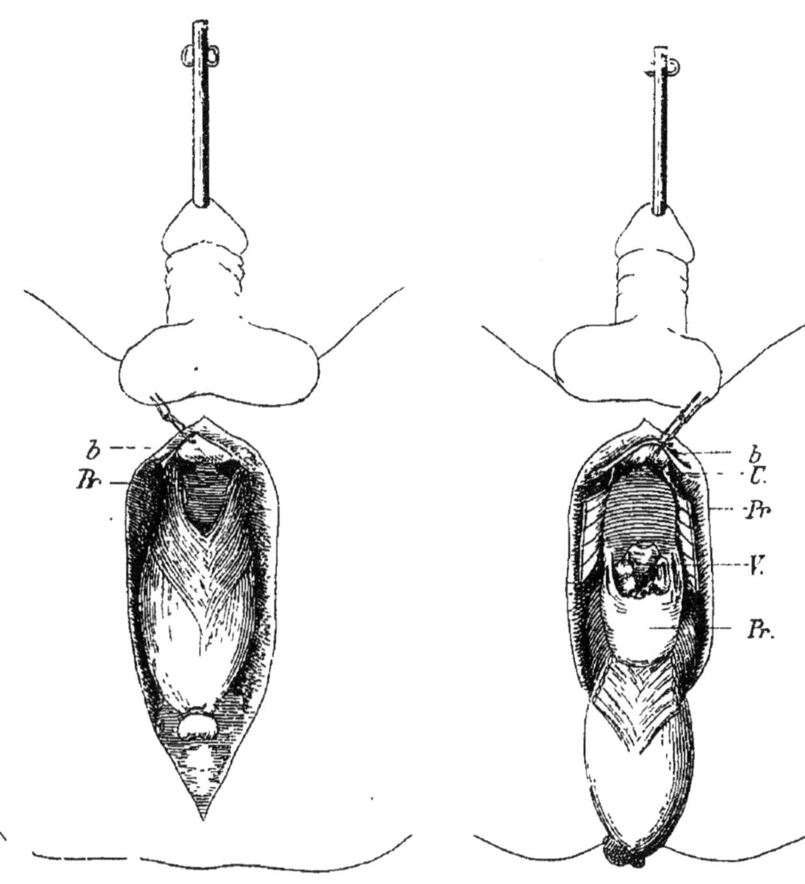

<table>
<tr><td>Fig. 725.</td><td>Fig. 726.</td></tr>
<tr><td>Procédé de Quénu. Amputation
du rectum avec résection pros-
tatique. Mise à nu de la pros-
tate Pr. — b, bulbe.</td><td>Procédé de Quénu. Amputation
avec résection prostatique, Abra-
sion de la tranche prostatique
Pr, Pr. — b, bulbe. — U, urètre.
— V, vésicales séminales.</td></tr>
</table>

de suture placés sur la peau immédiatement en avant du rectum.
« L'ensemble de la plaie périnéale est donc fermé dans toute
sa partie postérieure par une ligne de sutures au centre de

laquelle se trouve le nouvel anus ; en avant, il existe une large surface cruentée, peu profonde, qu'il est prudent de ne pas suturer. »

Lorsque le cancer adhère à la prostate, la technique est un peu modifiée, afin d'enlever avec le rectum une tranche prostatique, tout en respectant l'urètre. Après la section du raphé bulbo-sphinctérien et celle du releveur de l'anus, l'urètre membraneux est mis à découvert au fond de la plaie et on le voit saillir, rempli et distendu par un cathéter (fig. 725). Le pouce et l'index saisissant alors la prostate latéralement sentent le cathéter à travers l'épaisseur du tissu prostatique et repèrent ainsi la direction de l'urètre. Le bistouri placé à plat, parallèle à l'urètre membraneux, abrase une tranche de prostate (fig. 726) et ne laisse entre lui et le conduit urétral qu'une mince couche de tissu glanduleux. On peut au besoin enlever facilement les vésicules séminales. L'opération continue ensuite comme il a été dit (fig. 727).

Chez la femme. — « La malade est placée dans le décubitus dorsal : l'anus est fermé par une suture en bourse.

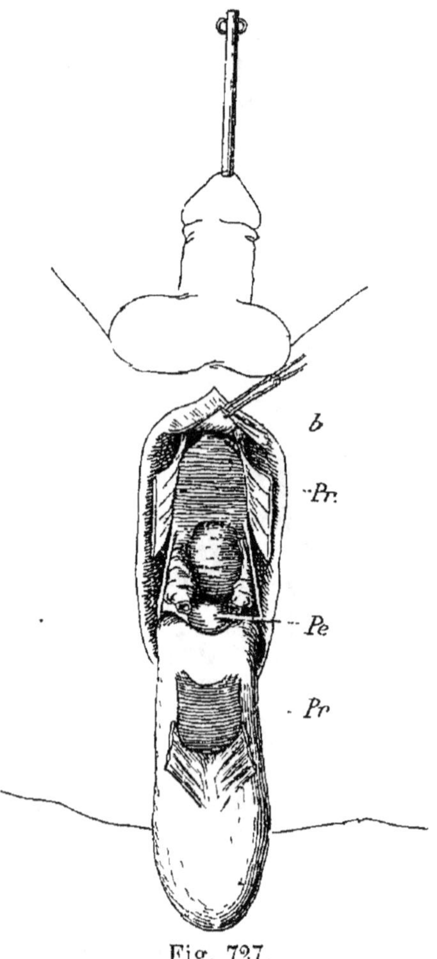

Fig. 727.

Procédé de Quénu. Amputation avec résection prostatique. Abaissement jusqu'au péritoine *Pe.* — *Pr*, *Pr*, prostate. — *b.* bulbe.

« On circonscrit l'anus par une incision ovalaire, dont la grosse extrémité se rapproche de la fourchette vulvaire. On

prolonge cette incision en arrière jusqu'à la base du coccyx.
Le tracé représente une raquette.

« On repasse dans l'incision et l'on coupe le tissu cellulaire
sous-cutané. En arrière, on sectionne la cloison ano-coccygienne
latéralement, on divise la graisse ischio-rectale jusqu'à ce que
l'on voie la face inférieure
du releveur. On incise les
faisceaux moyens du rele-
veur à quelques centimètres
de leur insertion rectale,
puis les faisceaux posté-
rieurs. On ne respecte que
les faisceaux antérieurs qui
doivent servir de point de
repère pour la section du
raphé ano-vulvaire (fig. 728).

« Dans la section de ce
raphé, on peut procéder
comme chez l'homme, c'est-
à-dire passer ses doigts au-
dessus des faisceaux antérieurs du releveur en décollant ce muscle du rectum,

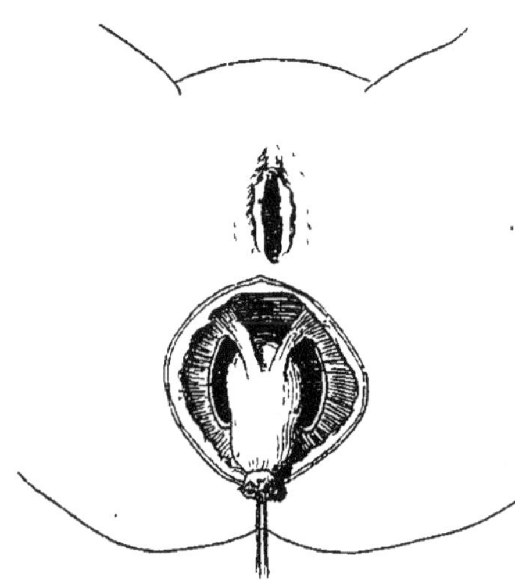

Fig 728.
Amputation du rectum chez la
femme. Procédé de Quénu.

saisir à pleine main tout le septum ano-vulvaire et le sectionner jusqu'aux faisceaux musculaires exclusivement. Le rectum
tiré en arrière par l'aide, est ainsi protégé par les doigts mêmes
de l'opérateur.

« Mais comme ici le champ de dissection est plus large, on
peut, sans s'occuper du rectum, disséquer la face postérieure
du vagin, en la saisissant entre le pouce et l'index jusqu'à
ce que l'on soit arrivé sur les faisceaux antérieurs du releveur.

« Dans l'écartement de ces faisceaux se devine déjà l'espace
décollable que nous avons décrit plus haut. On l'effondre en
détruisant avec le doigt le tissu cellulaire qui le remplit. Les
lames sagittales recto-vaginales se montrent alors tendues
lorsqu'on tire le rectum vers le coccyx. On les coupe verticale-

ment de haut en bas très près du vagin. L'intestin retombe alors dans l'angle postérieur de la plaie.

« L'ouverture du cul-de-sac péritonéal, la section du coccyx, la désinsertion du méso-rectum, se font absolument comme chez l'homme. Nous renvoyons donc, pour la terminaison de cette opération, à ce que nous avons dit plus haut » (QUÉNU).

Voie vagino-périnéale. — L'opération ne diffère, pour l'extirpation de la partie inférieure du rectum, sphincter anal compris, de l'opération précédente que par la section complète, sur la ligne médiane, de la paroi postérieure du vagin, ce qui permet une dissection plus facile de l'ampoule rectale. Il faut, après abaissement du rectum sain, restaurer complètement la paroi vaginale postérieure et le périnée, comme dans une périnéorraphie.

β) *Partie moyenne, ampoule rectale.* — On peut employer, chez la femme, la *voie vaginale;* et chez l'homme et la femme la *voie sacrée.* C'est l'opération par voie sacrée que nous

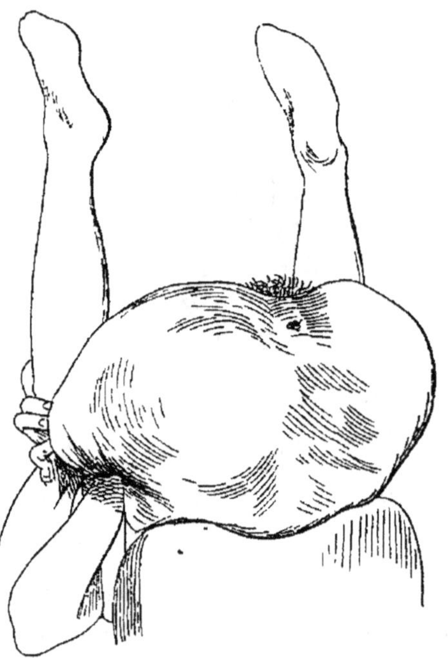

Fig. 729.

Amputation du rectum. Voie sacrée. Position du malade (MORESTIN).

avons à décrire ici. Nous n'indiquerons que la résection définitive du sacrum, la résection temporaire étant aujourd'hui abandonnée.

Opération de KRASKE.—Le malade est couché sur le côté droit (KRASKE) ou gauche (HOCHENEGG), les cuisses fortement fléchies sur l'abdomen ; ou bien comme le recommande MORESTIN, il est

[1] MORESTIN. Thèse de Paris, 1894, p. 210.

placé sur le dos (fig. 729), les cuisses extrêmement fléchies sur le
bassin, ce dernier soulevé par un coussin ou une alèze roulée
placée au niveau des tubérosités iliaques. Le chirurgien, assis,
a devant lui, bien exposée, toute la paroi pelvienne postérieure.

L'incision cutanée a été faite suivant de nombreux tracés,
deux simples sont suffisants : le tracé de Kraske, et celui de Hochenegg. Kraske pratique (fig. 730) une longue incision médiane

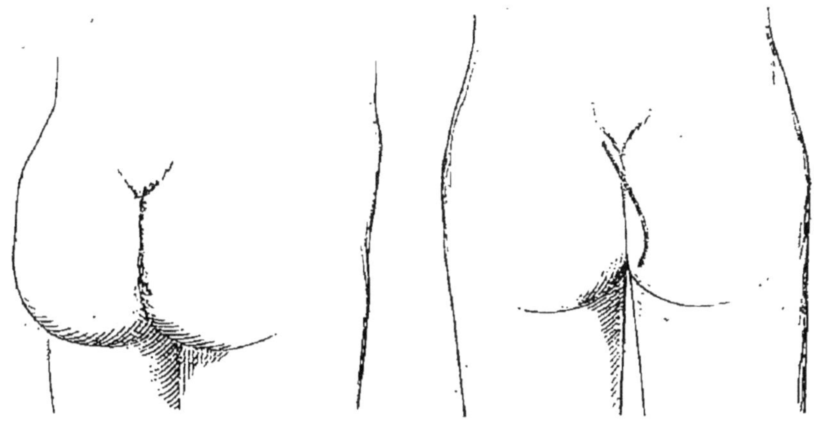

Fig. 730.
Amputation du rectum. Voie
sacrée. Incision de Kraske.

Fig. 731.
Amputation du rectum. Voie
sacrée. Incision de Hochenegg.

partant de l'anus, suivant la rainure interfessière, aboutissant
sur la crête sacrée à peu près au milieu du sacrum. Hochenegg
fait une incision courbe (fig. 731), concave à gauche, commençant à la partie moyenne de l'articulation sacro-iliaque gauche,
gagnant la ligne médiane qu'elle croise en se dirigeant vers le
bord droit du coccyx, et qui suit ce bord jusqu'un peu au delà
de la pointe.

Incisant les parties molles, on dégage les bords du coccyx et
le bord gauche du sacrum. On résèque complètement le coccyx
et une partie variable du sacrum. Afin de ne pas léser de nerf
utile, la résection sacrée ne devra pas remonter au-dessus des
troisièmes trous sacrés, la résection étendue jusqu'au-dessous des

deuxièmes trous (Rose) est donc beaucoup trop large (fig. 732, EF).

La portion sacrée enlevée varie suivant les besoins créés par le volume et la situation de la tumeur. On peut échancrer le bord gauche du sacrum, au-dessous du troisième trou sacré, contournant en dedans le quatrième et aboutissant en bas, sur la ligne médiane (Kraske) ; on peut étendre cette échancrure jusqu'au bord droit du sacrum (Hochenegg) (fig. 732, AB) ; on peut enfin réséquer suivant une ligne transversale passant sous les troisièmes trous sacrés (Bardenheuer) (fig. 732, CD).

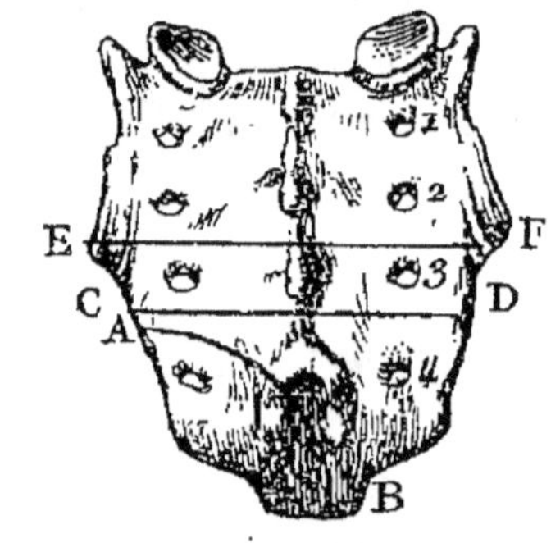

Fig. 732.
Lignes de section du sacrum.
AB, Kraske-Hochenegg. — CD, Bardenheuer. — EF, Rose.

Le sacrum suffisamment échancré, on libère et attire le rectum et le néoplasme, et on résèque ce dernier selon les règles habituelles, en fermant à ses deux bouts le segment enlevé, et ne coupant qu'entre deux ligatures. Le péritoine est toujours ouvert pour faciliter la descente du bout supérieur, on referme autant que possible l'ouverture péritonéale, ne drainant la séreuse que si elle a été contaminée par accident.

Le segment néoplasique, réséqué entre ligatures et sans avoir été ouvert, il reste à rétablir la continuité du tube intestinal ou à confectionner un anus artificiel sacré ou iliaque.

La *réunion des deux bouts* de l'intestin (Kraske) peut être faite complètement, ou particllement. Dans ce dernier cas on laisse l'intestin ouvert en arrière. Du reste la fistulisation est de règle après la suture complète. Cette suture, en tous cas, doit remplir certaines conditions indispensables : « Il faut multiplier les plans de sutures (Czerny, Morestin) ; il faut maintenir un drain dans l'intérieur du calibre intestinal (Hochenegg, Krönlein) ; et il faut placer contre le rectum un tamponnement qui soutiendra ses parois et qui, en cas d'échec de la suture,

conduira les matières intestinales au dehors. » (QUÉNU et HART-
MANN.)

L'invagination du bout supérieur dans l'inférieur (HOCHENEGG),
avec suture, au niveau de la marge de l'anus, du bout supérieur
abaissé, réclame un segment supérieur assez long pour pouvoir
être abaissé *sans tension* à l'anus, et ce cas se présente rarement
pour les cancers opérés par voie sacrée. Le bout supérieur suturé
remontera, du reste, lorsque les fils auront coupé les tissus ou
auront été enlevés, mais la cicatrisation est déjà alors commencée, et les dangers d'infection sont moins grands.

La création d'un anus sacré se fait comme pour l'anus périnéal [1],
en recourbant en arrière le bout du rectum pour l'accoler à la
brèche osseuse et le suturer à la peau. Les inconvénients de
l'anus sacré sont considérables, la situation de l'orifice en rendant très difficiles la toilette et la protection par un bandage ;
un bon anus iliaque est bien préférable.

Le retournement du bout supérieur (QUÉNU) [2] suppose l'établissement préalable d'un anus iliaque. Le cancer étant enlevé,
l'opérateur se trouve en présence d'un bout recto-sigmoïde trop
court pour être abouché au segment anal ou pour être amené
à l'anus, il ne veut pas créer un anus sacré, mais rendre per-
manent l'anus iliaque établi.

L'extirpation de ce segment nécessite l'ouverture du ventre
(CZERNY, BOECKEL), à la fin d'une opération déjà longue et grave.

QUÉNU, dans ce cas, retourna le bout intestinal gênant comme
un doigt de gant, de bas en haut, vers l'orifice inférieur de l'anus
iliaque.

Une longue pince flexible est introduite par l'orifice inférieur
de l'anus iliaque, de haut en bas, jusqu'à l'extrémité inférieure
du segment rectal fermé par sa ligature élastique ; les mors de
la pince étant écartés saisissent cette ligature à travers l'épaisseur des parois ; la pince fermée est relevée doucement par un
aide pendant qu'on favorise directement l'invagination.

Le bout retourné, on applique une pince sur l'intestin, au ras

---

[1] Voy. p. 279.

[2] QUÉNU: *Bulletin de la Société de Chirurgie*, 24 février 1897.

de la paroi abdominale. La pince tombe du cinquième au huitième jour, et il ne reste plus comme bout inférieur de l'anus iliaque qu'un petit cæcum sans inconvénient.

Il faut fermer, du côté de la plaie sacrée, l'ouverture péritonéale.

Mais ce retournement n'est possible qu'avec un bout rectosigmoïde très court, non abaissable, ce n'est qu'un procédé d'exception.

2° Extirpation totale du rectum. (Néoplasmes.) — *Extirpation par voie combinée, abdomino-périnéale* (GAUDIER-CHALOT). — Procédé de QUÉNU. — Le premier temps opératoire consiste dans la laparotomie médiane, le malade étant placé sur le plan incliné, et la ligature transpéritonéale des deux artères hypogastriques. Nous connaissons cette ligature [1]. Puis commence la libération de l'intestin à enlever.

Libération de l'anse sigmoïde et création d'un anus iliaque gauche. — « Dans le méso-sigmoïde, en un point dépourvu de vaisseaux, on fait un trou qu'on agrandit avec les doigts et on y passe une large mèche de gaze : on se sert pour cela de l'incision déjà faite au méso pour la ligature de l'artère iliaque interne gauche. Tout

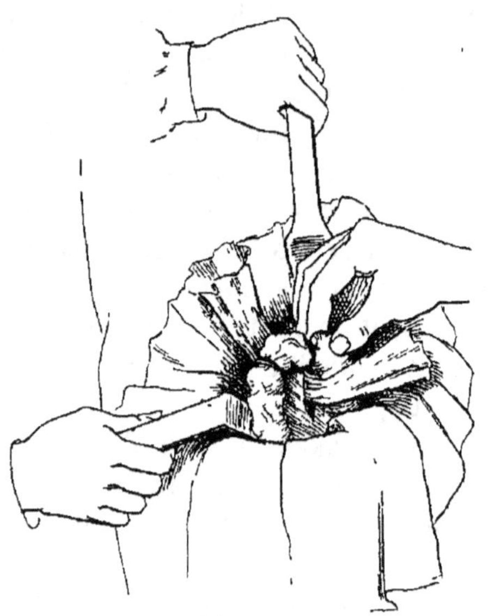

Fig. 733.

Amputation du rectum. Voie abdomino-périnéale Procédé de Quénu. Libération de l'anse sigmoïde et section de l'intestin.

autour de l'anse a été disposée une garniture de compresses. Exprimant avec le doigt la portion d'intestin ainsi dépourvue

[1] Voy. p. 248. t. II.

de son méso pour en refouler le contenu ; on place deux ligatures à la soie forte, à quelques centimètres de distance l'une de l'autre, afin de sectionner l'intestin entre les deux (fig. 733). Auparavant, on s'est assuré que le bout supérieur sera assez mobile pour être amené au dehors et servir à la constitution d'un anus iliaque sans trop de traction. L'intestin coupé au thermocautère, et la surface de section essuyée, puis cautérisée, on coiffe chaque extrémité soit d'un petit sac en caoutchouc, soit de gaze qu'on fixe en capuchon avec un fil de soie. Entre deux pinces. on poursuit de bas en haut la libération de l'intestin jusqu'au méso-rectum ; on entoure le bout inférieur d'une compresse et l'on procède à l'incision iliaque gauche. J'ai fait tendre la paroi et incisé par transfixion en un seul temps dans toute son épaisseur. J'ai fixé ensuite par trois ou quatre points la séreuse pariétale et la séreuse colique. Le bout supérieur, toujours fermé, est actuellement hors du ventre, et ne nous embarrasse plus ; on peut procéder au troisième et dernier temps de l'opération abdominale, à savoir l'amorce de la libération rectale.

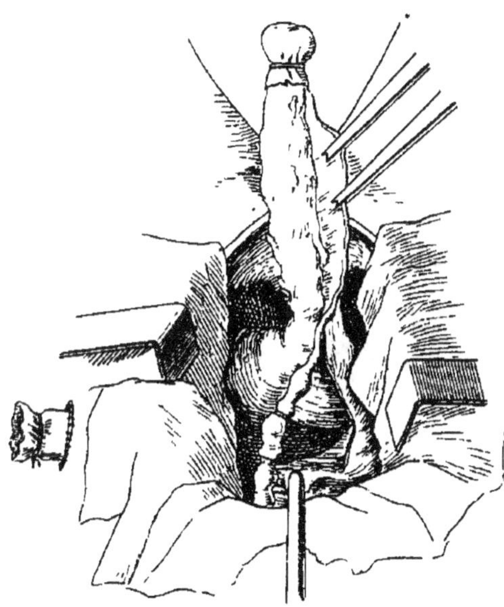

Fig. 734.

Amputation du rectum par voie abdomino-périnéale (QUÉNU). Création de l'anus iliaque. Libération du rectum. Ligature et section du méso-sigmoïde.

« *Amorce de la libération rectale.*—Reprenant le bout inférieur, nous incisons de chaque côté le méso-rectum, puis nous faisons porter le bout inférieur tendu en avant contre le-pubis.

« Le doigt qui part du promontoire rencontre de haut en bas une corde : ce sont les vaisseaux hémorrhoïdaux qu'on lie, s'ils

ne l'ont été déjà ; alors rien ne retient plus le rectum en arrière
et on peut racler avec les doigts toute la face antérieure du
sacrum jusqu'à sa pointe (fig. 734). Sur les côtés, on dénude en
quelques secondes jusqu'à ce qu'on rencontre une résistance. En
avant, on incise le cul-de-sac recto-vésical, si cela est possible,
si l'accès en est difficile mieux vaut s'abstenir.

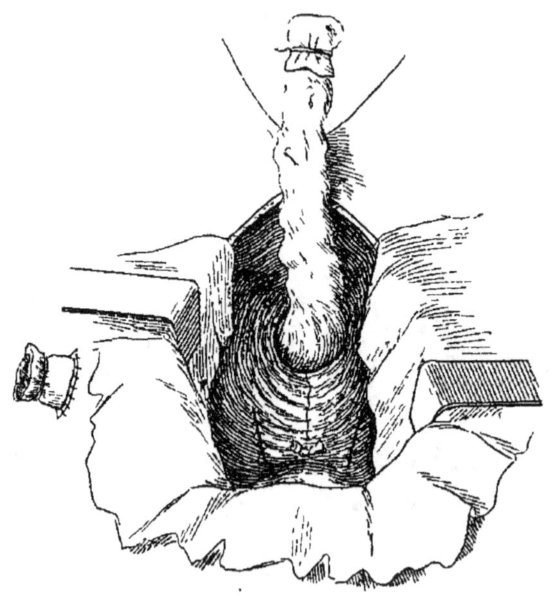

Fig. 735.

Suture des incisions de ligature des hypogastriques, des vaisseaux
hémorrhoïdaux et du méso-sigmoïde.

« On s'assure que le bout inférieur est toujours bien garni et
protégé ; on le replie vers le fond de la cavité pelvienne, par-dessus on applique une ou deux compresses qu'on laisse dans le
ventre et l'on ferme rapidement la paroi abdominale. Chez un
malade, je rapprochai et suturai les débris du méso-rectum afin
de diminuer la brèche péritonéale (fig. 735). On peut dire qu'à ce
moment, plus des trois quarts de la besogne sont faits. L'achè-
vement par la voie périnéale ne demande pas plus de dix à
quinze minutes.

« *Extirpation périnéale.*— Le patient est mis en position de la taille. La région opératoire est à nouveau rapidement savonnée et lavée à l'éther et au sublimé. Nous conseillons chez la femme la voie périnéale, de préférence à la voie vaginale. Les mêmes règles sont à suivre que dans toute extirpation périnéale. L'anus fermé solidement à l'aide d'une soie et circonscrit latéralement par deux incisions qui se prolongent en avant et en arrière, on sectionne les releveurs ; on libère la face antérieure avec précaution ; on ouvre le cul-de-sac péritonéal s'il ne l'a été déjà par en haut, on sectionne les pédicules vasculaires latéraux et tout le bout intestinal s'amène, avec les compresses derrière.

« On peut accomplir en une dizaine de minutes tout ce temps opératoire sans une ligature, et nous pouvons dire qu'on regagne largement le temps employé au début pour la ligature préalable des artères iliaques. Comme pansement, on place dans la plaie un drain et de la gaze ; sans la bourrer. L'incision cutanée est réduite par quelques points de suture ; le pansement extérieur est garni d'ouate de bois qui absorbe bien les liquides. Une sonde est placée à demeure dans la vessie.

« Nous avons laissé le bout colique supérieur étreint par le fil de soie jusqu'au troisième jour ; dans un autre cas, nous avons confectionné immédiatement l'anus définitif.

« Pour cela, mêmes règles que dans la confection d'un anus périnéal, section avec hémostase au fur et à mesure des parties molles péri-intestinales et réduction de ces parties sous la peau, suture au catgut de la tunique musculaire intestinale aux plans de la paroi, section de l'intestin et suture de la muqueuse à la peau.

« Rien de plus aisé, grâce à l'adhésol, que de protéger la suture abdominale contre les souillures de la plaie iliaque. » (QUÉNU.)

Fistules ano-rectales. — Les fistules recto-cutanées [1] sont sous-sphinctériennes ou extra-sphinctériennes suivant que le trajet chemine en dedans et au-dessous du sphincter externe ou en dehors de ce muscle. Les diverses variétés de ces fistules peuvent

---

[1] Pour les fistules recto-urétrales, recto-vésicales et recto-vaginales, voir urètre, vessie, vagin.

être traitées par deux méthodes, l'incision ou l'excision suivie de sutures.

Incision. — ***Fistules sous-sphinctériennes***. — Lorsque la fistule est *borgne externe* ou *complète*, c'est-à-dire lorsqu'il existe un orifice cutané, le malade ayant été purgé et nettoyé, placé dans la position de la taille et endormi, on introduit une sonde cannelée par l'orifice externe, aussi loin qu'elle peut aller sans effort. Un doigt placé dans l'anus suit l'extrémité de l'instrument, qui remonte sous la muqueuse aussi haut qu'il peut aller facilement. Arrivé à la limite du décollement muqueux, l'opérateur perfore d'un coup sec la muqueuse en protégeant le rectum avec le doigt qui s'y trouve. Ce même doigt accroche l'extrémité de la sonde cannelée et l'attire doucement hors de l'anus.

Protégeant les téguments par des compresses glissées sous la sonde cannelée, on prend, avec des pinces de Kocher, la peau de part et d'autre de la section que l'on va pratiquer, pour pouvoir écarter les lèvres de la plaie. On incise alors tout le pont de tissus soulevé par la sonde cannelée, soit avec le bistouri, soit avec le thermocautère. On étale la plaie grâce aux deux pinces placées d'avance, et on enlève la sonde cannelée.

Avant d'aller plus loin, on inspecte avec le plus grand soin tout le fond de la plaie pour y chercher l'entrée d'un ou de plusieurs diverticules qu'il faudrait traiter comme le trajet principal, remontant sous la muqueuse jusqu'à l'extrémité du décollement.

Tous les trajets et diverticules étant ouverts dans toute leur étendue, il faut détruire le fond du trajet fistuleux en le brûlant au thermocautère. On promène sur toute l'étendue de la plaie étalée la lame rougie, et on panse à plat.

Le pansement est renouvelé tous les jours jusqu'à la cicatrisation, toujours très longue à obtenir.

Si la fistule est *borgne interne*, il faut chercher l'orifice par la muqueuse. On commence par dilater l'anus pour en étaler la muqueuse, et par l'orifice trouvé, on introduit, de dedans en dehors, une sonde cannelée qui se dirige vers la peau. On fait alors, en sens inverse, la même opération que pour les fistules externes.

Fistules extra-sphinctériennes. — Ici l'incision complète est mauvaise parce qu'elle coupe le sphincter externe. On peut obtenir la guérison par l'incision, sans sectionner le sphincter. Souvent les fistules ne communiquent pas avec l'intestin, et ce sont quelquefois des fistules de l'espace pelvi-rectal supérieur, dont le trajet est rétréci au niveau du passage à travers le muscle releveur (QUÉNU et HARTMANN).

Avant d'en arriver à la section du sphincter, que l'on ferait suivre d'une suture comme dans le procédé par excision, on peut tenter la guérison par l'incision large sans communication rectale.

On incise, sur l'orifice externe, dans le sens antéro-postérieur, ouvrant progressivement tout le trajet jusqu'à ce qu'on atteigne son fond. On curette et brûle les parois, laisse largement ouvert et bourre la cavité avec de la gaze.

Si le trajet dépasse le releveur vers l'espace pelvi-rectal supérieur, il faut fendre aussi, toujours dans le sens antéro-postérieur, le muscle releveur, et son aponévrose. Le foyer ouvert, on le gratte à la curette et le draine en ayant soin d'en régulariser les parois.

La cicatrisation doit se faire lentement, du fond à la surface.

Excision et suture [1]. Le malade est préparé comme pour la résection de la muqueuse ou d'un segment du rectum, cette préparation doit être très soigneuse, le but cherché étant la réunion par première intention. L'opéré est placé dans la position de la taille et endormi complètement. On pratique d'abord la dilatation forcée de l'anus comme nous l'avons indiqué [2].

L'opération se compose de deux temps : l'excision et la suture.

[1] QUÉNU. *Société de chirurgie*, 1887. p. 533 et thèses de Longo, Paris, 1888 ; de Sendler, Paris, 1890 ; de Roux, Paris, 1899. — Pierre Delbet, *in* thèses de Legras, Paris, 1892-93 ; de Arsonneau, Paris 1901.—Souligoux *in* Barge, Thèse de Paris, 1900.

[2] Voy. p. 255 et 261.

L'excision peut être pratiquée de deux façons. Dans l'une on incise d'abord la fistule et les diverticules sur la sonde cannelée comme dans le procédé de l'incision, puis on extirpe avec le bistouri et les ciseaux tous les tissus indurés qui tapissent le fond et les bords éversés de la fistule, de façon qu'il ne reste aucun point dur, et qu'on soit partout en tissu sain. Si la fistule est élevée, extra-sphinctérienne, on coupe le sphincter, le repérant avec des pinces pour le suturer plus tard.

Dans l'autre procédé, on extirpe le trajet fistuleux avec sa paroi indurée non ouverte, comme on enlèverait une tumeur sans la morceler. Pour les trajets sous-tégumentaires, sous-sphinctériens, l'opération est simple, on place une sonde cannelée dans le trajet, on saisit avec une pince de Museux la sonde et le trajet, et on extirpe le tout sans ouvrir le trajet, d'un bout à l'autre. Si le trajet est élevé, extra-sphinctérien, remontant ou non au-dessus du releveur anal, l'extirpation doit être faite *sans section du sphincter externe.* On glisse une sonde cannelée dans le trajet, sans perforer la muqueuse si le trajet n'aboutit pas à son contact, la perforant si la sonde y arrive. On extirpe au bistouri tout le canal qui se trouve autour de la sonde, s'aidant d'une large incision cutanée, mais sans prolonger celle-ci jusqu'à la muqueuse et sans couper le sphincter. On creuse ainsi peu à peu une cavité régulière et profonde. Si le trajet traverse le sphincter on ne coupe de ce muscle que les fibres qui touchent les parois que l'on dissèque. (SOULIGOUX.)

La *suture* se fait différemment suivant qu'on a extirpé un trajet en incisant complètement la peau et la muqueuse, ou qu'on a creusé une cavité en tissus sains autour du trajet disséqué.

Dans le premier cas on a une vallée plus ou moins profonde, dont il faut réunir les lèvres en partie muqueuses, en partie cutanées. On commence par les sutures muqueuses au catgut, l'anus étant ouvert par une valve et on arrive peu à peu aux sutures cutanées, au crin de Florence. Chaque point suturé doit comprendre non seulement les lèvres, mais tout le fond de la plaie, de façon à ne laisser aucun espace mort. Si le sphincter a été pris, on peut le réunir par des sutures particulières, en-

17.

fouies ensuite dans les anses totales, mais ces anses totales, prenant le muscle avec tous les autres tissus, suffisent à la réunion du sphincter.

Dans le cas de dissection sans section complète cutanéomuqueuse, il existe ou non une plaie de la muqueuse rectale. On suture la plaie rectale comme une plaie de l'intestin ; un premier plan de catgut sur la muqueuse, un second plan sur le tissu périrectal, comprenant les fibres du sphincter si on en a sectionné quelques-unes. Quant à la plaie de la fosse ischio-rectale, on la suture par un surjet de catgut qui tasse tous les tissus. La peau est recousue avec des crins.

Le pansement comprend, dans tous les cas, des lames de gaze stérilisées extérieures, sans tamponnement ni tube intra-rectal.

La constipation, par le régime de l'opium, est maintenue huit à dix jours, les fils sont enlevés le dixième jour, puis la première selle est facilitée par une purgation.

Si la plaie s'infecte, il faut enlever toutes les sutures et laisser la réunion se faire lentement, du fond à la surface, comme dans le procédé de l'incision.

Imperforation et absence du rectum. — L'impossibilité de connaître d'avance la situation de l'ampoule terminale de l'intestin, et l'avantage d'une opération uniquement périnéale sans ouverture du péritoine doivent faire commencer toujours l'opération par le périnée. On s'efforcera par la *voie périnéale* de trouver l'ampoule, en s'aidant de diverses manœuvres complémentaires ; et si on ne découvre pas l'ampoule, on pratiquera un anus iliaque sur l'ampoule iliaque, selon les règles ordinaires[1], ou bien on cherchera à abaisser, par *voie abdominale*, l'ampoule terminale jusqu'au périnée.

Voie périnéale. — Lorsque le cul-de-sac terminal bombe sous une mince membrane visible, il suffit d'exciser la membrane après avoir ouvert et vidé le rectum.

Lorsque l'ampoule, plus élevée, n'est pas visible, on place

[1] Voy. p. 128, t. II.

l'enfant. endormi s'il se défend, couché sur le dos, les cuisses
fléchies sur le ventre. Tout étant nettoyé soigneusement, on
trace une incision antéro-postérieure et médiane. allant des

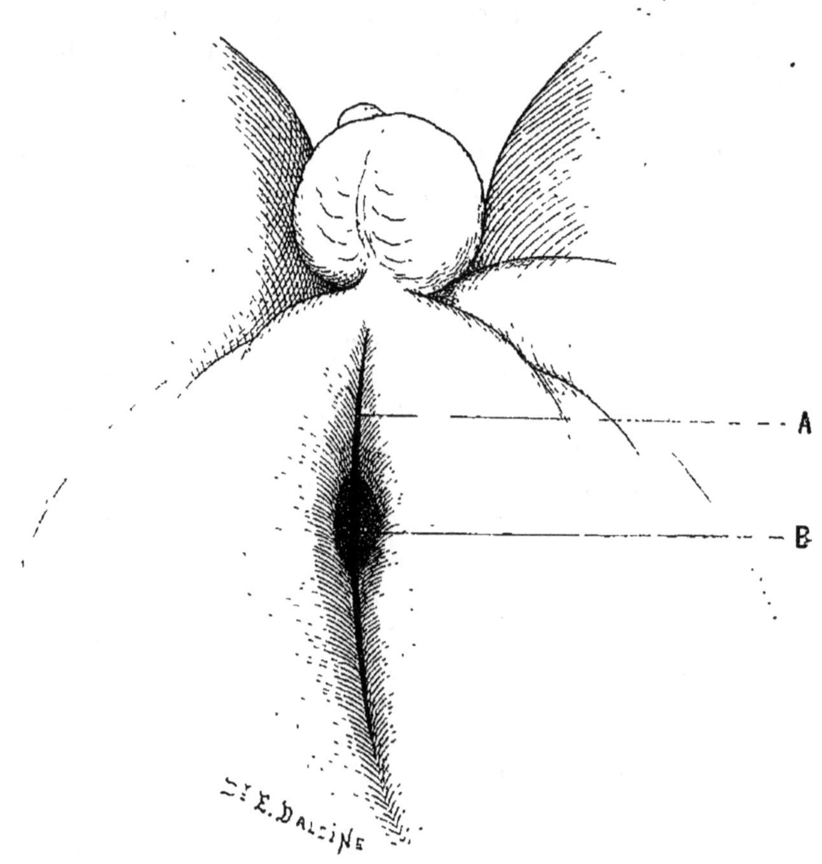

Fig. 736.
Imperforation ano-rectale. Incision médiane (LEJARS, *Chirurgie
d'urgence*).

bourses ou de la fourchette vulvaire à la pointe du coccyx.
Cette incision divise en deux moitiés la dépression anale et le
bourrelet qui l'entoure (fig. 736).

Il importe de toujours rester exactement sur la ligne médiane
dans la suite de l'opération, arrêtée dès qu'on rencontre l'ampoule.

II.   17..

On peut être arrêté dès le tissu cellulaire sous-cutané et la graisse (fig. 737), ou au contraire, se dirigeant toujours en arrière vers le sacrum pour éviter le vagin ou la vessie qui bombent, on arrive au coccyx qu'il faut réséquer (VERNEUIL) après l'avoir libéré sur les côtés (fig. 738).

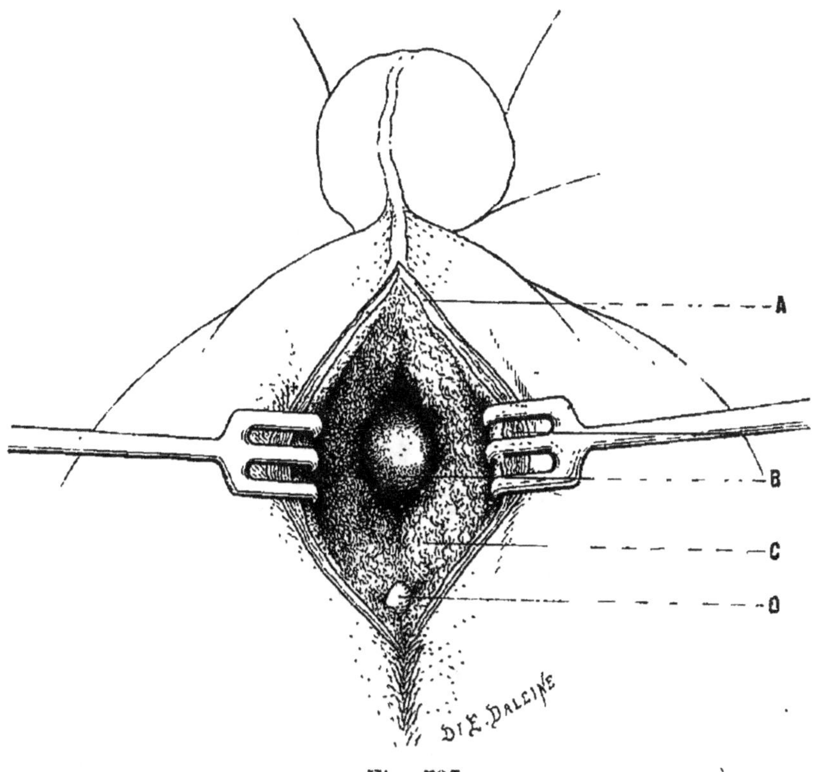

Fig. 737.
Imperforation ano-rectale. Découverte de l'ampoule (LEJARS).

Enfin, avant de renoncer à la voie périnéale, sans entreprendre de résection du sacrum, on peut encore essayer l'incision du cul-de-sac péritonéal pour chercher à attirer l'ampoule élevée. Mais les recherches sont de plus en plus pénibles. Au fond de la plaie périnéale, on ne voit plus ce que l'on fait; et mieux vaut abandonner cette voie.

.Lorsque l'ampoule est trouvée par la voie périnéale, il ne faut pas l'ouvrir, mais la dégager pour l'abaisser jusqu'à la

peau anale. Si, pendant les manœuvres de dégagement et
d'abaissement, l'ampoule mince s'est rompue, on évacue le
contenu, lave abondamment, et, agrandissant l'ouverture, on
suture la muqueuse à la peau.

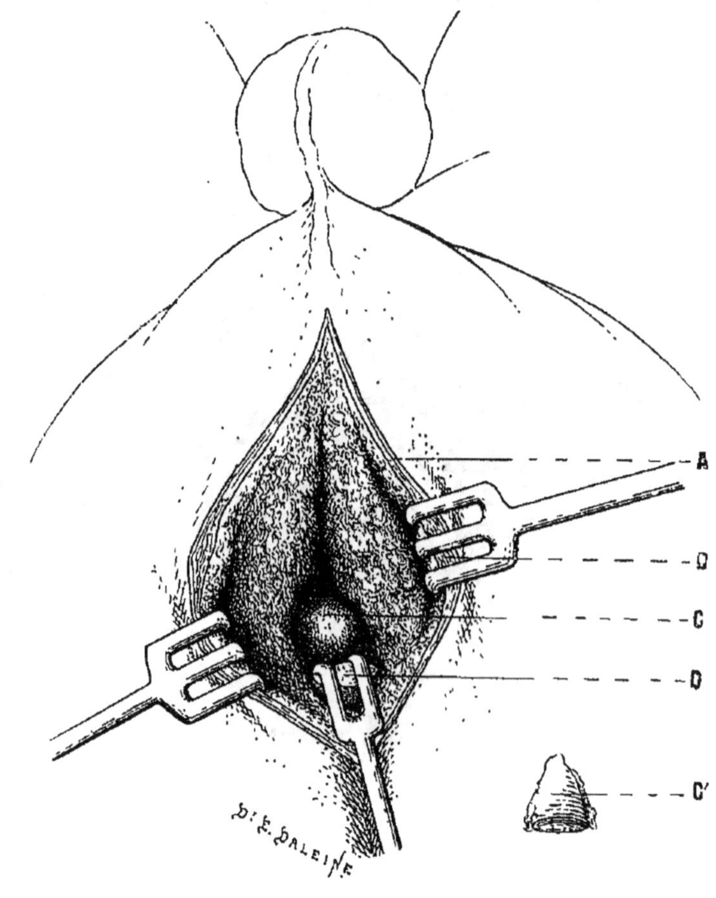

Fig. 738.

Imperforation ano-rectale. Découverte de l'ampoule après excision
du coccyx (LEJARS).

Si l'ampoule a pu être abaissée non ouverte, avant de l'ouvrir
on la fixe à la plaie anale par deux anses de fil traversant seulement une partie de l'épaisseur du rectum et les téguments
(fig. 739). Puis on ouvre, évacue, lave, et on fixe la muqueuse

éversée à la peau périnéale, au niveau de la dépression anale
(fig. 740). Il faut s'efforcer de placer l'anus à sa position nor-

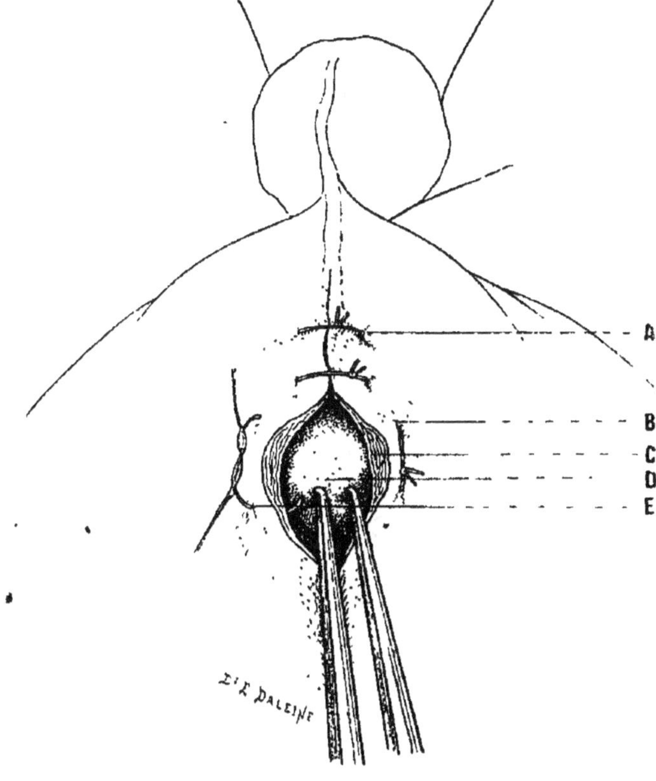

Fig. 739.

Imperforation ano-rectale. Abaissement et fixation de l'ampoule
(LEJARS).

male, et non plus en arrière, pour profiter de l'appareil sphinc-
térien qui existe ordinairement.

Voie abdominale (MACLEOD-HADRA). — *Procédé de Chalot*
(de Toulouse). — La périnéotomie n'ayant donné aucun résultat, après avoir suffisamment relevé le bassin au bord de la
table, les jambes maintenues en extension, on fera la laparotomie, non sur la ligne médiane, mais au niveau de la fosse
iliaque gauche, parce que c'est de ce côté qu'on trouve toujours

l'ampoule terminale du gros intestin (fig. 741), et que l'anus de LITTRE serait mieux placé si cet anus devenait une absolue nécessité.

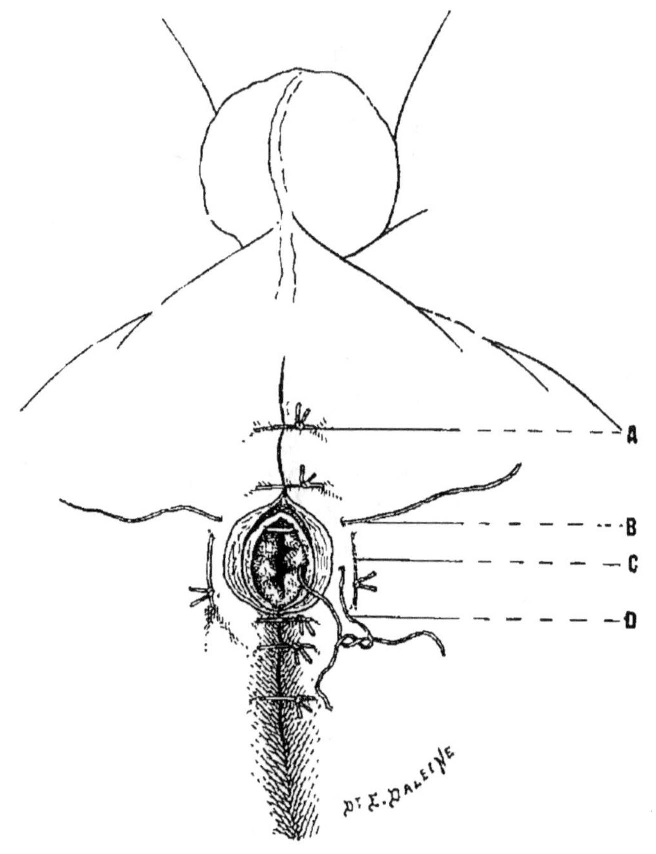

Fig. 740.
Imperforation ano-rectale. Suture muco-cutanée (LEJARS).

L'incision courbe de la fosse iliaque gauche, menée à un doigt en dedans de l'épine iliaque antéro-supérieure (fig. 742), ouvre le péritoine. Refoulant les anses intestinales et écartant la plaie, on cherche au siège ordinaire de l'anse oméga, et là on trouve l'extrémité ampullaire du gros intestin, tantôt entièrement libre et flottante, tantôt fixée par un court pédicule cellulo-vasculaire ou une bandelette fibreuse soit à la face postérieure de l'utérus, soit sur le flanc gauche du promontoire, ou ailleurs

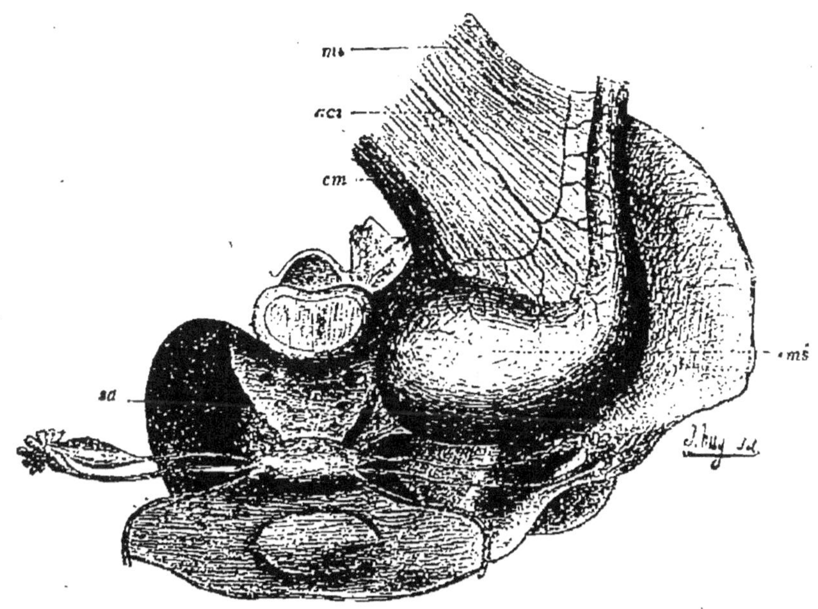

Fig. 741.
Absence totale du rectum, ampoule sigmoïde (CHALOT).

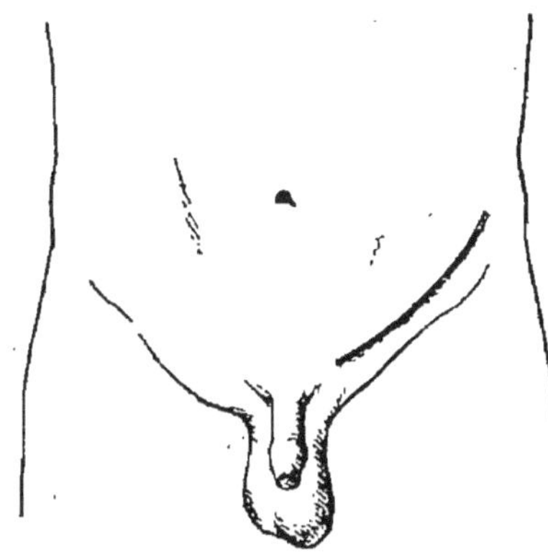

Fig. 742.
Imperforation ano-rectale. Incision abdominale de Chalot.

dans le voisinage. On la reconnaît à sa distension, à son aspect charnu, à ses bandelettes longitudinales, à sa continuité avec le côlon. On libère l'ampoule, coupant au besoin un peu du méso entre ligatures, de façon à obtenir une longueur de 6 à 7 centimètres environ (distance normale du promontoire à la pointe du coccyx chez le nouveau-né). Si l'ampoule est remplie de méconium, il faut la vider en l'amenant au dehors pour ne pas souiller l'abdomen.

Portant alors le doigt en bas, le long de la concavité sacrée, on perfore le cul-de-sac séreux et pénètre dans la plaie périnéale précédemment faite ; et on fait attirer par cette plaie à l'aide d'un fil ou d'une pince, l'ampoule terminale (fig. 743).

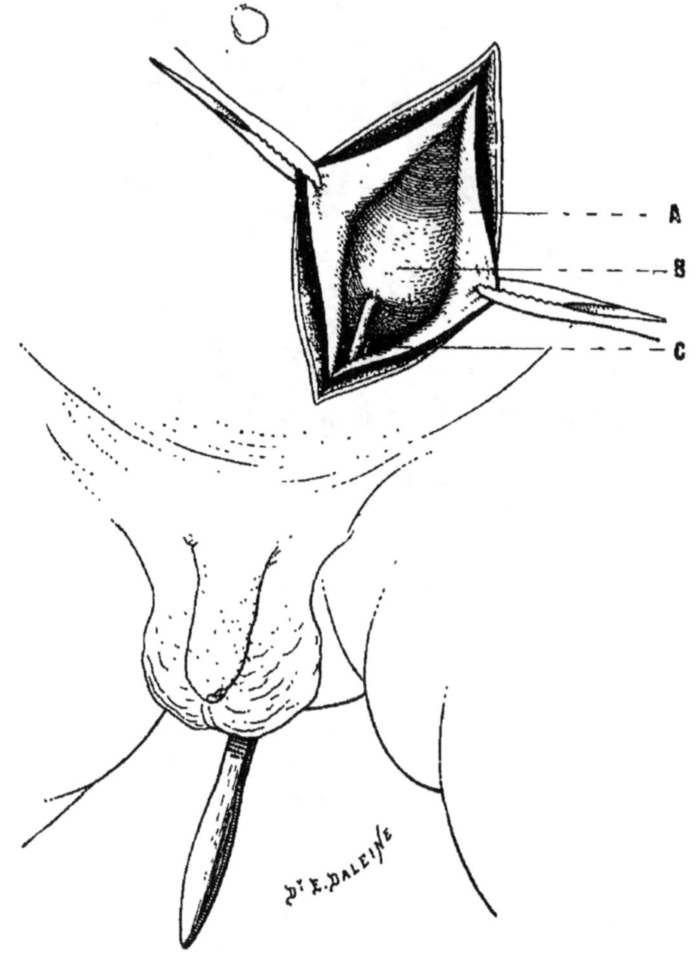

Fig. 743.
Absence congénitale du rectum. Laparotomie iliaque et abaissement de l'ampoule (LEJARS).

La plaie abdominale est fermée, et, par la plaie périnéale, on attire le cul-de-sac terminal, on l'ouvre et le fixe, comme nous l'avons vu, à la peau du périnée.

Abouchement anormal. — L'abouchement anormal du rectum est *bas situé* (scrotal ou vulvaire) ou *haut situé* (vésical, urétral ou vaginal). Ce n'est pas l'extrémité du cul-de-sac intestinal qui s'ouvre au point anormal, mais un trajet rétréci partant de ce cul-de-sac, qui se trouve lui-même, plus ou moins haut au-dessus de la place normale de l'anus.

Dans les *abouchements élevés*, on commence par établir, d'urgence ou non, l'anus périnéal sur l'extrémité de l'ampoule, comme dans l'imperforation complète. Plus tard, lorsque l'anus fonctionne bien, on traite par les procédés habituels les fistules vagino-rectale, vésico-rectale, urétro-rectale qui persistent [1].

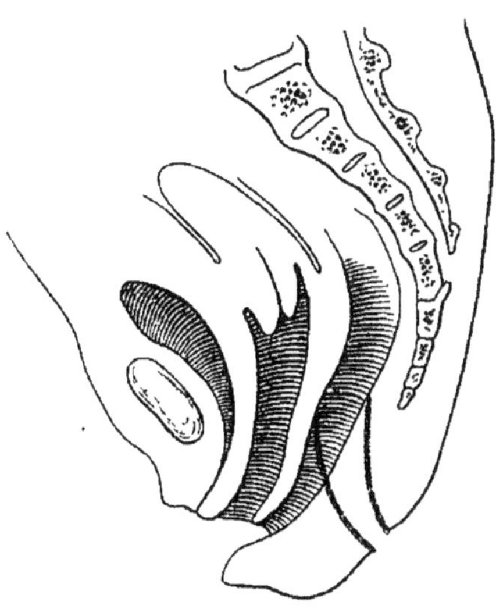

Fig. 744.

Abouchement anormal du rectum. Transplantation de l'anus (KIRMISSON).

Dans les *abouchements bas situés*, on pratique l'opération à laquelle KIRMISSON a donné le nom de *transplantation de l'anus* (DIEFFENBACH, RIZZOLI). On introduit une sonde cannelée dans l'orifice anormal, et la fait basculer pour en faire saillir la pointe, contenue dans l'ampoule, au périnée. On incise exactement sur la ligne médiane, lentement, pour isoler avec soin l'ampoule sur toutes ses faces, et on la sépare de la communication anormale. Le rectum, devenu libre, est attiré en bas ; l'orifice est agrandi et fixé à la peau comme dans la confection d'un anus périnéal (fig. 744). L'autre orifice (vaginal ou vulvaire) du trajet anormal, est oblitéré.

« Il est nécessaire, même lorsqu'il existe un canal anal et un sphincter, de fendre assez largement le raphé en avant et en

---

[1] Voy. vagin, vessie, urètre.

arrière du bourrelet anal, en comprenant celui-ci dans la section; on ne pourrait sans cela faire une section méthodique de l'ampoule rectale au fond de la dépression anale avec laquelle on se propose de l'aboucher.

On profite de la partie antérieure de l'incision, de l'avivement nécessité par la dissection de l'abouchement anormal, pour constituer un plan périnéal aussi épais et aussi résistant que possible : il faut, bien entendu, réunir par quelques points de suture les incisions qui ont porté sur les parties antérieure et postérieure du cercle anal et du sphincter (BERGER) [1]. »

III. — APPAREIL URINAIRE

VESSIE ET URETÈRE (PARTIE PELVIENNE)

A. — VESSIE

Exploration métallique de la vessie. — L'instrument employé est l'explorateur de Guyon (fig. 745) dont il existe plusieurs modèles, pour enfant, adulte et prostatique.

Le malade est couché, le siege soulevé par un coussin, les genoux fléchis et couchés sur leur côté externe. Le gland est savonné et lavé à l'eau bouillie; on injecte dans la vessie une centaine de grammes d'eau stérilisée tiède, à l'aide d'une seringue (fig. 746) stérilisée par l'ébullition, ou mieux d'un bock ou d'un entonnoir de verre munis d'un tube de caoutchouc, le tout bouilli.

Prenant la verge de la main gauche, et écartant les lèvres du méat, on saisit de la main droite l'explorateur, stérilisé et graissé.

L'introduction du cathéter métallique se fait en quatre temps (GUYON).

L'instrument est d'abord présenté au méat de façon que sa concavité regarde la face interne de la cuisse droite, la tige perpendiculaire à l'axe du corps. On pousse doucement jusqu'au

____

[1] BERGER. *Revue de chirurgie,* 1899, n° 8, p. 147.

cul-de-sac du bulbe. Le talon de l'instrument est alors appuyé sur la paroi latérale gauche et le bec sur la paroi latérale droite. A mesure que l'explorateur avance, et que la main gauche conduit la verge en sens inverse, l'ensemble est lentement ramené vers la ligne médiane et incliné sur l'abdomen.

L'instrument est à ce moment au cul-de-sac du bulbe. Pour le faire pénétrer dans la portion membraneuse, la main gauche maintient la verge tendue dans la position précédente (inclinée sur l'abdomen) et la main droite soutient le cathéter qui s'engage de lui-même. On constate alors que le pavillon tend à s'abaisser sans tourner sur lui-même. La main gauche lâche alors la verge et s'applique étalée sur les parties molles prépubiennes qu'elle abaisse en masse. Cette manœuvre facilite le redressement de l'urètre et permet à l'instrument, soutenu par la main gauche, de progresser.

Si aucun obstacle n'existe dans la région prostatique, l'explorateur pénètre alors facilement dans la vessie où il devient libre.

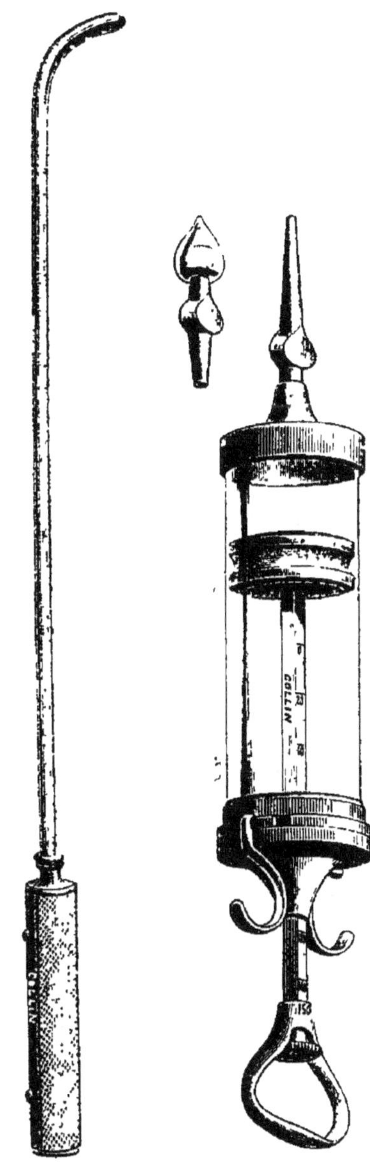

Fig. 745.
Explorateur
Guyon.

Fig. 746.
Seringue d'Albarran.

L'exploration intra-vésicale est faite en tournant le bec de l'instrument à droite et à gauche, en le promenant autour du col et d'avant en arrière ; elle donne des renseignements dont la description ne trouve pas place ici et qui servent à poser les indications d'une intervention.

Cystoscopie. — Le cystoscope (fig. 747) a la forme d'une sonde à béquille métallique du calibre n° 23 de la filière Charrière ; la lampe électrique est dans l'extrémité coudée de l'appareil. Un système de prisme et de lentilles permet de voir toutes les régions éclairées. Un système particulier permet l'irrigation de la vessie pendant l'examen et sans retirer l'appareil.

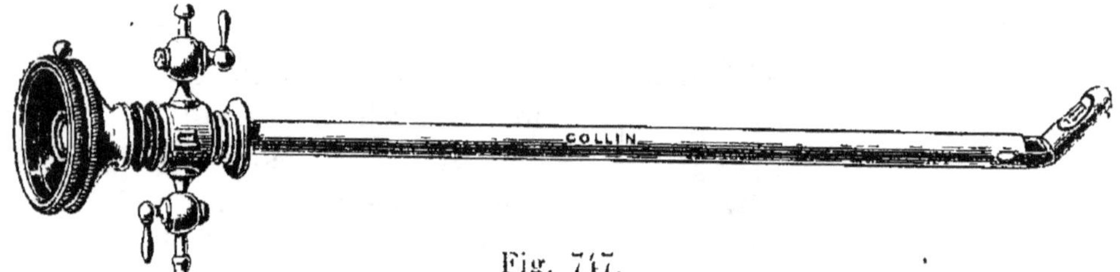

Fig. 747.
Cystoscope de Nitze.

L'urètre étant reconnu ou rendu suffisamment perméable par l'instrument, le milieu vésical étant assez transparent pour permettre de voir, et la vessie étant assez tolérante pour admettre 80 à 120 grammes de liquide, on s'assure du bon fonctionnement de toutes les parties de l'appareil.

Le malade couché le siège élevé, les genoux écartés, et endormi si cela est nécessaire, on pratique avec une sonde molle un lavage vésical jusqu'à ce que le liquide revienne clair ; on laisse dans la vessie au moins 80 grammes de liquide, 150 si cela est possible.

L'instrument a été stérilisé par l'exposition pendant quarante-huit heures aux vapeurs de formol (boîte avec le trioxyméthylène).

Le cystoscope est introduit comme l'explorateur métallique, toute communication avec les pôles étant supprimée. On attache alors les fils et on allume la lampe.

Pour faire un examen utile il faut une certaine habitude et on devra s'exercer auparavant sur les « vessies-fantômes ». L'examen intra-vésical doit être méthodique, commençant par le pourtour du col, puis la paroi inférieure en tournant en bas le bec de l'instrument, puis les régions uretérales en obliquant le bec en bas et latéralement d'un côté puis de l'autre, enfin le corps vésical en inclinant le manche de façon convenable et variant la position de l'appareil.

Le trouble du liquide, une hémorragie peuvent nécessiter l'irrigation et le renouvellement du liquide, on éteint la lampe pendant ce temps.

Il faut savoir que les images données par l'appareil sont renversées, mais renversées sur place ; c'est-à-dire que les parties droites sont bien réellement à droite.

En outre les dimensions de l'objet sont sujettes à variation, augmentant lorsqu'on s'approche et diminuant lorsqu'on s'éloigne.

Pour retirer l'instrument, il faut éteindre la lampe, et attendre un instant pour la laisser se refroidir.

Cathétérisme cystoscopique des uretères. — Le cathétérisme cystoscopique se fait le plus souvent avec l'appareil d'ALBARRAN. L'instrument (fig. 748) se compose d'un cystoscope du genre de celui de NITZE, modifié, auquel peuvent s'adapter : 1° une pièce uretérale (fig. 749) donnant à l'ensemble le calibre du n° 25 de la filière Charrière et permettant, grâce à un ingénieux système d'onglet (fig. 750), de diriger l'extrémité d'une sonde uretérale et d'en suivre la marche ; 2°, une pièce irrigatrice (fig. 751) permettant l'irrigation vésicale.

Après s'être exercé au maniement de l'instrument, on le stérilise aux vapeurs de formol.

La position du malade, la préparation de la vessie, l'introduction de l'instrument sont comme pour la cystoscopie.

On recherche comme dans la cystoscopie ordinaire [1] l'orifice d'un uretère, et on le place vers le milieu du champ de l'instrument, ou au-dessous du milieu et vers le côté à cathétériser.

[1] Voy. p. 305.

On abaisse alors complétement l'onglet et on pousse lentement la sonde uretérale jusqu'à ce qu'on aperçoive bien distinctement son extrémité.

La main gauche tenant l'appareil, on tourne avec la droite la roue, et on voit le bec de la sonde se relever et se placer dans la direction de l'orifice uretéral. Si on se trouve bien en face, on pousse lentement la sonde et on la voit s'engager dans l'uretère. Si le bec ne pénètre

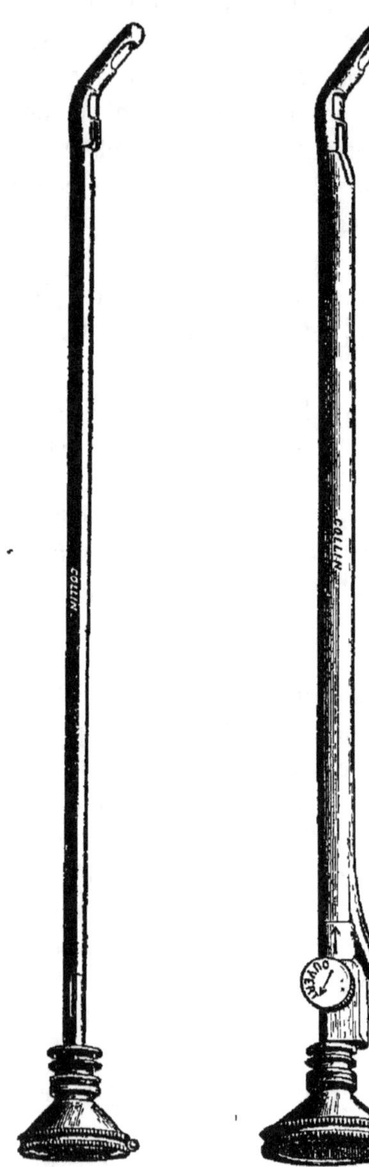

Fig. 748.
Cystoscope d'Albarran.

Fig. 749.
Cystocope d'Albarran, avec le dispositif pour le cathéthérisme des uretères.

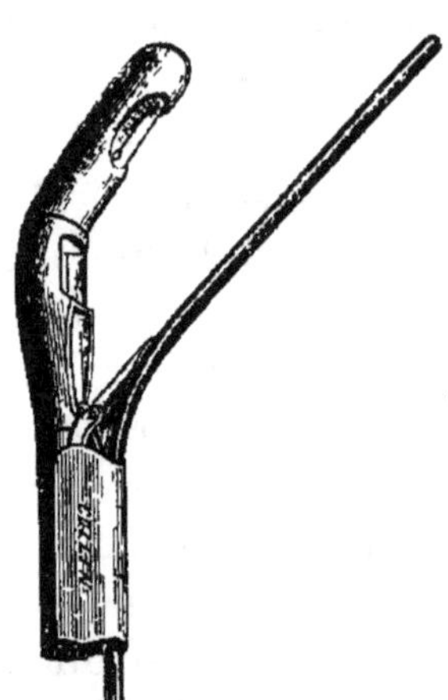

Fig. 750.
Extrémité du cystoscope montrant la bougie uretérale dirigée par le bec mobile.

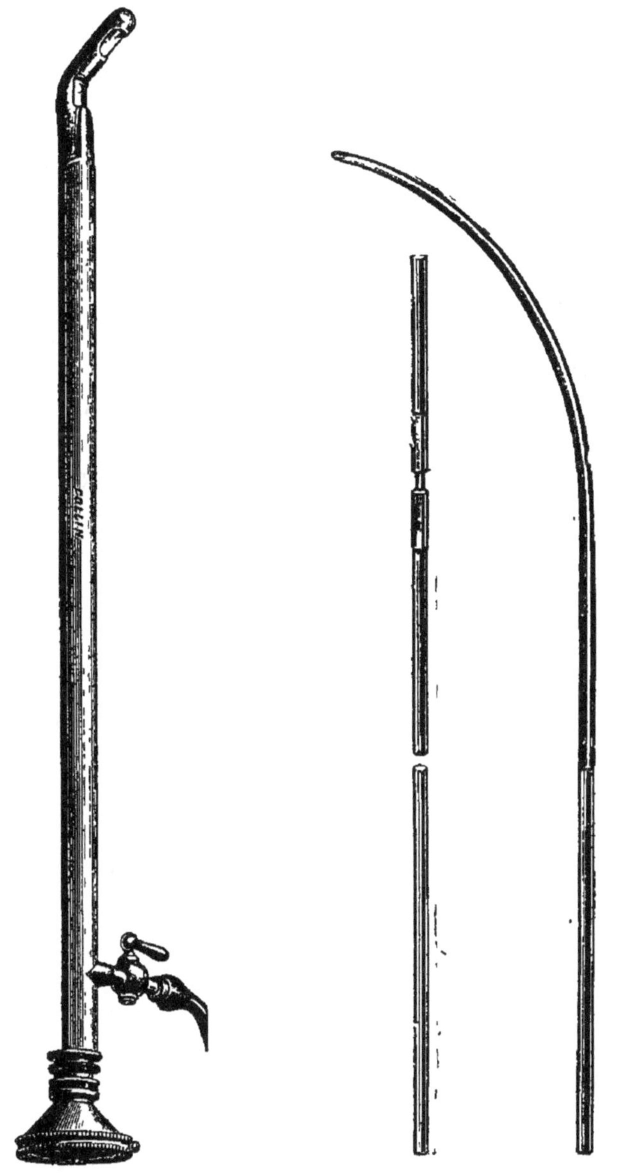

Fig. 751.
Cystoscope d'Albarran avec son
appareil à irrigation.

Fig. 752.
Mandrin articulé pour conduire
les sondes urétérales.

pas bien, on rectifie la position en manœuvrant la roue extérieure.

Lorsque le bec de la sonde urétérale est entré dans l'orifice, on pousse la sonde aussi loin qu'elle veut aller. S'il y a obstacle, la sonde se plie dans la vessie et on la voit.

Pour retirer le cystoscope en laissant la sonde, on ramène l'onglet dans l'axe de l'appareil, on éteint la lampe, on soutient la sonde avec une main, et on fait sortir le cystoscope avec l'autre main. Lorsque le bec de l'instrument apparaît au méat, on prend avec les doigts la sonde au niveau du prisme, et on finit de dégager le cystoscope.

La sonde ainsi placée ne peut avoir un calibre supérieur au n° 8 de la filière Charrière ; pour en placer de plus grosses, il faut pratiquer le *cathétérisme sur conducteur*. — Au lieu d'une sonde on place dans le cystoscope un mandrin de baleine (fig. 752). Le mandrin placé dans l'uretère, et le cystoscope enlevé, on pousse sur le mandrin une sonde à bout coupé (n°s 9 à 12,) puis on retire le mandrin. Chez l'homme, il faut, pour glisser la sonde, ajouter au mandrin une tige de rallonge, la portion du mandrin qui reste hors du méat étant trop courte (fig. 752).

Cloisonnement de la vessie pour la séparation des urines des deux reins. — *Appareil de Luys*. — *Le séparateur des urines* (fig. 753) se compose de trois pièces réunies : deux sondes métalliques et une pièce intermédiaire. Celle-ci supporte, dans sa concavité, une chaîne métallique qui peut se tendre ou se détendre, en étalant ou laissant se replier une cloison de caoutchouc. L'ensemble de l'instrument correspond à un calibre du n° 42 (Béniqué) environ : il existe un modèle pour l'homme et un pour la femme (fig. 754).

L'appareil mis en place, la cloison développée, on fait l'aspiration du liquide à l'aide d'un système aspirateur comprenant une poire en caoutchouc et deux flacons (fig. 753).

Le méat, l'urètre, les mains, l'instrument (démontable et stérilisable par l'eau bouillante), préparés comme d'habitude, on vide la vessie avec une sonde molle, et on la lave. On injecte 100 grammes d'eau stérilisée dans la vessie et on retire la sonde. Si la vessie est sensible, on a d'abord injecté 10 grammes de

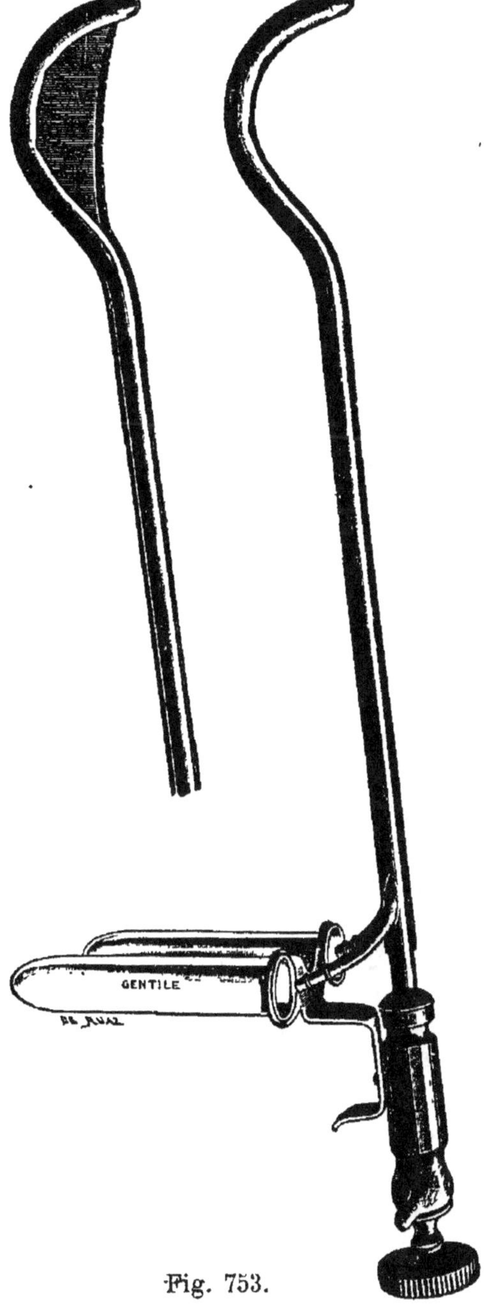

Fig. 753.
Séparateur vésical de Luys (hommes).

chlorhydrate de cocaïne
à 1 p. 100, laissés cinq
à dix minutes et éva-
cués.

Le séparateur est in-
troduit et poussé jus-
qu'au contact de la paroi
postérieure de la vessie,
on l'y maintient en dé-
ployant, à l'aide d'une
vis, la cloison de caout-
chouc (fig. 755 et 756).

Le malade, jusque-là
couché, est à moitié assis,
et le manche de l'instru-
ment est relevé vers l'abdomen, jusqu'à ce qu'on
sente la résistance du
bas-fond vésical.

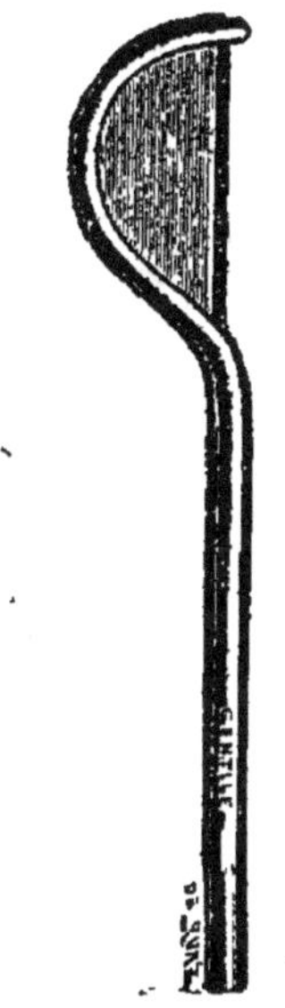

Fig. 754. — Séparateur
vésical de Luys (femmes).

Les orifices des sondes sont munis de tubes aspirateurs, et on

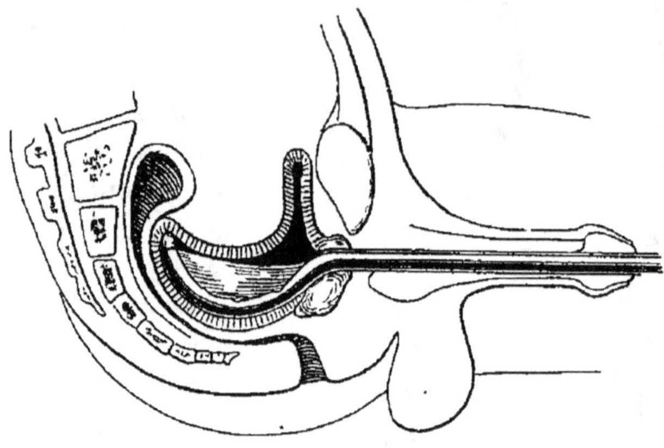

Fig. 755.
Séparateur Luys appliqué chez l'homme.

aspire l'eau de la vessie. A partir de ce moment on recueille séparément l'urine de chaque rein.

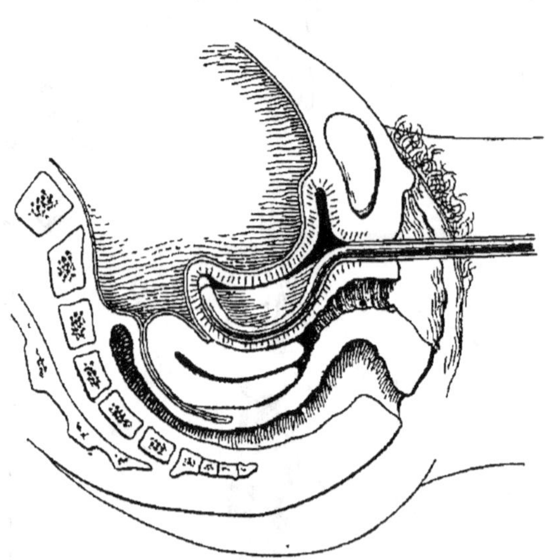

Fig. 756.
Séparateur Luys appliqué chez la femme.

Appareil de Cathelin. — Le *diviseur vésical* se compose

d'un tube analogue au cystoscope (fig. 757), qu'on introduit
dans la vessie de la même manière que tous les instru-

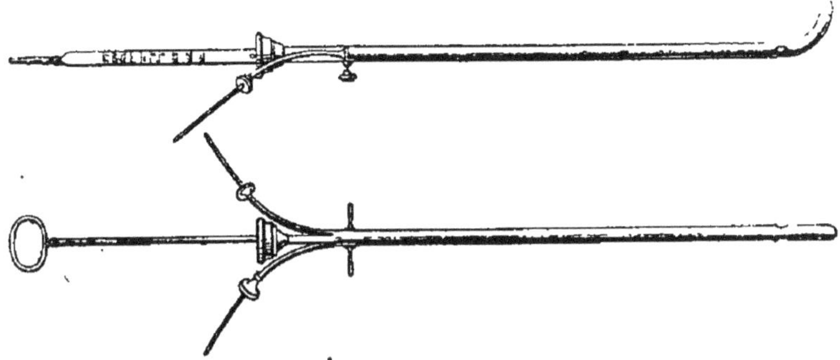

Fig. 757.
Diviseur de Cathelin.

ments métalliques. Le calibre correspond au n° 23 de la filière
Charrière.

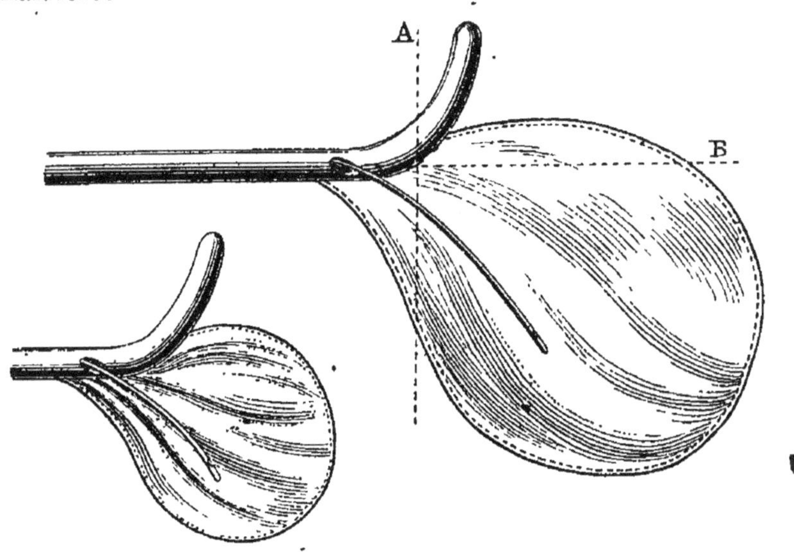

Fig. 758.
Cloison de l'appareil développée.

Une fois l'instrument introduit, on dégage de son extrémité
vésicale une cloison membraneuse en caoutchouc qui se place

dans le plan antéro-postérieur de la vessie (fig. 758). La mem-

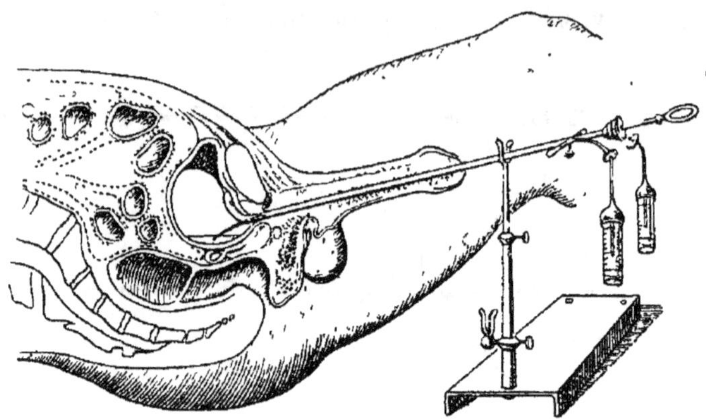

Fig. 759.
Diviseur de Cathelin en place.

brane est tendue par un ressort en acier qui n'exerce sur la vessie qu'une douce pression. Suivant que la capacité de la vessie est plus ou moins développée, la membrane se déroule à volonté dans une étendue plus ou moins large (fig. 759 et 760).

Ponction de la vessie. Cysto-drainage.— Ponction aspiratrice. — Après avoir reconnu, par la palpation et la percussion, la vessie distendue à l'hypogastre, on repère le point de la ponction avec l'index

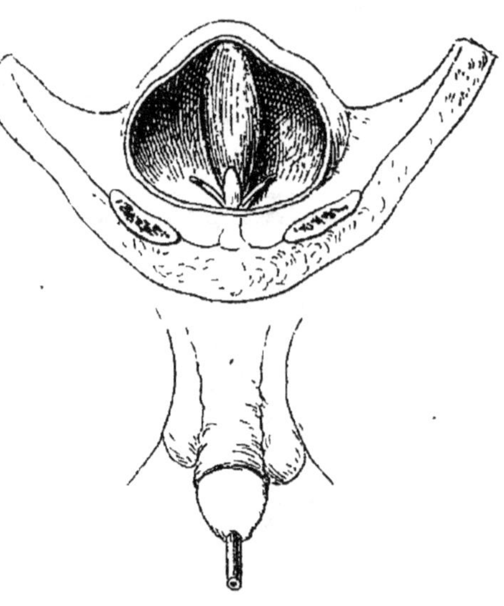

Fig. 760.
Diviseur vésical de Cathelin en place.

gauche, sur la ligne médiane et un peu au-dessus de la symphyse pubienne. Les mains et la paroi ont été d'abord convenablement nettoyées.

Prenant de la main droite l'aiguille n° 2 de l'appareil aspirateur (DIEULAFOY ou POTAIN), préalablement stérilisé par l'ébullition, on en applique la pointe contre l'ongle gauche, et on enfonce lentement, dirigeant la pointe vers en bas (fig. 761, B) sans toucher le pubis.

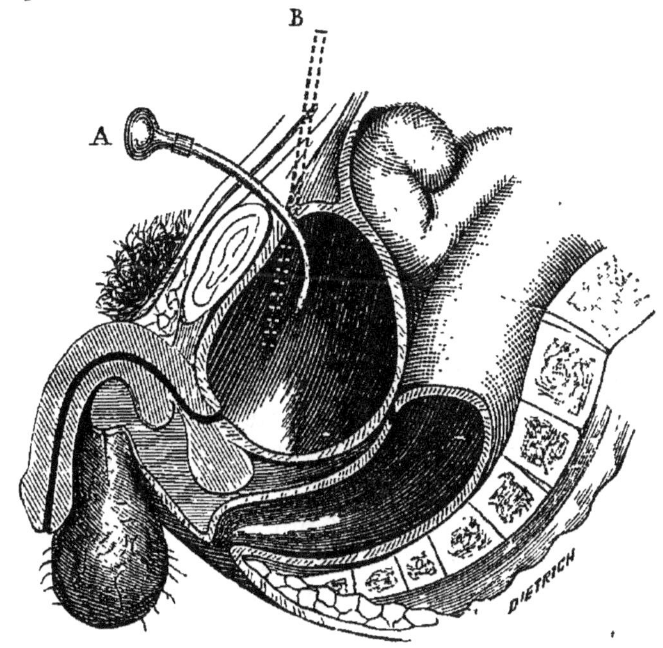

Fig. 761.

Ponction hypogastrique de la vessie (CHALOT).

A, avec le trocart courbe. — B, avec le trocart droit.

Lorsqu'on sent l'extrémité de l'aiguille libre dans une cavité, on ouvre les robinets de l'aspirateur, et l'urine s'écoule dans le récipient.

L'évacuation doit être lente et incomplète. On retire alors vivement l'aiguille, appliquant sur l'orifice un petit pansement collodionné.

Cysto-drainage (MÉRY). — « Il faut prendre un très gros trocart courbe (fig. 761, A). Si la pointe n'est pas très aiguë, une petite incision cutanée sera pratiquée au bistouri, pour faire la voie à l'instrument et prévenir une poussée trop forte de la main. On ponctionne à deux doigts environ du pubis, au-dessous du relief maximum de la vessie, et, d'ordinaire, dès que le trocart est retiré, l'urine jaillit; on la laisse couler un peu ; et l'on glisse alors, par la canule métallique et tout en la retirant, une sonde en caoutchouc rouge, dans la vessie : l'évacuation s'achève par la sonde » (Lejars)[1].

La sonde est ensuite fixée à demeure, et permet, à volonté, de faire des lavages vésicaux, ou d'adapter un long tube en caoutchouc, conduisant, après qu'on l'a amorcé, l'urine dans un bocal placé près du lit.

On peut supprimer la sonde au bout de quelques jours, en la remettant de temps en temps, pour conserver un méat artificiel hypogastrique.

Sonde à demeure[2]. — Les sondes à employer pour la mise à demeure sont les sondes béquilles, les sondes à bout coupé et les sondes de DE PEZZER ou de MALÉCOT (fig. 762 et 763). Il ne faut pas se servir des sondes en caoutchouc rouge ordinaires, leur calibre intérieur est trop petit. Chez la femme, l'introduction étant facile, on emploie uniquement la sonde de DE PEZZER qui tient d'elle-même en place. Enfin on choisira le plus fort calibre qui puisse être introduit.

Avant de fixer la sonde, il faut la bien placer. Une sonde bien placée, « mise au point », doit permettre un écoulement de l'urine *continu et goutte à goutte*. Voici comment on procède : au moment où la vessie achève de se vider, la sonde est doucemen attirée vers le col, et on note le niveau auquel elle cesse de laisser passer l'urine. On la refoule alors jusqu'au point où l'écoulement se rétablit. L'ouverture est au voisinage du col. On s'assure pendant quelques instants que l'écoulement se fait bien goutte à goutte et de façon continue, et que la pression sur le ventre ne fait pas jaillir une plus grande quantité d'urine.

---

[1] LEJARS. *Semaine médicale*, 4 octobre 1893, n° 57, p. 454.

[2] GUYON et MICHON. Mai 1895. *Annales des mal. des org. génito-urinaires.*

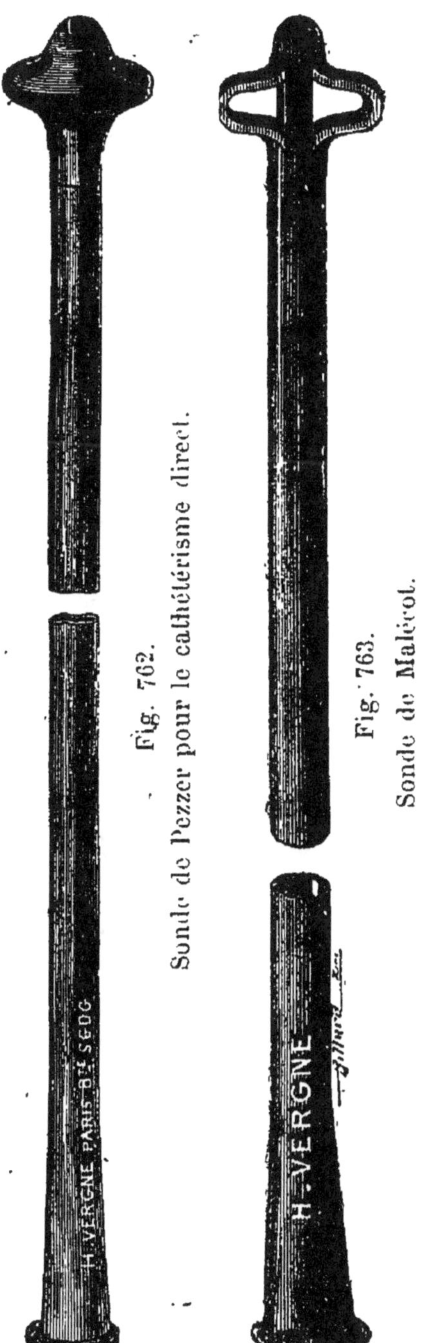

Fig. 762.

Sonde de Pezzer pour le cathétérisme direct.

Fig. 763.

Sonde de Malécot.

La sonde bien placée doit être *fixée*. La fixation peut se faire aux poils du pubis ou à la verge elle-même.

La fixation aux poils se fait de la façon suivante : deux fils bouillis, longs de 50 centimètres, sont placés autour de la sonde. La partie médiane d'un des fils est présentée à la sonde au niveau du méat (fig. 764), et fixée sur elle par un nœud bien serré. Les deux chefs pendent d'un côté du gland, à sa gauche par exemple. On les réunit l'un à l'autre par un nœud qui correspond à la base du gland, puis on les sépare. Un chef est passé en avant, l'autre en arrière du pénis, et tous d'eux sont noués ensemble de nouveau, après avoir entouré la base du gland. Afin de ne pas serrer la verge on serre ce second nœud sur le doigt glissé entre la verge et l'anse de fil. De là, le fil est conduit vers les poils du pubis et attaché à une touffe de ces poils. Un premier nœud enserre la touffe, le fil étant bien tendu, puis la mèche de poils étant tordue, effilée et repliée sur elle-même, un second nœud est fait par-dessus cette mèche repliée.

Le deuxième fil est placé comme le premier, en sens inverse (fig. 764).

La fixation à la verge même, sans utiliser les poils, peut se faire de la façon suivante[1] (K. Büdinger) : on fait passer la sonde par un tube à drainage en caoutchouc, long d'environ 10 centimètres, et d'un diamètre presque égal à celui de la sonde, fendu en deux dans environ 6 à 8 centimètres de sa longueur. A l'aide d'une pince passée par le bout non fendu du drain, on attire le bout de la sonde et on engage celle-ci jusqu'au niveau de la portion qui sera dans l'urètre (fig. 765). La sonde placée dans l'urètre, on fixe les deux ailettes du drain autour du gland ou du pré-

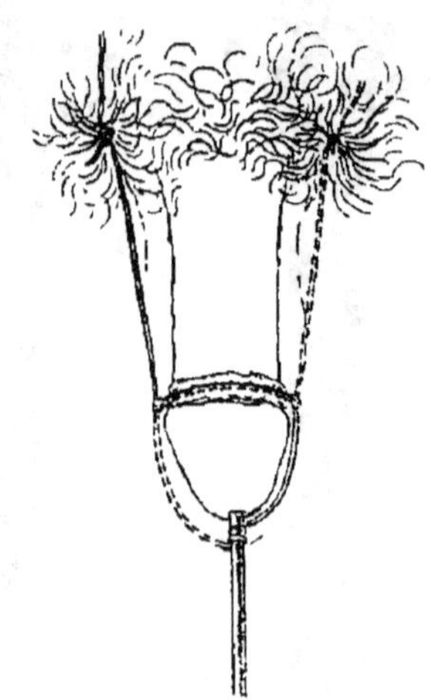

Fig. 764.
Fixation de la sonde à demeure (Guyon et Michon).

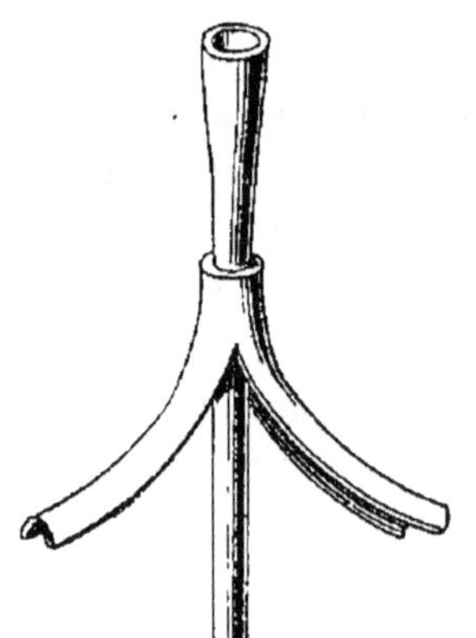

Fig. 765.
Fixation de la sonde à demeure à l'aide d'un tube à drainage fendu (Büdinger).

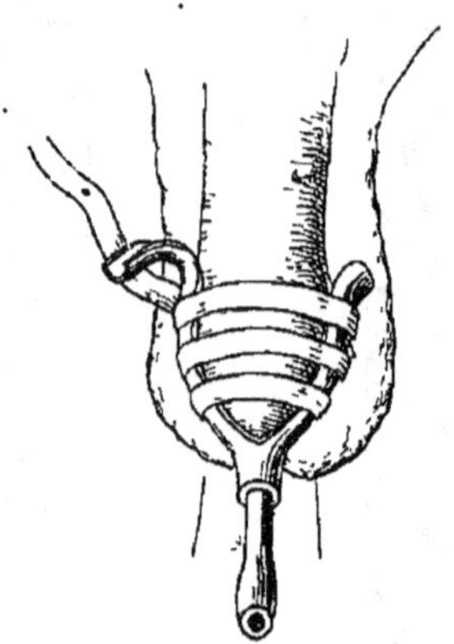

Fig. 766.
Maintien de l'appareil autour du gland par une bandelette de gaze ou de diachylon.

puce, à l'aide d'une bandelette de diachylon ou de gaze (fig. 766).

[1] Stoïanoff. *Presse médicale*, 1903, n° 11, p. 153.

18.

Quelque soit le mode de fixation afin d'éviter l'infection de la sonde dans l'urètre, on enveloppe la verge de gaze stérilisée, fixée sur la sonde et aux bouts des fils restés libres (fig. 767).

La sonde est ainsi laissée ouverte ou fermée par un fausset pour être ouverte à intervalles réguliers.

Lorsque la sonde est laissée ouverte, elle doit plonger dans un urinal. Une rallonge ajoutée à la sonde permet de placer l'urinal de façon à ne pas gêner le malade.

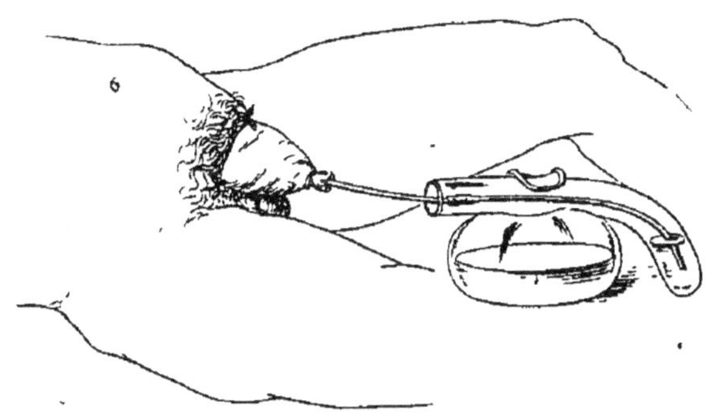

Fig. 767.

Pansement de la sonde à demeure (GUYON et MICHON).

L'urinal comprend un tube de verre où se trouve la sonde, et un réservoir sous-jacent au tube. On place au fond du tube une solution de sublimé à 1 p. 100, et l'extrémité de la sonde plonge dedans, de là l'urine s'écoule dans le réservoir (fig. 767). Pour continuer la désinfection de l'urine qui s'écoule, on place au fond du tube de verre une pastille composée d'après la formule suivante :

Sublimé . . . . 50 grammes,
Chlorhydrate d'ammoniaque 50   —
Mucilage de gomme arabique. . . . 15   —
Amidon 20   —

Pour 200 pastilles :

Une pastille, contenant 0,25 de sublimé, met trois heures à fondre.

Une deuxième pastille est placée dans le réservoir.

La sonde fonctionnant bien, il faut en outre bien veiller à ce qu'elle ne se bouche pas. Si l'écoulement cesse, il faut déboucher la sonde par de petits lavages répétés à coups successifs, jusqu'au rétablissement du goutte à goutte.

. La sonde doit être changée fréquemment.

Lithotritie. — Les instruments nécessaires sont : les lithotriteurs, un aspirateur, des sondes évacuatrices, un marteau de lithotritie, deux seringues stérilisables (fig. 746).

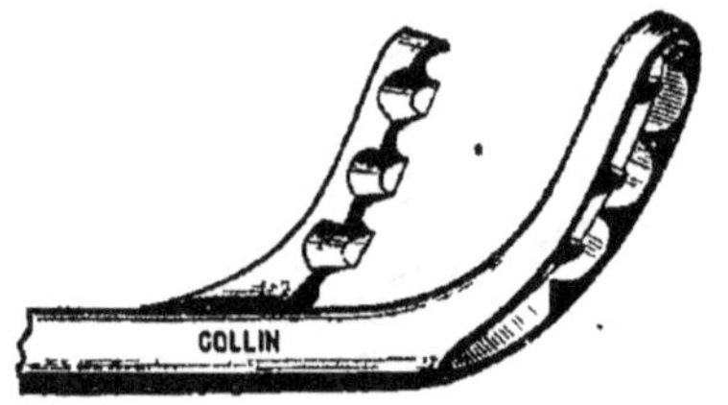

<table>
<tr><td>Fig. 768.
Brise-pierre de Reliquet à dents
alternantes.</td><td>Fig. 769.
Brise-pierre de Reliquet à dents
alternantes.</td></tr>
</table>

Le *lithotriteur* (RELIQUET-COLLIN) (fig. 768 et 769) est à mors fenêtrés ou à mors plats. La *branche mâle*, manœuvrée par le volant de l'extrémité de l'appareil, glisse et pénètre dans la *branche femelle* maintenue facilement en main par un cylindre large (fig. 770).

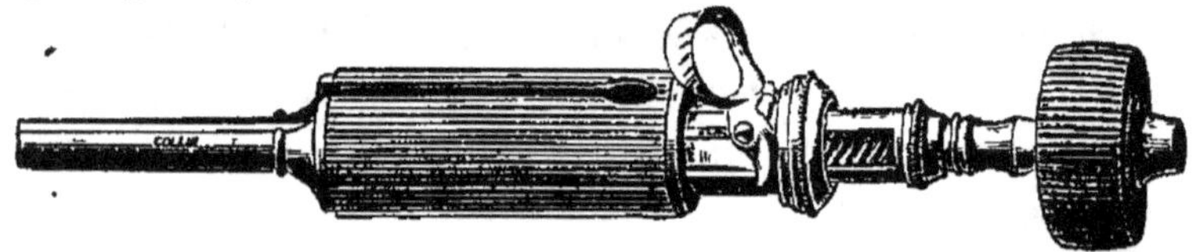

Fig. 770.
Brise-pierre à bascule de Collin.

La pièce principale est la bascule (fig. 770). La bascule abaissée fixe le pas de vis de la branche mâle, et celle-ci ne peut plus avancer que lorsqu'on tourne le volant. La bascule relevée rend la liberté à la branche mâle, qui peut glisser à volonté dans la gouttière de la branche femelle.

Pour saisir et briser, le lithotriteur introduit dans la vessie, doit être tenu de la façon suivante : le cylindre (tambour) de la branche femelle est pris solidement avec le pouce et les trois derniers doigts de la main gauche l'index restant libre pour permettre la manœuvre de la bascule sans bouger le reste de la main. La main droite tient par l'extrémité des cinq doigts, le volant de la branche mâle. La bascule levée, on tire et pousse sur la branche mâle pour ouvrir et fermer le lithotriteur. Si un calcul est saisi entre les mors et bien placé, pour le broyer on abaisse la bascule qui fixe la branche mâle sur le corps, et avec la main droite on tourne le volant qui rapproche les mors par l'intermédiaire du pas de vis. On relâche et saisit ainsi en levant et abaissant la bascule.

Les lithotriteurs sont gradués de 00 (16 CHARRIÈRE) à 3 (30 CHARRIÈRE) Les plus employés sont le 2 à mors fenêtrés et le 1 à mors plats.

L'*aspirateur* est un réservoir de verre surmonté d'une poire en caoutchouc (fig. 771); au canal qui réunit les deux parties s'adapte à angle aigu un conduit coudé qui supportera la sonde *évacuatrice* (fig. 771).

On commence par remplir l'appareil d'une solution de nitrate d'argent à 1/1000, en l'introduisant par l'orifice supérieur de la poire, le robinet du conduit étant fermé.

Le malade doit être préparé à l'avance, s'il est nécessaire, pour le calibre de l'urètre ou pour l'état de la vessie. On place la veille au soir une sonde à demeure.

Le malade est endormi au chloroforme, en donnant une heure avant l'anesthésie, 1 à 2 centigrammes de morphine en injection hypodermique, si la vessie est sensible. Le patient est couché sur un lit d'opération ordinaire, sans oreiller, les genoux légèrement fléchis et écartés. Des bottes de ouate enveloppent les jambes. Un bassin est placé entre les cuisses. On place sous le siège un coussin dur, pas trop élevé (10 à 20 centimètres).

On nettoie alors comme d'habitude le bas-ventre, la verge, le gland et le prépuce, sans raser les poils, qui serviront à fixer la sonde. On place les champs opératoires autour de la verge.

Par la sonde vésicale, on fait alors un lavage de la vessie avec

de l'eau boriquée stérilisée tiède jusqu'à ce que le liquide
revienne clair. On garnit la vessie avec le même liquide, sans
pression forte du piston de la seringue (100 à 150 grammes en
moyenne) ; puis on retire la sonde en continuant à injecter de
l'eau par la seringue, on lave ainsi le canal au retour.

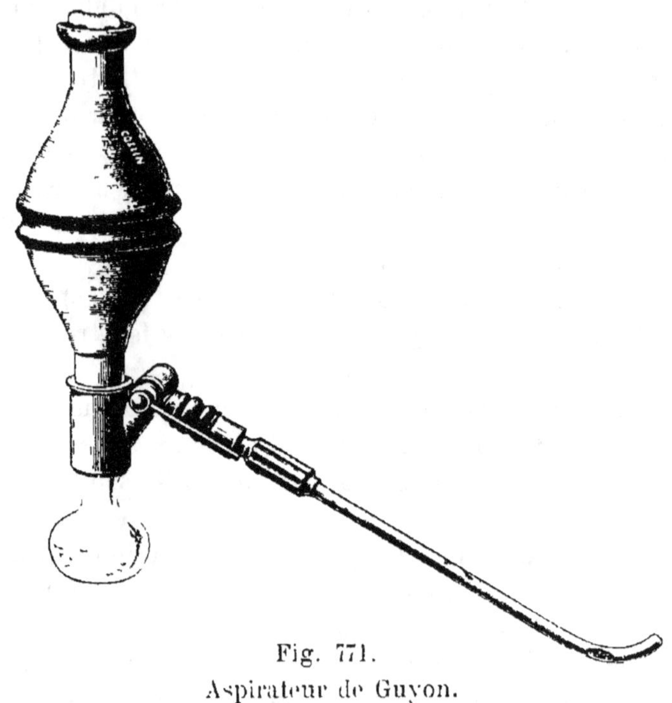

Fig. 771.
Aspirateur de Guyon.

Le lithotriteur choisi, à mors fenêtrés, huilé avec de l'huile
stérilisée, non seulement à l'extérieur, mais aussi dans la gouttière de glissement, est introduit fermé comme tout cathéter
métallique[1]. La bascule située du côté concave indique constamment la situation du bec de l'instrument.

Une fois dans la vessie, pour manœuvrer l'instrument il faut
toujours le laisser dans le plan médian du corps, sans jamais
l'incliner à droite ou à gauche. On peut lever, baisser l'extrémité
extérieure, mais jamais on ne doit le sortir du plan médian.

[1] Voy. p. 303.

On ouvre alors le lithotriteur, laissant le bec directement en haut si on n'a pas senti la pierre encore ; l'écartant du contact si on a senti, afin de ne pas déplacer le calcul. Pour ouvrir les mors, il faut tenir immobile la branche femelle, et ne mobiliser que le branche mâle, avec la main droite.

L'instrument ouvert, la branche mâle affleurant le col, on incline les mors, conservant toujours les branches dans le plan médian vers la droite ou la gauche, retournant même complètement le bec.

Lorsqu'on sent le calcul, maintenant la branche femelle immobile, on pousse doucement la branche mâle jusqu'au contact de la pierre. Assurant la prise par deux ou trois petites pressions insuffisantes pour écraser ou chasser la pierre, on pousse un peu la branche mâle et on abaisse la bascule. Le calcul est pris. On s'assure alors qu'il est pris seul, sans muqueuse, en ramenant le bec en haut : ce mouvement doit se faire librement et facilement.

Pour les petits calculs ou les fragments, il peut être utile d'employer la *préhension indirecte* : le lithotriteur est conduit sur la paroi inférieure de la vessie qu'il déprime avec le talon grâce à l'élévation du manche on ouvre le lithotriteur dans cette situation, et le maintient d'une main. De l'autre main appliquée largement sur l'os iliaque on imprime au bassin une série de secousses vibratoires tremblotantes, sans chocs. Le calcul vient au point déclive tomber entre les mors ouverts et on le saisit.

Le pierre saisie, il faut en opérer le *broiement*. On en cherche d'abord la résistance en commençant à presser. Quelques calculs mous s'écrasent immédiatement, d'autres éclatent sous une pression plus violente. Si la résistance est très grande, il vaut mieux s'abstenir que de risquer de briser les mors, la taille devient nécessaire.

Le broiement doit être poussé jusqu'au bout, reprenant et broyant à nouveau tous les fragments que l'on rencontre. Lorsqu'on ne trouve plus de fragments à la place où était le calcul, on cherche ailleurs.

Lorsque le lithotriteur s'encrasse, ce que l'on reconnaît à la sensation d'une prise uniforme, pâteuse, se répétant, on donne quelques coups de *marteau* (fig. 772) sur le pignon de la branche mâle, après avoir levé la bascule. On peut alors fermer complètement les mors.

Lorsque le broiement paraît terminé, on ferme complètement le lithotriteur et on le retire pour évacuer les fragments.

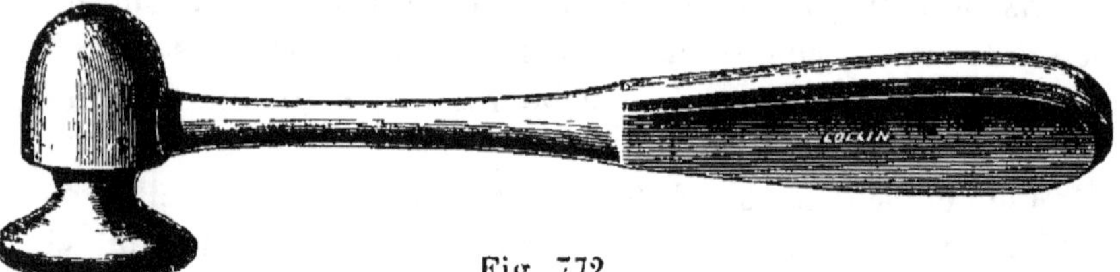

Fig. 772.
Maillet en bronze mou.

L'*évacuation* se fait par les grands lavages, puis l'aspiration. Les *grands lavages* sont pratiqués avec une sonde évacuatrice

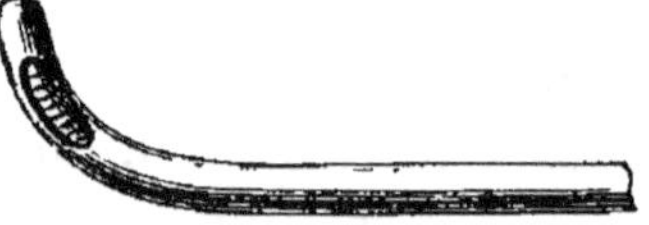

Fig. 773.
Sonde évacuatrice à petite courbure.

(fig. 773 et 774) métallique, munie de deux yeux et pourvue d'un mandrin (fig. 775) qui bouche les yeux pour entrer et sortir la sonde.

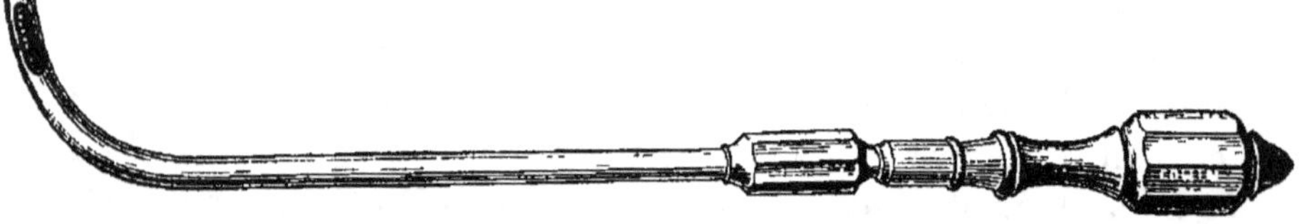

Fig. 774.
Sonde évacuatrice de Guyon, à grande courbure.

La sonde introduite avec son mandrin, on enlève celui-ci, et le liquide vésical s'écoule entraînant des débris nombreux.

Lorsque l'écoulement est terminé. on injecte dans la vessie, avec une seringue, une solution boriquée stérilisée tiède, et on la laisse ressortir sans forcer si la vessie résiste. Si on a pu introduire sans provoquer de défense 150 grammes de liquide, il faut s'arrêter et laisser le malade se réveiller un peu. La sensibilité vésicale revient et la vessie expulse son contenu avec violence.

Les lavages sont continués tant que le liquide ramène des débris, en ayant soin de déplacer le bec de la sonde à droite ou à gauche, ou en élevant et abaisssant le pavillon.

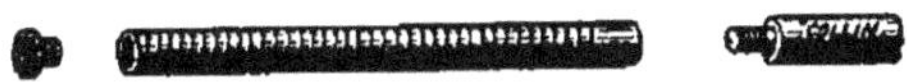

Fig. 775.

Mandrin articulé de la sonde évacuatrice, démonté pour être nettoyé.

Les lavages terminés, il faut compléter l'évacuation par l'*aspiration*. La sonde évacuatrice est laissée en place, l'aspirateur (fig. 771) est rempli de la solution de nitrate d'argent. L'anesthésie doit être complète.

On remplit la vessie sans tension, éprouvant la résistance avec le piston, et en injectant la solution de nitrate d'argent au 1/1000.

Un aide, placé en face de l'opérateur, tient l'aspirateur, une main sous le fond du réservoir de verre, l'autre sur l'entonnoir du haut. Il approche l'appareil de la sonde évacuatrice, et l'opérateur articule l'extrémité de cette sonde au conduit coudé (fig. 771), et ouvre la clef de l'aspirateur.

De la main droite, on imprime alors, avec le pouce et les autres doigts, des pressions brusques et répétées à la poire de caoutchouc, la laissant chaque fois reprendre ses dimensions primitives. Le liquide refoulé dans la vessie est remplacé dans l'ampoule par le liquide vésical qui entraîne des fragments. Ceux-ci tombent dans le récipient de verre. Tant qu'il vient des fragments, on continue.

Lorsque l'aspirateur ne ramène plus de débris, on déplace le bec de la sonde pour explorer successivement toutes les portions de la vessie, comme pour le broiement.

Si la poire aplatie ne reprend pas son volume primitif, il faut déplacer le bec de la sonde pour libérer les yeux bouchés, et l'ampoule se distend.

L'orsqu'il ne vient plus de débris, on ferme le robinet, et retire l'aspirateur. Après avoir évacué le liquide vésical et pratiqué un nouveau lavage, on replace le mandrin dans la sonde et on extrait celle-ci.

Pour terminer l'opération il faut pratiquer la *vérification*. Cette vérification se fait avec un petit lithotriteur à mors plats (n° 1). On introduit ce lithotriteur, après avoir de nouveau rempli la vessie, et on cherche s'il reste de petits fragments que l'on broie comme nous l'avons déjà dit. On lave a nouveau, on aspire ces nouveaux fragments, et on termine en remplaçant la sonde évacuatrice par une sonde béquille n° 19 ou 20 que l'on fixe à demeure [1].

L'hémorragie qui suit la lithotritie peut être abondante, il est exceptionnel qu'elle soit importante. Elle cesse ordinairement dans les premières vingt-quatre heures.

La sonde à demeure est laissée ouverte dans un urinal [2] plutôt qu'obturée et débouchée toutes les deux heures.

On pratique un lavage, le soir de l'opération, un le matin et le soir du lendemain, puis un tous les jours pendant quelques jours (Eau boriquée et petite quantité de nitrate d'argent au 1/1000).

Si aucune complication ne survient, on retire la sonde au bout de quarante-huit heures, et le malade peut se lever le troisième ou le quatrième jour.

S'il y a de la cystite on conserve plus longtemps la sonde et on continue les lavages.

Huit ou dix jours après l'opération, il est utile dans les cas simples, indispensable dans les cas difficiles, de pratiquer une *vérification* avec un petit lithotriteur à mors plats, et le plus souvent sans anesthésie. Si on découvre des calculs, on recommence un lithotritie complète. Si on ne trouve rien, on ne place pas de sonde à demeure.

[1] Voy. p. 345. t. II.

[2] Voy. p. 346, t. II.

Suture des plaies de la vessie. — Nous étudierons plus loin les modes de suture employés pour fermer la plaie régulière et chirurgicale d'une cystotomie.

Les plaies ou ruptures accidentelles portent sur la région intra ou extra-péritonéale de la vessie.

Lorsqu'il est indiqué d'en pratiquer la suture[1], s'il s'agit d'une rupture ou d'une plaie *intra-peritonéale*, l'abdomen étant ouvert, la lésion reconnue, la protection des organes effectuée, on place le blessé en position renversée[2], et on suture la plaie vésicale par deux plans superposés de points à la Lembert[3], faits en surjets comme pour une plaie de l'intestin. Il n'est pas nécessaire de placer un rang spécial sur la muqueuse qui n'est pas comprise dans les deux plans précédents; en tous cas, si on voulait suturer la muqueuse, il faudrait se servir de catgut, et non de soie ou autre fil non résorbable, par crainte de formation calculeuse à ce niveau. Du reste le catgut suffit à toutes ces sutures profondes.

Pour une plaie ou déchirure *extra-péritonéale*, la suture est effectuée de semblable façon, par deux plans superposés de points musculo-musculaires exécutés à la Lembert, comme pour la portion recouverte de séreuse. L'adossement doit ici être très large, et il peut l'être puisqu'il n'y a pas à craindre de rétrécissement.

Cystotomie. (Taille vésicale). — L'ouverture de la vessie destinée à l'extraction de calculs ou de corps étrangers, peut être faite par la région hypogastrique (*Taille sus-pubienne*), ou chez la femme par la cloison vésico-vaginale (*Taille vaginale*). On n'emploie plus, pour une simple ouverture, la *taille périnéale* chez l'homme; lorsqu'on prend cette voie, c'est pour établir un drainage prolongé de la vessie, c'est alors une cystostomie.

Taille sus-pubienne. — Le malade préparé comme à l'ordi-

---

[1] Voir *Thérapeutique chirurgicale*, RICARD et LAUNAY, 1903.

[2] Voy. p. 2, t. II.

[3] Voy. p. 118, t, II.

naire, baigné, purgé, rasé et nettoyé, est placé dans le décubitus dorsal ou mieux sur le plan incliné, et endormi.

A l'aide d'une sonde métallique à robinet, ou d'une sonde en caoutchouc rouge, on lave la vessie jusqu'à ce que le liquide revienne clair, puis on la remplit du liquide qui doit la distendre. On injecte environ 250 grammes d'eau stérilisée, et d'habitude, après avoir fermé le robinet ou bouché la sonde molle par une pince ou un fausset, on lie avec un tube de caoutchouc la verge sur la sonde pour empêcher le liquide de ressortir.

Cette ligature n'est pas nécessaire, d'après Bazy. lorsqu'on n'injecte dans la vessie que la quantité de liquide qu'elle peut tolérer, de façon que le malade n'ait aucun effort à faire.

On emploie souvent en outre, pour refouler vers l'hypogastre la vessie remplie, le *ballon de Petersen*, qu'un aide introduit vide dans l'ampoule rectale, et distend ensuite avec 180 à 250 grammes de liquide. Nous considérons comme inutile l'emploi de ce ballon dont l'introduction complique l'opération et nécessite un aide spécial. uniquement employé à cette besogne septique. Lorsqu'on se sert du ballon, on ne remplit pas la vessie du premier coup ; mais, après le lavage, on y introduit 150 grammes de liquide, puis on place le ballon et achève le remplissage de la vessie.

Taille verticale. — La vessie garnie de la quantité de liquide qu'elle peut contenir sans forte pression, on pratique sur la ligne médiane une incision de 8 à 10 centimètres, dont l'extrémité inférieure dépasse un peu en bas le bord supérieur de la symphyse pubienne.

La peau coupée, on incise l'aponévrose sur la ligne blanche, comme dans toute laparotomie, et on passe entre les deux muscles droits et entre les pyramidaux, sans ouvrir le péritoine.

Cherchant dans la partie inférieure de la plaie, on trouve bientôt la *graisse jaune* prévésicale.

On place alors l'index recourbé en crochet, pulpe vers l'ombilic ; au fond de la plaie ainsi créée on sent la vessie qui bombe, et, accrochant tout ce qui se trouve devant elle, on attire le tout en haut, vers l'ombilic. On relève ainsi le cul-de-sac péritonéal qui ne doit pas être ouvert. Cependant, si le péritoine se trouvait incisé ou déchiré, cela ne présenterait évidemment aucun inconvénient, à condition qu'on le ferme immédiatement par une suture.

Le péritoine relevé, on écarte les lèvres de la plaie pariétale, et on voit la vessie reconnaissable à sa coloration, à ses stries verticales, aux grosses veines accolées à sa paroi.

On peut ouvrir alors la vessie, remplie de son liquide, en guidant sur l'index gauche placé sur la paroi distendue un bistouri qui ponctionne la paroi antérieure, bien sur la ligne médiane. L'incision est agrandie pour laisser pénétrer l'index gauche qui accroche une des lèvres de la plaie. Pendant que le liquide jaillit, puis s'écoule, on traverse chacune des lèvres de la plaie vésicale avec un fil solide; ces deux fils servent à soulever la vessie et à maintenir ouverte l'incision.

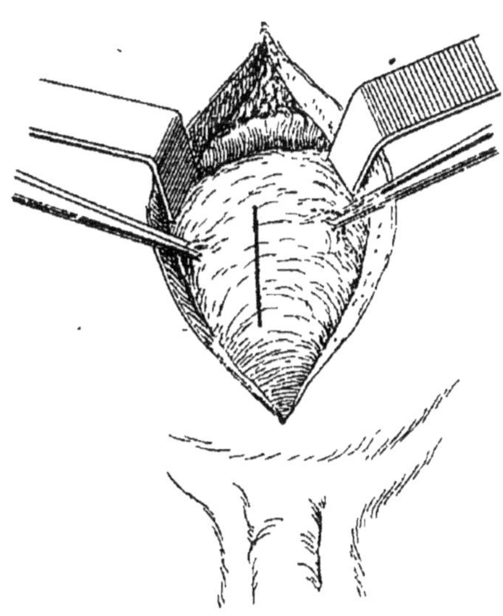

Fig. 776.
Cystostomie. Incision de la vessie entre deux pinces (BAZY).

Mais cette manière de faire risque d'infecter la plaie abdominale si le liquide vésical est infecté; et pour obvier à cet inconvénient, BAZY recommande la manœuvre suivante : la vessie découverte et le péritoine relevé, on saisit la paroi vésicale, le plus près possible du sommet et à un centimètre de chaque côté de la ligne médiane, au moyen de deux pinces de KOCHER (fig. 776), et on laisse s'écouler par la sonde débouchée le liquide vésical. La vessie vidée, soutenue par les pinces, est ouverte alors dans l'étendue nécessaire, entre les deux pinces.

La vessie ouverte, on enlève la sonde vésicale, défaisant le lien de la verge si on l'a placé, et on vide le ballon de PETERSEN si on l'a employé. Dans cette vessie ouverte on peut chercher un corps étranger, saisir un calcul, examiner et cautériser des ulcérations, exciser un lobe prostatique médian, curetter et cautériser un épithéliome inopérable et saignant ou infecté, exciser une petite tumeur pédiculée, suturer une fistule, etc.

L'opération intra-vésicale terminée, on referme la vessie, soit en totalité, soit en la drainant, selon les indications tirées de l'état d'infection.

Si l'on draine, on place dans la vessie des drains ordinaires, ou les tubes-siphons de PERRIER-GUYON (fig. 777), et on suture au-

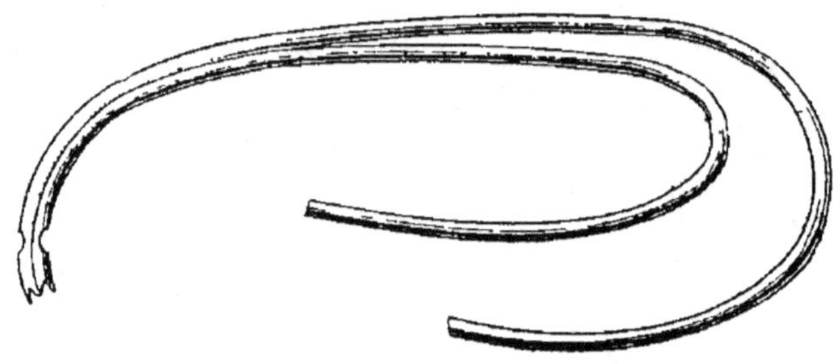

Fig. 777.
Tubes Périer-Guyon.

dessus et au-dessous des drains la paroi vésicale, comme nous l'avons déjà vu[1].

Si on ne draine pas la vessie par l'hypogastre, la suture totale doit être bien hermétique. On commence par placer à demeure une sonde de PEZZER à ouverture centrale (fig. 778 et 779), que l'on place dans l'urètre en introduisant d'abord une bougie de gomme nº 17 ou 18, et ramenant au méat la bougie à l'extrémité de laquelle a été fixée l'extrémité libre de la sonde. Lorsque la sonde apparaît au méat, on l'attire doucement jusqu'à ce qu'elle bute contre le col, et on coupe la partie rétrécie qui terminait la sonde.

La plaie vésicale est ensuite suturée soit comme nous l'avons dit[2], en deux plans; soit par la *suture en bourse* de BAZY (fig. 380),

[1] Voy. p. 12, t. II.
[2] Voy. p. 326.

II.   19..

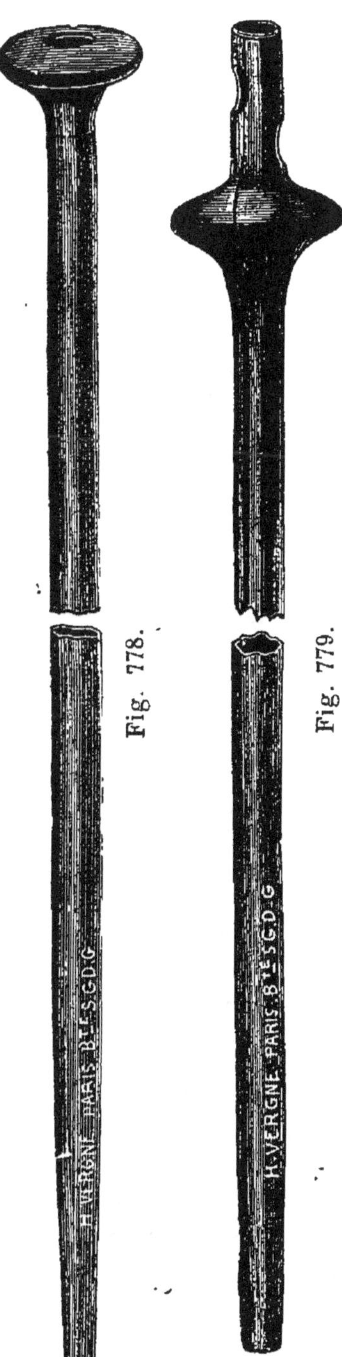

Fig. 778.

Fig. 779.

Sondes de Pezzer pour le cathétérisme rétrograde.

composée comme le montre la figure 780-781, de points en U ouverts alternativement à droite et à gauche, et entre-croisés les uns avec les autres.

On ferme enfin la plaie abdominale [1], en plaçant ordinairement un petit drain qui plonge dans l'espace prévésical.

Ce drain est laissé deux jours, puis enlevé si tout va bien.

Si on a placé un drainage vésical, on le laisse cinq ou six jours, et si rien ne nécessite son maintien prolongé, on enlève le tube-siphon ou le drain, on place une sonde à demeure, et on laisse la cicatrisation s'effectuer.

Taille transversale (Trendelenburg). — Le malade est mis dans la position renversée [2]. L'incision cutanée est transversale, large de 6 à 8 centimètres, légèrement relevée à ses deux extrémités pour éviter les canaux inguinaux, et placée immédiatement au-dessus du pubis. On coupe après la peau, les muscles droits près de leur inser-

[1] Voy. p. 12, t. II.
[2] Voy. p. 2, t. II.

tion, mais non au ras de l'os. On refoule en haut la graisse
jaune avec le péritoine et on voit la vessie.

On incise la vessie dans le sens transversal, un peu au-dessus
du pubis, et on fixe l'ouverture vésicale à la plaie cutanée.

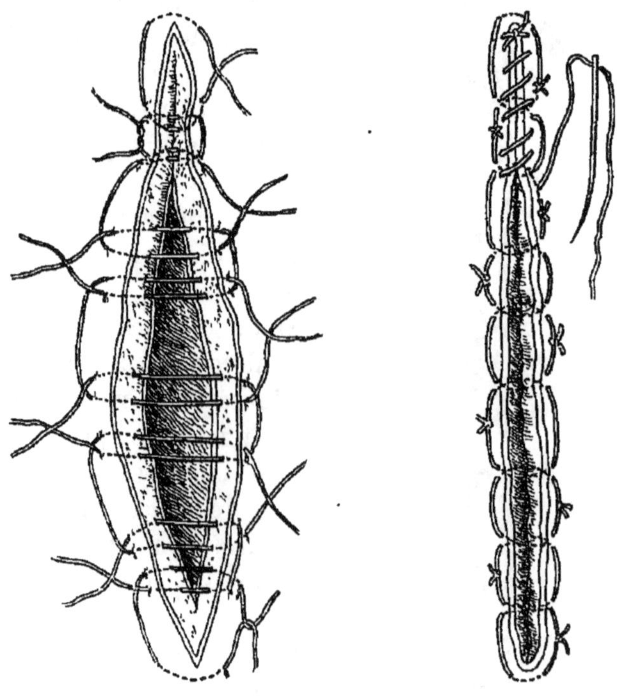

Fig. 780.   Fig. 781.
Suture en bourse de la vessie (BAZY).

L'opération intra-vésicale terminée, on libère la vessie en coupant les fils, pour suturer avec le plus grand soin : la vessie
d'abord, avec ou sans drainage ; puis les muscles droits.

Cette section suivie de suture des muscles droits est le grand
inconvénient de ce procédé, qui ouvre largement la vessie.

Taille vaginale. — La malade est placée dans la position
des opérations vaginales et, le vagin nettoyé étant maintenu
ouvert par une valve postérieure[1], on introduit dans la vessie

[1] Voy. p. 459.

une sonde métallique ou une longue pince courbe qui servira à refouler la cloison vésico-vaginale, au niveau du trigome vésical. Il est indispensable que l'instrument soit exactement maintenu sur la ligne médiane afin de ne pas permettre la blessure d'un uretère.

Sur la paroi vaginale refoulée et saisie par une pince, on incise dans le sens longitudinal. L'incision est agrandie de façon à permettre l'introduction du doigt qui explore ou des pinces qui vont chercher un corps étranger ou un calcul.

L'opération intra-vésicale terminée on oblitère la perforation vésicale par un des procédés de cure des fistules vésico-vaginales, de préférence par *dédoublement*[1], on place une sonde à demeure dans la vessie, et on tamponne le vagin avec de la gaze.

Les soins post-opératoires sont les mêmes qu'après la cure d'une fistule vésico-vaginale.

Cystostomie (Méat hypogastrique). — Cystostomie sus-pubienne (PONCET, MAC-GUIRE).

— L'opération est conduite comme pour une cystotomie simple jusqu'après l'ouverture vésicale[2]. A ce moment, la vessie ayant été vidée de son contenu, au lieu de suturer la plaie vésicale on en fixe les lèvres à celles de la plaie pariétale.

Lorsqu'on ouvre la vessie pour créer un méat hypogastrique, on a soin de faire petite l'incision vésicale, 10 à 12 millimètres environ.

Les sutures sont faites en fils non résorbables, elles traversent d'une part toute l'épaisseur des parois vésicales à quelques millimètres des bords et d'autre part la plus grande partie de la paroi abdominale, en ayant soin de traverser le bord interne du muscle droit. Si l'épaisseur de la paroi abdominale est considérable et ne permet pás un bon affrontement, il est préférable de ne prendre que la peau, laissant les autres plans de la paroi. Six fils suffisent ordinairement à border l'orifice vésical ;

---

[1] Voy. p. 425.

[2] Voy. p. 326.

d'autres sutures ferment la paroi au-dessus et au-dessous du méat artificiel.

Lorsque l'affrontement cutanéo-muqueux a pu être bien fait, on ne place dans la vessie ni drain, ni sonde, pas plus que dans l'urètre.

Si l'affrontement est difficile, la vessie petite et friable, la paroi épaisse ; ou si même l'affrontement ne peut être fait, on place dans la vessie un gros drain ou une sonde que l'on fixe à la peau, et que l'on laisse jusqu'à ce que le canal cutanéo-vésical soit bien formé.

L'incontinence est tout d'abord complète, puis peu à peu l'orifice se rétrécit, et certains malades retiennent leur urine, d'autres restent incontinents. Les divers procédés proposés pour obtenir un urètre artificiel continent sont dangereux ou compliqués, et surtout n'assurent pas davantage la continence.

Les quelques opérés qui restent continents doivent généralement vider leur vessie à l'aide d'une sonde lorsque le besoin se fait sentir.

Les autres doivent porter un appareil recueillant l'urine, un urinal pour fistule hypogastrique dont il existe plusieurs modèles. Il est préférable que ces appareils ne comportent aucune sonde introduite dans l'orifice.

Cystostomie vaginale. — L'ouverture de la vessie par le vagin se fait comme pour une cystotomie simple[1]. Pour maintenir ouverte la fistule, ou bien on place dans la vessie un drain en T ; ou mieux on suture par quelques points de catgut les muqueuses vésicale et vaginale.

Il faut placer dans le vagin un ou deux gros drains, ne pénétrant pas dans la vessie, mais destinés à éviter la rétention de l'urine dans le vagin.

Cystectomies. — La résection d'une partie de la vessie peut se borner à l'excision d'un lambeau de muqueuse supportant une tumeur pédiculée ou facilement pédiculisable ; elle peut

[1] Voy. p. 331.

comprendre toute l'épaisseur des parois vésicales dans une
étendue variable. On a aussi pratiqué l'*extirpation totale* de la
vessie[1]. Nous avons vu ailleurs[2] que cette opération. pour

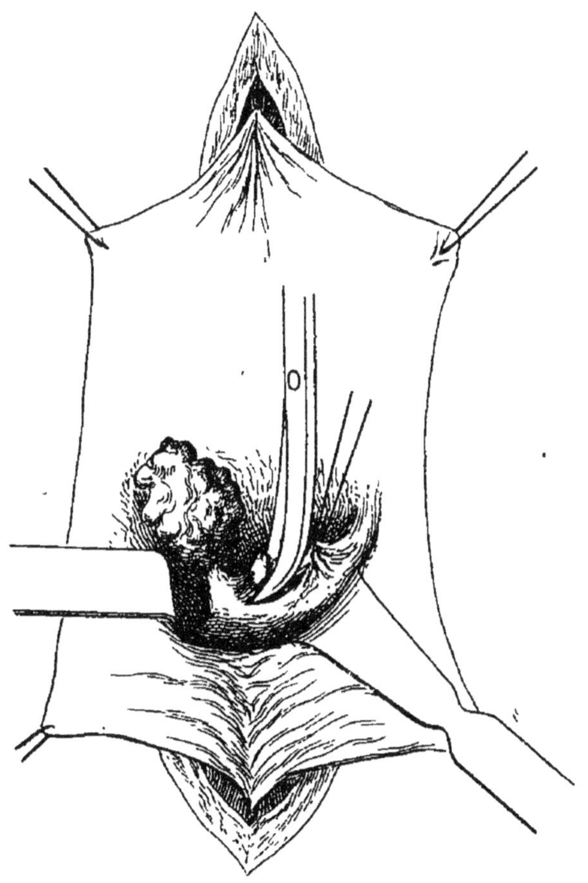

Fig. 782.

Étalement de la vessie, et soulèvement de la muqueuse avec un fil,
pour la section (d'après BAZY).

l'ablation d'une tumeur maligne infiltrée, ne doit pas être con-
seillée. Les opérateurs qui l'ont pratiquée ont opéré tous de

[1] TUFFIER et DUJARIER. *Revue de chirurgie*, 1898, n° 4, avril p. 277.

[2] RICARD et LAUNAY. Traité de Thérapeutique chirurgicale, 1903,
p. 698.

façon différente, et nous ne croyons pas utile de donner la description d'une opération encore si mal réglée et si peu indiquée.

L'extirpation d'une tumeur pédiculée ou pédiculisable se fait après exploration par une cystotomie simple [1], le malade étant placé en position inclinée. On place des écarteurs pour bien exposer la région où siège la tumeur, et on soulève la muqueuse au voisinage du pédicule, soit à l'aide d'une pince, soit en passant un fil de traction (fig. 782).

On peut alors, si le pédicule est étroit, inciser la muqueuse a son pourtour et enlever la tumeur ; puis suturer la plaie ainsi faite à l'aide d'un surjet de catgut ramassant les bords et le fond. Mais si le pédicule est un peu large, il est préférable, pour éviter l'écartement des lèvres de la plaie, et pour faire l'hémostase immédiate, de ne couper la muqueuse que par petits coups successifs, en suturant à mesure les lèvres de la plaie muqueuse (fig. 783).

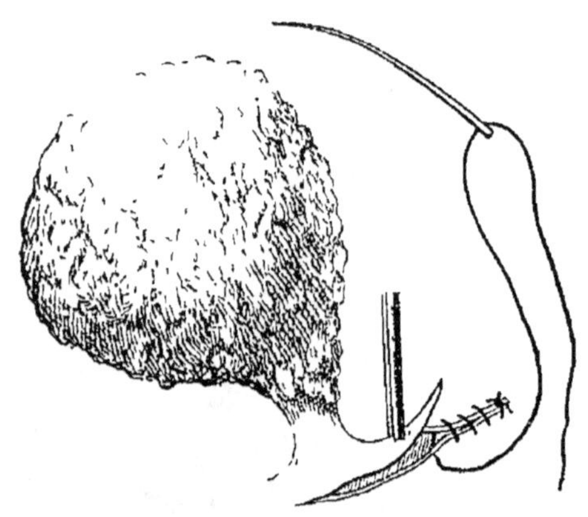

Fig. 783.

Extirpation d'une tumeur pédiculée de la vessie (BAZY).

La tumeur enlevée, tout le reste de la vessie inspecté soigneusement, si aucun suintement sanguin ne persiste, on place à demeure une sonde de Pezzer et on suture complètement l'ouverture vésicale. Seul un suintement sanguin abondant et persistant forcerait a drainer la vessie par l'hypogastre.

La résection d'un segment vésical, siège d'un néoplasme, est faite au niveau d'une zone dépourvue de péritoine, ou dont le péritoine se décolle facilement (sommet et faces latérales) ;

[1] Voy. p. 326.

ou bien dans une portion non isolable soit de la séreuse (face postérieure), soit des plans voisins (trigone).

Dans le premier cas, la séreuse ayant été décollée s'il est nécessaire, on excise aux ciseaux la portion à réséquer ; puis on suture suivant les procédés habituels de suture vésicale[1].

Dans le second cas cette manière de faire est impraticable, et il faut opérer la *résection de dedans en dehors* (GUYON). Par l'incision vésicale, on circonscrit la tumeur, en se tenant éloigné d'elle, et en faisant l'incision de la muqueuse. Puis on divise toutes les couches de la paroi vésicale, enlevant tout le néoplasme. On réunit enfin la plaie vésicale comme on l'a fait pour la muqueuse seule. Si le néoplasme siège au niveau de l'embouchure d'un *uretère*, il faut, plaçant une sonde dans ce canal, disséquer d'abord et isoler l'uretère ; puis enlever la tumeur. Il faut ensuite aboucher l'uretère dans la vessie, pratiquer une urétéro-cystostomie par voie transvésicale.

Fistules vésicales. — Les fistules *vésico-vaginales* seront étudiées avec les opérations sur le vagin[2].

Les fistules *intestinales* sont bas placées, *recto-vésicales*, ou hautes, *entéro-vésicales*.

Les fistules *cutanées* sont *sus-pubiennes* ou *ombilicales*.

Fistules vésico-rectales. — *Voie rectale.* — Le malade étant dans la position de la taille, on commence par *dilater l'anus* et par placer des valves de façon à tendre les parois et exposer l'orifice fistuleux. Si la dilatation ne suffit pas, on s'aidera de la *section du sphincter* sur la ligne médiane postérieure.

L'orifice bien exposé, on le traite comme l'orifice vaginal dans le traitement des fistules vésico-vaginales[3], par avivement simple ou par dédoublement. Les sutures rectales sont faites au catgut pour éviter l'ablation des fils.

On ne répare pas immédiatement la section anale lorsqu'elle

[1] Voy. p. 326, t. II.
[2] Voy. p. 422, t. II.
[3] Voy. p. 422, t. II.

a été faite, mais on en profite pour drainer largement le rectum. Un drain est en tout cas placé dans l'anus. On ne réparerait que plus tard, par sutures, la section sphinctérienne.

Voie périnéale (ZUCKERKANDL)[1]. — Inciser transversalement le périnée à 3 centimètres devant l'anus. On met à nu le sphincter anal qu'on laisse en arrière et le bulbe de l'urètre qu'on laisse en avant. On arrive au sommet de la prostate et on décolle la face postérieure de cette glande de la face antérieure du rectum. Le décollement est facile si l'on se tient près de la prostate, et si l'on pénètre bien dans le plan de clivage.

La prostate isolée, on arrive sur la face postérieure de la vessie que l'on isole jusqu'au cul-de-sac péritonéal. Celui-ci se laisse refouler assez facilement[2].

Lorsqu'on arrive à la fistule, on sépare la vessie du rectum, on avive les bords des orifices et on les suture indépendamment. On interpose une lame de gaze entre les deux orifices et ne suture pas la plaie périnéale.

Voie transvésicale[3]. — On incise la paroi abdominale et la vessie comme dans une cystotomie ordinaire[4] sans dilatation vésicale, celle-ci étant rendue impossible par l'existence de la fistule.

Des écarteurs (écarteurs de BAZY, de LEGUEU) sont placés de façon à montrer l'orifice. On attire la paroi vésicale si cela est possible, sinon on avive sur place. L'avivement est fait suivant le procédé des fistules vésico-vaginales[5], aussi large que possible.

L'avivement doit être complet sur tout le pourtour.

[1] ZUCKERKANDL. *Wien. Médic. Press.*, 1889. TUFFIER et CHAVANNAZ, *Archiv. des mal. des org. génit. urin.*, 1898, n⁰ˢ 1 et 2.

[2] ROCHET et DURAND, *Archives provinciales de Chirurgie*, 1896. PASCAL, Thèse de Paris 1900, p. 117.

[3] POUSSON. *Archives provinciales de Chirurgie*, décembre, 1894.

[4] Voy. p. 326.

[5] Voy. p. 422.

La position renversée et l'éclairage électrique sont ici d'un grand secours.

La suture comprend deux plans : un profond sur l'orifice intestinal, un superficiel sur l'orifice vésical. On emploiera du catgut afin d'éviter toute amorce à la formation de calculs.

La vessie n'est fermée que partiellement, et on draine avec les tubes Guyon-Perier, ou avec des drains ordinaires. Les drains sont supprimés du sixième au huitième jour.

Fistules vésico-intestinales. — La *voie transvésicale* offre ici peu de chances de succès. à cause de la complexité des lésions et de la fréquence des trajets ou cavités intermédiaires à la vessie et à l'intestin.

La *voie abdominale* permet seule de se rendre un compte exact des dispositions et de se conduire suivant ce qu'on rencontre.

L'opération ne peut être complètement réglée d'avance, à cause de l'extrême variabilité des lésions ; voici les indications principales données par TUFFIER et DUMONT [1].

La laparotomie médiane doit être basse. La recherche du siège de la fistule est toujours difficile. Pour ne pas s'égarer dans la masse adhérente, le mieux est de se guider sur l'intestin qu'on déroule et suit jusqu'à la fistule, détachant à mesure et prudemment les adhérences qui l'unissent à tous les organes environnants. Arrivé sur le siège de la fistule, on décolle l'intestin de la vessie, en réséquant s'il y a lieu un trajet intermédiaire.

Les deux organes séparés, on avive et suture les orifices vésical et intestinal. La suture vésicale est rendue particulièrement difficile par la situation profonde et la fixité de l'organe, par la friabilité des parois.

Il est indispensable de drainer, en plaçant des mèches de gaze au niveau de l'orifice vésical suturé, et un drain contre la mèche.

---

[1] TUFFIER et DUMONT. *Revue de Gynécologie et de Chirurgie abdominale*, juin 1898, n° 3.

Fistules vésico-cutanées. *Fistules ombilicales.* — Ces fistules sont dues à la persistance de l'ouraque perméable. Le traitement consiste dans la résection du canal anormal.

Avant de traiter la fistule on soigne la cystite s'il y en a. et on supprime tout obstacle au cours normal de l'urine.

La résection peut être faite en ouvrant le péritoine (Ch. Monod[1], H. Delagenière[2]), ou sans ouverture péritonéale (Pauchet[3]).

On circonscrit la cicatrice ombilicale et la fistule. et on prolonge l'incision vers le pubis. On isole l'ombilic, puis l'ouraque, s'efforçant de disséquer sans ouvrir la séreuse.

On lie l'ouraque au ras du sommet vésical, et on le coupe, puis on invagine le moignon dans la vessie par quelques points de suture.

On refait avec soin la paroi abdominale.

Fistules sus-pubiennes. — On dissèque le trajet fistuleux, comme pour l'ouraque, jusqu'à la vessie et on le réséque. On régularise l'orifice vésical et le suture suivant les règles habituelles.

Plaçant une sonde à demeure, on ferme complètement la vessie. laissant ou non un drain prévésical.

Exstrophie de la vessie. — Les méthodes opératoires employées pour remédier à l'exstrophie vésicale sont au nombre de deux, comportant des procédés nombreux que nous ne pouvons donner tous ici.

La méthode de *la reconstitution de la vessie* comprend trois groupes de procédés.

Le premier, refoulement de la vessie, est exceptionnellement applicable[4], il exigerait le plus souvent la disjonction des

[1] Ch. Monod. In Thèse de Jean Monod, Paris, 1899. Fistules urinaires abdominales, etc.

[2] H. Delagenière. *Archiv. prov. de Chirurgie*, 1892, p. 222.

[3] V. Pauchet (d'Amiens). *Bulletin de la Soc. de Chir.*, juillet 1902, p. 785.

[4] Voy. Ricard et Launay. Traité de thérapeutique chirurgicale, 1903, p. 670.

symphyses sacro-iliaques pour rapprocher les pubis (Dubois, Dupuytren, Trendelenburg, Passavant), ce qui rend l'intervention très grave tout en laissant persister l'incontinence. Il est infiniment rare que le refoulement puisse être obtenu sans disjonction des articulations sacro-iliaques, nous indiquerons le procédé qu'employa Delagenière.

Le second groupe de procédés comprend les autoplasties à lambeaux cutanés, nous indiquerons le procédé de Wood-le-Fort.

Le troisième groupe est représenté par l'autoplastie muqueuse, le procédé de Segond.

La seconde méthode est *la suppression de la vessie avec transplantation des uretères.* L'abouchement des uretères dans la gouttière urétrale de l'épispadias (Sonnenburg) laisse persister l'incontinence. L'abouchement de chaque uretère, isolé de la vessie, dans l'intestin, soit directement (Simon), soit après un trajet intra-pariétal (Krynski), ou au-dessous d'une valvule artificielle de la muqueuse intestinale (Fowler), expose aux dangers de l'infection ascendante des voies urinaires et de la stenose cicatricielle du nouvel abouchement. L'implantation dans le gros intestin du trigone vésical, conservé en entier avec ses orifices urétéraux intacts (Maydl), n'expose pas à ces dangers ; c'est le procédé que nous décrirons.

A. Reconstitution de la vessie. — 1°. Refoulement et fermeture de la vessie. — Procédé de H. Delagenière[1]. « Le gland est attiré en bas au moyen d'une pince de Kocher destinée à tendre la gouttière dorsale et à la rendre facilement accessible pour la dissection, d'autre part, avec un petit tampon, monté on enfonce la tumeur sus-pubienne de façon à transformer la lésion en une vaste gouttière.

« Au-dessus de l'orifice constitué par la vessie réduite, je pratique une petite incision médiane de 15 millimètres environ destinée à me conduire jusqu'aux plans aponévrotiques sous-

---

[1] Delagenière (du Mans). Congrès international de Paris, 1900. Section de Chirurgie générale, p. 419.

jacents. J'arrive ainsi sur les faisceaux fibreux arciformes qui se portent de chaque côté vers les pubis écartés de 3 centimètres. Je sépare alors avec soin la muqueuse vésicale, puis la muqueuse urétrale des plans sous-jacents. Entre les pubis, l'urètre forme une large gouttière qui se continue sans ligne de démarcation jusqu'à la vessie. Pour constituer un futur sphincter, je poursuis en cet endroit la dissection de la muqueuse en laissant adhérents à la surface profonde le plus possible de tissus sous-jacents. C'est dans ces tissus que j'espère trouver plus tard les éléments d'un sphincter.

« Pour atteindre ce but, je suis le rebord fibreux arciforme en disséquant complètement les fibres aponévrotiques de la face profonde, en prenant bien soin de laisser adhérents à la muqueuse libérée tous les tissus détachés. A la face postérieure des pubis qui sont représentés surtout par des tissus fibro-cartilagineux, je redouble de précautions pour faire cette dissection. Je ne m'arrête que lorsque, dans toute l'étendue de la gouttière, je peux, sans effort, affronter non seulement les bords de la gouttière, mais aussi, après avoir invaginé ces bords, encore adosser par suture les surfaces cruentées, mon futur sphincter.

« Jusqu'à présent, aucune tentative n'a été faite sur le squelette pour rapprocher les pubis. Le bassin est rigide, mais en faisant exercer des pressions énergiques sur les deux grands trochanters et sur les crêtes iliaques, on peut réduire l'écartement à un centimètre seulement. Je me propose donc de me contenter de ce rapprochement pendant lequel le nouvel urètre et la nouvelle vessie semblent s'enfouir profondément.

« Je place un premier rang de sutures muqueuses à soie fine. Avant de fermer les fils, j'installe dans la vessie et l'urètre une sonde de caoutchouc rouge n° 12 sur laquelle je me propose de calibrer l'urètre. La première rangée de sutures fermée j'en applique une deuxième, de points séparés et destinés à invaginer la première rangée de sutures et à adosser bien exactement par-dessus les tissus cruentés. L'application de ces fils est minutieuse au niveau du col de la vessie où je cherche à obtenir un calibre exact et régulier répondant à celui de la sonde.

Plus haut j'adosse carrément dans une bonne épaisseur les parois disséquées de la vessie.

« Je passe alors à travers les pubis deux très gros fils d'argent, que je serre avec force pour les rapprocher l'un de l'autre ; ce rapprochement s'effectue assez bien. En même temps que les pubis se sont rapprochés, les fibres arciformes de la ligne blanche qui formaient les bords de l'orifice triangulaire se sont rapprochés également, de sorte que leur suture l'un à l'autre peut être effectuée par-dessus la vessie. J'emploie pour cette suture des fils d'aluminium bronzé. Cette suture terminée, il persiste seulement une petite dépression triangulaire au-dessus des pubis qui sont encore écartés l'un de l'autre de un centimètre.

« L'opération est terminée en suturant la peau de la paroi abdominale, puis celle de la verge par-dessus la sonde. Le gland est avivé de chaque côté et réuni au-dessus de la sonde de façon à constituer un méat. »

Après cette première opération, une désunion partielle rouvrit l'épispadias et une fistule vésicale inférieure se forma. Sept opérations complémentaires et successives, furent nécessaires (avivements et sutures) pour obtenir la fermeture complète définitive de la vessie et de l'urètre pénien.

2° Autoplastie à lambeaux cutanés. — *Procédé de Wood-Le-Fort*. — On limite par des incisions trois lambeaux comprenant la peau et la graisse, jusqu'aux aponévroses abdominales exclusivement, disposés comme sur la figure 784.

Le lambeau médian et supérieur (A) est destiné à être rabattu, après dissection complète, autour de sa base comme charnière, face cutanée en dedans formant la muqueuse antérieure de la vessie, face cruentée en dehors.

Avant de disséquer et de mobiliser les deux lambeaux latéraux (B,B'), on ramène au-dessus de la verge le prépuce dédoublé. Le prépuce (C) n'existe ici qu'à la partie inférieure du gland, et il est large et étalé. On incise la lame cutanée antérieure au niveau de l'insertion du gland, et on dédouble le prépuce, séparant complètement ses deux lames cutanées. On étale le lambeau au devant du gland, et on le perfore juste assez pour laisser passer le gland au travers sans l'étrangler (fig. 785).

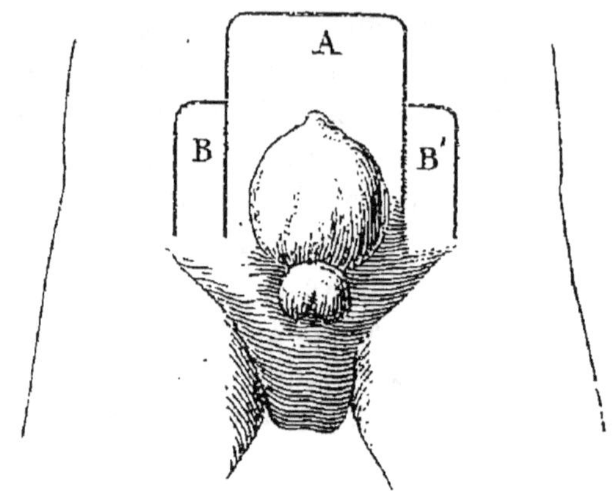

Fig. 784.

Exstrophie vésicale. Procédé de Wood-Le-Fort. Tracé des lambeaux.

On dissèque alors les deux lambeaux latéraux qui doivent

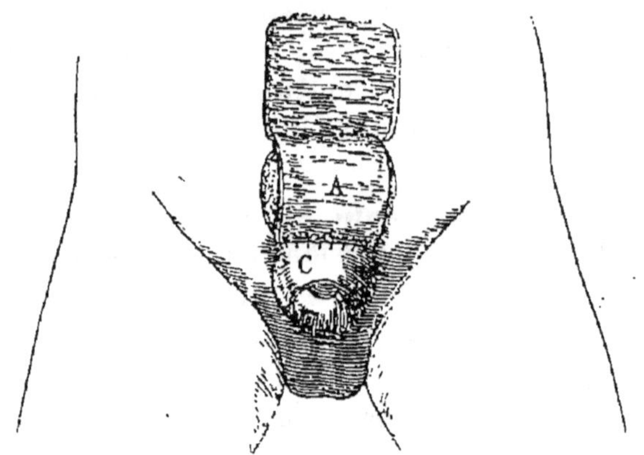

Fig. 785.

Exstrophie vésicale. Procédé de Wood-Le-Fort.

A, lambeau médian renversé. — C, prépuce relevé par-dessus la verge épispade.

conserver leur pédicule sur leur bord inférieur (fig. 784). Ces deux lambeaux sont destinés à recouvrir le lambeau médi

devenu vessie. On les incline sur leur pédicule, face cutanée
en dehors, de façon à les unir l'un à l'autre par leurs bords supérieurs sur la ligne médiane (fig. 786, B,B'). Leurs bords internes
devenus ainsi inférieurs sont suturés au lambeau préputial.

On diminue par des sutures, autant qu'on le peut. l'étendue

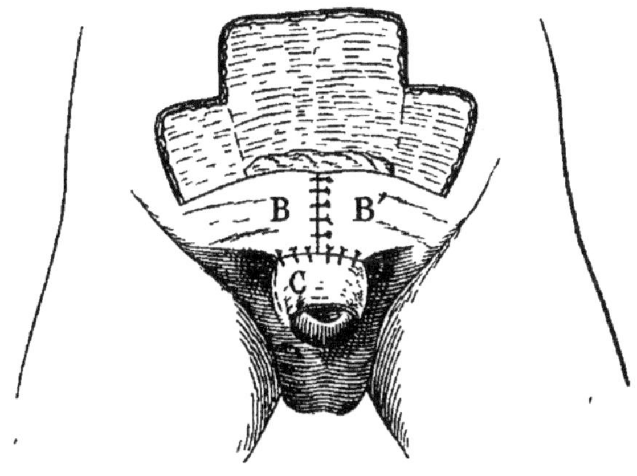

Fig. 786.
Exstrophie vésicale. Procédé de Wood-Le-Fort.
B. B', lambeaux latéraux inclinés.

des plaies d'emprunt qui achèveront de se cicatriser par bourgeon-
nement.

Il reste après cette opération, au-dessous des lambeaux latéraux,
deux surfaces angulaires de vessie non fermées (fig. 786), qu'il
faudra plus tard oblitérer par des opérations complémentaires.

**3. Autoplastie à lambeaux muqueux. — *Procédé de
Segond*.** — Le but est de refermer l'urètre épispade en rabattant sur sa gouttière la vessie disséquée et mobilisée, et recouvrant le tout à l'aide du large prépuce dédoublé.

Après avoir reconnu et cathétérisé les uretères qu'il faut avoir
soin de ne pas blesser, on incise le pourtour de la paroi vésicale
visible, et on la dissèque lentement et prudemment, en la
séparant du péritoine qu'on s'efforce de ne pas ouvrir. Poussox[1]

[1] Pousson. *Annales des maladies des org. génit. urin.*, 1896.

conseille au contraire de comprendre le péritoine dans le lambeau vésical mince, afin d'en augmenter l'épaisseur et la vitalité. On referme l'abdomen ensuite comme après une laparotomie.

On veille aux uretères, en arrivant en bas du lambeau vésical,

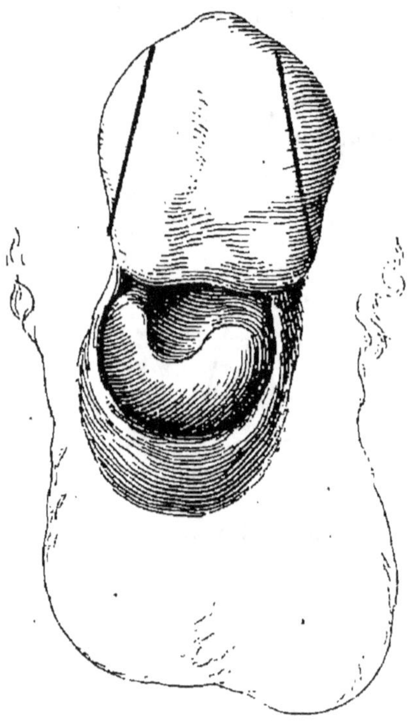

Fig. 787.

Exstrophie de la vessie. Procédé de P. Segond (d'après FARABEUF). Incisions limitant le lambeau à rabattre.

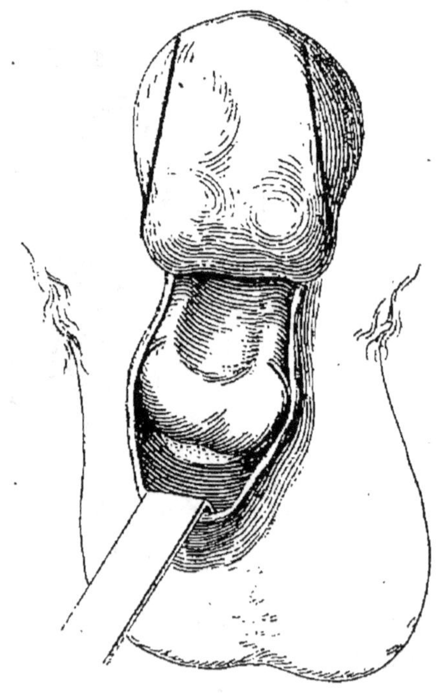

Fig. 788.

Exstrophie de la vessie. Procédé de Segond (d'après FARABEUF). Incision et développement du prépuce.

et on dissèque jusqu'à leur niveau. Avant de rabattre la vessie sur l'urètre, on la rétrécit en excisant ses bords suivant les lignes de la figure (787).

On avive ensuite les bords de la gouttière pénienne et de la peau voisine (fig. 788). On rabat sur cette gouttière le lambeau vésical mobilisé, et on l'y suture (fig. 789).

Le prépuce est maintenant incisé, au niveau de son insertion
au gland, d'abord, sur sa lame antérieure, puis, après un dédoublement incomplet, sur sa lame postérieure (fig. 788). La boutonnière postérieure doit être faite assez large pour laisser passer
le gland.

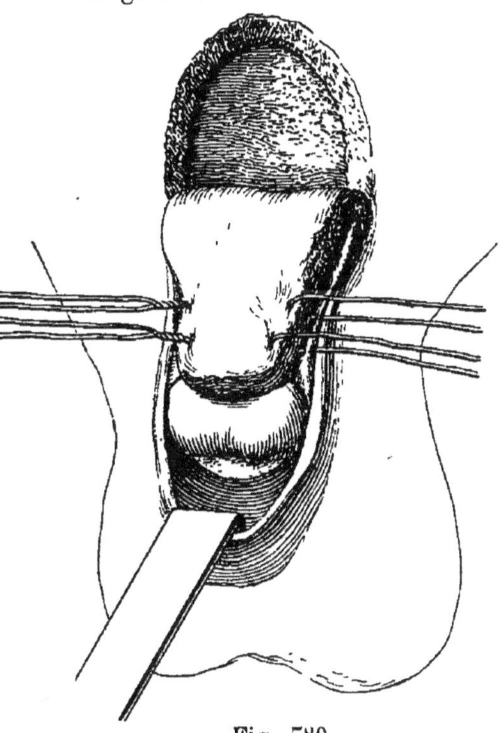

Fig. 789.

Procédé de Segond (d'après FA-
RABEUF). Lambeau vésical réduit, rabattu et suturé.

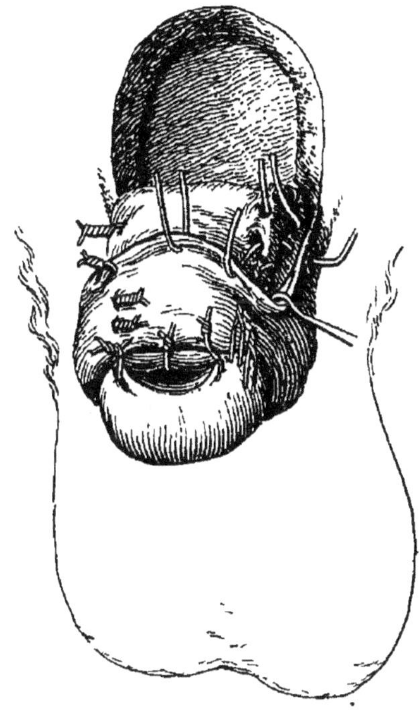

Fig. 790.

Procédé de Segond (d'après FA-
RABEUF). Suture du prépuce relevé par-dessus le lambeau
vésical rabattu.

Tout le prépuce est ainsi passé au-dessus du gland, et étalé,
par la face cruentée des deux lames dédoublées, sur la face
cruentée du lambeau vésical rabattu (fig. 790). On suture ensemble dans toute leur étendue, le lambeau vésical et préputial
et la gouttière pénienne (fig. 790).

Pour combler la plaie abdominale, on se comporte suivant
les circonstances, rapprochant et suturant les plaies des tissus

souples, disséquant et mobilisant des lambeaux voisins, ou abandonnant à la cicatrisation spontanée.

Suppression de la vessie. Transplantation des uretères. — ***Procédé de Maydl.*** — On commence par placer une sonde urétérale dans chaque uretère.

Une petite incision médiane, immédiatement au-dessus de la vessie exstrophiée, ouvre la cavité péritonéale (fig. 791). Par cette

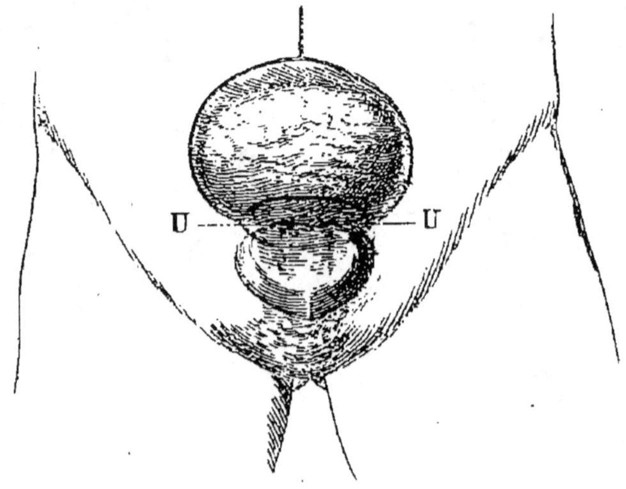

Fig. 791.
Exstrophie vésicale. Procédé de Maydl. Lambeau vésical à conserver comprenant les uretères U, U.

ouverture on explore avec un doigt la face péritonéale de la vessie.

A l'aide du doigt péritonéal qui guide, on excise complètement toute la portion de vessie située au-dessus des uretères (fig. 791). On recouvre la plaie de compresses.

On découpe alors un lambeau vésical elliptique comprenant les deux orifices urétéraux laissés intacts et unis par la paroi vésicale (fig. 791, U. U). Ce lambeau est détaché sur tout son pourtour, et libéré dans la profondeur avec précaution, pour ne blesser ni les uretères, ni les vaisseaux qui se rendent au bas-fond vésical. Le lambeau vésical, isolé et enveloppé, est rejeté vers la partie supérieure de la plaie.

MAYDL cherche à ce moment le côlon pelvien à sa partie supérieure, pour y implanter le trigone. ESTOR [1] prolonge jusqu'aux pubis l'incision médiane abdominale pour chercher, plus bas, la partie supérieure du rectum.

MAYDL fait, sur le côlon attiré au dehors, une incision parallèle à l'axe intestinal, sur le bord non mésentérique, et y place le lambeau vésical de façon que l'uretère gauche occupe l'angle supérieur, et l'uretère droit l'angle inférieur de la plaie intestinale.

ESTOR pratique sur la partie supérieure du rectum, également attirée au dehors et isolée, une incision transversale longue d'environ 1 centimètre et demi, et y place le moignon vésical.

Le lambeau vésical est suturé à l'intestin par deux plans de sutures : un profond unissant toute l'épaisseur de la vessie à la muqueuse intestinale ; un superficiel, séro-musculo-séreux, unissant les lèvres de l'incision intestinale et enfouissant le moignon vésical dans l'intestin.

Les sondes urétérales ont été enlevées avant la suture si l'abouchement se fait dans le côlon ; on les enlève par l'anus après les avoir introduites dans le rectum, si l'abouchement est rectal.

La suture de la paroi abdominale est faite, plus ou moins facilement, par simple rapprochement ou à l'aide de lambeaux autoplastiques, selon l'étendue de la brèche et l'état de souplesse des tissus.

Il est bon de drainer par la partie inférieure de l'incision.

B) URETÈRE (PARTIE PELVIENNE)

Uretérotomie pelvienne. — *Chez l'homme*, quatre voies ont été expérimentées pour aborder l'uretère : les voies rectale, périnéale, sacrée, iliaque. La voie rectale est contre-indi-

[1] ESTOR (de Montpellier) *Bulletin de la Société de Chirurgie de Paris*, 1902, p. 179.

quée à cause de la fistulisation et de l'infection consécutive, la
voie périnéale et la voie sacrée sont inutilement compliquées.
Nous ne décrirons que la *voie iliaque*.

Chez la femme, les rapports complexes de l'uretère dans
le bassin rendent moins favorable la voie iliaque, mais une
autre voie s'offre plus facile, la *voie vaginale*.

Voie iliaque. — Deux ordres d'incision sont employés :
l'incision iliaque (ISRAEL) courbe, commençant au-dessus de
l'épine iliaque antéro-supérieure, à un travers de doigt en
dedans, et se dirigeant vers
le milieu de l'arcade crurale, pour se prolonger jusqu'au bord externe du muscle droit (fig. 792); *l'incision
inguinale*, rectiligne, orien-
tée à peu près comme l'incision de la ligature de
l'iliaque externe (TWYNAM,
REYNIER) (fig. 792).

Les plans cutané et mus-
culaire incisés suivant une
de ces deux incisions, on
prend bien soin, en arrivant
aux plans profonds, de reconnaître le péritoine pour
ne pas l'inciser. Il peut être

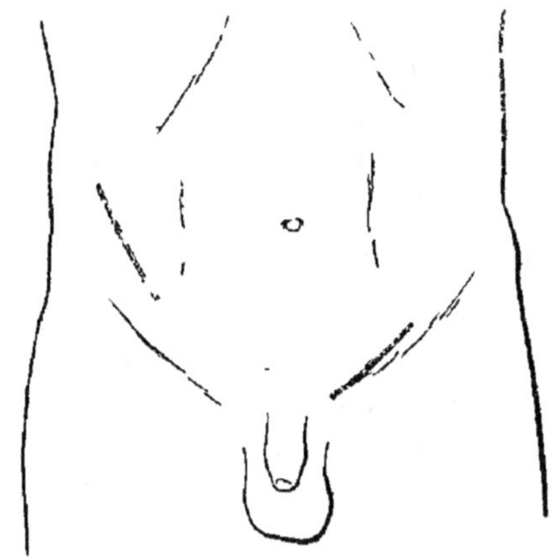

Fig. 792.

Urétérectomie pelvienne. — Voie
iliaque. A droite, incision iliaque,
à gauche, incision inguinale.

nécessaire de lier et de couper les vaisseaux épigastriques. On
décolle la séreuse le long de la lèvre inférieure de l'incision,
puis le long de la fosse iliaque interne, plaçant à mesure sous
la séreuse un large écarteur.

Pour reconnaître l'uretère à ce niveau, les points de repère utiles sont le canal déférent ou l'artère iliaque primitive.

Par l'incision inguinale, le canal déférent est facilement
trouvé dans le canal et suivi sous le péritoine. Il suffit ensuite
de le suivre fidèlement jusqu'à sa terminaison pour arriver

jusqu'à son croisement avec l'uretère. Le décollement péritonéal peut être ici assez difficile.

Par l'incision iliaque, c'est à la recherche de l'artère iliaque primitive que l'on va pour trouver l'uretère à ce niveau. Décollant le péritoine de la fosse iliaque, ce qui est rendu facile par l'abondance de la graisse, on relève en même temps les vaisseaux spermatiques qu'on laisse accolés à la face profonde du péritoine. On fait de même pour le cæcum ou le côlon iliaque. On arrive ainsi peu à peu jusqu'à l'artère iliaque externe que l'on sent battre. On remonte jusqu'à l'origine de cette artère, et là on trouve l'uretère, plus ou moins facilement selon son volume et son épaisseur.

Si la découverte est difficile, on va sentir le promontoire, et c'est à un travers de doigt environ en dehors qu'on trouve l'uretère, contre la face profonde du péritoine.

L'uretère trouvé, on le suit jusqu'à son embouchure vésicale, en décollant le péritoine de très près pour éviter de faire saigner les vaisseaux péri-urétéraux.

L'ouverture de l'uretère a déjà été décrite[1].

Voie vaginale. — Les uretères sont découverts seulement dans leur portion terminale, au niveau du bas-fond vésical; à travers une incision du cul-de-sac vaginal antérieur.

L'opération ressemble au premier temps de l'hystérectomie vaginale. Le col utérin pincé et attiré en arrière pendant qu'une valve étroite relève la paroi antérieure du vagin, on incise la muqueuse vaginale transversalement sur la face antérieure du col. On décolle ensuite, avec le doigt ou un instrument mousse, la vessie de l'utérus, jusqu'au niveau du cul-de-sac péritonéal antérieur que l'on n'ouvre pas. Là, si l'uretère est gros ou contient un calcul, on le découvre; sinon, on se guide sur une sonde que l'on a d'abord placée à l'aide de la cystoscopie. Du reste on n'opère par cette voie que lorsque le toucher vaginal a fait sentir un calcul.

Uretérectomie. — (Extirpation de l'uretère pelvien). — L'ex-

----

[1] Voy. p. 237, t. II.

tirpation de l'uretère est totale, et se fait par une longue incision résultant de la fusion des incisions lombaire [1] et iliaque ;
ou bien elle porte sur la portion pelvienne seule, la portion lombaire ayant déjà été extirpée avec le rein. L'extirpation est sous-
péritonéale.

L'incision pariétale sera, *chez l'homme*, unique, et représentée
par l'incision iliaque d'Israël [2] ou l'incision inguinale [3], prolongeant ou non une incision lombaire.

Chez la femme, les rapports de l'uretère avec le ligament large
rendent très complexe l'extirpation du bout terminal par l'incision iliaque. Elle est cependant pratiquable (PONCET) [4] ; mais il
sera en tous cas possible, si les difficultés sont grandes, de terminer l'extirpation par voie vaginale, à condition d'avoir placé
une sonde auparavant dans le bout terminal.

L'uretère, par l'incision iliaque, est recherché et reconnu
comme pour l'uretérotomie [5]. Il faut l'isoler des organes voisins, et notamment du péritoine auquel la péri-uretérite peut
l'avoir rendu adhérent. On dénude en restant contre les parois
de l'uretère, souvent distendu et sinueux, jusqu'à ce qu'on
arrive a l'embouchure vésicale. Les difficultés peuvent être
grandes, à cause des adhérences nombreuses et à cause de la
friabilité des parois du canal. Chez la femme, il peut être
nécessaire de couper entre deux ligatures l'artère utérine, lorsqu'on la rencontre.

Près de la vessie, l'uretère est coupé entre deux pinces, après
isolement par des compresses ; puis on lie solidement le bout
vésical.

Il est toujours nécessaire, l'uretère enlevé étant septique, de
pratiquer un large drainage.

Uretéro-cystostomie. — L'anastomose d'un uretère sectionné avec un point quelconque de la vessie peut se faire par

[1] Voy. p. 218. t. II.
[2] Voy. p. 349.
[3] Voy. p. 349.
[4] Thèse de LIAUDET, Lyon, 1894.
[5] Voy. p. 350.

voie vaginale et nous l'étudierons avec les fistules urinaires vaginales [1] ; ou par *voie abdominale* que nous étudierons ici.

Le procédé transvésical, employé par BAZY, est beaucoup plus difficile que le procédé transpéritonéal, et abandonné ; sauf après l'extirpation d'une tumeur vésicale [2] ayant intéressé l'uretère.

Procédé transpéritonéal. — L'anastomose de l'uretère avec la vessie peut être effectuée à l'aide de sutures (NOVARO, BAZY), ou par l'intermédiaire de boutons ou de tubes anastomotiques (BOARI, CHALOT). Un gros inconvénient des boutons et tubes réside dans la nécessité de les enlever par la vessie lorsqu'on pense qu'ils sont devenus libres.

Nous ne donnerons que le procédé des sutures. d'après BAZY.

La malade (c'est le plus souvent une femme) est placée sur le plan incliné ; on pratique une laparotomie médiane sous-ombilicale.

Les anses intestinales refoulées, on cherche l'uretère au niveau du détroit supérieur, contre la bifurcation de l'artère iliaque primitive. En opérant sur le cordon une légère traction, on peut le reconnaître dans son trajet pelvien et le chercher au-dessus du point rétréci ou sectionné.

Le péritoine est incisé et l'uretère isolé au point choisi pour l'anastomose, un fil est passé dessous pour le soulever.

On ponctionne, avec une fine aiguille, la partie inférieure du bout supérieur de l'uretère, au-dessus du rétrécissement ou de la fistule, afin d'évacuer son contenu qui peut être septique.

L'uretère est alors sectionné au-dessus d'une ligature placée sur le bout vésical qu'on laisse en place. On libère le bout central assez pour pouvoir l'amener sans traction au contact d'un point de la vessie.

On incise la vessie, au niveau de l'anastomose, sur l'extrémité mousse d'un instrument rigide introduit par l'urètre (trocart de CHASSAIGNAC chez la femme). L'incision vésicale a un centimètre au moins de longueur.

[1] Voy. p. 429, t. II.
[2] Voy. p. 336, t. II.

On suture avec du catgut les bords de l'incision vésicale au bord de l'extrémité de l'uretère. On commence par les bords profonds ; les points ne prennent pas, autant que possible, la muqueuse.

Avant de fermer l'anastomose, on fait passer par l'urètre, par la vessie, par la brèche vésicale une sonde uretérale ou une sonde a bout coupé en caoutchouc rouge du n° 10 au n° 14 ; puis on la fait pénétrer dans l'uretère, jusqu'à 7 au 8 centimètres de profondeur.

On achève alors l'anastomose, et on suture le péritoine par-dessus la ligne de sutures anastomotiques.

On place un drain au contact de la suture, on ferme la paroi abdominale ; on fixe la sonde uretérale près du méat, et on met dans la vessie une sonde à demeure. La sonde uretérale est supprimée au bout de sept ou huit jours, et la sonde vésicale au bout de dix à douze jours.

Uretéro-entérostomie. — Nous avons décrit à propos de l'exstrophie vésicale [1] l'abouchement des deux uretères dans l'intestin (Procédé de MAYDL). L'abouchement d'un seul uretère directement dans l'intestin, sans collerette vésicale conservant le méat uretéral normal, est une mauvaise opération. en raison de l'infection ascendante et du rétrécissemsnt de l'orifice anastomotique. Nous ne croyons donc par devoir la décrire.

URÈTRE

Méatotomie. — Il est bien inutile de prendre, pour cette petite opération, un instrument spécial nommé méatotome. La section se fait de dedans en dehors, sur la paroi inférieure du canal avec la pointe d'un bistouri, ou une lame étroite, une sonde cannelée protégeant la paroi supérieure.

Urétrotomie interne. — La section de dedans en dehors d'un rétrécissement de l'urètre se fait, d'avant en arrière ou

[1] Voy. p. 347, t. II.

d'arrière en avant, à l'aide de divers urétrotomes (MAISON-
NEUVE, ALBARRAN, DESNOS, BAZY) dont le maniement ne diffère
que dans le temps de section.

Urétrotome de Maisonneuve.

— Le malade est endormi ou anes-
thésié à la cocaïne (instillations au
niveau du rétrécissement). Si le rétrécissement est étroit et difficile à
franchir on a maintenu à demeure
depuis vingt-quatre ou quarante-
huit heures une bougie filiforme ou
la bougie conductrice de l'appareil.

Le gland et la verge savonnés et
nettoyés, les compresses disposées,
on remplace la bougie filiforme par
la bougie armée de l'appareil si cette
dernière n'est pas déjà dans l'urètre,
puis on irrigue largement l'urètre à
l'eau stérilisée.

On vérifie l'armature à pas de vis
de la bougie, et le fonctionnement
des diverses pièces : la tige droite
métallique, le conducteur cannelé,
les lames coupantes dont le n° 2 est
le plus employé (fig. 793). On visse
d'abord la tige droite à la bougie
conductrice pour la pousser dans le
rétrécissement, et s'assurer ainsi que
la bougie est en bonne place et non
repliée devant le point rétréci.

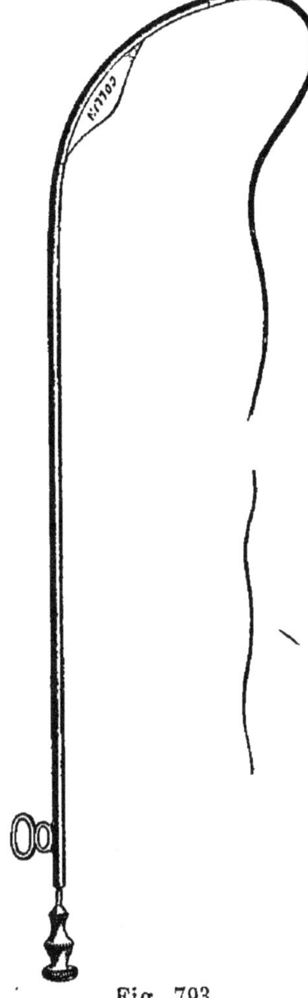

Fig. 793.
Urétrotome de Maison-
neuve.

La tige droite retirée et dévissée,
on fixe le conducteur cannelé courbe
bien huilé, s'assurant que le pas de vis tient bien après la bougie, puis on fait pénétrer le conducteur dans l'urètre comme
une sonde métallique, en redressant peu à peu l'urètre et
abaissant l'extrémité entre les jambes de l'opéré.

Lorsque la pénétration est complète, on redresse presque verticalement, et on la fait maintenir par un aide dans cette situation pour éviter de trop tendre la paroi supérieure de l'urètre.

On fait alors glisser dans la rainure la lame coupante choisie et, maintenant avec la main gauche la verge tendue sur la tige, de la main droite on pousse la tige qui porte la lame sans brusquerie, mais de façon à franchir le rétrécissement, en ne s'arrêtant que lorsque la tige bute au bout de la gouttière. On ramène alors la lame dans la même direction, elle coupe sur les deux versants, mais est émoussée au sommet.

La lame retirée, on tire au dehors le conducteur, on le dévisse et le remplace par la tige droite. Sur cette tige droite prolongée par la bougie conductrice, on va glisser une sonde à bout coupé (n° 16 ou 17) (fig. 794) bien huilée, et dont l'extrémité vésicale dépasse l'armature de la bougie conductrice. L'ensemble de l'appareil ainsi placé est glissé dans l'urètre, jusqu'à ce qu'on bute au niveau du rétrécissement coupé. On fait maintenir alors par l'aide la tige métallique immobile, et sur elle on pousse la sonde à bout coupé en tendant la verge jusqu'à ce que la sonde pénètre dans la vessie. On extrait enfin la tige et la bougie conductrice.

On termine par un lavage vésical, et par la fixation à demeure de la sonde [1].

La sonde est laissée deux jours, puis retirée si l'opéré est apyrétique, si non on la laisse plus longtemps. Le malade pourra se

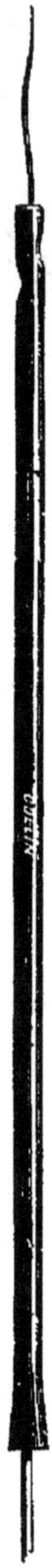

[1] Voy. p. 315. t. II.

Fig. 794.
Sonde à bout coupé placée sur le mandrin.

lever au bout de ce temps. On commencera la dilatation lente et progressive dès le sixième ou le septième jour.

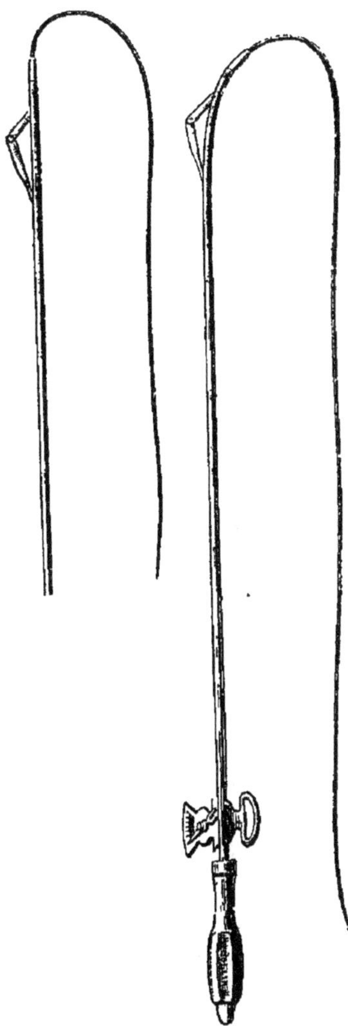

Fig. 795.
Urétrotome d'Albarran, droit et courbe.

Urétrotome d'Albarran (fig. 795). — La lame coupante rentre ou sort de la tige conductrice qui la contient selon le sens dans lequel on tourne le manche de l'appareil. Des deux lames, l'antérieure seule, celle qui regarde le manche, est coupante. La partie qui unit cette lame coupante à la tige est mousse (fig. 795).

Tout étant conduit comme précédemment, on visse cet appareil sur la bougie au lieu de la tige conductrice, et on le pousse jusqu'au rétrécissement en tenant la verge verticalement. Lorsque l'instrument n'avance plus, on abaisse la verge entre les jambes, et l'urétrotome traverse le rétrécissement grâce à quelques mouvements de rotation. On redresse alors la verge.

Tournant le manche on fait saillir les lames de la hauteur voulue, lue sur une plaque graduée (le n° 25 ou 26 suffit en général). On tire alors l'instrument et on coupe le rétrécissement *d'arrière en avant.*

Rentrant les lames on peut refouler la tige et recommencer autant de sections que l'on veut, dans tous les sens voulus.

Albarran fait quatre sections : supérieure, inférieure, latérales.

La fin de l'opération est conduite comme d'habitude.

Urétrotome de Desnos (fig. 796). — L'instrument porte
une boule dont la grosseur peut varier, et qui sert à indiquer le

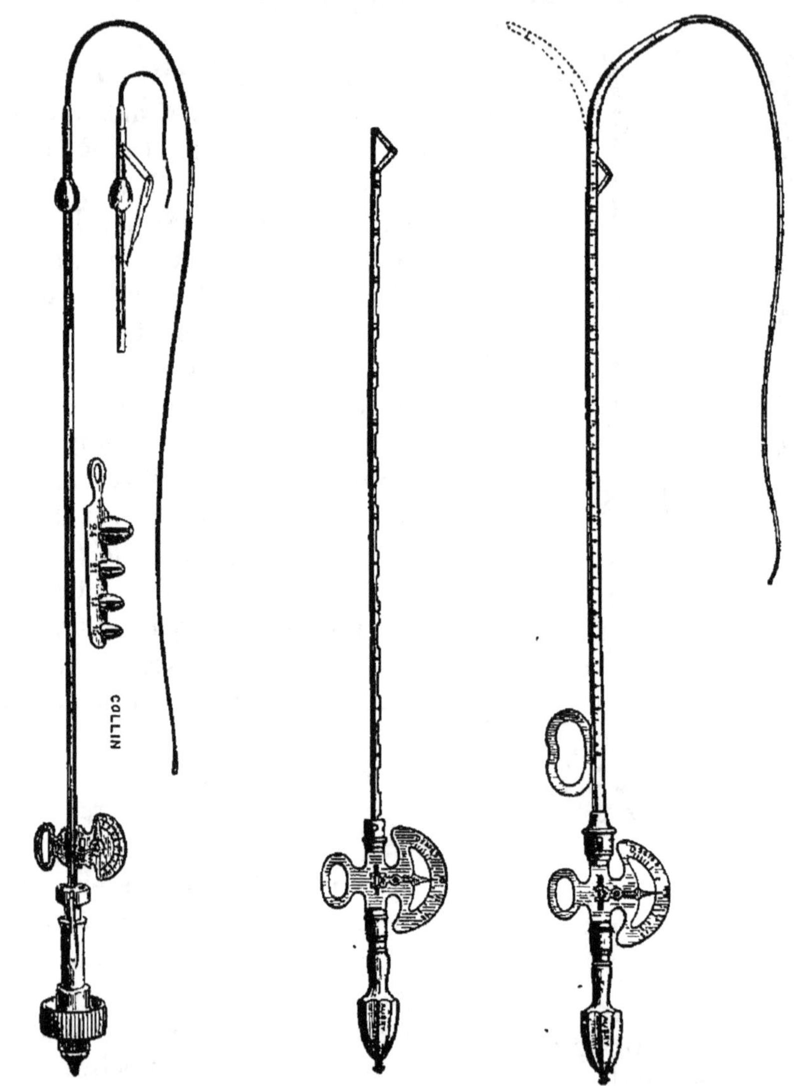

Fig. 796.
Urétrotome de Desnos.

Fig. 797.
Urétrotome de Bazy.

Fig. 798.
Urétrotome de Bazy.

siège du rétrécissement. Lorsqu'on a marqué ce siège, on fait
saillir la lame coupante, et on incise d'arrière en avant.

Urétrotome de Bazy (fig. 798). — Dans le conducteur cannelé que l'on peut tourner dans tous les sens grâce à la mobilité de son extrémité recourbée, glissent soit un mensurateur (fig. 797), soit une lame coupante. Le mensurateur est copié sur l'inciseur, mais les lames ne coupent pas. Les lames peuvent rentrer ou sortir à volonté.

Le mensurateur sert à noter le siège, le nombre et le diamètre des rétrécissements que l'on coupe ensuite en toute sécurité avec l'inciseur. Pour cela il suffit d'ouvrir les lames, de buter derrière, puis devant, puis à l'intérieur du canal rétréci.

Bazy fait trois incisions : une en bas et à droite, une en bas et à gauche, une supérieure et médiane. Commençant par celle d'en bas et à droite, il fait d'abord saillir la lame de 6 millimètres, puis en bas et à gauche donne 8 millimètres, enfin en haut 10 millimètres.

Urétrotomie externe et cathétérisme rétrograde. — L'incision du périnée et du canal urétral de dehors en dedans doit être envisagée dans trois circonstances différentes : 1° dans le cas de corps étranger ou de calcul de l'uretère; 2° dans le cas de rétrécissement; 3° dans le cas de rupture de l'urètre. Ce troisième cas n'est pas en réalité une urétrotomie, puisqu'on incise le périnée dans le but d'ouvrir un foyer de rupture, mais, sauf l'incision du canal, tous les temps opératoires sont analogues, et il y a tout intérêt à ne pas faire pour les ruptures une description particulière.

1° Corps étrangers et calculs. — ***Au niveau de la portion pénienne,*** l'urétrotomie est simple. Sur le corps étranger immobilisé, on tend les parties molles de la face inférieure de la verge, et on incise dans l'axe du canal, exactement sur la ligne médiane, traversant le corps spongieux et l'urètre. L'incision, d'abord petite, est agrandie suivant les besoins pour l'extraction.

L'extraction terminée, on suture les différents plans sans prendre la muqueuse, et après avoir placé une sonde dans le canal.

Au niveau de l'urètre profond, c'est l'urétrotomie externe classique, que nous retrouverons avec des modifications dans les deux autres cas.

Le malade est placé dans la position connue sous le nom de « position de la taille » : couché sur le dos, le siège relevé débordant le bout de la table, les cuisses écartées et relevées de façon à bien exposer le périnée, et maintenues par des aides ou des supports. On glisse dans l'urètre un cathéter métallique ou en gomme, jusqu'au niveau du corps étranger.

On fait une incision longitudinale (fig. 799), médiane, sur le raphé périnéal, de la racine des bourses à un point situé a un centimètre et demi ou deux centimètres en avant de l'anus. On incise ensuite couche par couche, restant bien sur la ligne médiane, se repérant sur le cathéter et le corps étranger. On ouvre l'urètre et en écarte les lèvres avec des pinces ou des fils de traction.

Le corps étranger extrait, si les parois ne sont pas trop contuses, on les suture au-dessus d'une sonde glissée jusque dans la vessie, à l'aide d'un surjet de catgut ne traversant pas la muqueuse. On consolide cette suture par un second plan réunissant les parties molles péri-urétrales sous la peau, et on ne suture pas cette dernière, se contentant de tamponner la plaie avec de la gaze.

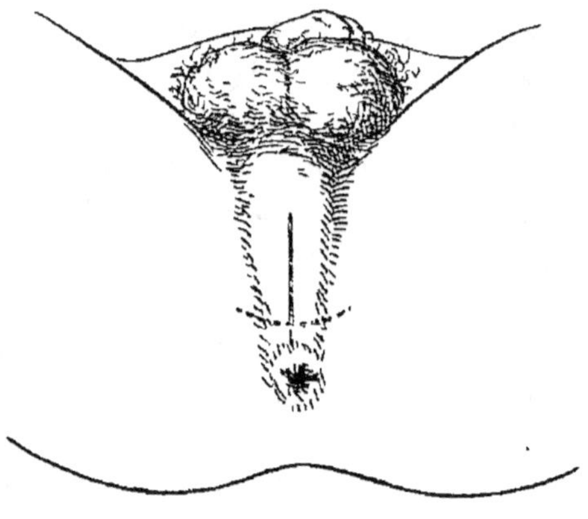

Fig. 799.

Urétrotomie externe. Incisions.

2° Rétrécissements de l'urètre. — L'urétrotomie se fait avec ou sans conducteur, selon que le rétrécissement permet ou non l'introduction jusque dans la vessie d'une fine bougie ou mieux d'un cathéter métallique.

Sur conducteur, l'urétrotomie est simple. Le conducteur placé, le malade disposé comme nous l'avons vu, l'incision des parties molles est celle que nous avons indiquée (fig. 799). L'incision peut aussi être transversale courbe, à concavité antérieure (fig. 799) comme pour la prostatectomie. La paroi inférieure de l'urètre est incisée sur le cathéter de façon à dépasser de tous côtés le point rétréci. Une sonde à bout coupé est introduite dans la vessie par la plaie périnéale, le long du conducteur ; puis on introduit par le méat une bougie conique dont l'extrémité vient sortir au périnée. On engage fortement l'extrémité conique dans le pavillon de la sonde, puis on tire le tout, et la sonde se trouve parcourir tout le canal, jusque dans la vessie.

Généralement on ne se borne pas à cette urétrotomie, mais on résèque le rétrécissement, on fait une urétrectomie[1].

Sans conducteur, l'urétrotomie peut être extrêmement difficile. Un gros cathéter métallique, un Béniqué, est conduit jusqu'au rétrécissement et maintenu par un aide. On fait ensuite l'incision périnéale ordinaire, longitudinale ou transversale. et on va à la recherche de l'extrémité du cathéter. Sur le conducteur, on incise l'urètre au-devant du rétrécissement, et on repère le canal en plaçant un fil sur chaque lèvre de l'incision.

On cherche alors l'orifice du rétrécissement, et là les difficultés peuvent être considérables. On tâtonne avec un stylet, une bougie filiforme, s'efforçant de suivre la paroi supérieure du canal. On coupe le rétrécissement et cherche au delà, sous l'aponévrose moyenne du périnée, l'orifice du bout postérieur.

Si on ne trouve pas le bout postérieur, nous avons dit ailleurs[2] qu'il était indiqué de pratiquer immédiatement le *cathétérisme rétrograde* que nous décrirons dans un instant.

Si on trouve le bout postérieur, on se conduit comme après l'urétrotomie sur conducteur.

3° Rupture de l'urètre. — La position du blessé et l'incision cutanée sont les mêmes que dans les deux cas précédents. Une sonde a été, comme pour les rétrécissements, placée jusqu'au point où elle est arrêtée. Cette sonde permet la découverte facile

---

[1] Voy. p. 363.

[2] RICARD et LAUNAY. Thérapeutique chirurgicale, 1903, p. 682.

du bout antérieur que l'on repère avec deux fils de traction.

La recherche du bout postérieur est le temps compliqué. Deux cas se présentent : la rupture est incomplète, et la paroi urétrale supérieure persiste ; la rupture est complète.

Si *la rupture est incomplète*, on écarte la plaie pour bien voir la paroi supérieure de l'urètre, et sur celle-ci on glisse une fine bougie ou un stylet qui pénètre dans le bout postérieur et permet l'introduction dans la vessie d'une sonde à bout coupé.

Si *la rupture est complète*, on cherche exactement sur la ligne médiane, au hasard, en tâtonnant avec un stylet ou une fine bougie. Les pressions sur l'hypogastre pour faire sortir de l'urine ne réussissent ordinairement pas. Si les recherches se prolongent trop, il est préférable de faire le cathétérisme rétrograde.

Le bout postérieur trouvé, on passe une sonde en gomme à bout coupé dans toute la longueur du canal, comme nous l'avons déjà vu.

Si les parois urétrales sont en assez bon état, et si le rapprochement des bouts est possible, on fait la suture, soit de la paroi inférieure seule, soit de tout le canal, sans prendre la muqueuse, comme nous le verrons à propos de l'urétrectomie[1].

On consolide cette suture par la réunion des plans périnéaux profonds, mais il est bien rare que l'état des tissus soit assez bon pour qu'on puisse achever la suture complète sans drainage. Or le drain est mauvais ici, et mieux vaut laisser béante la plaie superficielle que l'on tamponne. Souvent une fistule se forme qui se ferme dans la suite.

La sonde à demeure est laissée seulement cinq ou six jours, puis on cathéterise tous les jours jusqu'à guérison complète.

4° Cathétérisme rétrograde. — Lorsqu'on n'a pas pu trouver le bout postérieur, ou d'emblée dans des ruptures de l'urètre postérieur, on est obligé de passer la sonde par la vessie vers la plaie périnéale.

L'incision hypogastrique de la vessie se fait comme pour une

[1] Voy. p. 363.

cystotomie ordinaire[1] : on ouvre la vessie de 4 ou 5 centimètres,
et on soulève les bords de l'ouverture avec des fils.

Si on a le cathéter cannelé de GUYON et FARABEUF (fig. 800), la
recherche du col vésical est facilitée. La courbe de cet instrument est calculée de telle sorte que son extrémité pénètre d'elle-
même dans le col, en lui faisant contourner le pubis.

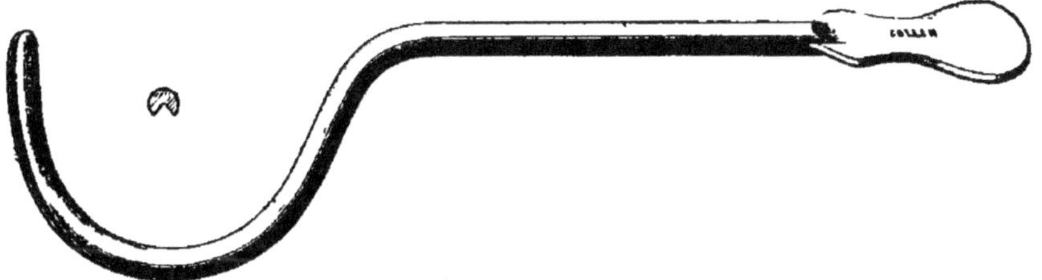

Fig. 800.

Bougie cannelée de Guyon et Farabeuf pour le cathétérisme
rétrograde.

Si on n'a pas cet instrument sous la main, on introduit un ou
deux doigts dans la vessie, derrière la symphyse, et on cherche
la saillie de la prostate et la dépression du col, très en avant et
sur la ligne médiane. On conduit ensuite sur le doigt l'extrémité
d'une sonde.

Si on a déjà incisé le périnée, la sonde sort à ce niveau. Si
non, on incise le périnée sur l'extrémité du cathéter introduit
par la vessie. Une sonde à bout coupé passée par le méat est
glissée dans l'urètre, unie à frottement à l'extrémité de la sonde
vésicale, et attirée par celle-ci jusque dans la vessie. On fixe
cette sonde.

Il ne reste plus qu'à fermer les plaies vésicale et hypogastrique, et à traiter comme nous l'avons vu la plaie périnéale.

Urétrostomie périnéale (PONCET). — On découvre la portion
bulbo-membraneuse de l'urètre par l'incision de l'urétrotomie
externe.

On sectionne l'urètre, complètement et en travers, derrière le
rétrécissement.

[1] Voy. p. 326, t. II.

Le bout vésical est libéré et attiré à la peau du périnée. On agrandit son orifice en le fendant longitudinalement de 1 centimètre environ, puis on fixe à la peau cet orifice par des sutures qui le bordent (fig. 801).

Le bout antérieur est abandonné dans la plaie laissée ouverte et tamponnée.

On place dans la vessie une sonde de Pezzer qu'on laisse en place cinq à six jours.

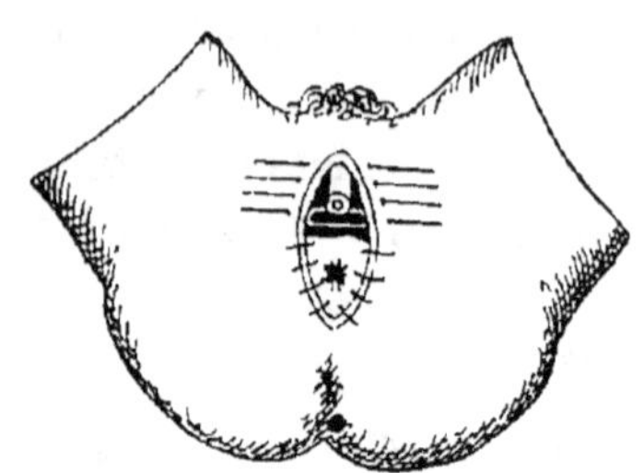

Fig. 801.
Urétrostomie périnéale
de A. Poncet.

Urétrectomie. — *Résection*.
— La résection du rétrécissement urétral se conduit comme une urétrotomie externe, avec ou sans conducteur. Lorsqu'on est arrivé sur l'urètre, qu'on l'a ouvert, on reconnaît l'étendue du noyau fibreux. On peut alors faire : soit une résection complète, si on réséque un segment entier du canal urétral ; soit une résection partielle, si on laisse une lanière plus ou moins large de la paroi supérieure. La résection partielle doit être préférée toutes les fois qu'elle est possible, c'est-à-dire dans le plus grand nombre des cas.

Il faut aussi extirper tous les tissus indurés du périnée qui entourent l'urètre.

Si la résection est totale, une sonde sort du bout antérieur dans le périnée, une autre pénètre par le bout postérieur dans la vessie. On reconstitue, comme nous l'allons voir, la paroi supérieure de l'urètre, puis on place ainsi que nous l'avons déjà dit[1], la sonde a demeure jusque dans la vessie. Enfin on termine comme dans le cas suivant.

Si la résection est partielle, on place immédiatement la sonde à demeure en suivant la paroi supérieure, puis on refait la paroi urétrale.

***Restauration*.** — La résection faite, on restaure le canal. On peut : soit suturer les deux bouts l'un à l'autre si l'écarte-

[1] Voy. p. 360, t. II.

ment n'est pas trop grand, ne dépasse pas 3 à 4 centimètres ; soit suturer les parties molles péri-urétrales ; soit enfin faire une autoplastie. Nous étudierons dans le paragraphe suivant les urétroplasties, nous n'avons à voir ici que les sutures directes ou indirectes.

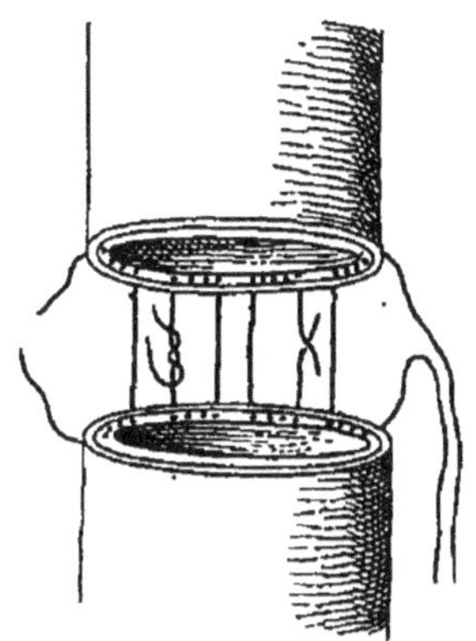

Fig. 802.

Schéma de la suture bout à bout de l'urètre (d'après BAZY). Suture de la paroi supérieure.

La *suture bout à bout* est faite au catgut fin, en commençant par la paroi supérieure (fig. 802). Les fils sont placés sans prendre la muqueuse. en les nouant par l'intérieur du canal, ou comme l'indique la figure 803, en plaçant des points en U noués sur le côté. Deux ou trois fils passés, on met en place la sonde, et on suture la paroi inférieure. La suture est faite à points séparés, ne traversant pas la muqueuse.

Si le rapprochement est facile, afin d'agrandir le canal, on

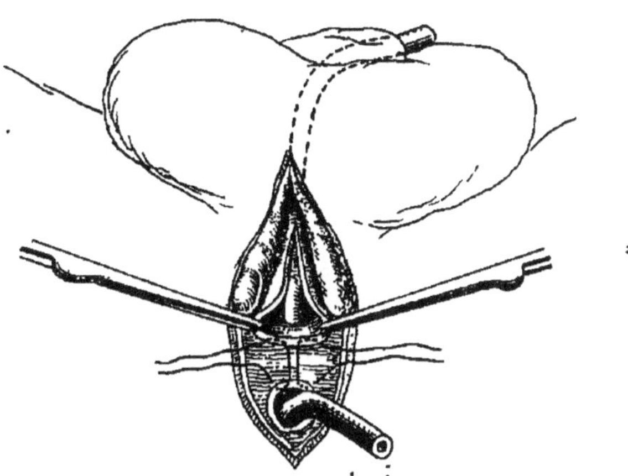

Fig. 803.

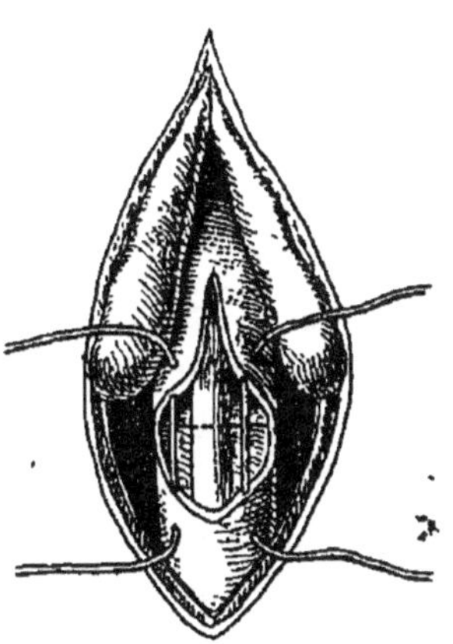

Fig. 804.

Suture bout à bout de l'urètre, avec fente longitudinale de la paroi inférieure (d'après BAZY).

Suturé de la paroi supérieure.　　　　Suture de la paroi inférieure.

peut fendre en long un seul ou les deux bouts (fig. 804).

Le canal fermé, on suture les plans péri-urétraux et la peau. en faisant en sorte de ne laisser aucun espace mort.

La *suture péri-urétrale* est utilisée lorsqu'on ne peut rapprocher les bouts sans traction. On suture, autour de la sonde. les tissus voisins souples, sans serrer la sonde. Puis on place les points superficiels et les points cutanés.

Urétroplasties. — Les urétroplasties sont applicables au traitement des fistules de l'urètre et des malformations, hypospadias et épispadias.

Les fistules de l'urètre s'ouvrent à la peau ou dans le rectum.

Fistules urétro-cutanées. — Les fistules que la cautérisation ou la simple suture après avivement large ne suffisent pas à guérir sont traitées, comme ailleurs, par l'autoplastie.

Comme au niveau de toute cavité, l'autoplastie peut être faite à un seul plan de lambeaux ou à deux plans de lambeaux cutanés, superposés par leurs faces cruentées, le profond remplaçant la muqueuse du canal.

Que la fistule soit pénienne ou périnéo-scrotale, les principes sont les mêmes. Il faut d'abord supprimer le trajet fistuleux et toutes les parties scléreuses et indurées qui l'entourent. puis choisir autour, pour faire une autoplastie française ou indienne[1] (l'italienne n'est pas applicable à cette région). des portions de peau souple, dépourvue de poils, pour le lambeau profond.

Les procédés à deux lambeaux superposés et accolés par leurs faces cruentées sont préférables aux procédés à un seul lambeau.

La dérivation de l'urine peut être obtenue par une sonde à demeure, procédé généralement employé, ou par des cathétérismes répétés. La sonde à demeure doit en tous cas, être laissée le moins longtemps possible. cinq à six jours.

La dilatation de l'urètre doit ensuite être régulièrement faite avec les béniqués.

[1] Voy. autoplasties, p. 45, t. 1.

21.

Il est fréquent, surtout au périnée, que la guérison définitive ne soit obtenue qu'après plusieurs opérations successives, de petites fistules se reformant à chaque tentative d'oblitération.

Fistules urétro-rectales. — Comme pour le traitement des fistules recto-vaginales, il faut dédoubler le périnée, pour séparer le rectum de l'urètre, éloigner l'un de l'autre les deux orifices de la fistule et les traiter séparément.

Une incision transversale pré-anale, à 1 centimètre de la muqueuse, et légèrement concave en arrière, conduit entre l'anus et le bulbe. Une bougie est dans l'urètre, et au besoin un doigt ganté dans le rectum. Le raphé coupé, on dissèque profondément, dépassant le trajet fistuleux, pour bien mettre en évidence les deux orifices rectal et urétral.

Après avivement, on suture l'orifice urétral, sur une sonde introduite dans la vessie, et d'autre part l'orifice rectal. On fait en sorte que les points ne soient pas perforants, mais placés comme des sutures intestinales[1].

L'expérience a montré[2] qu'il est alors préférable de ne pas reconstituer immédiatement le périnée par des sutures ; mais de laisser béante la plaie périnéale en la bourrant de gaze stérilisée. La cicatrisation se fait lentement, par seconde intention.

Hypospadias. — Nous exposerons d'abord les procédés applicables seulement à la restauration d'un hypospadias balanique ; puis ceux de réparation d'une malformation complète, applicables aussi, bien entendu, à l'urètre balanique seul.

Hypospadias balanique. — ***Transplantation du méat anormal.*** — *Procédé de C. Beck* (de New-York)[3]. — On tend la verge en tirant sur le gland, et on pratique, à 1 centimètre en arrière du méat hypospade, une incision transversale dont la

---

[1] Voy. p. 116, t. II,

[2] Voy. Ricard et Launay. Traité de thérapeutique chirurgicale, 1903, p. 687.

[3] Beck. *New-York médical Journal*, 29 janvier, 1898,

longueur répond environ au quart de la circonférence de l'organe (fig. 805).

On tire sur la lèvre postérieure de la plaie pour dégager l'urètre sur une longueur égale aux deux tiers de la longueur de la gouttière du gland. On dissèque l'urètre sur les côtés et sur la face supérieure, pour le mobiliser. On avive la gouttière balanique dans toute son étendue (fig. 806).

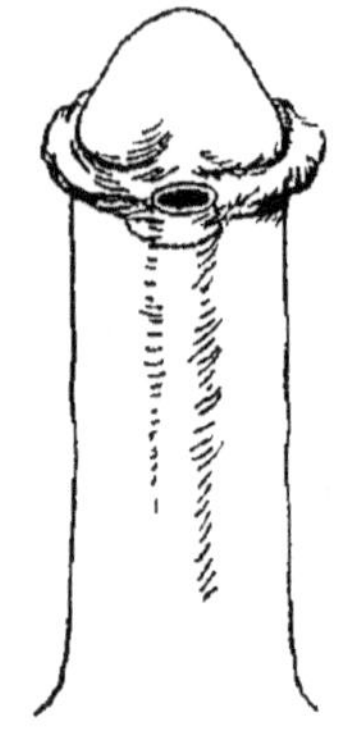
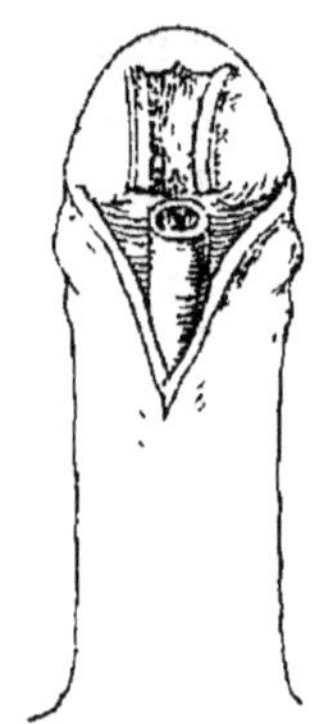
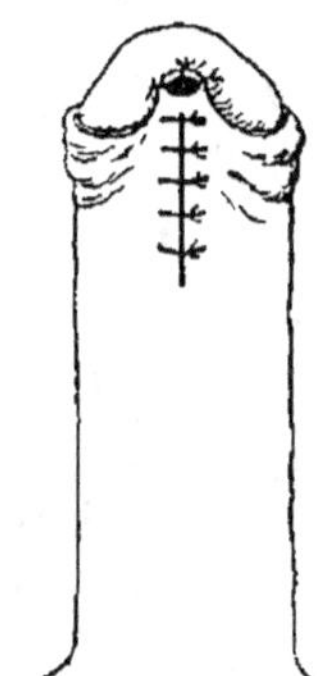

<table>
<tr><td>Fig. 805.
Hypospadias. Procédé de Beck. Incision.</td><td>Fig. 806.
Procédé de Beck. Formation de la gouttière balanique.</td><td>Fig. 807.
Procédé de Beck. Sutures.</td></tr>
</table>

Passant alors un fil dans la paroi urétrale près du méat, on attire le canal de façon à amener ce méat au point que l'on a choisi. Là on suture l'urètre au gland (fig. 807).

Enfin (on suture longitudinalement la plaie transversale (fig. 807), pour recouvrir l'urètre et supprimer l'incurvation.

Procédé de Von Hacker (de Tübingue)[1]. — L'incision se compose d'une portion transversale enveloppant le méat anormal et suivant la base du gland, et d'une portion longitudinale médiane longue de 2 à 3 centimètres (fig. 808).

On libère l'urètre avec son corps spongieux en le séparant de la gouttière du corps caverneux (fig. 809). La mobilisation est faite sur une longueur de 2 à 3 centimètres, va-

---

[1] Von Hacker. *Beiträge zur klinische chir.*, 1898.

riable suivant l'âge du malade et le siège du méat anormal.

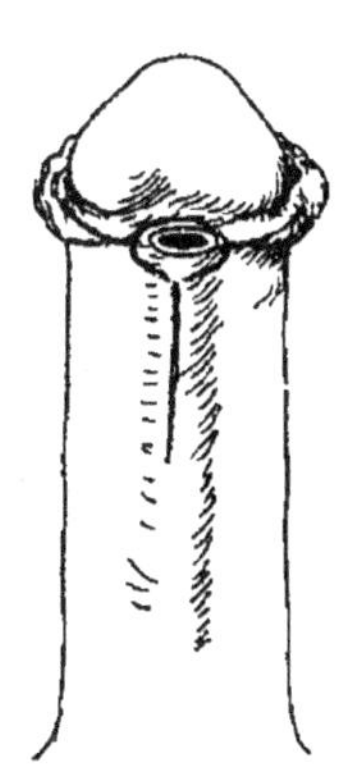

Fig. 808.
Hypospadias. Procédé de Von Hacker, Incision.

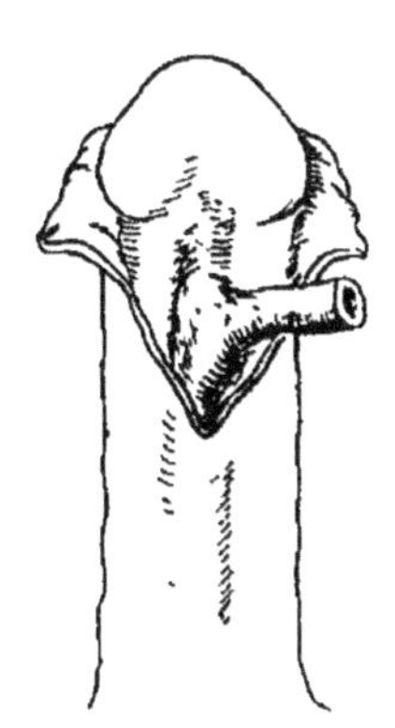

Fig. 809.
Procédé de Von Hacker. Dissection de l'urètre.

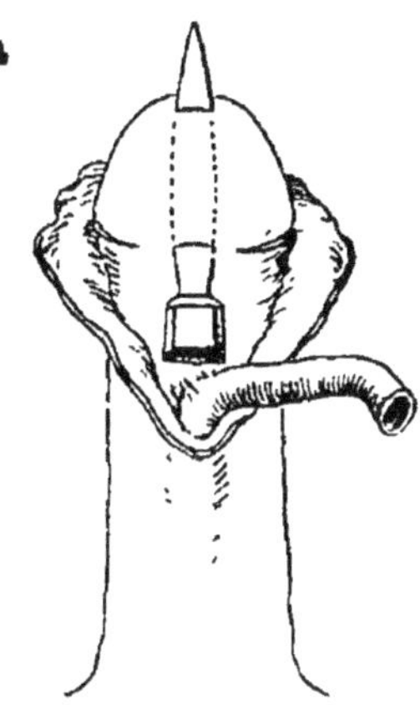

Fig. 810.
Tunnellisation du gland. Procédé de Beck.

On pratique alors la tunnellisation du gland : le gland est

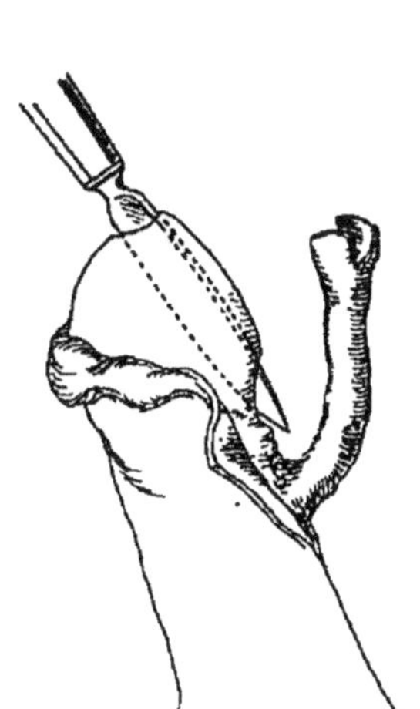

Fig. 811.
Tunnellisation du gland. Procédé de F. de Quervain.

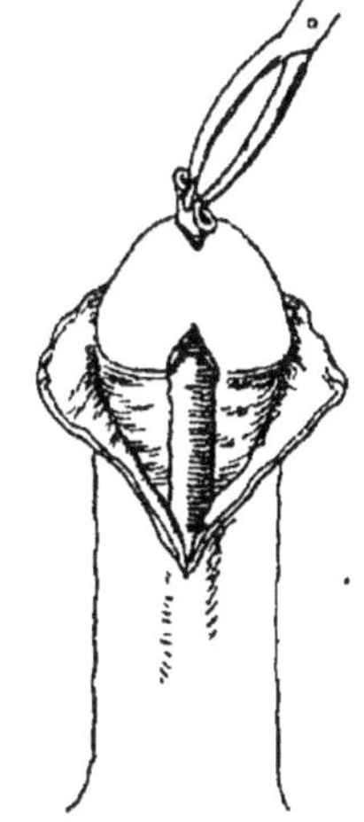

Fig. 812.
Procédé de Von Hacker. Passage de l'urètre dans le tunnel.

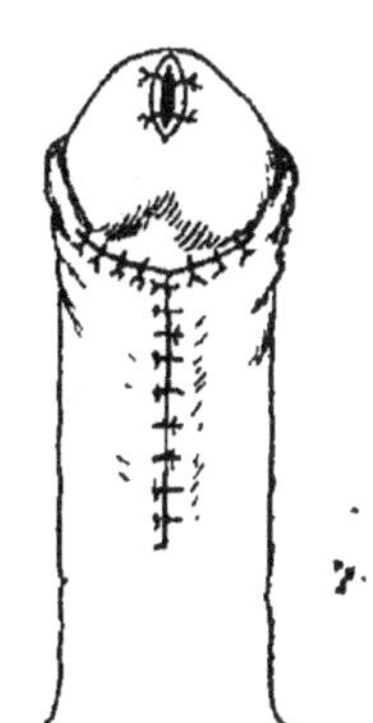

Fig. 813.
Procédé de Von Hacker. Sutures.

traversé de son sommet vers sa base, au niveau du méat anormal, à l'aide d'un trocart (BARDENHEUER), d'un étroit bistouri couché transversalement (VON HACKER) (fig. 810), ou placé dans le sens antéro-postérieur (F. DE QUERVAIN (fig. 811).

Par le tunnel balanique, on attire, à l'aide d'une pince (fig. 812), l'urètre disséqué et mobilisé, et on suture l'orifice urétral au nouveau méat (fig. 813). On termine en suturant par-dessus l'urètre la peau de la verge disséquée (fig. 813).

VON HACKER place une sonde à demeure pendant un ou deux jours. Cette mesure est généralement considérée comme inutile chez les enfants âgés, mais utile chez les tout jeunes pendant les premiers jours, à cause des douleurs de la miction. VILLEMIN[1], cependant, la considère comme inutile même chez les enfants très jeunes. (Il n'opère pas au-dessous de quatre ans.)

Les fils sont enlevés dans les délais ordinaires, en laissant le plus longtemps possible ceux qui fixent l'urètre au gland.

Hypospadias total. — *Redressement du pénis*. — Quelque soit le procédé de reconstitution du canal urétral, il est

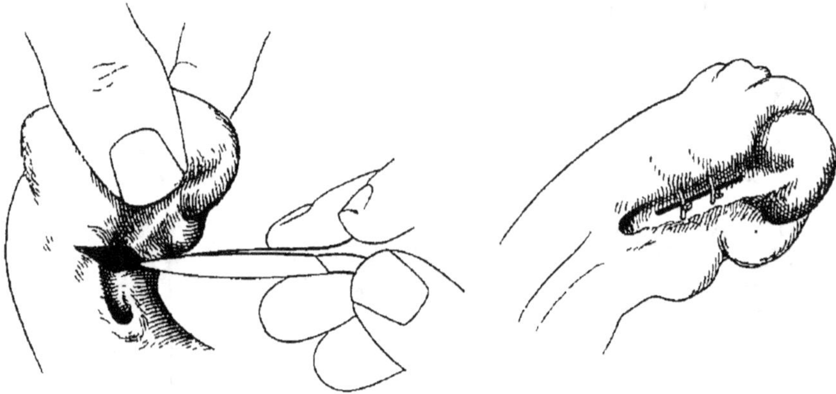

<table>
<tr><td align="center">Fig. 814.
Section transversale de la bride
fibreuse (G. MARION).</td><td align="center">Fig. 815.
Suture longitudinale de la sec-
tion transversale. Redresse-
ment de la verge (G. MARION).</td></tr>
</table>

tout d'abord nécessaire de redresser la verge incurvée en bas.

Le pénis redressé autant que possible, on pratique sur le

---

[1] VILLEMIN. *Bulletin de la Société de Chirurgie*, 1904. p. 302.

milieu de la bride une incision transversale (fig. 814) aussi profonde qu'il est nécessaire pour obtenir le redressement, sans craindre d'inciser les corps caverneux.

Le redressement obtenu, la plaie est devenue longitudinale, et on la suture dans ce sens (fig. 815).

On surveille attentivement la cicatrisation en maintenant la verge relevée sur l'abdomen. Après la cicatrisation, on attendra encore deux à trois mois avant de restaurer le canal.

On peut cependant refaire dans ce premier temps le canal balanique (fig. 816).

Restauration du canal. — *Procédé de Duplay*[1]. — La restauration du canal balanique a déjà été faite, comme nous allons le voir, ou elle est effectuée en même temps que celle du canal pénien. Nous supposerons la réfection totale en un seul temps du canal balanique et pénien.

Fig. 816.

Hypospadias. Réfection du canal balanique et redressement de la verge.

La *restauration du segment balanique* peut être obtenue soit par le même procédé que pour l'urètre pénien (lambeaux), soit par avivement simple (fig. 817).

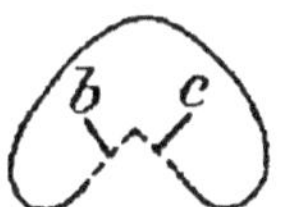
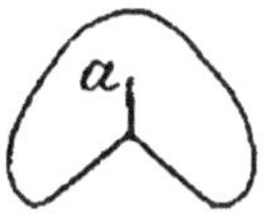
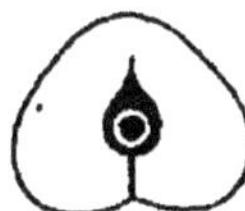

Fig. 817.

Hypospadias. Réfection du canal balanique par avivement simple.

Suivant que la gouttière balanique est plus ou moins profonde, on place simplement la sonde dedans, ou bien on l'agrandit

[1] Duplay. *Archives générales de médecine*, mars 1880.

par une incision médiane suffisamment profonde (fig. 817, *a*), ou encore par deux petites incisions para-médianes (fig. 817, *b, c*).

On avive les bords de la gouttière et on suture en affrontant largement.

Le *segment pénien, ou l'ensemble de la gouttière*, se répare de la façon suivante : sur la face inférieure de la verge bien relevée, on trace de chaque côté de la ligne médiane et à quelques millimètres de celles-ci, une incision longitudinale (fig. 818), allant soit de la base, soit de l'extrémité

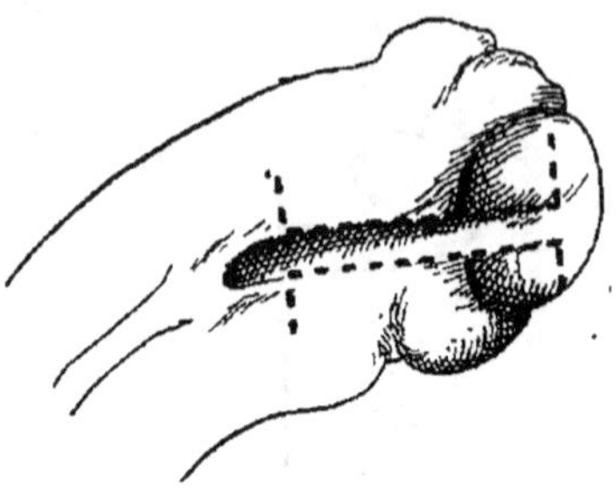

Fig. 818.
Tracé des lambeaux péniens
et balaniques (G. MARION).

antérieure du gland, à un demi-centimètre environ de l'orifice anormal. De petites incisions transversales situées à la base du gland et à l'extrémité postérieure de l'incision pour l'urètre pénien, à la partie antérieure du gland pour l'urètre balanique (fig. 818), délimitent les lambeaux à disséquer.

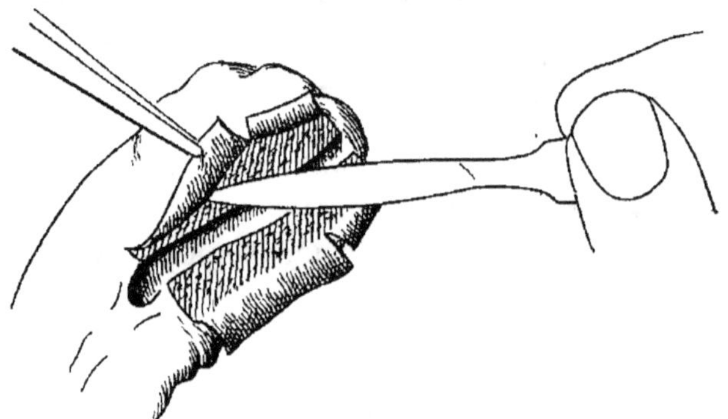

Fig. 819.
Dissection des lambeaux (G. MARION).

On dissèque à peine la lèvre interne de l'incision, pour l'incliner en dedans, sur la sonde placée dans la gouttière.

On dissèque complètement le lambeau externe (fig. 819) qui comprend toute l'épaisseur de la peau dans la région pénienne, et la muqueuse doublée de tissu spongieux dans la région balanique.

Le mode de suture a une importance capitale. on emploie la
suture enchevillée au fil d'argent fin. Les sutures sont espacées
de 5 millimètres. Chaque fil pénètre à la base d'un lambeau
pour ne sortir qu'à la limite de la
gouttière non avivée, et pénétrer de
l'autre côté, de la même façon en
sens inverse (fig. 820).

Lorsque tous les fils sont placés,
on passe une de leurs extrémités
dans les trous d'une tige de plomb
spécialement préparée (fig. 821), et
on l'enroule autour pour l'y fixer
(fig. 822).

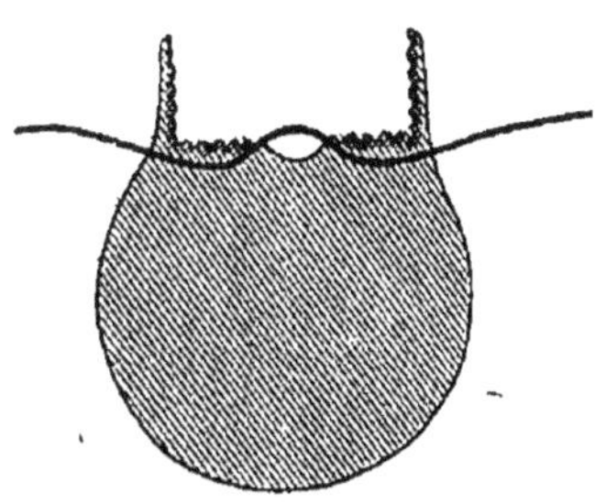

Fig. 820.

Schéma montrant la ma-
nière de passer les fils
(G. Marion).

La sonde étant mise en place dans
la gouttière, et sous les fils (fig. 822),
on passe l'autre extrémité des fils
dans les trous correspondants d'une seconde tige de plomb
(fig. 823).

Rapprochant les deux tiges pour affronter les lambeaux par
une large surface (fig. 824), on tire successivement sur chaque fil,

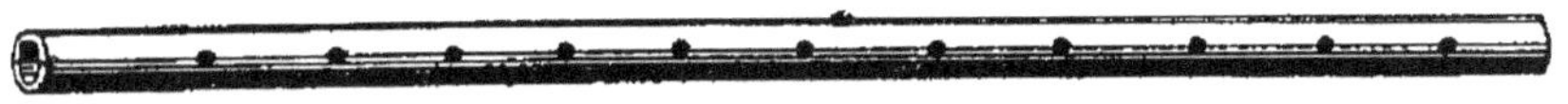

Fig. 821.

Baguette de plomb perforée pour le passage des fils.

plaçant dessus un tube de Galli (fig. 825)..que l'on écrase lorsque
le rapprochement est jugé suffisant. Il faut serrer assez pour
bien affronter et pas assez pour provoquer le sphacèle des lambeaux.

Quelques crins de Florence superficiels achèvent l'affrontement des lambeaux, et une sonde de Nélaton est placée à
demeure par le méat hypospade (fig. 826).

Le pansement, aseptique, doit isoler complètement la verge
du méat urinaire.

Les fils d'argent sont enlevés le septième ou le huitième jour et la sonde du nouveau canal supprimée, mais passée tous les

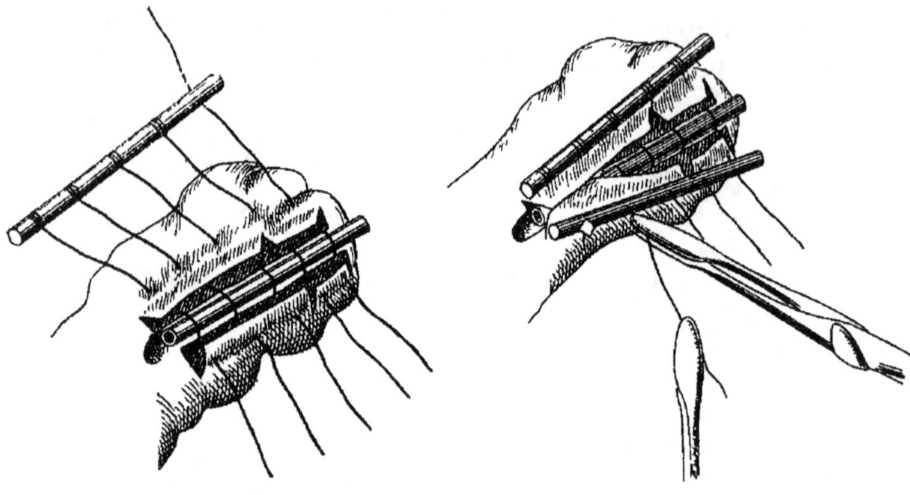

Fig 822.

Mise en place des fils fixés d'un
côté sur une baguette de plomb
(G. MARION).

Fig. 823.

Mise en place de la seconde baguette et striction des fils arrêtés par un tube de Galli écrasé
(G. MARION).

jours ensuite pour maintenir le calibre jusqu'à complète cicatrisation.

La sonde à demeure, changée suivant
les besoins, est maintenue aussi jusqu'à
cicatrisation complète.

Avant de songer à oblitérer l'orifice
anormal, il peut être nécessaire de faire
une ou plusieurs opérations complémentaires pour oblitérer une fistule.

Lorsque le canal est complètement refait
et souple, du gland à la racine
de la verge, on oblitère l'orifice anormal.

On avive le pourtour de cet
orifice sur une largeur de 1 centimètre environ (fig. 827), et

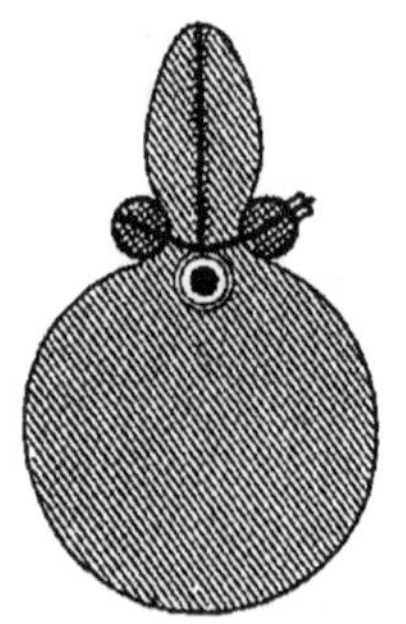

Fig. 824.

Schéma montrant
l'accolement des
lambeaux (G. MA-
RION).

Fig. 825.

Tube
de Galli.

applique la même suture que dans les temps précédents, avec

les tiges perforées et les tubes de Galli. On place une sonde à
demeure bien « au point », et laissée ouverte dans un urinal
pour permettre l'écoulement goutte à goutte. On maintient la
sonde six à huit jours en place.

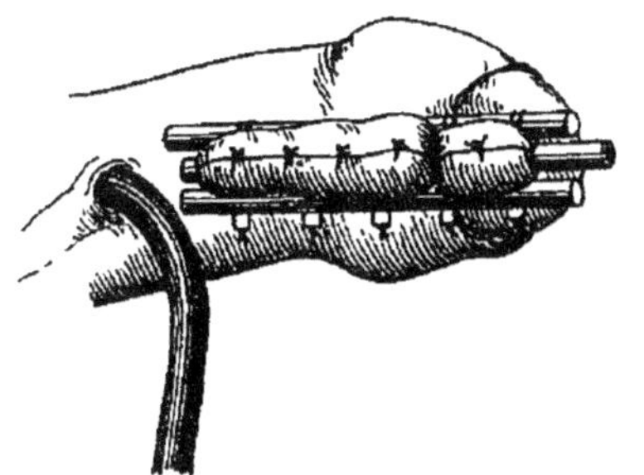

Fig. 826.

Les deux baguettes sont placées
et les fils sont serrés. Une
sonde est placée dans l'urètre
profond (G. Marion).

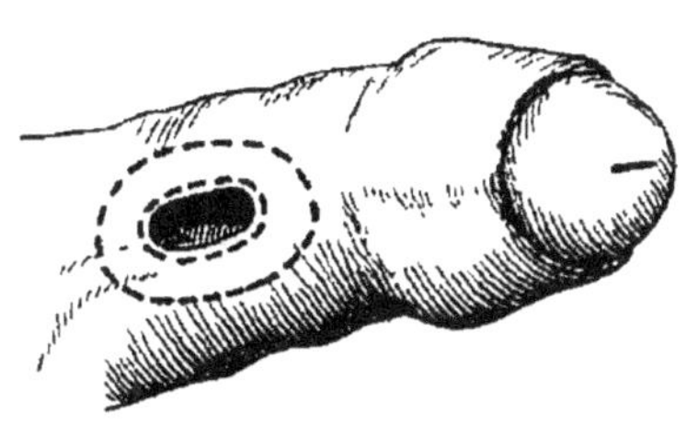

Fig. 827.

Avivement du pourtour de l'orifice anormal pour sa fermeture
ture (G. Marion).

Procédé de Nové-Josserand[1]. — On crée, de l'extrémité du
gland à l'orifice anormal, un canal sous-cutané continu. Nové-
Josserand pratique une petite incision transversale en avant du
méat hypospade, et décolle la peau sur la ligne médiane, à
l'aide d'une sonde cannelée (fig. 828). Arrivé à la base du gland,
on remplace la sonde cannelée par un gros trocart, et on perfore le gland pour achever le canal.

Tuffier[2] tend le pénis et, à l'aide d'un bistouri long et étroit,
traverse de l'extrémité du gland vers le méat anormal, en
une seule fois, restant bien sur la ligne médiane et sous la peau,
le dos de la lame tourné vers la peau et le tranchant vers le
corps caverneux.

Le canal créé, on taille sur la cuisse une greffe dermo-épider-
mique d'Ollier-Thiersch[3], en une région absolument glabre,
de longueur et de largeur suffisante pour tapisser le nouveau
canal. La longueur du lambeau doit être d'environ 3 centi-

---

[1] Nové-Josserand. *Revue de Chirurgie*, 1898, p. 333-341.
[2] Tuffier. in A. Chouet, Thèse de Paris, 1899.
[3] Voy. p. 41, t. I.

mètres plus grande que celle du canal, pour dépasser ses deux extrémités. La largeur est d'environ 2 centimètres. On fixe cette greffe, face cruentée en dehors, autour d'une bougie huilée n°ˢ 16 à 18, à l'aide de deux ligatures. Les deux bords du lambeau sont réunis par une suture sur la bougie (fig. 828).

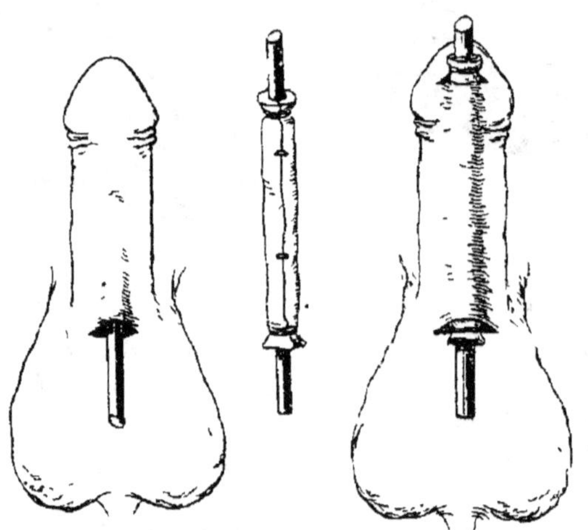

Fig. 823.

Hypospadias. Procédé de Nové-Josserand. Transfixion. Enroulement de la greffe. Mise en place de la greffe.

Pendant ces manœuvres, un aide arrose le lambeau de sérum artificiel.

Le lambeau fixé sur la bougie, on introduit le tout dans le nouveau canal, du méat normal vers l'anormal (fig. 828). On suture la greffe au gland. On coupe tout ce qui dépasse au niveau du méat anormal, et on place une sonde dans la vessie par l'orifice hypospade.

Au bout de huit jours environ, on coupe les ligatures du lambeau, et on retire doucement la bougie.

Lorsque la greffe est prise, on ferme l'orifice anormal par le procédé de Duplay ou par tout autre moyen d'avivement (collerette rabattue, comme pour les fistules trachéales[1]). Puis on dilate le nouveau canal.

[1] Voy. p. 419, t. I.

Epispadias. — *Procédé de Thiersch.* — On commence par

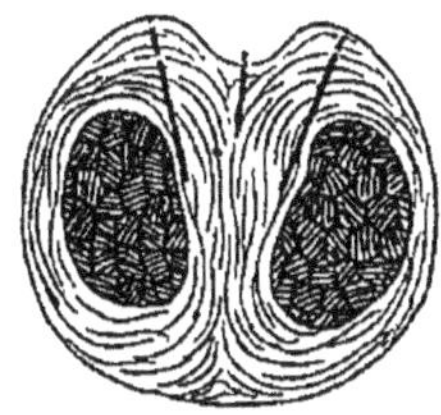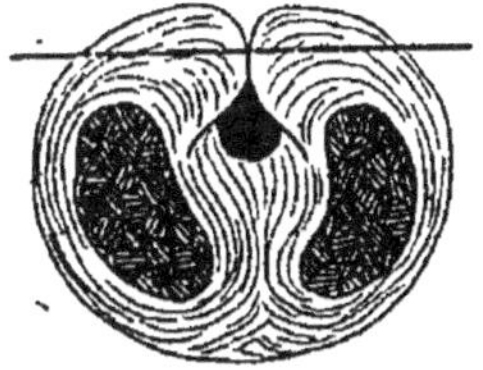

Fig. 829.

Epispadias. Procédé de Thiersch. Restauration du canal balanique.

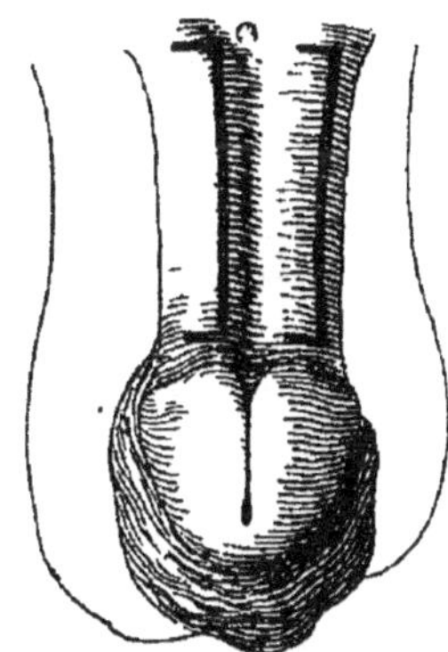

Fig. 830.

Epispadias. Procédé de
Thiersch. Tracé des
lambeaux.

la réfection de l'*urètre balanique*. On
creuse la gouttière par deux incisions
latérales (fig. 829), et on avive largement
les bords pour les affronter (fig. 829) et
lés suturer comme pour l'hypospadias.

L'*urètre pénien* est constitué par deux
plans de lambeaux accolés par leurs
faces cruentées. On taille deux lambeaux latéraux, quadrilatères, dont l'un
reste attaché par son bord latéral,
l'autre par son bord médian (fig. 830).
De ces deux lambeaux, le second est
renversé, face cruentée en dehors, sur
la sonde placée dans la gouttière, et

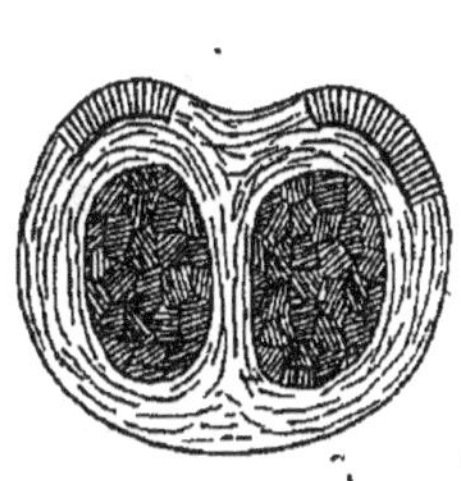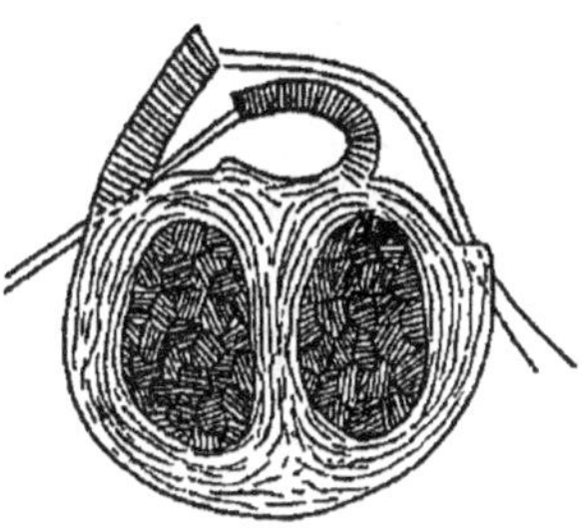

Fig. 831.

Epispadias. Procédé de Thiersch. Tracé et disposition des lambeaux.

suturé à l'autre bord de la gouttière (fig. 831). Le deuxième lambeau recouvre le premier, face épidermique en dehors (fig. 832).

Pour compléter le canal et le renforcer à l'union des portions balanique et pénienne, on incise la base du prépuce large et

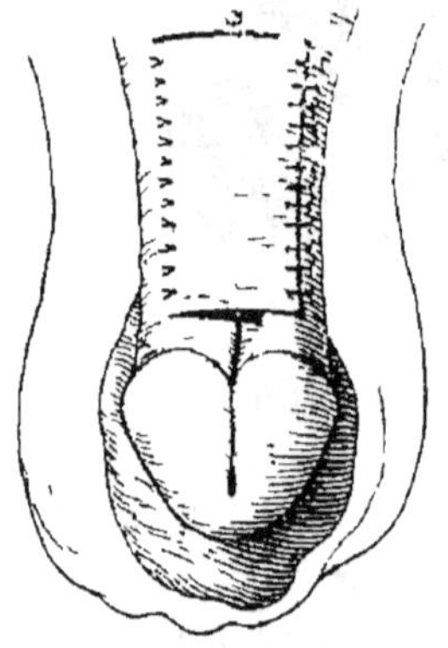

Fig. 832.
Procédé de Thiersch. Lambeaux imbriqués et suturés.

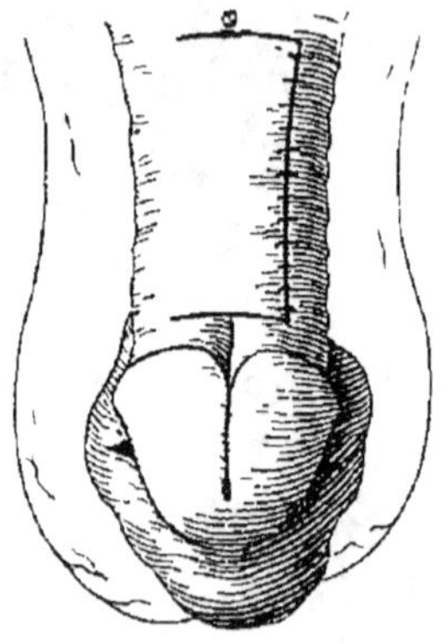

Fig. 833.
Procédé de Thiersch. Incision du prépuce.

étalé (fig. 833), et on fait passer le gland à travers cette ouverture, de façon à amener le prépuce sur le dos de la verge (fig. 834).

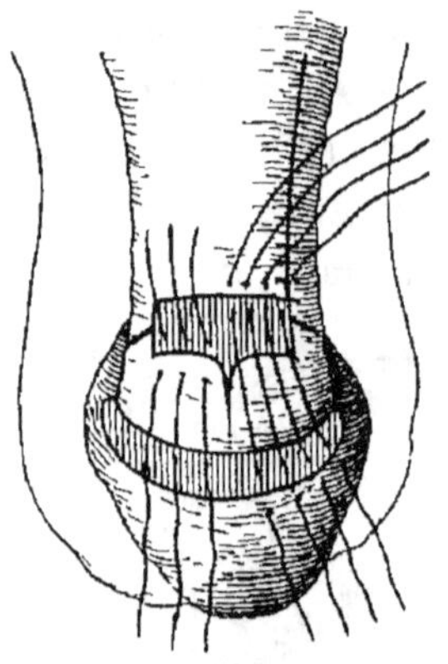

Fig. 834.
Procédé de Thiersch. Avivement du gland et sutures du prépuce relevé.

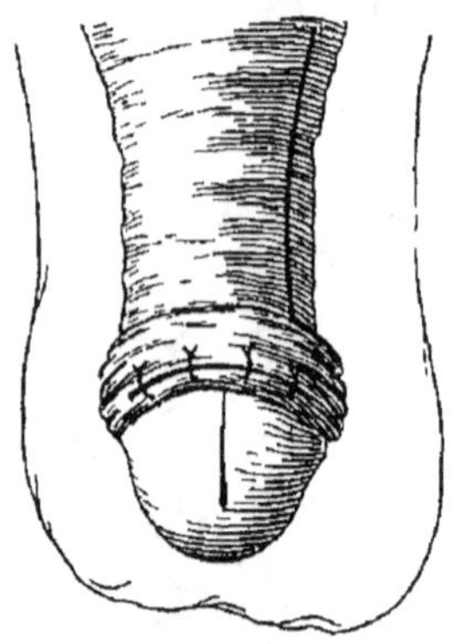

Fig. 835.
Procédé de Thiersch. Prépuce suturé en place.

On suture le prépuce en sa nouvelle situation (fig. 835). Le canal refermé, on oblitère l'orifice anormal à l'aide de deux lambeaux cutanés superposés par leurs faces cruentées, comme l'indiquent les figures 836 et 837.

(Si on a cru devoir, avant cette série d'opérations, dériver l'urine par la création d'une fistule urinaire périnéale tempo-

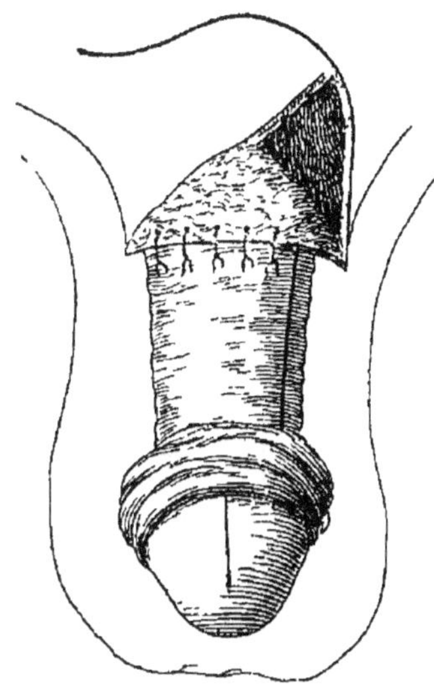

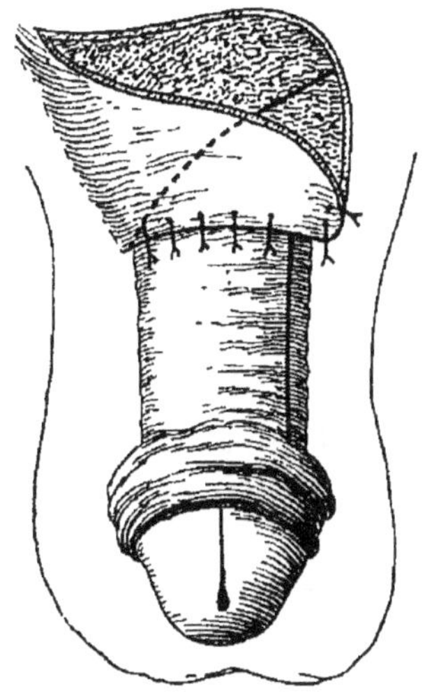

Fig. 836.

Procédé de Thiersch. Oblitération de l'orifice postérieur. Premier lambeau.

Fig. 837.

Procédé de Thiersch. Oblitération de l'orifice postérieur. Deuxième lambeau.

raire, il reste à oblitérer cette fistule par les moyens habituels).

Procédé de Duplay. — On commence par redresser la verge au moyen d'incisions suffisamment profondes, et plus ou moins nombreuses, selon les besoins.

On crée ensuite un canal, depuis le gland jusque près de l'orifice anormal, en déprimant la cloison des corps caverneux pour y placer une sonde. Si cela est nécessaire, on pratique sur la ligne médiane une longue incision longitudinale qui permet de placer la sonde.

De chaque côté de la gouttière, sur la face supérieure de la verge, on avive deux bandelettes (fig. 838), larges d'un demi-centimètre environ, et on les adosse par-dessus la sonde pour fermer le canal. La suture doit être faite comme pour l'hypospadias[1] (fig. 839).

Pour consolider, parfaire et cacher la suture, on dispose le prépuce sur la face supérieure de la verge, comme dans le procédé de Thiersch.

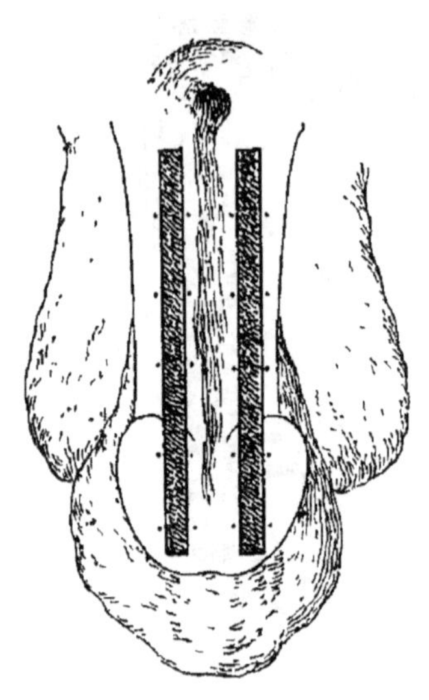

Fig. 838.

Epispadias. Procédé de Duplay. Avivement.

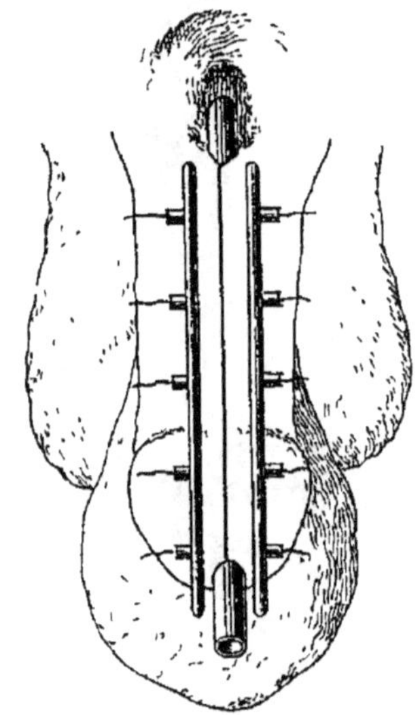

Fig. 839.

Epispadias. Procédé de Duplay. Sutures.

Lorsque le canal est pris depuis quelque temps, on oblitère la fistule anormale comme dans la cure de l'hypospadias.

PROSTATE

Incision prérectale (abcès de la prostate). — Le malade placé les cuisses fléchies sur l'abdomen, un doigt protégé d'un doigtier repérant le rectum, on pratique, à 1 centimètre environ en avant de l'anus, une incision transversale courbe, concave en arrière. La peau et la graisse traversées, on coupe les tissus fibro-musculaires médians jusqu'à ce qu'on ait libéré le

[1] Voy. p. 372, t. II.

bulbe qu'on récline en haut. On arrive ainsi bientôt au bec de la prostate, puis on pénètre dans la glande.

Prostatectomie. — *Voie sus-pubienne*. — La prostatectomie par cette voie n'est que partielle, et consiste à enlever une saillie prostatique obstruant le canal urétral ; ou bien elle est totale.

Prostatectomie partielle. — On ouvre la vessie comme pour une cystotomie ordinaire[1], le malade étant placé dans la position renversée de TRENDELENBURG.

On examine la cavité vésicale, le méat, on explore l'urètre et reconnaît le siége exact de l'obstacle.

La saillie est alors enlevée de façon variable suivant sa forme et son siège : on excise en **V** le pédicule d'une tumeur pédiculée, puis on suture les deux lèvres de la brèche ; on enlève un **V** de tissu prostatique assez large et profond sur une saillie transversale, puis on suture ; on énuclée, après incision de la muqueuse, un lobe saillant non pédiculé, médian ou latéral.

La suture de la plaie en **V** ou de la muqueuse assure l'hémostase.

Puis on ferme complètement avec sonde à demeure, ou on draine la vessie, selon qu'il s'agit d'un prostatique non infecté ou infecté, ou bien qu'il persiste ou non un suintement sanguin.

Prostatectomie totale transvésicale. — *Procédé de M. Freyer*.[2] C'est l'énucléation de la totalité de la prostate attaquée successivement dans ses deux moitiés latérales à travers la muqueuse vésicale. L'énucléation est possible, grâce à la division de la glande en deux organes distincts, unis en avant et en arrière de l'urètre prostatique par des commissures. Chacune des prostates est enveloppée, sauf au niveau de ces commissures,

---

[1] Voy. p. 326, t. II.

[2] M. FREYER. *Britisch Medical Journal*, 21 juillet, 1901 et *Presse médicale*, 1903. JARVIS et R. PROUST. La méthode de Freyer, 19 août, n° 66.

par une *capsule fibreuse propre* qui fait corps avec elle, et est contenue dans la *gaine prostatique* créée aux dépens des fascia recto-vésicaux. C'est entre la capsule fibreuse et la gaine que se trouve le plan de clivage, dont la découverte facile permet l'énucléation de la prostate. Les adhérences entre les deux glandes au niveau des commissures et les adhérences à l'urètre se relâchent à mesure que la prostate s'hypertrophie, ce qui facilite l'énucléation et permet de laisser l'urètre intact.

Le malade étant placé sur le plan incliné, on pratique une cystotomie sus-pubienne large, l'incision vésicale allant jusqu'au cul-de-sac péritonéal récliné. Les bords de l'ouverture vésicale étant fixés, par des fils ou des pinces, aux lèvres de la plaie abdominale, on place dans la vessie de larges écarteurs qui permettent l'examen du fond vésical.

Une sonde béquille a été placée et laissée dans l'urètre.

Freyer recommande de placer un index dans le rectum pendant que l'autre explore, puis énuclée les lobes prostatiques, le doigt rectal refoulant la prostate pour la rendre plus saillante. Loumeau[1] put se passer sans inconvénient de l'aide de ce doigt rectal.

Sur le point culminant d'un des lobes prostatiques latéraux, on incise la muqueuse vésicale dans le sens antéro-postérieur. L'index arrive rapidement, sous la muqueuse, au contact du lobe qu'il commence à énucléer en cheminant dans le plan de clivage. Lorsque la *capsule fibreuse* est séparée de la *gaine* en dehors, on amène le doigt sur la face interne du lobe que l'on sépare de l'urètre, repéré grâce au cathéter. Le lobe est ainsi enlevé par traction en un ou plusieurs fragments.

Par une incision et des manœuvres semblables, on isole et dégage l'autre lobe, et on l'extrait de même.

L'urètre reste intact, appliqué contre la symphyse pubienne.

Lorsque les commissures trop résistantes ont empêché les lobes de s'écarter et de se séparer, ce qui est l'exception, l'urètre vient en un seul bloc avec la prostate.

---

[1] E. Loumeau (de Bordeaux). *Annales des maladies des organes génito-urinaires*, 1904, n° 2, p. 129.

Dans aucun cas, on ne suture la muqueuse vésicale. Les lambeaux vésicaux s'affaissent dans la cavité et s'appliquent sur les parois de la gaine.

Une irrigation chaude arrête l'hémorragie veineuse, puis on installe le drainage sus-pubien habituel par les tubes Guyon-Périer.

Les suites opératoires sont celles d'une cystotomie sus-pubienne suivie de drainage [1].

Voie périnéale. — Prostatectomie sous-capsulaire [2]. — Le malade est placé dans la position de la taille, sur le plan incliné, de façon à présenter très élevée la région périnéale. R. PROUST a même imaginé une table spéciale (fig. 840) destinée à présenter le périnée horizontalement sous les yeux de l'opérateur. Une sonde est placée dans l'urètre aussi loin que possible.

On pratique une large incision prérectale, bi-ischiatique (fig. 841), qui

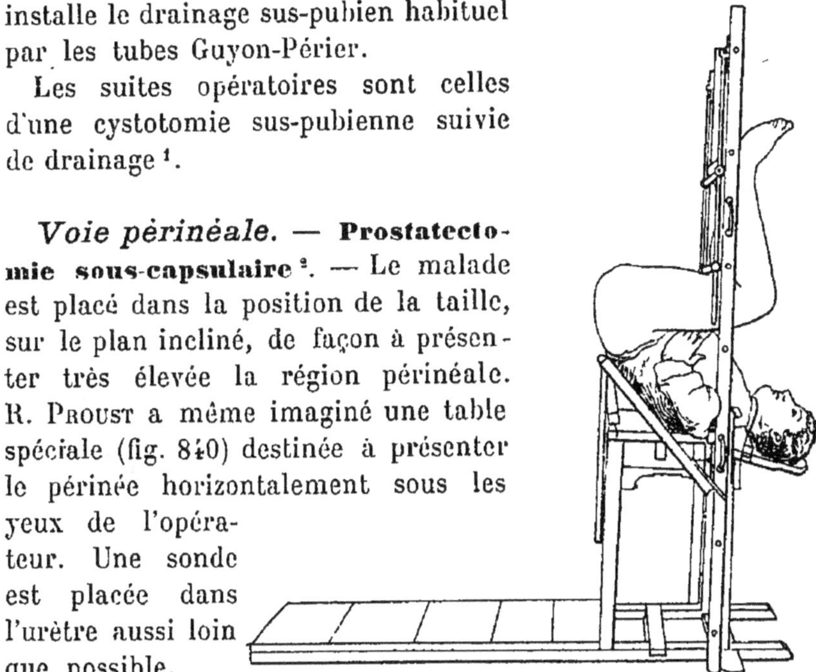

Fig. 840.

Position périnale inversée pour la prostatectomie (R. PROUST).

permet, après section du tissu cellulaire et du raphé fibreux médian, d'arriver sur la prostate que l'on décolle du rectum, comme dans l'extirpation périnéale du rectum [3].

Une large valve écarte en arrière le rectum (fig. 841). On abaisse le rectum directement, sans traction en arrière, si le malade est sur le lit de R. PROUST.

[1] Voy. p. 329, t. II.
[2] PROUST. *Presse médicale*, 30 octobre 1901, p. 244.
[3] Voy. p. 274, t. II.

On peut encore amener plus au dehors la prostate en utilisant
le « désenclaveur » de R. Proust.

La tige femelle de l'instrument représente une tige coudée
que l'on introduit par une boutonnière faite à la jonction de
l'urètre membraneux et de l'urètre prostatique, concavité tournée vers le pubis. Lorsque l'instrument est dans la vessie, on

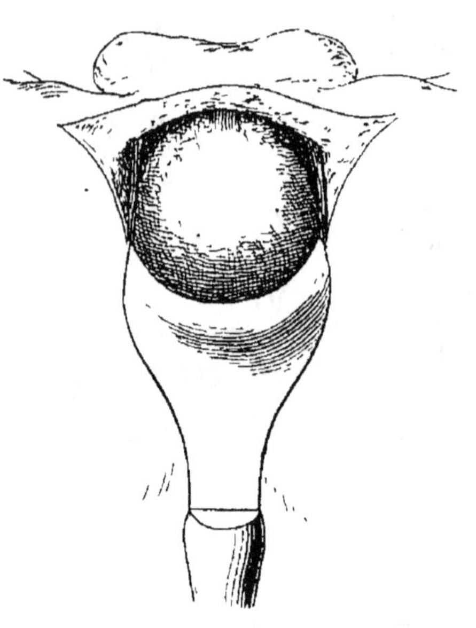

Fig. 841.

Prostatectomie. Mise à nu de la
face postérieure de la glande
(R. Proust).

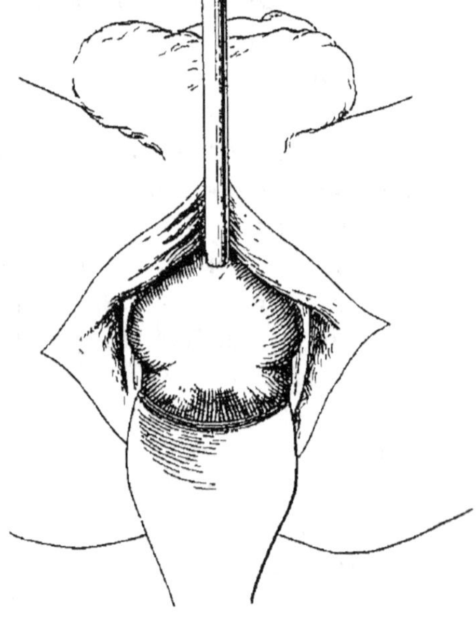

Fig. 842.

Prostatectomie. Hernie de la
prostate par le désenclaveur
(R. Proust).

le retourne pour loger le bec dans le bas-fond vésical, et on rabat
le manche vers l'abdomen. La prostate fait saillie entre les releveurs (fig. 842).

Cet instrument ne peut du reste produire ce résultat que si le
malade est sur la table spéciale en position inversée.

Que l'on emploie ou non la position inversée et le désenclaveur, si cela est nécessaire pour bien voir, on coupe les faisceaux
antérieurs des muscles releveurs.

On incise alors sur la ligne médiane la capsule prostatique,

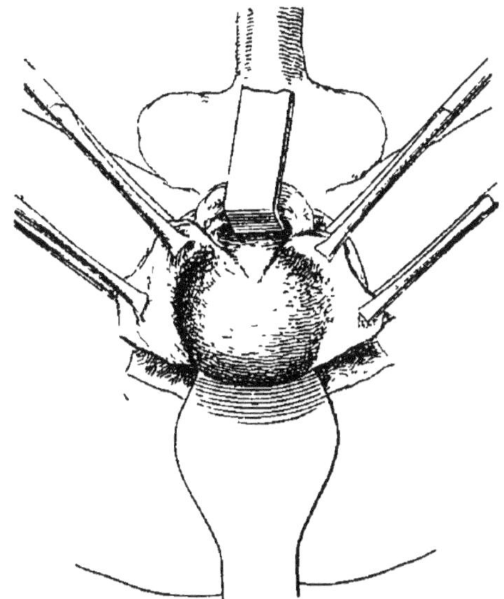

Fig 843. — Décollement et écartement
de la capsule prostatique (ALBARRAN).

en partant du bec, et on
dissèque chaque moitié
de cette capsule aussi
loin que possible sur les
côtés (fig. 843).

La face postérieure de
la glande exposée, on
pratique l'*hémisection totale* de la prostate (fig.
844), en ouvrant en
même temps l'urètre. Il
faut faire attention de
ne pas entamer le col
vésical.

On enlève la sonde ou
le désenclaveur placé
dans l'urètre.

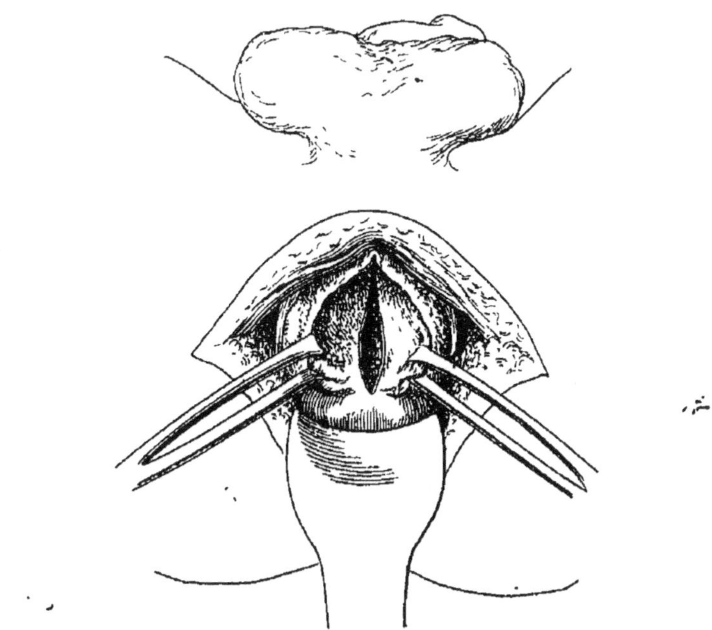

Fig. 844.
Prostatectomie. Hémisection et ouverture de l'urètre (R. PROUST)

On extirpe alors. successivement à droite et à gauche, la moitié entiere si l'hypertrophie est peu considérable. Le plus souvent il faut employer le morcellement.

On commence par disséquer la prostate de l'urètre, et là l'adhérence est intime, il faut disséquer aux ciseaux sans entamer l'urètre (fig. 845). Plus loin, derrière la vessie, le décollement est plus facile, et se fait au doigt.

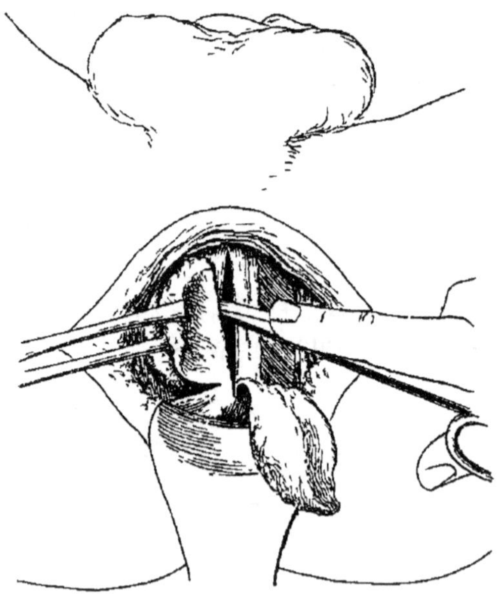

Fig. 845.

Prostatectomie. Dissection des lobes au niveau de l'urètre (R. Proust).

Pour enlever le lobe médian, ALBARRAN conseille d'introduire dans la vessie, par l'ouverture de l'urètre, l'index gauche (fig. 846). Avec ce doigt, on attire la muqueuse dans la brèche urétrale, et on reconnaît la saillie. Si elle est pédiculée, on l'excise; si elle est sessile, on l'énuclée après incision de la muqueuse que l'on suture.

La prostate enlevée, on suture l'urètre par points séparés non perforants, en laissant en bas le passage d'un drain qui plonge dans la vessie et conduit l'urine hors du périnée. On rapproche les releveurs, tamponne la plaie à la gaze stérilisée et rétrécit l'incision cutanée.

La gaze du tamponnement est, comme d'habitude, enlevée après quarante-huit heures.

Le drain périnéal, supprimé après cinq ou six jours, est remplacé par une sonde à demeure urétrale. Après la suppression

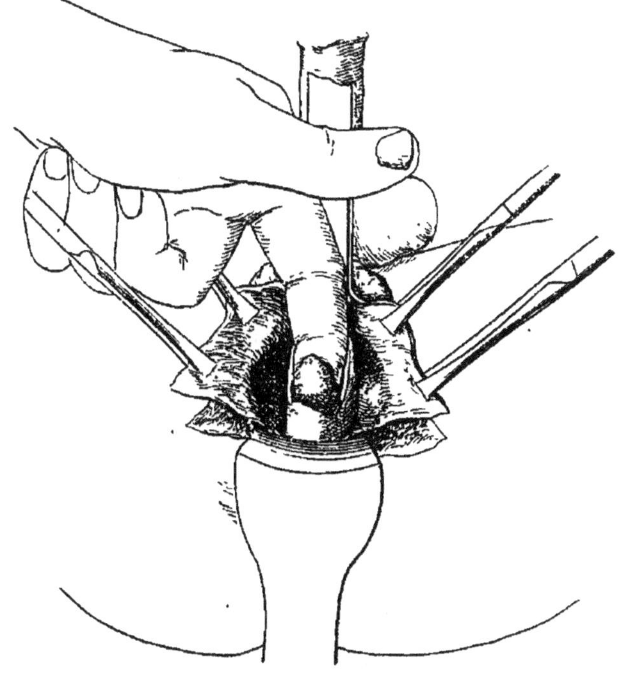

Fig. 846.
Extirpation du lobe médian (ALBARRAN).

de la sonde (dix à douze jours en tout), on dilate l'urètre avec les béniqués.

La fistule périnéale met un temps variable à se fermer (au moins une quinzaine de jours).

Prostatectomie totale (R. PROUST). — La prostate est abordée comme dans l'opération précédente. Au lieu d'ouvrir la capsule et de faire l'hémisection médiane, on va couper complètement l'urètre pour enlever la prostate sans la morceler.

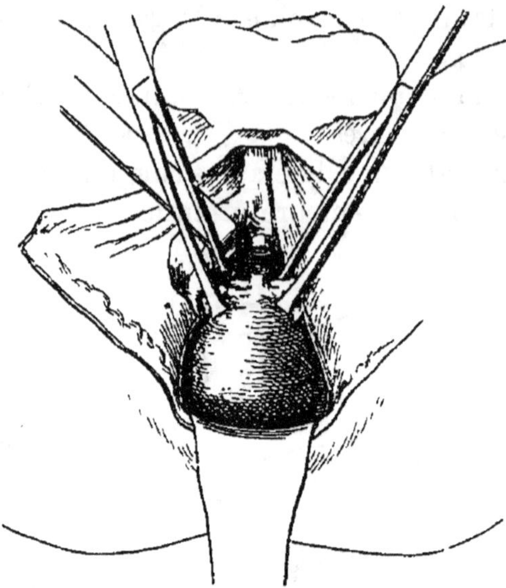

Fig. 847. — Prostatectomie totale. Section de l'urètre (R. Proust).

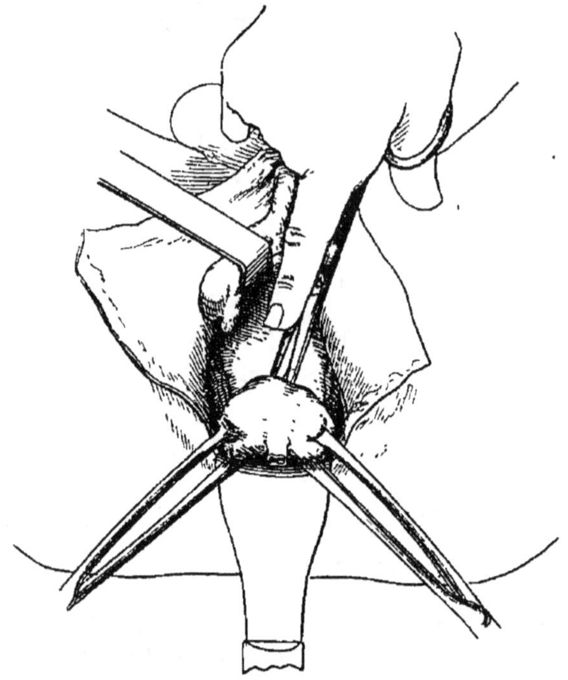

Fig. 848.
Prostatectomie totale. Bascule de la prostate. Section du col (R. Proust).

II.   22.

L'urètre membraneux est reconnu grâce au cathéter, isolé le plus haut possible sous le bec de la prostate et coupé transversalement (fig. 847).

On bascule ensuite la prostate en la saisissant avec de fortes pinces au niveau de la section urétrale (fig. 848) et en tirant fortement en arrière. On dégage ainsi peu à peu la prostate sur

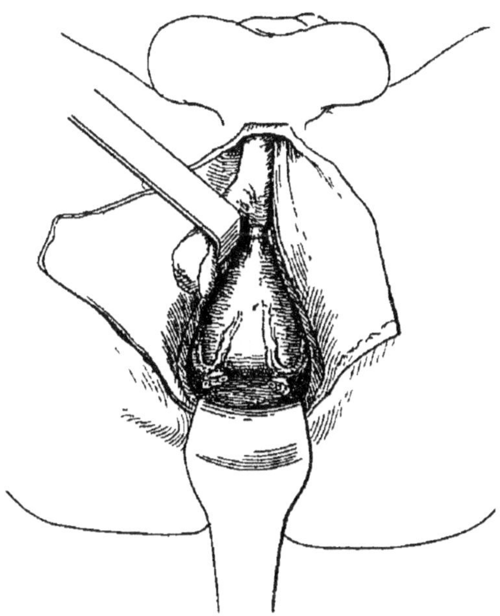

Fig. 849.
Prostatectomie totale. Suture urétro-vésicale (R. Proust).

toutes ses faces, progressivement, refoulant avec le doigt les veines péri-prostatiques.

Arrivé à la base de la prostate, on coupe l'urètre, quelques millimètres au-dessous de son implantation vésicale, en plaçant sur le canal un fil d'attente. La prostate se détache et permet d'aborder les deux pédicules formés par les canaux déférents, les vésicules séminales et les vaisseaux. Ces pédicules sont liés avec soin et coupés (fig. 849).

On termine l'opération par la suture bout à bout de l'urètre,

comme après une urétrectomie totale[1] (fig. 849) : la vessie s'a-
baissant facilement.

IV. — APPAREIL GÉNITAL DE L'HOMME

PÉNIS

Circoncision. — *1° Pour Phimosis.* — L'opération est
très simple. Il faut enlever la peau trop longue, mais se garder
d'en trop enlever.

Tendant le prépuce sans tirer, afin de ne pas prendre trop de
peau, on place, au ras du gland, une
pince à mors allongés, un peu obliquement dirigée de haut en bas et d'arrière en avant (fig. 850). On serre à
peine les mors de la pince, assez pour
la maintenir en place, par trop pour ne
pas écraser la peau, et on incise avec
un bistouri soit en avant et au ras de
la pince (fig. 850), soit immédiatement
en arrière de la pince (fig. 850), serrée
à fond, en tirant un peu sur cette
pince pour ne pas entamer le gland.

La section faite, la pince enlevée, la
peau se rétracte sur la verge et découvre la muqueuse non coupée, qui reste
appliquée sur le gland.

On soulève cette muqueuse, on introduit entre elle et le gland une branche
d'une paire de ciseaux mousses, et

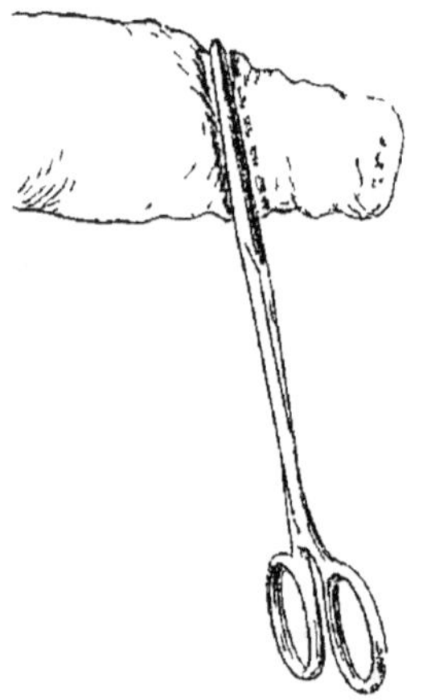

Fig. 850.

Circoncision. Section
du fourreau cutané,
devant ou derrière la
pince qui limite la
résection.

on incise jusqu'au niveau de la peau rétractée (fig. 851).

C'est le moment de détruire, à la sonde cannelée ou au bistouri selon leur résistance, les adhérences qui existent souvent
entre le gland et cette muqueuse.

On régularise ensuite la muqueuse en supprimant avec des

[1] Voy. p. 363, t. II.

ciseaux les angles résultant de l'incision dorsale (fig. 851).

Il faut alors lier avec soin tous les vaisseaux qui saignent,
s'appliquant à faire une hémostase complète pour éviter tout
hématome.

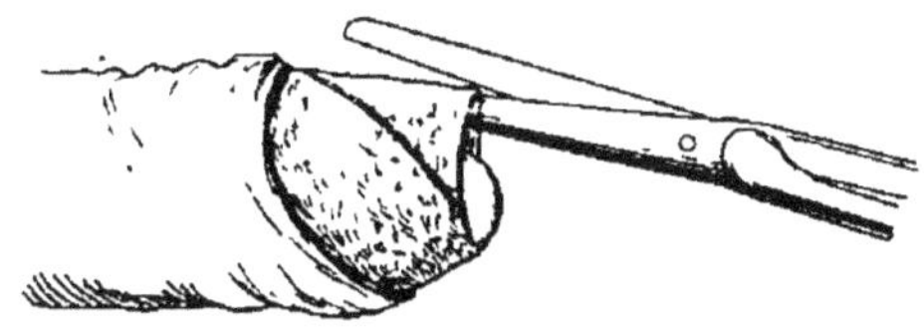

Fig. 851.
Section de la muqueuse.

Puis, on affronte sur tout le pourtour la muqueuse à la peau,
par des sutures de catgut que l'on n'aura pas à retirer (fig. 852),
ou par des serre-fines (fig. 853) que l'on enlève au bout de 2 ou

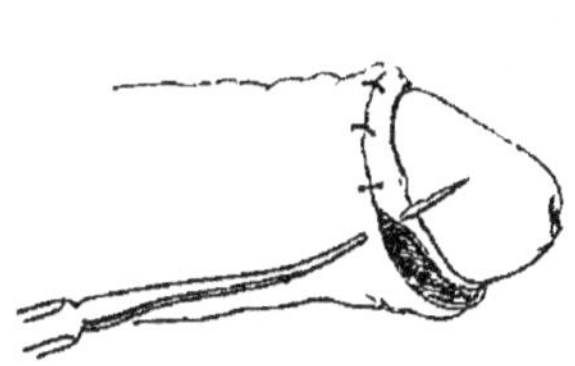

Fig. 852.
Suture muco-cutanée au catgut.

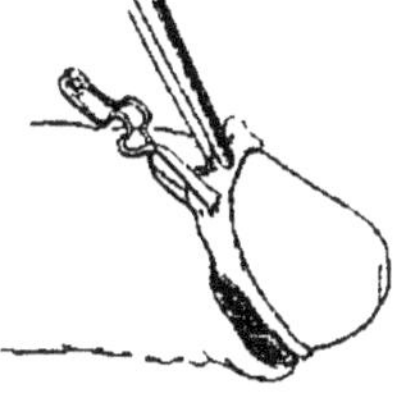

Fig. 853.
Affrontement par les serre-fines.

3 jours. La réfection du frein demande un peu d'attention, pour
le faire suffisamment long.

2° *Pour Paraphimosis*. — On circonscrit, par deux incisions circulaires une bague comprenant le point rétréci, et on
extirpe cette bague.

Une incision circulaire est tracée sur la muqueuse, en avant
du sillon d'étranglement. Une deuxième incision parallèle à la
première est tracée sur la peau, en arrière du rétrécissement.
Une petite incision longitudinale réunit ces deux cercles sur le
dos de la verge, comprenant toute l'épaisseur des téguments
œdématiés.

On dissèque successivement, des deux côtés, les deux moitiés de l'anneau, on enlève ainsi l'orifice étroit du prépuce avec une certaine étendue de peau et de muqueuse.

La plaie nettoyée et l'hémostase faite, il ne reste qu'à suturer muqueuse à peau pour avoir terminé la circoncision.

Amputation de la verge. — *A la partie moyenne.* — La peau étant rétractée vers le pubis, on l'incise circulairement, pinçant les artères dorsales. On incise nettement les corps caverneux sans couper l'urètre, et on conserve ce canal un peu plus long que le corps caverneux, en le sectionnant.

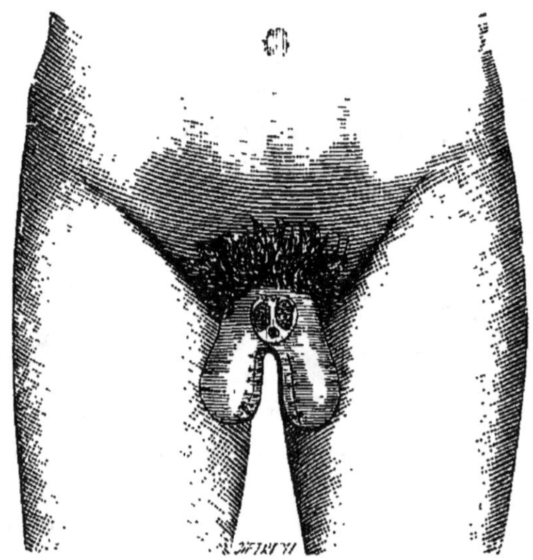

Fig. 854.

Amputation de la verge par le procédé de Delpech et de Buisson (CHALOT).

Les artères caverneuses pincées et liées, on suture la coupe de chaque corps caverneux, affrontant leur gaine fibreuse et cachant le tissu caverneux. L'extrémité de la verge est ainsi rendue plus ou moins effilée.

Pour éviter la sténose du nouveau méat, on fend d'un centimètre environ, la paroi inférieure du canal, pour en agrandir

l'orifice. On suture le pourtour de cet orifice urétral avec le
pourtour de la peau ramenée sur l'extrémité des corps caverneux. Une sonde est placée dans l'urètre.

On extirpe, s'il est besoin, les ganglions inguinaux.

A la racine de la verge. — L'amputation en elle-même est
semblable, mais la confection du nouveau méat est plus difficile.

On peut diviser le scrotum en deux moitiées (DELPECH, BUIS-
SON) et suturer chaque moitié isolément (fig. 854), de façon à
éviter l'écoulement de l'urine sur le scrotum. La suture de
l'urètre se fait à la peau du scrotum divisé.

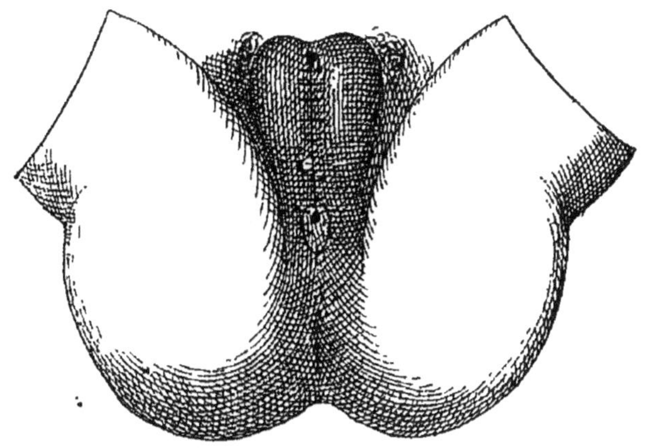

Fig. 855.
Extirpation de la verge. Procédé de Pearce-Gould.

Ou bien après l'amputation, on crée un méat périnéal (urétrostomie périnéale, voy. p. 362) (MONTAZ).

Si on place le méat urinaire au périnée, il est préférable de
pratiquer l'*extirpation totale de la verge* (PEARCE-GOULD). On
sépare complètement les deux bourses ; et au lieu d'amputer
transversalement la verge, on dissèque et on extirpe complètement le corps spongieux avec l'urètre jusqu'à l'urètre membraneux, et les deux corps caverneux jusqu'à leur insertion aux
branches ischio-pubiennes.

. On abouche ensuite au périnée le bout supérieur de l'urètre élargi, et on referme le scrotum (fig. 855).

Émasculation totale. — *Procédé de Chalot.* — Le malade étant couché sur le dos, on commence par lier et diviser les deux cordons spermatiques, au niveau de l'anneau inguinal extérieur. comme pour la castration[1].

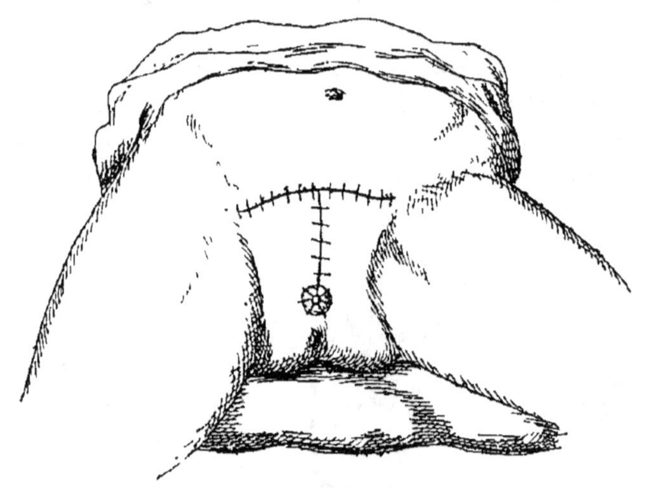

Fig. 856.
Émasculation totale (CHALOT).

Le malade est alors placé dans la position de la taille. Les deux incisions funiculaires sont continuées par en bas et contournent la racine des bourses pour se réunir sur le raphé périnéal, à 3 centimètres au-devant de l'anus. On réunit en haut les extrémités supérieures des incisions latérales par une incision légèrement concave en bas, située au niveau de la symphyse.

On enlève alors toutes les parties envahies par le néoplasme, le plus largement possible, extirpant le corps spongieux et les corps caverneux, comme dans le procédé de Pearce-Gould.

On abouche à l'extrémité inférieure de l'incision, c'est-à-dire au périnée, le bout supérieur de l'urètre, et on ferme la plaie en réunissant en **T**, avec drainage (fig. 856).

[1] Voy. p. 403.

Une sonde à demeure est placée dans l'urètre périnéal.

Il est évident qu'il faut, en même temps, extirper les ganglions inguinaux envahis.

SCROTUM

Résection du scrotum (Varicocèle). — *Procédé sans hémostase préalable.* — L'aide refoule, avec les doigts écartés, pulpe tournée vers le pubis, les deux testicules jusqu'au niveau des orifices inguinaux, et les maintient en place, tenant entre ses doigts le scrotum exubérant. De grands clamps courbes à peine serrés peuvent remplir le même office, mais moins commodément.

Au bistouri, on coupe franchement, mais couche par couche, la peau d'un côté. le tissu cellulaire sous-cutané, la cloison des bourses, la peau de l'autre côté, enlevant une large languette médiane et antéro-postérieure, du pénis au périnée.

La section faite, l'aide écarte les doigts et laisse étaler la plaie. les deux testicules apparaissent.

On pince et lie alors tous les vaisseaux qui saignent, sans en laisser, et ils sont généralement nombreux.

Il ne reste plus qu'à repérer la cloison par quelques pinces échelonnées, à loger de part et d'autre les testicules, et à suturer les deux lèvres de la plaie scrotale, dans le sens antéro-posté-rieur, ayant soin de comprendre la cloison dans ces sutures.

Les testicules tendent constamment à s'échapper hors des bourses, et, pour les maintenir à leur place, on peut placer, avant les sutures, des pinces prenant à la fois les deux lèvres de la peau et la cloison. Les fils sont ainsi plus aisément placés.

Cette résection scrotale peut être unie à la résection veineuse, sans incision complémentaire. En relevant la peau du scrotum on peut explorer le cordon jusqu'à l'anneau inguinal.

Procédé avec hémostase préalable. — La section du scrotum, toujours aussi haute que possible vers la racine des bourses, n'est faite qu'après l'application d'une pince spéciale qui permet la pose des fils de sutures, ou après la pose de ces fils eux-mêmes. L'emploi de pinces spéciales est une complication inutile.

On peut placer successivement, d'avant en arrière, 2 ou 3 grandes pinces courbes ordinaires (LE DENTU), en coupant le scrotum devant la première pour placer la seconde. On place, en arrière des clamps, les fils de suture (crins) en nombre suffisant, et on enlève les clamps. On serre les fils mis en place. et on complète la suture par un affrontement superficiel.

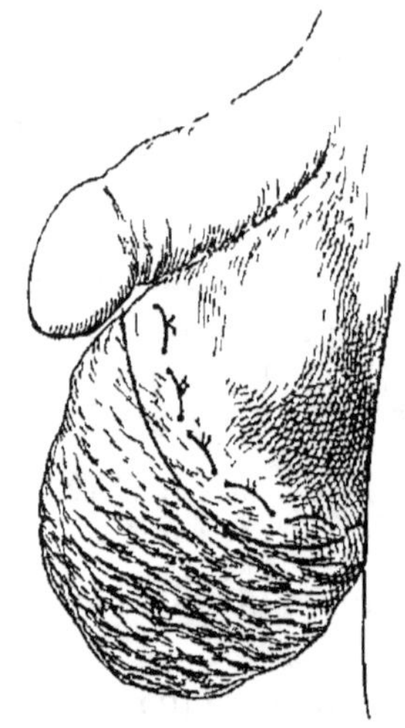

Fig. 857.

Résection du scrotum. Procédé de Lejars.

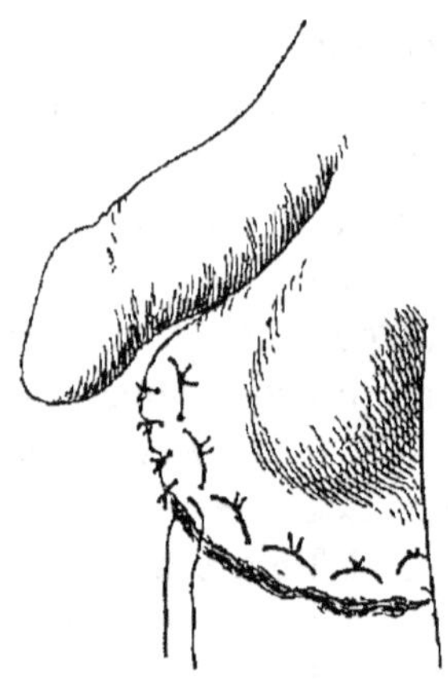

Fig. 858.

Résection du scrotum avec hémostase préalable. Procédé de Lejars.

Ou bien, sans placer de pinces ni de clamps, on dispose (LEJARS) une série de points en U, au catgut, noués successivement suivant une ligne courbe convexe en bas (fig. 857) ; puis on résèque le scrotum, et on termine par la suture superficielle des lèvres cutanées (fig. 858).

TUNIQUE VAGINALE

Ponction et injection modificatrice (Hydrocèle). — La ponction se fait avec un trocart (fig. 859 et 860) que l'on enfonce

sans brusquerie dans la partie antérieure de la tumeur, après
avoir constaté par la sensibilité à la pression, que le testicule
occupe bien sa place normale en bas et en arrière. Le trocart
ayant pénétré dans la cavité, on en retire la pointe et le liquide
s'écoule. On injecte alors dans la vaginale vide, à l'aide d'un

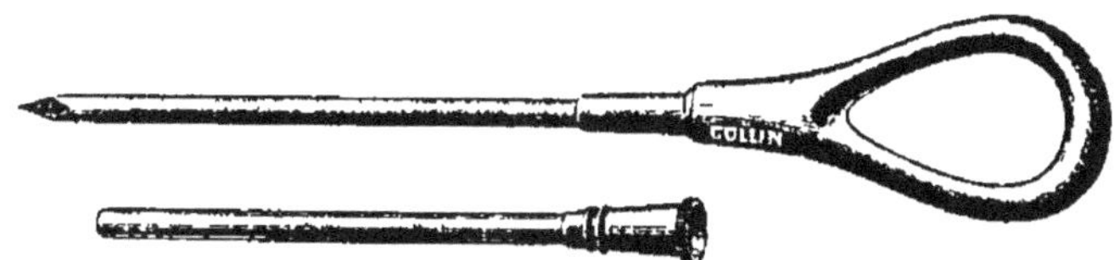

Fig. 859.
Trocart à hydrocèle.

petit entonnoir muni d'un tube de caoutchouc, d'abord 5 ou
6 centigrammes de cocaïne en solution à 1 p. 100 pour l'anes-
thésier, puis au bout de cinq minutes, on évacue la cocaïne et
la remplace par de la teinture d'iode pure ou en solution iodo-
iodurée au quart, au tiers ou à la moitié, de façon à tendre la

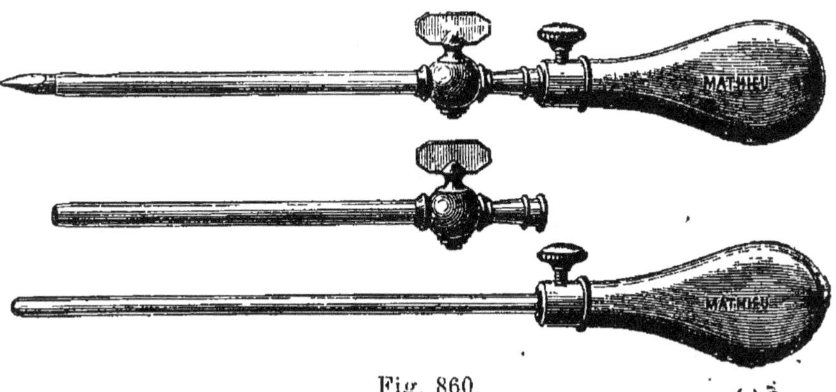

Fig. 860.
Trocart à hydrocèle.

séreuse. Après un séjour de cinq minutes environ, le liquide est
évacué complètement et un pansement ouaté appliqué.

Les précautions d'asepsie indispensable à toute opération sont
ici de rigueur. La gangrène du scrotum que l'on a signalée comme
complication de l'injection iodée, tient à ce que, après évacuation du liquide de l'hydrocèle, la vaginale en se rétractant quitte

peu à peu le trocart, dont la pointe plonge, alors, non plus dans la cavité vaginale mais dans le tissu cellulaire lâche du scrotum. L'injection iodée poussée dans ces conditions détermine des phénomènes de sphacèle, qu'une simple attention permet d'éviter. Il suffit de faire pénétrer profondément la pointe du trocart dans la cavité de l'hydrocèle et d'éviter le retrait de la vaginale pendant l'évacuation du liquide.

Une réaction vive se manifeste pendant quelques jours, puis en deux ou trois semaines le scrotum reprend peu à peu son volume normal.

Résection de la vaginale (Hydrocèle, hématocèle). — La suppression d'une partie (JULLIARD), ou de la totalité (BERGMANN) du feuillet pariétal de la vaginale peut être faite avec anesthésie générale ou anesthésie cocaïnique locale.

Une incision longitudinale suffisamment longue découvre la tumeur et coupe tous les tissus jusqu'à la poche. Il est plus facile d'énucléer la vaginale pleine que vide ; on s'efforce donc de ne pas l'ouvrir d'abord, et, le doigt décollant la peau et le tissu cellulaire de part et d'autre, on sort la poche tendue hors du scrotum.

Alors on vide son contenu en incisant la partie antérieure de la poche.

Si la vaginale a d'abord été évacuée, on la sépare de même en ne gardant qu'un feuillet aussi mince que possible.

On excise la vaginale soit en gardant assez de la tunique pour reconstituer une enveloppe au testicule ; soit, mieux, en coupant près de la réflexion sur le testicule et l'épididyme, supprimant toute la séreuse pariétale.

L'hémostase soigneusement faite, on suture au catgut (surjet) le tissu cellulaire et la fibreuse, puis aux crins la peau.

Pour une *hématocèle ancienne,* la recherche du testicule peut être difficile. Il faut en outre décortiquer la fausse membrane qui recouvre le feuillet viscéral de la séreuse.

La tranche de section de la vaginale saigne beaucoup, et il est utile d'arrêter ce suintement par un surjet de catgut arrêté tous les deux points, et faisant le tour de la section.

Retournement de la vaginale. — **Pour hydrocèle** (Jaboulay). — Par une incision scrotale antéro-inférieure, on libère et on luxe la vaginale distendue et le testicule. On vide la vaginale. Puis on retourne le feuillet pariétal, comme un doigt de gant, autour de l'extrémité inférieure du cordon, et on le fixe en cette position par quelques points de catgut passant entre les éléments du cordon.

On remet en place le testicule, la vaginale restant fixée au-dessus de lui par ses sutures ; et on recoud la peau.

Pour varicocèle (Parona). — On se sert de la vaginale retournée comme d'un suspensoir naturel pour les veines dilatées du cordon.

Une longue incision scrotale découvre l'anneau inguinal extérieur et le cordon. On attire le testicule et la vaginale, on incise la vaginale d'une ouverture juste suffisante pour laisser passer le testicule. Le testicule tenu hors de la séreuse, on retourne celle-ci sur le cordon, de façon à venir placer l'ouverture vaginale en regard de l'orifice inguinal extérieur. Le cordon et les plexus veineux dilatés restent à l'intérieur de ce sac retourné. On suture alors l'ouverture vaginale au pourtour de l'orifice inguinal, en faisant attention que le cordon ni le testicule ne soient tordus.

On referme la plaie cutanée, et on panse comme d'habitude.

CORDON

Ligatures et résections veineuses (Varicocèle). — *Au niveau du cordon*. — Une incision longitudinale tracée sur la face antérieure du scrotum conduit sur le cordon. On prend en masse tout le cordon qu'on attire hors de la plaie, et on isole à la sonde cannelée les veines dilatées du paquet veineux antérieur. On dégage les veines le plus haut possible, vers l'anneau inguinal, et on les lie, puis on les coupe au-dessus d'une pince. Déroulant les veines, on les dégage aussi bas que possible, vers le testicule, et on lie à ce niveau pour les couper.

On évite facilement la blessure ou la ligature du canal déférent. On ne peut ordinairement retrouver l'artère spermatique au milieu des veines, pour éviter de la lier.

Dans le canal inguinal (Narath)[1]. — On incise la peau comme pour la cure radicale d'une hernie inguinale réduite[2] ; et, comme dans la cure radicale, on incise l'aponévrose du grand oblique pour ouvrir le canal inguinal. Attirant le cordon spermatique, on en divise les enveloppes (musculaire et fibreuse). On cherche alors, et saisit les veines dilatées du cordon, pour les dégager et les lier aussi haut que possible, vers l'orifice inguinal profond. Dégageant les veines liées et coupées, on les lie et coupe une seconde fois au niveau de l'orifice inguinal extérieur.

On refait en suite le canal inguinal comme dans le procédé de Bassini pour la cure de la hernie inguinale.

Résection du canal déférent (hypertrophie prostatique). — L'incision verticale placée sur la racine des bourses, comme pour la résection veineuse, conduit sur le cordon. On isole facilement le canal déférent reconnu à sa dureté et à sa teinte blanche. On en résèque deux ou trois centimètres entre deux ligatures.

La résection doit être bilatérale.

Angioneurectomie (hypertrophie prostatique). — L'incision de la résection veineuse conduit de même sur le cordon, dont on dégage le canal déférent. Sur l'ensemble du reste du cordon, on place deux ligatures écartées de 2 à 3 centimètres, et on résèque le segment intermédiaire. L'opération est répétée des deux côtés.

TESTICULE, ÉPIDIDYME, CANAL DÉFÉRENT

Orchidopexie (Ectopie testiculaire extra-abdominale). — L'opération se compose de deux parties : la descente, puis la fixation du testicule.

---

[1] Narath *Wiener Klinischen Wochenschrift*. 25 janvier 1900, p. 73. — Loison, *Bull. de la Soc. de chir.*, de Paris, 1900, p. 656. — *Semaine médicale*, 1900, p. 60.

[2] Voy. p. 18, t. II.

a. ***Descente du testicule***.— L'incision ordinaire de la hernie inguinale conduit sur l'orifice extérieur du canal, et permet la découverte du testicule. Au besoin on ouvre le canal pour découvrir la glande enveloppée de sa séreuse.

On commence par séparer la glande et la vaginale des tissus environnants, les dégageant et les mobilisant complètement.

Puis on ouvre le canal, si cela n'est déjà fait, comme pour une hernie inguinale[1].

Il reste à ouvrir le canal vagino-péritonéal, à pratiquer la cure ordinaire de la hernie qui accompagne l'ectopie, et à libérer le cordon. Il faut avec soin étaler le cordon, et exciser non seulement toute la portion funiculaire du canal séreux, mais toute bride fibreuse rencontrée, ne laissant que le canal déférent et les vaisseaux que l'on respecte toujours chez l'enfant, et autant que possible chez l'adulte.

b. ***Fixation du testicule***. — Le testicule mobilisé et le cordon allongé autant qu'il est possible, sans s'inquiéter de refaire une vaginale complète au testicule, on le descend dans le scrotum. Mais il faut auparavant lui créer une loge à l'aide du doigt effondrant le tissu cellulaire qui comble la bourse correspondante.

La loge formée, aussi profonde qu'on le peut, on y place le testicule. Si le dégagement de la glande et du cordon est suffisant, le testicule doit rester de lui-même en place. Il est cependant utile de le fixer.

La fixation par sutures au fond du scrotum ou au testicule voisin ne nous paraît pas suffisante pour s'opposer à l'ascension d'un testicule incomplètement libéré. Il nous paraît préférable de créer au-dessus du testicule, autour du cordon, au-dessous de l'anneau inguinal, un canal rétréci sur lequel buttera le testicule.

Le canal inguinal étant refermé comme dans la cure de la hernie, un aide maintenant, avec le doigt à travers le scrotum, le testicule en place, on dispose autour du cordon une série de

---

[1] Voy. p. 19, t. II.

fils de catguts rétrécissant le passage à la racine du scrotum.

La plaie cutanée est fermée et le pansement fait comme pour une hernie.

Épididymectomie. — La résection de l'épididyme est *partielle* ou *totale*.

Épididymectomie partielle. — C'est l'extirpation des zones malades seules, sans chercher à supprimer régulièrement et complètement l'organe.

Par une incision scrotale suffisante, on aborde l'épididyme et le testicule après ouverture de la vaginale. Alors, avec la *curette* (QUÉNU)[1], on enlève tout ce qui est malade, on touche les parois de la cavité avec du chlorure de zinc au 1 10. On referme par suture si la cavité est petite, on tamponne à la gaze si elle est grosse.

Cette extirpation partielle et atypique peut aussi être effectuée avec le bistouri (DUPLAY)[2], on dissèque les foyers tuberculeux « comme on le ferait pour un néoplasme, sans se préocuper des parties que l'on sectionne à la périphérie ».

Épididymectomie totale. — **Orchidotomie.** — Le scrotum et la vaginale incisés, en circonscrivant l'orifice et le trajet d'une fistule s'il en existe, on aborde en dehors l'épididyme que l'on libère de ses adhérences périphériques. Commençant par la tête de l'épididyme, on la détache en bas du testicule, et en dedans des vaisseaux du cordon qu'il faut ménager. La tête libérée est saisie avec les doigts ou une pince, et on continue à détacher l'épididyme, portant toute l'attention à ne pas blesser les vaisseaux situés en dedans (fig. 861).

La queue de l'épididyme est de même détachée, et le canal déférent, dégagé du cordon, est lié et coupé le plus haut possible, au thermocautère.

L'opération peut être, du reste, conduite en sens inverse. On

[1] QUÉNU. *Bull. de la Société de chirurgie*, Paris, 1896, p. 357.
[2] DUPLAY. *Congrès international de Moscou*, 1897.

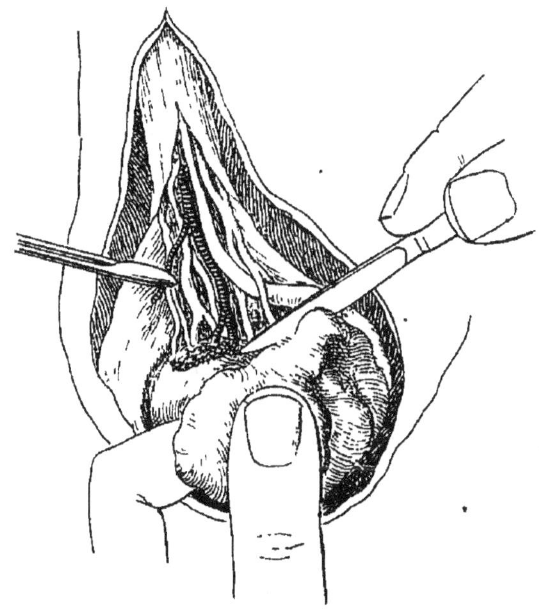

Fig. 861.
Épididymectomie (d'après Lejars).

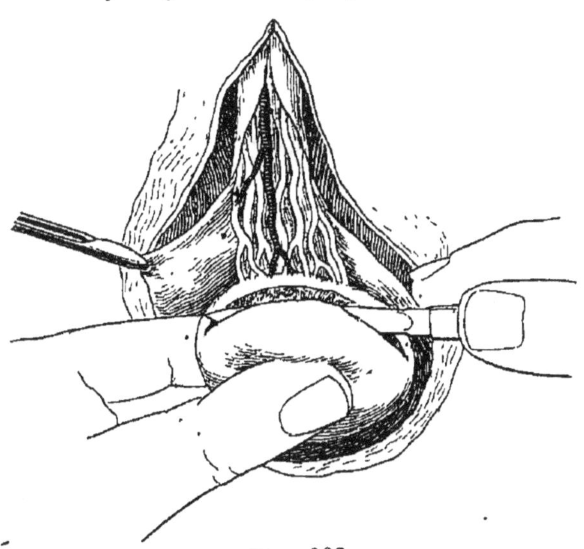

Fig. 862.
Orchidotomie exploratrice (d'après Lejars).

commence par lier, couper et dégager le canal déférent, puis on résèque d'arrière en avant et de bas en haut l'épididyme.

L'épididyme enlevé, il est bon de s'assurer de l'intégrité du testicule par une *Orchidotomie exploratrice* (LEJARS). Tenant le testicule par ses faces, on incise d'un pôle à l'autre le bord convexe antérieur, ou le bord supérieur (fig. 862), pour examiner le corps d'Highmore et le corps testiculaire. On est alors conduit soit à refermer simplement l'incision, soit à exciser un noyau isolé, soit enfin à pratiquer la castration.

Castration. — L'incision scrotale est simple et verticale s'il n'y a pas de fistule ; elle enveloppe la fistule d'une boucle lorsque la tuberculose est ouverte, et elle prend alors la forme d'une raquette. Les dimensions de la boucle varient avec le nombre et l'étendue des fistules. La partie supérieure de l'incision doit découvrir l'orifice extérieur du canal inguinal.

On commence par dégager le cordon à sa sortie du canal inguinal. A ce niveau, on divise les éléments du cordon en deux ou trois pédicules, le canal déférent étant pris a part, on lie et coupe chacun de ces pédicules. Si le canal déférent doit être réséqué plus loin, on opère immédiatement comme nous l'indiquons plus loin.

Le canal déférent dégagé et coupé à son extrémité supérieure, on prend le bout périphérique du cordon, on le dégage, et, après lui, on dégage le testicule et l'épididyme des attaches scrotales, en recouvrant d'une compresse épaisse la région fistuleuse pour éviter les contacts septiques.

Le testicule enlevé, il est préférable de ne placer aucun testicule artificiel (Prothèse testiculaire), ceux-ci étant ordinairement mal supportés.

Drainant ou non le scrotum suivant les circonstances, on suture l'incision cutanée dans toute son étendue.

Extirpation totale du canal déférent [1]. — L'incision est prolongée en haut, dans la direction du trajet inguinal, jusqu'à deux travers de doigt en dedans de l'épine iliaque antérosupérieure.

[1] D'après BAUDET et DUVAL. *Revue de chirurgie*, 1901, n° 3, p. 401.

La graisse incisée, on ouvre le canal inguinal en coupant l'aponévrose du grand oblique, et on met à nu la paroi profonde du canal, épargnant l'artère épigastrique.

Sous le fascia transversalis effondré à la sonde cannelée, apparaît le péritoine que l'on décolle de la fosse iliaque pour le relever.

On aura soin de laisser contre les vaisseaux iliaques le feuillet aponévrotique qui les recouvre.

Un large écarteur relevant le péritoine en dedans et en haut, on suit le canal déférent découvert au niveau de l'épine pubienne. Il importe de ne jamais opérer aucune traction sur le canal facile à rompre.

Pénétrant dans le bassin, on dégage à la sonde cannelée le canal déférent que l'on peut couper, après ligature, au niveau de la vésicule séminale. On peut aussi, par cette voie, extraire la vésicule séminale.

La plaie abdominale est refermée complètement, en suturant les muscles à l'arcade de Faloppe.

VÉSICULES SÉMINALES

Extirpation des vésicules séminales. — *Par voie inguinale* (VILLENEUVE). — Le canal déférent ayant été suivi jusqu'à son extrémité pelvienne comme nous venons de le voir, on aperçoit le feuillet cellulaire qui enveloppe les vaisseaux vésiculaires (fig. 863). On ouvre l'aponévrose vasculaire pour pénétrer dans la loge de la vésicule que l'on dégage à la sonde cannelée. Les vaisseaux sont pincés et liés à une grande profondeur.

« La loge ainsi ouverte, la vésicule apparaît à nu, reconnaissable à sa forme sinueuse et à sa coloration blanchâtre.

« Une pince de Kochér en saisit le fond ; on l'isole de sa gaine en disséquant au plus près pour éviter l'hémorragie ; on rompt ainsi les fins tractus qui unissent la vésicule aux parois de sa loge.

« Sa face interne adhère au déférent qui, lui, est facilement détaché du péritoine, de la vessie.

« Par pesées successives on amène la vésicule dans la plaie,
disséquant toujours ses faces au plus près ; bientôt on butte
sur la saillie que forme la prostate, la dissection est terminée.

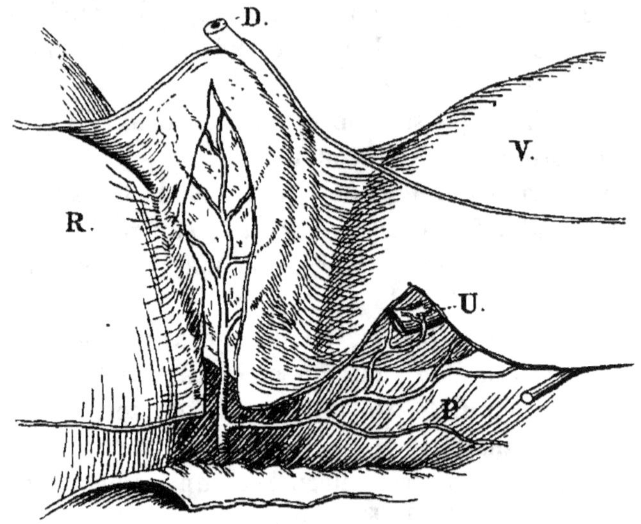

Fig. 863.

Rapports des voies séminales (d'après Baudet et Duval).

D, canal déférent. — P, prostate. — R, rectum. — U, uretère. — V, vessie.

« D'un coup de ciseaux courbes on sectionne de dehors en
dedans, au ras de la prostate, le col de la vésicule et le canal
déférent ; le moignon vésiculaire est touché au thermocautère
ou curetté, l'exérèse est achevée. » (Baudet et Duval.)

Par voie périnéale (Roux-Guelliot) [1]. — Par une incision
pré-anale courbe, concave en arrière, on décolle la face antérieure du rectum comme pour l'amputation de cet organe
(voy. p. 274).

Arrivé au niveau du releveur de l'anus, on décolle la face
postérieure de la prostate.

Le rectum tiré en arrière et du côté opposé à la vésicule que
l'on veut enlever, apparaît le champ vésiculaire.

[1] Baudet et Kendirdjy. *Gazette des Hôpitaux*, 1898, p. 1082.

Pour abaisser la vésicule, on accroche avec le doigt l'anse que forme le canal déférent, autour de la vésicule, et après l'avoir décollé aussi haut que possible et sectionné, on tire sur lui pour abaisser l'aponévrose prostato-péritonéale, et la fixer.

On déchire avec la sonde cannelée ou les ciseaux cette aponévrose sur la face postérieure de la prostate et, avec le doigt, on décolle la prostate et la vésicule de l'aponévrose.

La vésicule isolée, on coupe l'aponévrose de Denonvilliers, le long du canal déférent, dans le triangle inter-déférentiel. Prenant ensemble le canal déférent et la vésicule, on les coupe en pénétrant dans le tissu prostatique. Un catgut ferme la brèche prostatique.

L'opération est terminée comme après une prostatectomie[1].

V. — APPAREIL GÉNITAL DE LA FEMME

Vulve et périnée

Débridement vulvaire (Vaginisme). — *Procédé de Pozzi.* — Exciser l'hymen avec des ciseaux, puis faire la dilatation forcée de la vulve avec les doigts.

Pratiquer à droite et à gauche une incision latérale à l'union du 1/3 inférieur et des 2/3 supérieurs de l'orifice vulvaire (fig. 864). L'incision, longue de 3 à 4 centimètres, dépasse un peu plus en bas qu'en haut la ligne d'insertion de l'hymen et forme une croix avec elle. On divise la couche la plus superficielle des fibres du muscle constricteur, sur 2 à 3 millimètres d'épaisseur (fig. 864). On libère les lèvres de l'incision de façon à rendre son plus grand axe parallèle à l'orifice vulvaire, et on réunit la plaie dans ce sens (fig. 864).

La cicatrice est ainsi en dehors du point qu'occupait l'insertion de l'hymen, et la muqueuse vaginale est attirée au dehors.

Résection du nerf honteux interne (Vaginisme). — *Procédé de Tavel* (de Berne). — On incise la peau suivant une

---

[1] Voy. p. 385, t. II.

ligne antéro-postérieure, longue de 8 à 10 centimètres, située à égale distance de l'ischion et de l'anus, et dont le milieu correspond à la ligne bi-ischiatique (fig. 865).

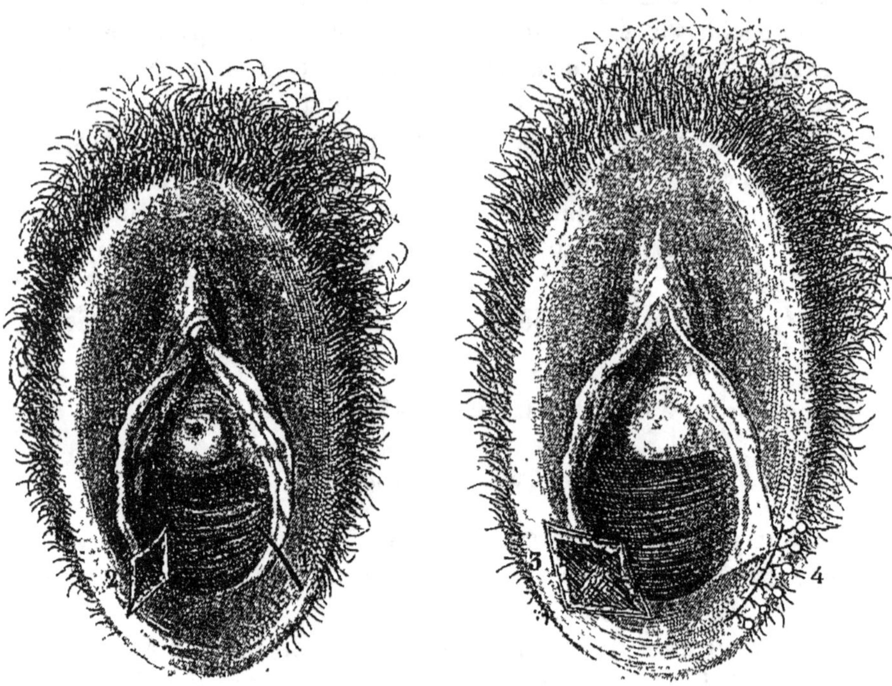

Fig. 864.
Débridement vulvaire. Procédé de Pozzi.

La peau et la graisse coupées, on se porte contre la paroi externe de la fosse ischio-anale, contre la face interne de l'ischion. Sous l'aponévrose de l'obturateur interne, on cherche les battements de l'artère honteuse interne, et on voit près d'elle le nerf à découvert. A ce niveau le tronc est divisé en ses branches principales.

On laisse intact en arrière le nerf hémorrhoïdal inférieur qui va au sphincter anal (d, fig. 865). On doit réséquer là les rameaux cutanés et musculaires qui se portent à la vulve, au périnée antérieur et au clitoris (f, g, g', fig. 865), en respectant les rameaux anaux antérieurs.

II.   23.....

La section nerveuse doit porter aussi loin que possible en arrière, et doit être suivie de l'arrachement du bout périphérique (procédé de THIERSCH [1]).

La résection terminée, on suture la plaie sans drainage.

Colpo-périnéorraphies.— Les procédés nombreux de restauration du périnée, s'adressant aux déchirures ou au prolapsus vaginal, se groupent en deux méthodes principales : l'avivement, le dédoublement. Dans chacun de ces groupes nous n'indiquerons qu'un nombre restreint de procédés.

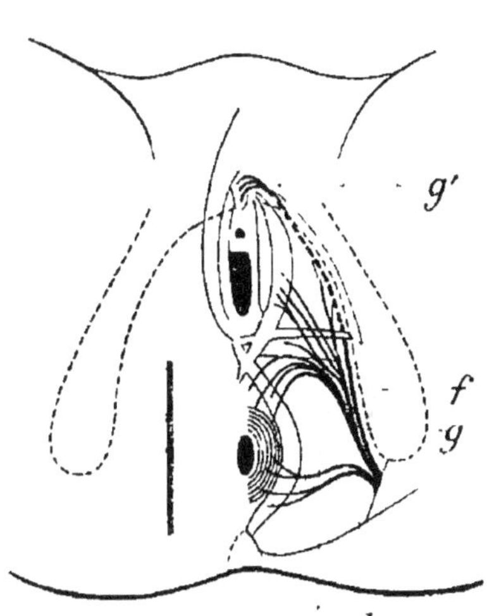

Fig. 865.

Résection du nerf honteux interne (TAVEL). A gauche, incision.

Avivement. — Les procédés diffèrent, pour les incisions, selon qu'il s'agit de restaurer une déchirure incomplète, un prolapsus ou une déchirure complète, intéressant l'anus et le rectum.

Pour prolapsus ou déchirure incomplète. — *Procédé de Simon-Hégar.* — La malade est préparée comme pour toute opération, le vagin ayant été nettoyé par des lavages répétés au sublimé et à l'eau oxygénée pendant plusieurs jours et largement savonné avant l'opération. On la place le siège dans la position de la taille.

L'avivement comprend un triangle de la paroi vaginale postérieure et une zone périnéale. Les dimensions de la portion vaginale et de la portion périnéale varient selon qu'il s'agit d'une déchirure incomplète ou d'un prolapsus.

Dans la *déchirure sans procidence*, il suffit d'un très léger

---

[1] Voy. p. 214, t. II.

avivement vaginal, il faut un large avivement périnéal qui comprend toute la cicatrice au moins (fig. 866).

Pour lutter contre un *prolapsus*, il faut réséquer beaucoup plus haut et beaucoup plus large de la paroi vaginale (fig. 867). La surface à aviver est calculée sur le degré de procidence et sur la largeur de la vulve.

Le lambeau vaginal et cutané est repéré par de longues pinces à griffes (fig. 868) disposées en triangle, l'une au sommet du lambeau vaginal plus ou moins profondément placé, deux autres aux extrémités latérales de l'incision transversale cutanée. On limite au bistouri les côtés du triangle, faisant légèrement convexes en dedans les incisions des côtés, et concave en avant l'incision de la base (fig. 867).

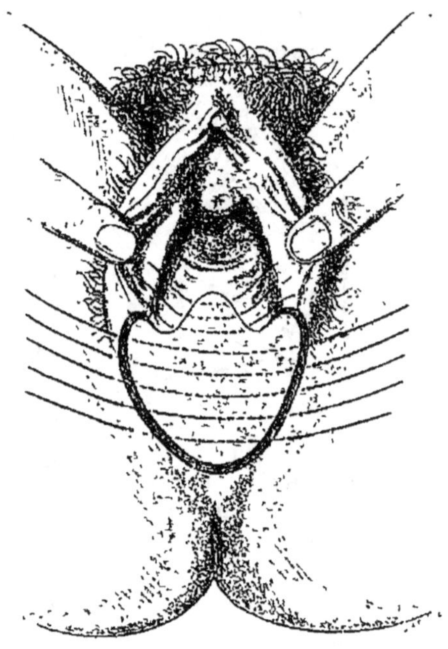

Fig. 866.

Colpo-périnéorraphie. Procédé de Simon-Hégar. Petit avivement vaginal.

Le lambeau peut être *avivé* de différentes façons. Le mode habituel consiste à disséquer au bistouri la muqueuse, en commençant par la pointe, dès que la dissection en est assez avancée, on prend le lambeau avec les doigts en le renversant sur l'index. Le bistouri coupe au ras de la face profonde de la muqueuse sans laisser aucun ilot de cette muqueuse. Le lambeau est ainsi disséqué jusqu'à sa base et enlevé.

BOUILLY avivait en ébarbant la muqueuse avec des ciseaux courbes (fig. 869), enlevant l'épithélium d'une façon absolument complète.

RICHELOT incisant la ligne courbe de la base du triangle, dissèque sur 1 ou 2 centimètres la base du lambeau; puis, avec l'index, dédouble la cloison recto-vaginale jusqu'au sommet du

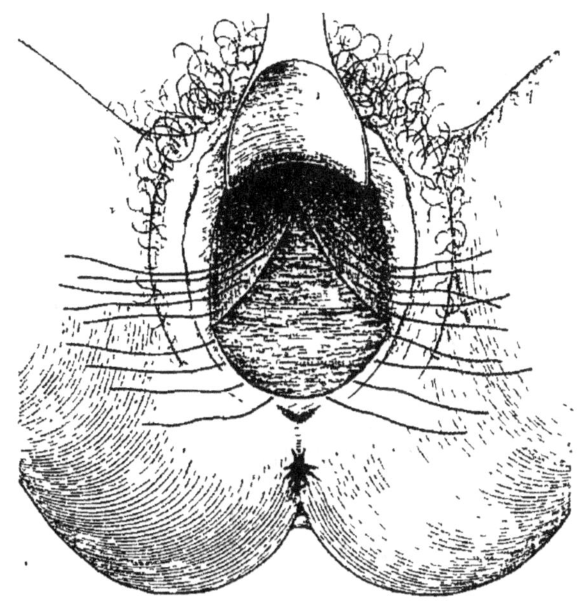

Fig. 867.

Colpo-périnéorraphie. Procédé de Simon-Hégar. Large avivement vaginal.

lambeau (fig. 870). Avec des ciseaux, on excise ce lambeau vaginal soulevé (fig. 871).

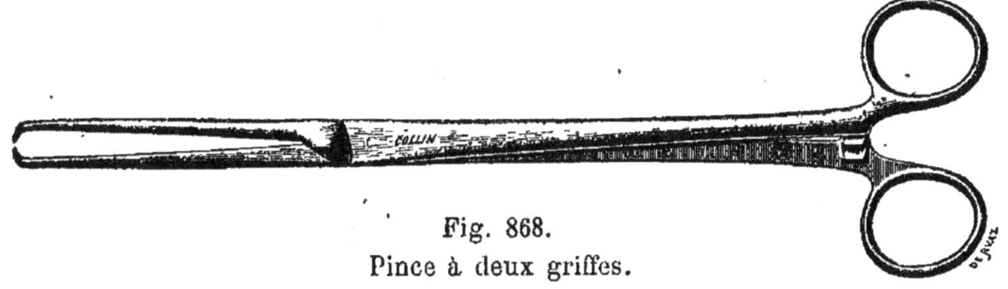

Fig. 868.

Pince à deux griffes.

L'avivement terminé, on peut *suturer* les surfaces cruentées en un seul plan ou par étages.

La suture en masse est faite au catgut, points séparés ou

surjet, sur la portion vaginale ; au fil d'argent ou au crin de Florence pour la portion périnéale.

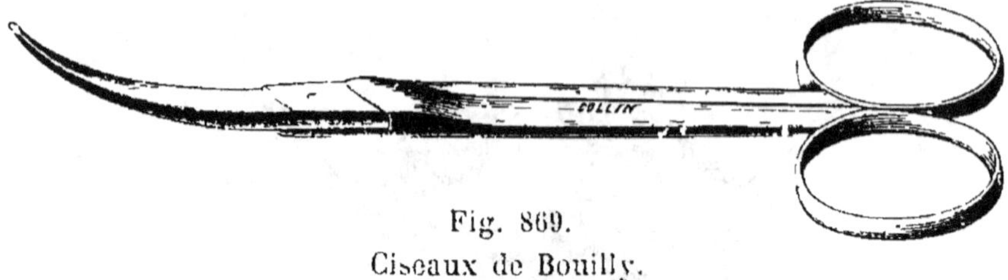

Fig. 869.
Ciseaux de Bouilly.

L'important est de ramasser, sur la portion vaginale, tous les tissus découverts, de façon à cacher complètement le fil d'une lèvre à l'autre de la plaie. Il faut cependant glisser avec

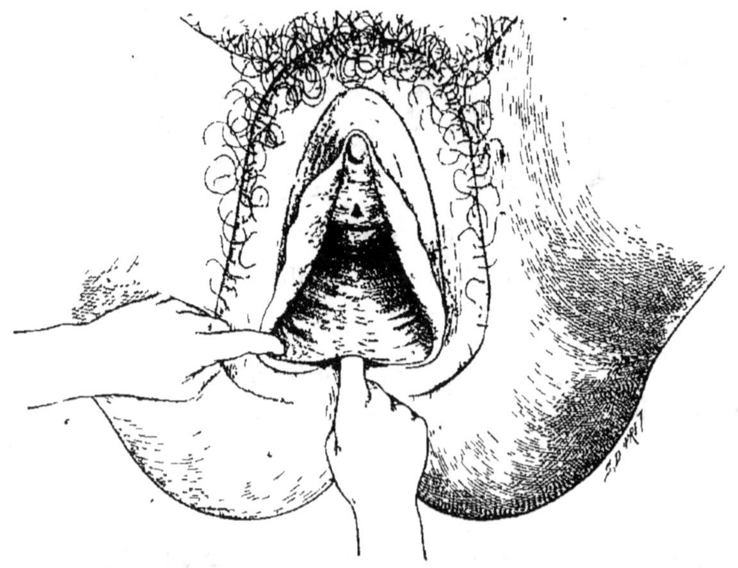

Fig. 870.
Colpo-périnéorraphie. Procédé de Simon-Hégar. Dissection du lambeau vaginal par dédoublement (RICHELOT).

l'aiguille (aiguille courbe ordinaire) dans l'épaisseur des tissus sans pénétrer dans le rectum. Sur la portion périnéale, on ramasse de même tous les tissus du périnée en les prenant au

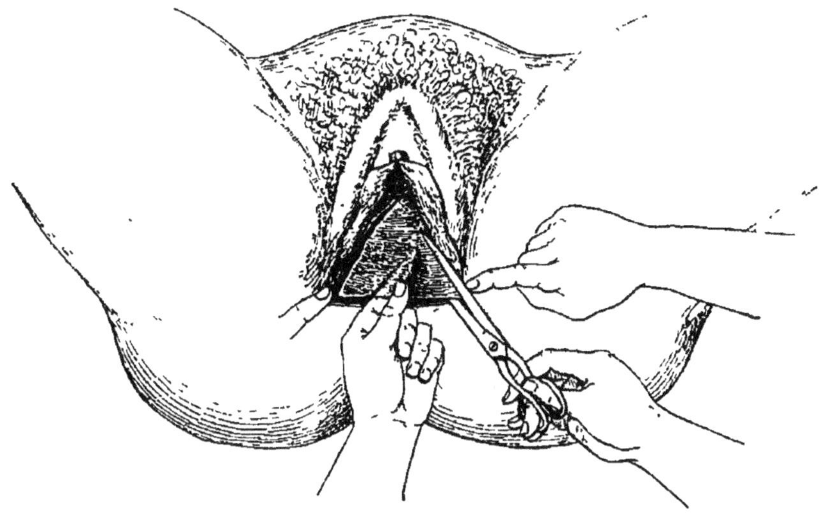

Fig. 871.

Colpo-périnéorraphie. Procédé de Simon-Hégar. Section du lambeau
(RICHELOT).

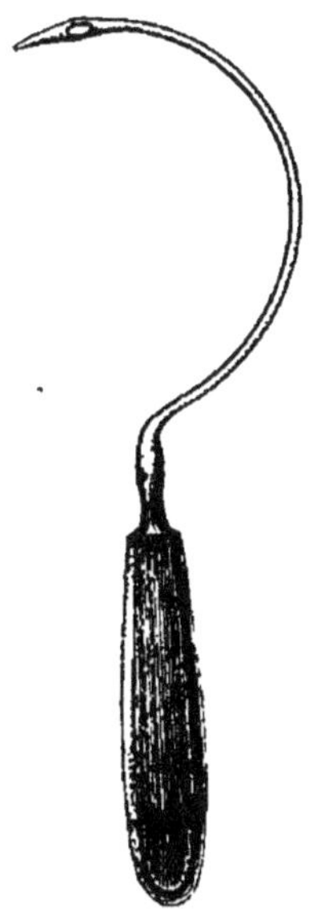

Fig. 872.
Aiguille d'Emmet.

loin sur les côtés, à l'aide d'une grande
aiguille courbe (fig. 872).

La suture à étages comprend un premier surjet profond au catgut, ramassant
tous les tissus de la cloison vaginale et
du périnée, et une suture superficielle unie
à la profonde, évitant tout espace mort.

**Pour déchirure complète. — *Procédé
de Simon-Hégar*.** — L'avivement est
composé de deux surfaces triangulaires
latérales, de part et d'autre de la cloison
déchirée, la base du triangle est à la peau,
le sommet à ce qui reste de cloison (fig. 873).
Les deux triangles latéraux sont réunis
par une portion intermédiaire formée par
l'avivement du bord inférieur de la cloison.
avivement prolongé un peu sur la paroi
vaginale (fig. 873). Les avivements latéraux se portent beaucoup

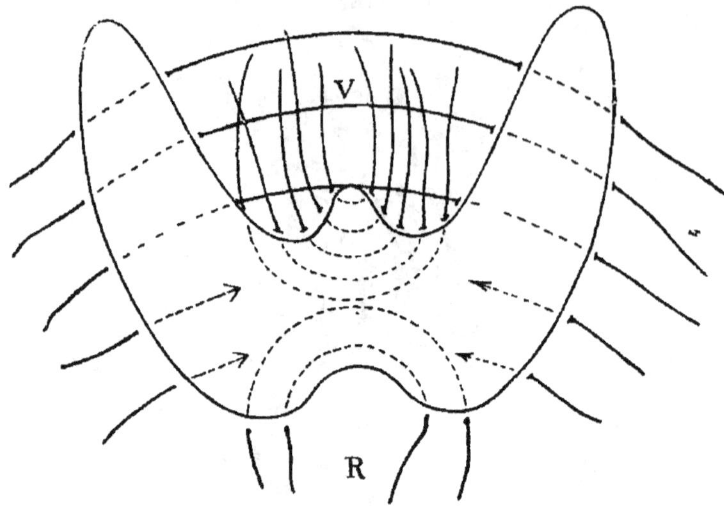

Fig. 873.
Périnéorraphie pour déchirure complète. Procédé de Simon-Hégar.
Forme de l'avivement et place des sutures.

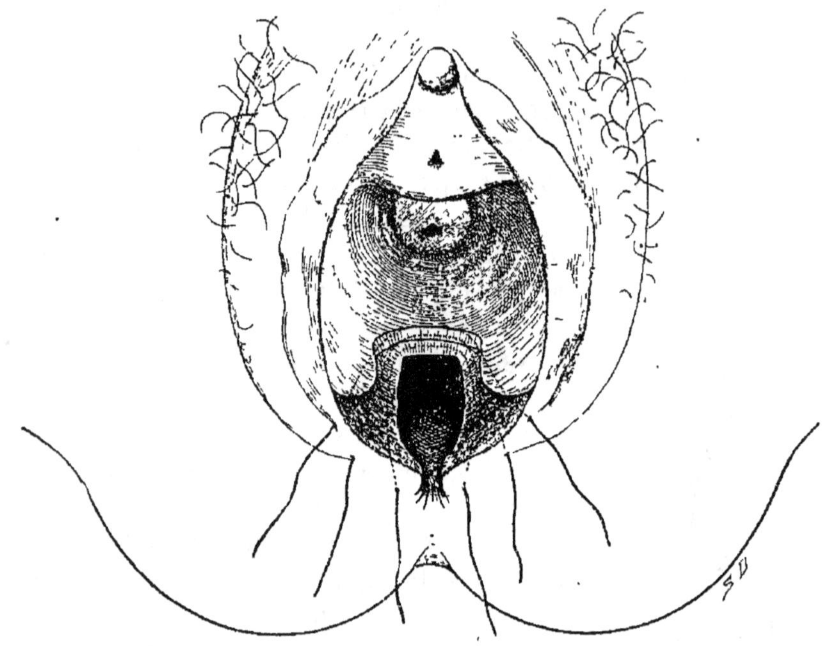

Fig. 874.
Périnéorraphie pour déchirure complète. Procédé d'Emmet

plus en avant sur les grandes lèvres, qu'en arrière vers l'anus.

Les sutures peuvent être faites en un plan ou à étages. Elles peuvent en outre, comme dans le procédé d'Emmet (fig. 874), être constituées seulement par des fils périnéaux prenant la cloison et les avivements latéraux, sans suturer spécialement les parois rectale et vaginale. Le fil postérieur est chargé de rapprocher les bouts sectionnés du sphincter anal.

On peut aussi fermer d'abord par des sutures particulières les parois rectale et vaginale (fig. 873), puis ramasser tous les tissus avivés dans les sutures périnéales.

Dédoublement. — **Pour prolapsus ou déchirure incomplète.** — ***Procédé de Lawson-Tait-Doléris.*** — Une incision

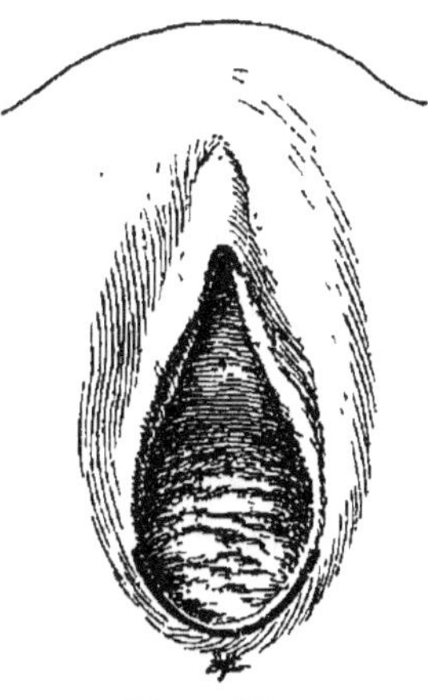

Fig. 875.
Colpo-périnéorraphie.
Dédoublement. Procédé de Lawson-Tait-Doléris.

courbe à la limite de la peau et de la muqueuse (fig. 875) sépare la cloison en deux lames. Elle remonte plus ou moins haut vers le méat urinaire.

La séparation des deux lames est commencée au bistouri, puis continuée au doigt (fig. 876).

Comme l'a indiqué récemment Pierre Delbet [1], l'incision cutanée faite, on traverse un noyau cicatriciel plus ou moins épais, et on arrive aux fibres musculaires longitudinales du rectum. Il faut avec soin détacher là le rectum du vagin pour ne pas pénétrer dans l'ampoule rectale. On arrive ensuite dans un espace lamelleux, d'apparence séreuse, où le doigt sépare aisément le vagin du rectum, jusqu'au cul-de-sac péritonéal.

Il est préférable de ne pas ouvrir ce cul-de-sac, mais si cela arrivait, on le refermerait immédiatement par des sutures.

A la limite supérieure du décollement, on sent, à travers la paroi vaginale, le col utérin.

---

[1] Pierre Delbet. *Bull. de la Société de chirurgie*, Paris, 1902, p. 1093

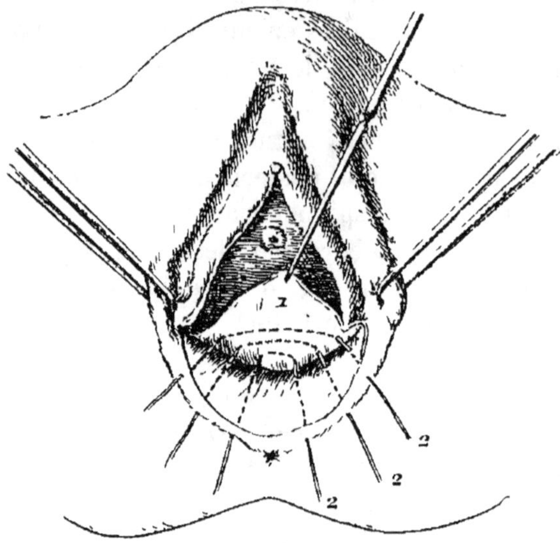

Fig. 876.

Colpo-périnéorraphie par dédoublement. Procédé de Lawson-Tait-Doléris. Dédoublement de la cloison.

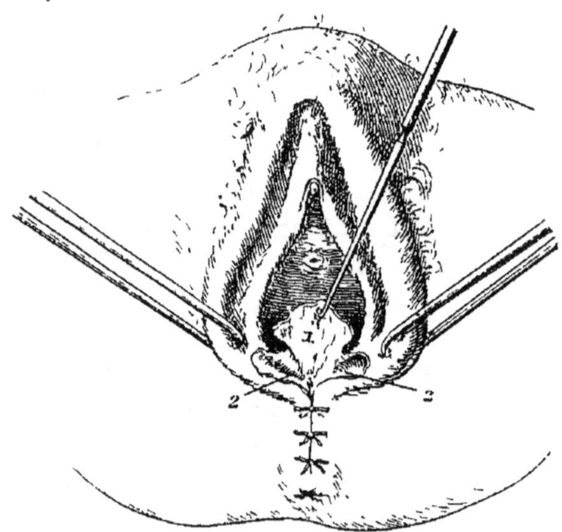

Fig. 877.

Procédé de Lawson-Tait-Doléris. Sutures périnéales et plissement du vagin.

On continue alors le décollement très loin sur les parties latérales, pour découvrir les fibres du muscle releveur de l'anus,
reconnaissables à leur direction.

Le dédoublement effectué, on place les sutures. Là encore on
peut placer les sutures en masse, à un seul étage, ou des sutures
en étages superposés.

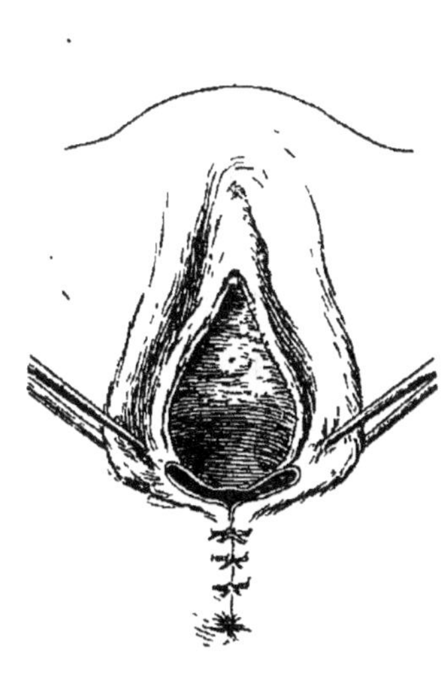

Fig. 878.

Procédé de Lawson-Tait-Doléris.
Régularisation de la paroi vaginale.

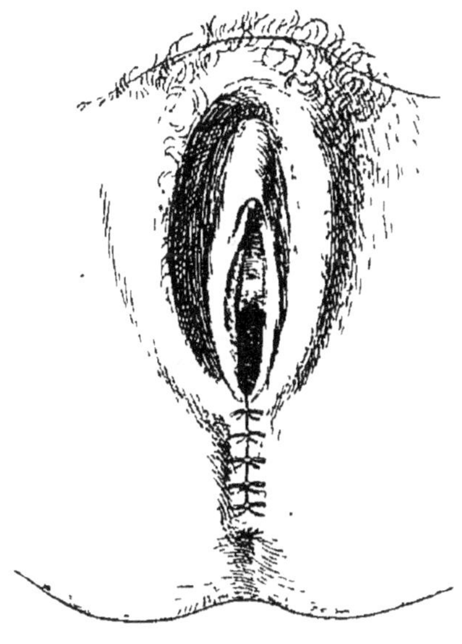

Fig. 879.

Procédé de Lawson-Tait-Doléris.
Sutures complètes.

Ces sutures doivent prendre largement tous les tissus disséqués, transformant la plaie transversale en une plaie antéro-
postérieure (fig. 877). P. DELBET place des fils spéciaux sur les
releveurs. On peut aussi bien prendre ces muscles dans les fils
d'une suture en masse.

La paroi vaginale se fronce à mesure que la suture périnéale
avance, et elle devient trop longue (fig. 877). On en résèque une
bande transversale (fig. 878), ce qui permet d'achever l'affrontement régulier (fig. 879).

Pour déchirure complète. — *Procédé de Lawson-Tait-*

Pozzi. — Une incision en **H** dont les deux branches latérales sont légèrement brisées (fig. 880), suit le bord inférieur de la cloison et la peau voisine de la déchirure. Les branches antérieures, vers la vulve, sont plus longues que les branches postérieures, vers l'anus.

Le dédoublement de la cloison recto-vaginale est conduit comme dans le procédé précédent. on va de même au loin, sur les côtés, à la recherche des releveurs de l'anus.

Là encore, on peut ne faire qu'un plan de sutures périnéales, ramassant tous les tissus, unissant les releveurs et reconstituant le sphincter externe de l'anus. Il est cependant préférable de placer quelques sutures perdues non perforantes sur la paroi rectale pour la fermer, sutures réunissant spécialement aussi le sphincter. Puis on fait les sutures périnéales.

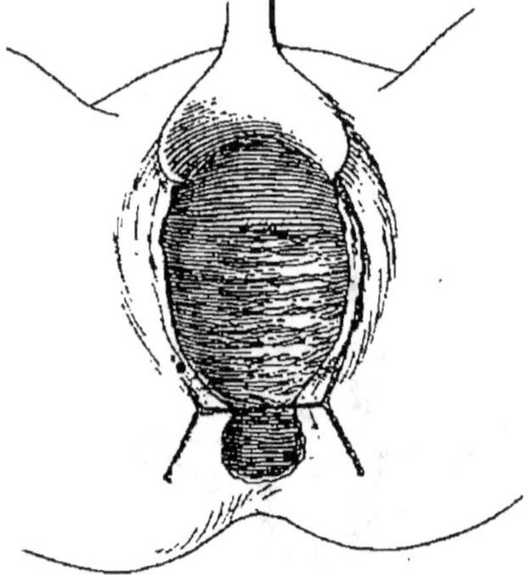

Fig. 880.
Périnéorraphie pour déchirure complète. Procédé de Lawson-Tait. Tracé des incisions.

Pozzi (fig. 881 et 882) combine une suture en masse qu'il fait au fil d'argent, avec un surjet profond de catgut ramassant les tissus du fond de la plaie.

Pansement. — Après ces opérations périnéales, on tamponne le vagin à la gaze, on place dans la vessie une sonde à demeure, on applique un pansement ordinaire sur le périnée ; et on constipe la malade à l'aide de l'opium (6 à 10 pilules de $0^{gr},01$ par jour).

Le tamponnement vaginal est enlevé après quarante-huit heures. La sonde vésicale est supprimée au bout de deux ou trois jours.

La constipation est prolongée une huitaine de jours, puis on provoque une selle que l'on facilite par un lavement huileux ou glycériné.

Les fils du périnée (les autres sont en catgut) sont laissés une dizaine de jours en place.

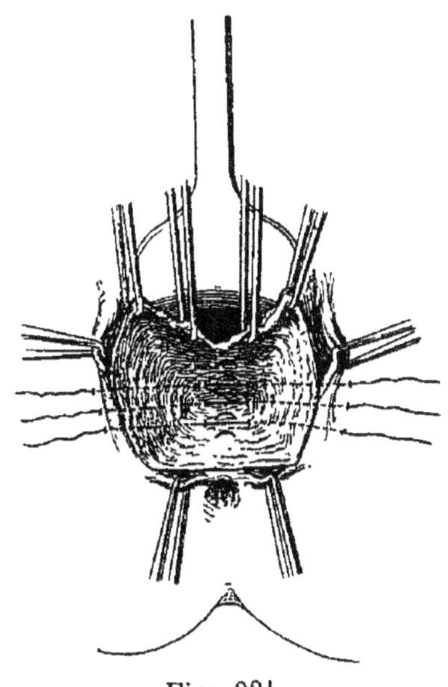

Fig. 881.
Procédé de Lawson-Tait-Pozzi.
Dédoublement. Sutures.

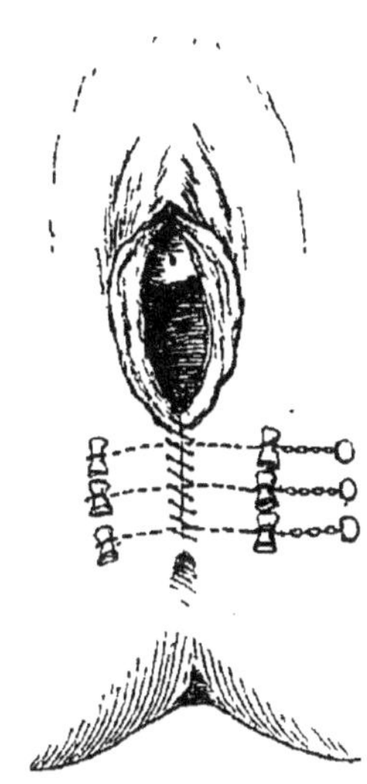

Fig. 882.
Procédé de Lawson-Tait-Pozzi.
Sutures profondes et superfi-
cielles.

La malade ne doit commencer à se lever qu'au bout de trois semaines.

VAGIN

Colporraphies. — La colporraphie postérieure est toujours combinée à une périnéorraphie, et nous l'avons déjà étudiée [1].

Colporraphie antérieure. — La colporraphie sur la paroi antérieure, vésico-urétrale, du vagin se fait par les procédés d'*avivement* que nous avons décrits pour le prolapsus de la paroi vaginale postérieure [2]. La forme de l'avivement représente

[1] Voy. p. 408.
[2] Voy. p. 409.

un ovale plus ou moins allongé suivant l'étendue de la procidence (fig. 883).

La suture à un seul plan est largement suffisante.

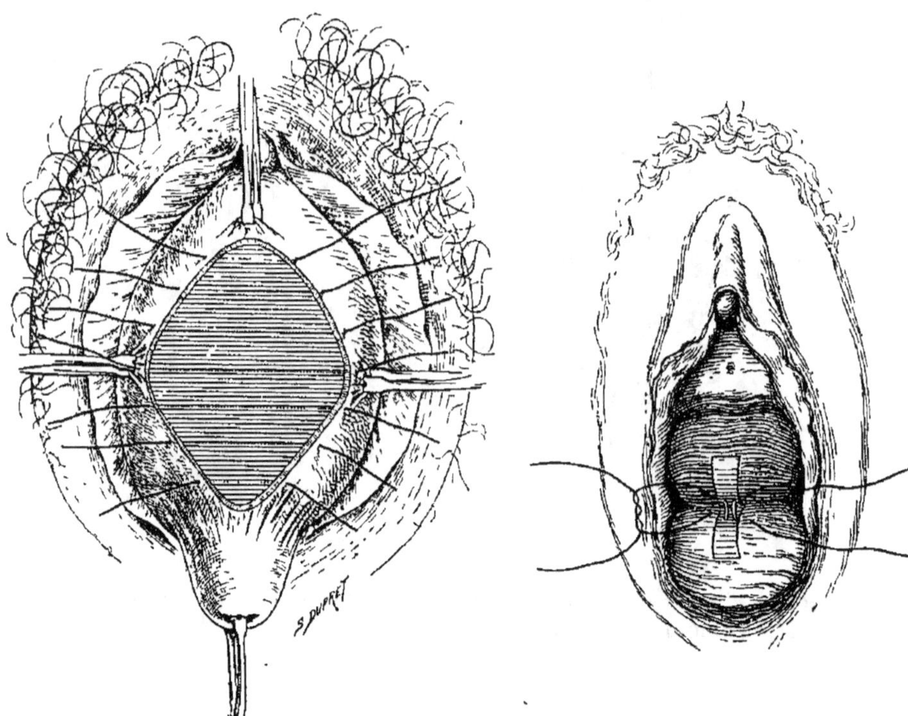

Fig. 883.
Colporraphie antérieure.
Procédé de Hégar.

Fig. 884.
Cloisonnement du vagin
(L. Le Fort).

Cloisonnement du vagin (Le Fort). — L'utérus prolabé
étant réduit, on marque par deux petites incisions le point
où les parois vaginales se mettent en contact à l'entrée du
vagin.

L'utérus sorti, on dispose deux surfaces d'avivement sur les
parois antérieure et postérieure du vagin (fig. 884). Chaque
bande a 1 centimètre et demi de largeur. L'avivement est fait
au bistouri ou aux ciseaux.

On place ensuite les sutures. Des fils sont disposés en **U**

(fig. 884) et placés comme l'indique la figure 885. Les fils serrés,
les deux surfaces sont accolées.

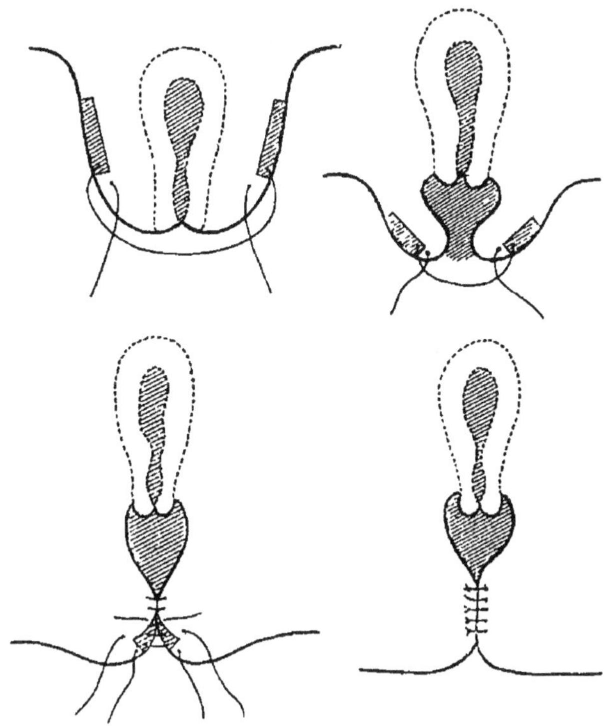

Fig. 885.
Cloisonnement du vagin (L. Le Fort). Schéma (Malgaigne
et Le Fort).

Colpotomie. — La malade placée dans la position gynécologique, le vagin nettoyé comme d'habitude, on place une
large et courte valve vaginale postérieure. On saisit la lèvre
postérieure du col avec une solide pince à traction et on fait
soulever par un aide le col contre le pubis (fig. 886).

Le cul-de-sac vaginal postérieur bien exposé à la vue, on incise transversalement, à la base du col, la muqueuse vaginale.
sur la largeur du col (fig. 886), et on ouvre le cul-de-sac péritonéal accolé à la paroi vaginale.

Tantôt la collection purulente est ainsi ouverte du premier

coup, tantôt on n'a ouvert que le cul-de-sac de Douglas. Le doigt suivant la face postérieure de l'utérus peut alors rencontrer la collection purulente qu'il faut ouvrir. Il arrive quelquefois que l'ouverture du cul-de-sac donne issue à du liquide séreux, et ce n'est qu'ensuite qu'on ouvre l'abcès.

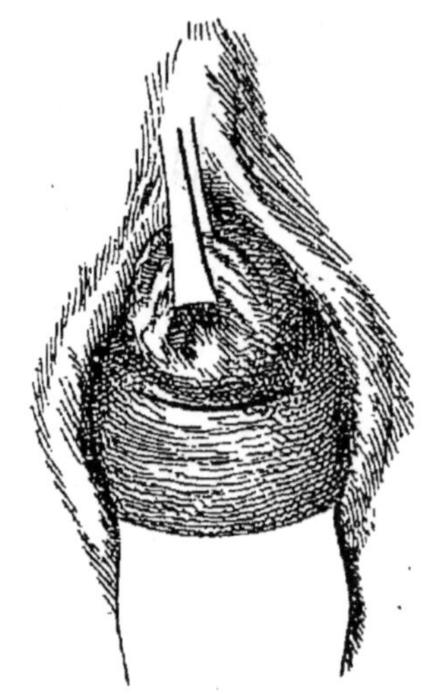

Une main placée sur l'hypogastre permet de se rendre compte, par le palper bimanuel, de la situation et du volume de la poche à ouvrir. Pour pratiquer cette ouverture, on fait fixer la poche par la main d'un aide placée à l'hypogastre, ou on la fixe soi-même, et, avec un clamp ordinaire, droit ou légèrement courbé, on effondre la paroi juste contre l'utérus. Lorsque l'instrument a pénétré et que le pus s'écoule, on écarte largement les mors de la pince que l'on retire. On agrandit ainsi l'ouverture sans inciser.

Fig. 886.
Colpotomie postérieure.
Tracé de l'incision.

On s'assure que la poche ouverte est unique, qu'il n'existe pas de cloison à déchirer du doigt, et on draine. Un drain en croix, dont on écrase dans une pince les branches latérales

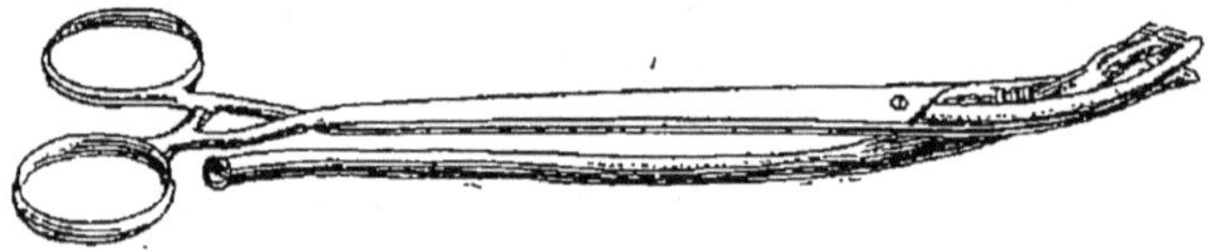

Fig. 887.
Prise du drain en croix avec une pince.

(fig. 887), est poussé jusque dans la poche ouverte (fig. 888). On tamponne le vagin, autour du drain, avec de la gaze, et on place un pansement vulvaire maintenu par un bandage en T.

Le tamponnement est changé au bout de deux jours et le drainage longtemps maintenu.

Fistules vaginales. — *Fistules vésico et urétro-vaginales.* — On peut opérer ces fistules par voie vaginale ou par voie sus-pubienne, après ouverture de la vessie [1].

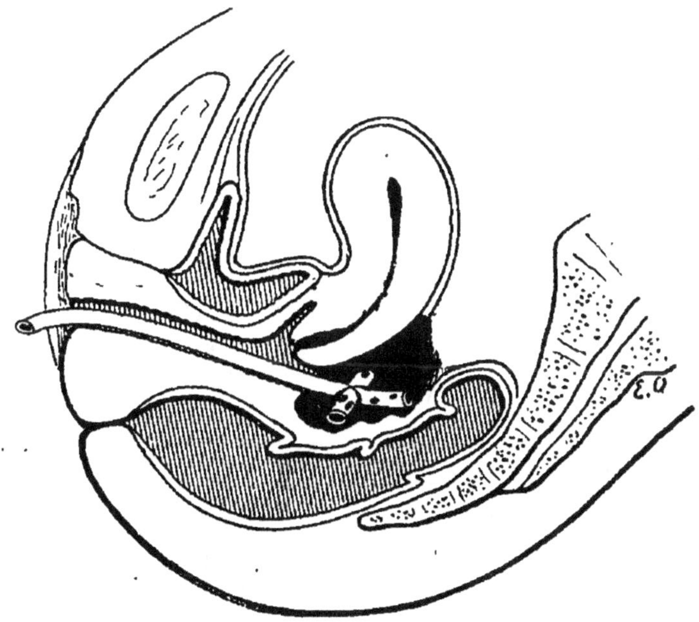

Fig. 888.
Colpotomie postérieure. Drain en croix placé (J.-L. Faure).

Voie vaginale. — Deux méthodes sont employées : l'avivement et le dédoublement, la seconde étant aujourd'hui la méthode de choix.

Avivement (Méthode américaine). — *Procédé de Sims.* — La vessie a été traitée pour la cystite, l'urétre dilaté s'il est besoin, le vagin assoupli et dilaté si des brides le rétrécissent; alors seulement on peut entreprendre la cure de la fistule.

La vulve et le vagin sont préparés et nettoyés comme d'habitude.

[1] Le procédé de Michaux, *voie ischio-rectale*, n'a été employé qu'une fois par son auteur, et est un procédé d'exception applicable à de très rares cas particuliers.

La malade placée dans la position ordinaire des opérations
vaginales (position de la taille), le siège très relevé, on place
sur la paroi vaginale des pinces à tractions qui attirent et exposent bien à la vue l'orifice anormal. Une large valve postérieure courte, une ou plusieurs valves étroites latérales convenablement disposées décou-
vrent le champ opératoire.

On pratique alors, autour
de la fistule, sur une largeur de 8 à 10 millimètres
au moins à partir du bord
fistuleux, un avivement suivant tout le pourtour de
l'orifice. L'avivement, fait
avec un bistouri ou des
ciseaux, doit comprendre
toute l'épaisseur de la muqueuse vaginale et le bord
fistuleux, mais ne pas enlever la muqueuse vésicale.
L'avivement bien fait partout, on s'assure encore
qu'aucun point ne reste non
cruenté (fig. 889).

Les sutures, placées avec
l'aiguille courbe ordinaire
ou des aiguilles montées
sur pince, sont faites seu-

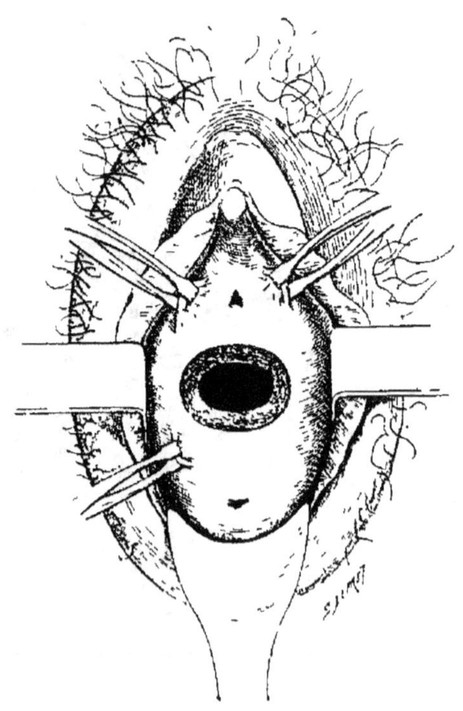

Fig. 889.
Fistule vésico-vaginale. Méthode
américaine. Avivement.

lement sur l'avivement vaginal, sans points spéciaux sur le
bord vésical. On emploie un fil non résorbable et ne se laissant
pas infiltrer par les liquides, le fil d'argent fin ou le crin de
Florence.

Chaque fil est passé à travers toute la surface cruentée, partant à quelques millimètres d'un bord, reparaissant au fond de
la fistule sans prendre la muqueuse vésicale, et traversant
l'autre surface avivée pour ressortir à quelques millimètres du
bord opposé (fig. 890). Les fils doivent être assez rapprochés pour

ne laisser aucun écartement possible. On tord les fils d'argent, on noue les crins, sans serrer trop pour ne pas couper les tissus, mais assez pour bien affronter.

L'ensemble de la suture représente généralement une ligne

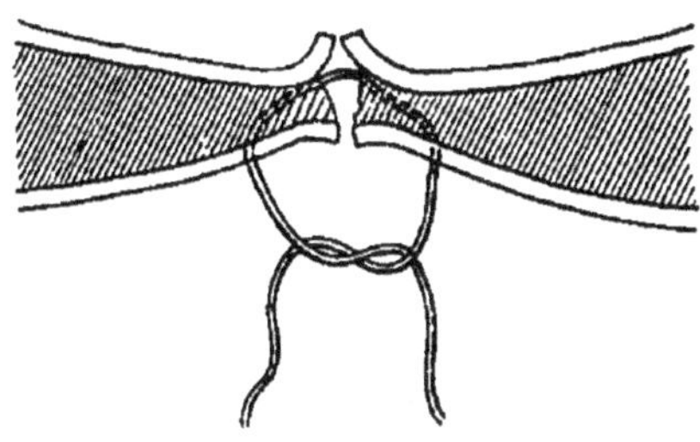

Fig. 890.
Fistule vésico-vaginale. Suture après l'avivement.

transversale, mais peut être aussi verticale, oblique ou en ligne brisée.

Procédé de Braquehaye. — Au lieu de supprimer la collerette de muqueuse qui siège au niveau de l'avivement, on la conserve attachée au bord de l'orifice anormal pour la renverser

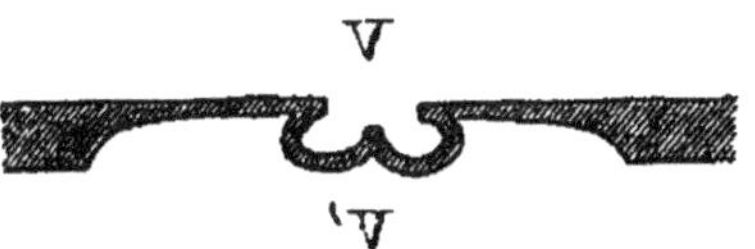

Fig. 891.
Fistule vésico-vaginale. Procédé de Braquehaye.

en dedans, face cruentée en dehors, et la recouvrir par rapprochement des bords avivés. Voici les temps opératoires décrits par Braquehaye[1] :

Incision circulaire autour de la fistule passant à 7 millimètres au-dessus et à 12 millimètres au-dessous.

Dissection au bistouri et aux ciseaux courbes de l'îlot de muqueuse vaginale ainsi limité ; la dissection, commencée sur

---

[1] BRAQUEHAYE. XIII⁰ Congrès de chirurgie, Paris, 1899, p. 659.

l'incision, va jusqu'à 2 ou 3 millimètres du rebord de la fistule (fig. 891).

La collerette disséquée, laissée ainsi adhérente au pourtour de l'orifice, est renversée de façon que la face muqueuse regarde la cavité vésicale, et la face cruentée la cavité vaginale. On suture la collerette renversée par un fil de catgut non perforant, disposé en bourse.

On réunit alors l'un à l'autre les deux bords de la surface avivée comme dans le procédé classique de l'avivement, enfouissant la collerette de la muqueuse vaginale.

Dédoublement (Méthode française). — *Procédé de Ricard.* — La malade est préparée et placée comme pour l'avivement, la fistule est de même exposée à l'opérateur.

A l'union des muqueuses vésicale et vaginale, sur le pourtour de l'orifice de la fistule, on incise la muqueuse

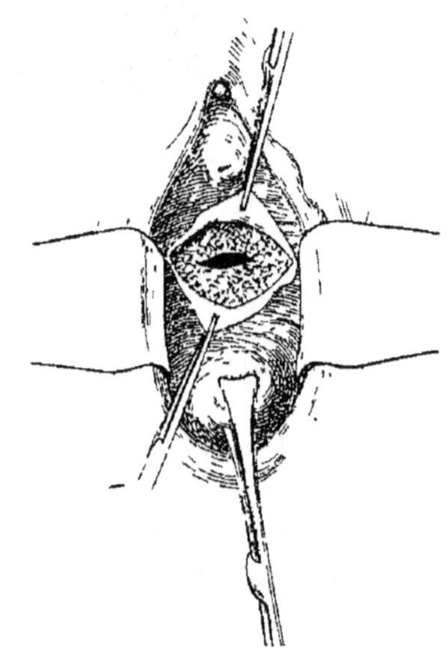

Fig. 892.
Fistule vésico-vaginale. Dédoublement. Dissection des lambeaux.

vaginale. Fixant solidement avec une pince à griffes une des lèvres de l'incision, on prolonge celle-ci à droite et à gauche d'une longueur variable avec les dimensions de l'orifice. On coupe franchement la muqueuse vaginale, et on dissèque successivement chacune des lèvres de l'incision, l'inférieure puis la supérieure, décollant la muqueuse vaginale des tissus sous-jacents, dédoublant la paroi vésico-vaginale (fig. 892). La largeur des lambeaux dédoublés varie suivant l'étendue de l'orifice et la souplesse des tissus; elle doit toujours être suffisante pour donner des lambeaux souples, très mobiles, et faciles à rapprocher l'un de l'autre, à accoler sans effort par leurs faces cruentées.

Le dédoublement terminé sur les deux lèvres de l'incision (fig. 893), on place les sutures. On emploie le fil d'argent fin ou le crin de Florence solide, une aiguille courbe ordinaire suffit à tous les cas. Chaque fil passe à la base des deux lambeaux de dédoublement, au ras du décollement (fig. 893 et 894). On ne place pas de fils sur l'orifice vésical, on dispose sur la plaie vaginale autant

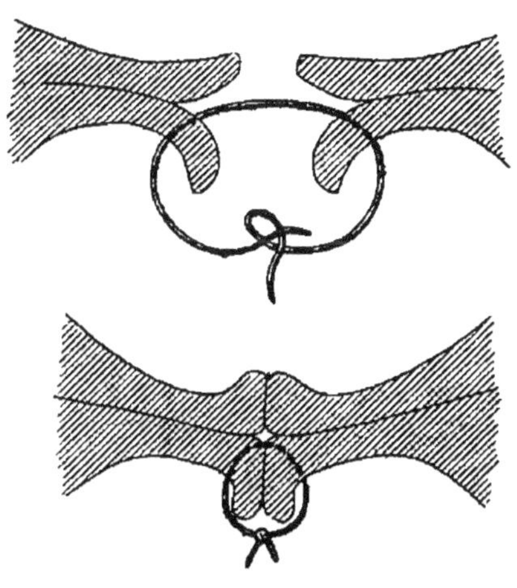

Fig. 893.
Fistule vésico-vaginale. Procédé
de dédoublement.

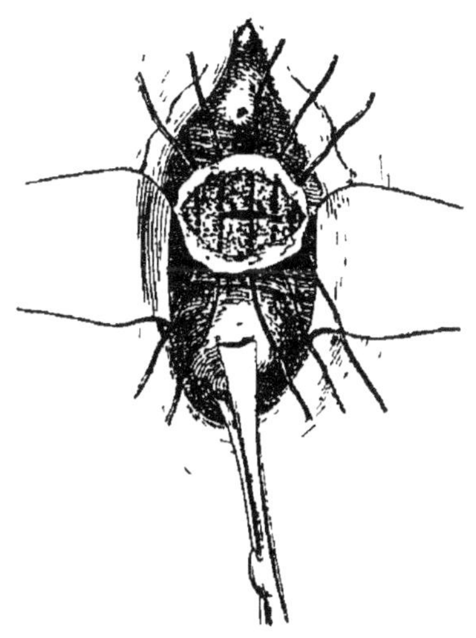

Fig. 894.
Dédoublement. Sutures.

de points qu'il est nécessaire pour obtenir une occlusion complète.

On s'assure que la suture est hermétique en injectant, sans pression, dans la vessie, une solution très faible de permanganate de potasse dont la teinte rouge serait facile à percevoir dans le vagin.

Quelques opérateurs (QUÉNU, WALCHER, BERGER) placent sur l'orifice vésical une suture indépendante, au catgut, disposée en points séparés ou en bourse.

Soins consécutifs. — Le vagin est, après l'opération, tamponné avec de la gaze stérile. On place dans la vessie une sonde de

Pezzer. On maintient sur la vulve un pansement aseptique.

La malade est placée dans son lit, couchée sur le dos, les genoux pliés reposant sur un coussin. La sonde à demeure est adaptée à un tube de caoutchouc qui plonge dans un urinal : elle est maintenue constamment ouverte et son fonctionnement est attentivement surveillé. Si la sonde se bouche, on y pousse une injection d'eau stérilisée.

La sonde est changée tous les trois ou quatre jours, et maintenue à demeure jusqu'à deux jours après l'ablation des fils vaginaux. Cette pratique nous paraît préférable au cathétérisme intermittent, qui multiplie les risques de traumatisme et d'infection.

Le tamponnement vaginal est renouvelé au bout de deux jours et se fait de deux jours en deux jours jusqu'à l'ablation des fils qui a lieu du dixième au douzième jour.

La malade peut se lever au bout de quinze jours.

Voie hypogastrique (Trendelenburg). — La vessie est ouverte comme pour une cystotomie ordinaire [1]; et, comme il est impossible de la remplir d'eau stérilisée, il peut être utile de faire refouler la paroi vésicale, à travers la fistule vaginale, par un cathéter ou par le doigt d'un aide.

La vessie ouverte, on étale sa paroi avec des écarteurs comme pour l'ablation de tumeurs vésicales [2], et on cherche l'orifice de la fistule. Un aide, refoulant la vessie par le vagin, diminue autant que possible la profondeur du champ opératoire.

La fistule est traitée par *avivement* simple ou par *dédoublement* (DUPLAY). Les deux méthodes opératoires sont exécutées par les mêmes procédés que dans l'opération par la voie vaginale ; les difficultés étant grandement augmentées par la profondeur de la fistule et l'insuffisance de l'éclairage.

Les sutures sont faites, au catgut, à un ou deux plans suivant qu'on a employé l'avivement ou le dédoublement. Si on a dédoublé, il est bon de mettre une suture spéciale sur la paroi vaginale, puis une sur la paroi vésicale.

[1] Voy. p. 326, t. II.
[2] Voy. p. 333, t. II.

La fistule obturée, on ferme la vessie complètement avec une sonde urétrale à demeure, ou incomplètement avec drainage hypogastrique. Cette seconde façon de faire nous parait préférable, la fistule hypogastrique s'oblitérant facilement ensuite, lorsqu'on enlève. après six à huit jours, les drains vésicaux.

Fistules vésico-utérines. — Ces fistules sont situées dans la partie supérieure du vagin, entamant le col, ou à l'intérieur du col; elles sont donc (Pozzi) juxta-cervicales ou intra-cervicales.

Fistules juxta-cervicales. — On peut opérer ces fistules par les mêmes procédés d'*avivement* ou de *dédoublement* que les fistules vaginales; l'avivement ou le dédoublement porte en haut sur la lèvre antérieure du col utérin.

Si ces procédés échouent, on peut employer le *décollement cervico-vésical*, suivi de suture indépendante de l'orifice vésical et de la plaie cervicale. On tamponne ensuite la plaie de décollement, la laissant réunir secondairement.

Fistules intra-cervicales. — Le traitement de ces fistules est entrepris par la voie vaginale ou par la voie hypogastrique.

Voie vaginale. — C'est le décollement utéro-vésical et la mobilisation de l'utérus qu'on utilise (Jobert, Follet). Comme dans le premier temps de l'hystérectomie vaginale, on incise le cul-de-sac vaginal antérieur, et on décolle la vessie du col utérin jusqu'au-dessus de la fistule. Le cul-de-sac péritonéal peut être ouvert dans cette manœuvre, on le ferme par des sutures.

Chaque orifice, vésical et cervical, est avivé et suturé indépendamment. On tamponne ensuite la plaie de décollement.

Les soins post-opératoires sont semblables à ceux des fistules vaginales.

Voie hypogastrique[1]. — C'est la même opération que pour

---

[1] Fistule vésico-utérine, etc. Latouche d'Autun, *Société de chirurgie de Paris* (rapport Ricard). — *Gazette des Hôpitaux*, 28 aout 1897, p. 968.

les fistules vésico-vaginales [1]. Ici cependant, le dédoublement de la fistule est plus difficile qu'avec la paroi vaginale, et on doit se contenter d'un large avivement.

Il faut prendre grand soin d'éviter les orifices urétéraux en plaçant les points de suture.

Fistules uretéro-vaginales et cervicales. — L'oblitération de ces fistules s'obtient par *voie abdominale* ou par *voie vaginale*. Nous avons déjà étudié les procédés d'abouchement de l'uretère dans la vessie par voie abdominale (urétéro-cystostomie) [2].

Voie vaginale. — La fistule entame l'uretère à son embouchure vésicale, elle est *urétéro-vésico-vaginale ;* ou bien son orifice est éloigné de la vessie, elle est *urétéro-vaginale.*

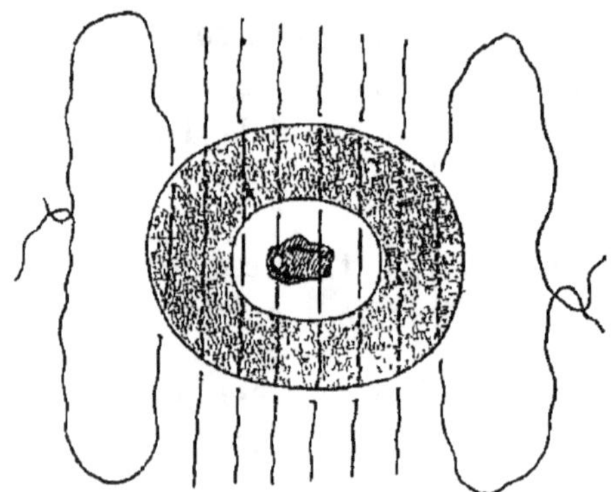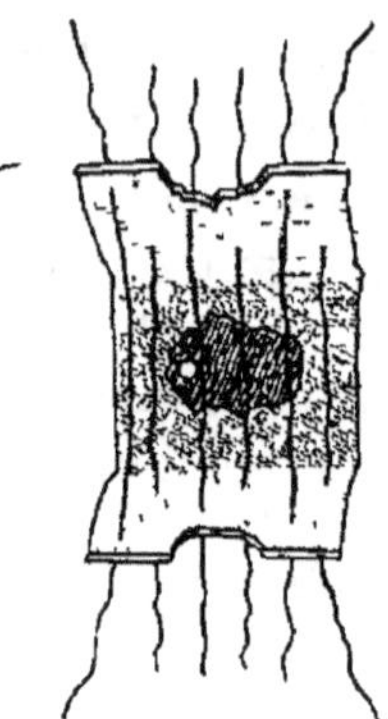

Fig. 895.	Fig. 896.
Fistule urétéro-vésico-vaginale. Voie vaginale. Avivement (M. SCHEDE).	Fistule urétéro-vésico-vaginale. Voie vaginale. Dédoublement (POZZI).

Dans quelques cas de ce dernier groupe, l'orifice étant tout près de la vessie, on peut transformer la fistule uretérale en une fistule urétéro-vésico-vaginale, en incisant le petit bout vésical de l'uretère sur une sonde placée par la vessie (à l'aide de la

[1] Voy. p. 427, t. II.
[2] Voy. p. 351, t. II.

cystoscopie ou par une incision vésico-vaginale près de la fistule).
On emploie alors pour fermer cette fistule les procédés de fermeture du premier groupe. La fistule fermée, on oblitère par
sutures l'incision vésico-vaginale qui a servi à placer la sonde,
si on a employé ce moyen au lieu de la cystoscopie.

Les *fistules uretéro-vésico-vaginales*, ou celles que l'on a rendu
telles, sont oblitérées par les mêmes procédés d'avivement ou de
dédoublement que les fistules vésico-vaginales pures (fig. 895
et 896).

Les *fistules uretéro-vaginales* sont traitées par l'abouchement
de l'orifice uretéral dans la vessie, c'est-à-dire par *uretéro-cystostomie vaginale* (MAYO). Voici la description que donne TUF-
FIER[1] : Libérer l'uretère autour de l'orifice fistuleux, l'abaisser
aussi loin que possible, le fendre dans l'étendue de un centimètre et y placer une sonde molle qui passera par la vessie et
l'urètre. Introduire une sonde rigide dans la vessie, déprimer
la paroi latérale pour chercher le point le plus facilement accessible à l'urètre libéré, l'ouvrir en triangle. Réunir par des sutures
la muqueuse au catgut et la musculeuse à la soie.

Fistules recto-vaginales.

— Suivant le siège et les indi-
cations tirées de la solidité du périnée [2], on peut oblitérer ces
fistules par trois méthodes principales : l'oblitération directe
par voie vaginale, le dédoublement périnéal, l'abaissement du
rectum.

Oblitération directe par voie vaginale. — On peut employer
le même procédé de *dédoublement* que pour les fistules vésico-
vaginales. L'*avivement simple* est toujours insuffisant. En tous
cas il est préférable ici de placer un plan de sutures sur la paroi
rectale, en utilisant des points non perforants (fig. 897)

FRITSCH, LE DENTU, ont aussi décrit des procédés d'*autoplastie
par glissement*. FRITSCH (fig. 898) décrit, immédiatement au-dessus

---

[1] TUFFIER. *Bull. de la Société de chirurgie de Paris*, 1895, p. 272.

[2] Voir *Thérapeutique chirurgicale*, RICARD et LAUNAY. Doin, 1903,
p. 724.

de la fistule, une incision courbe convexe en bas, et relève en
le disséquant le lambeau de muqueuse vaginale circonscrit par
cette incision. Au-dessous de la fistule, il décrit une seconde
incision courbe convexe en bas, dont les extrémités rejoignent
celles de la première. On excise la muqueuse comprise entre

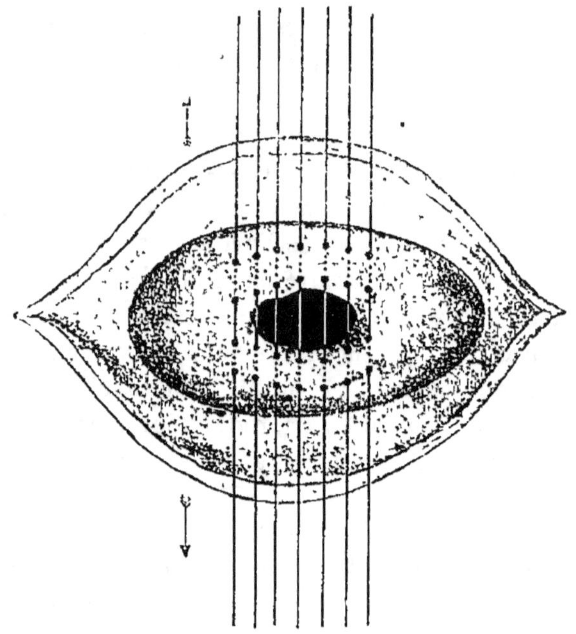

Fig. 897.
Fistule recto-vaginale. Dédoublement.

les deux incisions et comprenant la fistule ; puis on abaisse le
lambeau pour le suturer au bord inférieur de la surface disséquée.

Le Dentu trace une incision courbe convexe en haut, passant à
un centimètre au-dessus de la fistule, puis une seconde incision
courbe passant au niveau du bord inférieur de la fistule, (ABC et
AF'C de la fig. 899). On avive la muqueuse vaginale sur toute la surface comprise entre ces deux incisions. A partir de la seconde incision (AFC), on dissèque la muqueuse vaginale de haut en bas
de façon à constituer un lambeau AF'C (fig. 900) dont la base

(D) se trouve à un centimètre au-dessous de la fistule. Sur la paroi rectale mise à nu, on enlève un lambeau trian-

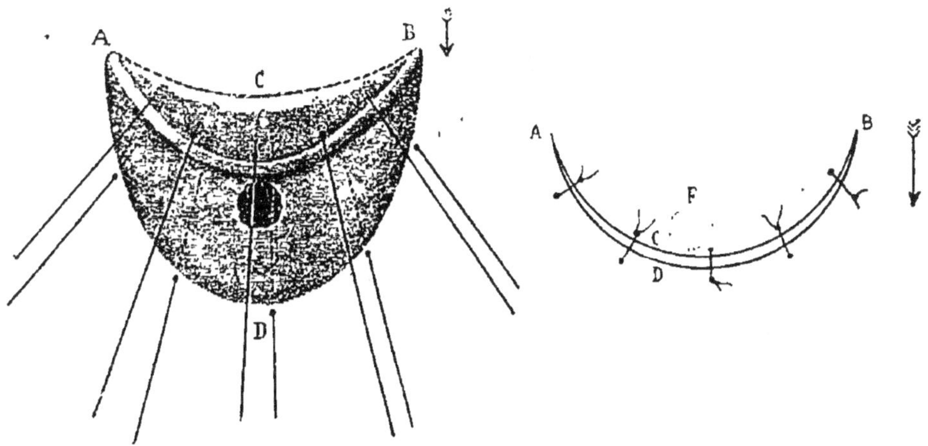

Fig. 898.
Fistule recto-vaginale. Procédé de Fritsch.

gulaire IFK (fig. 900) comprenant la fistule, et on mobilise le bord du triangle par deux petites incisions libératrices (fig. 901).

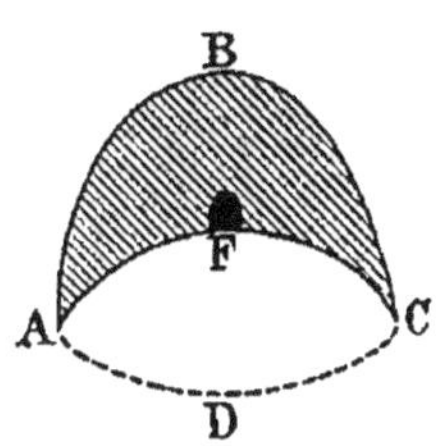

Fig. 899.
Fistule recto-vaginale. Procédé de Le Dentu.

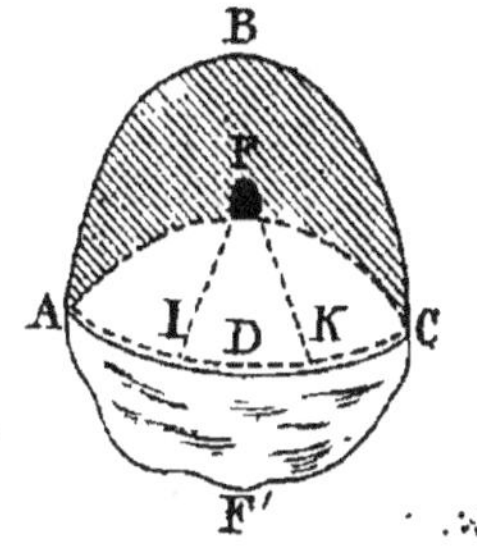

Fig. 900.
Procédé de Le Dentu.

Pour suturer, on remonte le lambeau AF'C au-devant de la surface cruentée, en accolant les parois rectale et vaginale par de larges sutures en U au fil d'argent ne pénétrant pas dans le rectum (fig. 902).

Dédoublement périnéal. — On emploie le procédé de péri-

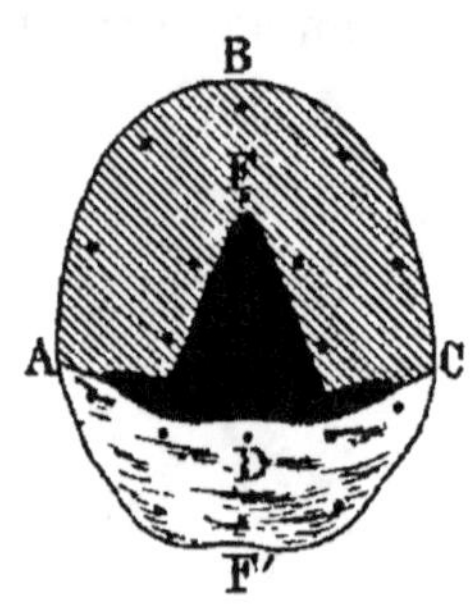

Fig. 901.
Procédé de Le Dentu.

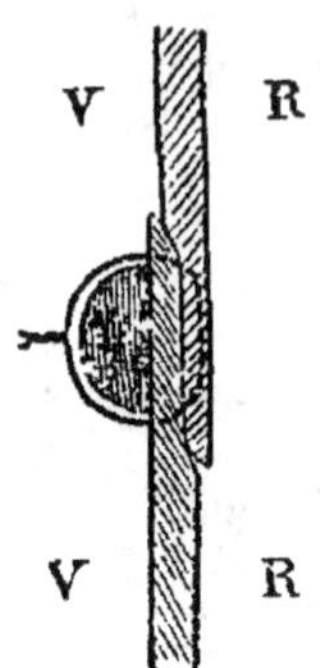

Fig. 902.
Procédé de Le Dentu.

néorraphie par dédoublement de
LAWSON-TAIT [1]. Le dédoublement
est poussé jusqu'au-dessus de la
fistule, de façon à bien dégager
les orifices vaginal et rectal (fig.
903). On suture indépendamment
les orifices rectal et vaginal en
prenant soin de placer sur la paroi
rectale des fils non perforants.
Puis, ou bien on suture complètement la plaie périnéale, ou bien
on la laisse largement ouverte,
tamponnée avec de la gaze.

Abaissement du rectum (SE-
GOND, G. MARCHANT).—P. SEGOND[2],
pour une fistule très élevée, commence par dilater fortement
l'anus. Après avoir incisé circulairement la muqueuse rectale à

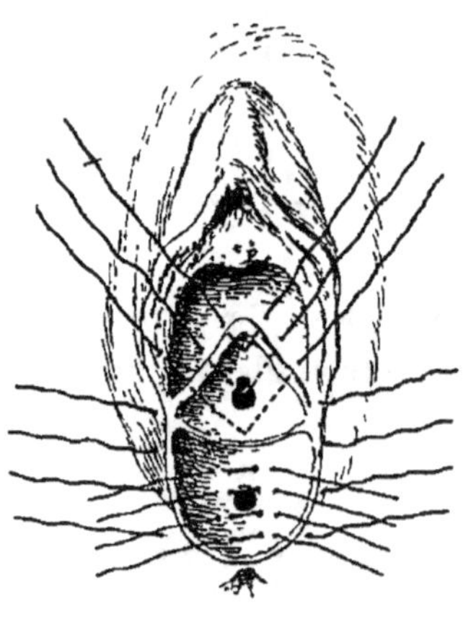

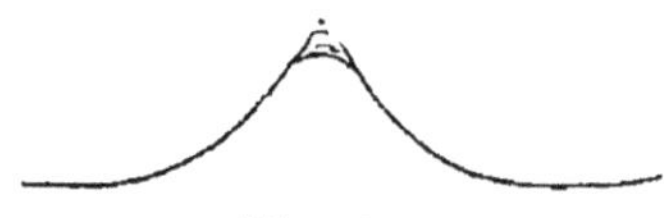

Fig. 903.
Fistule recto-vaginale. Dédoublement et sutures in-
dépendantes.

2 ou 3 millimètres au-dessus

---

[1] Voy. p. 414, t. II.

[2] P. SEGOND. *Bull. de la Société de Chirurgie*, Paris, 1895. p. 173.

de sa jonction avec la peau, on dissèque le manchon muqueux sur toute la hauteur du sphincter.

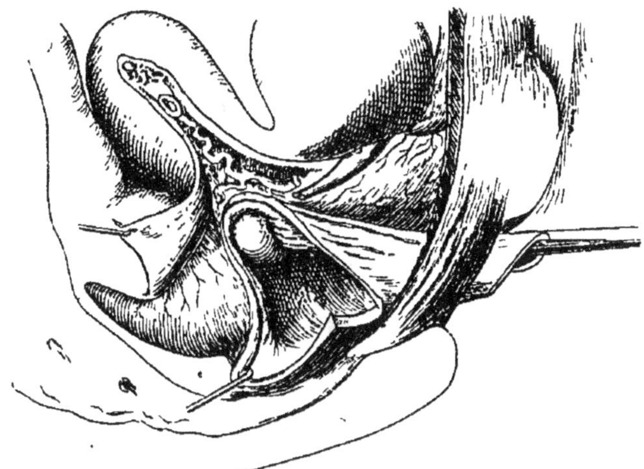

Fig. 904.

Coupe antéro-postérieure du bassin montrant l'obliquité du plan de résection du rectum dans l'abaissement pour cure d'une fistule recto-vaginale par le procédé de Segond (d'après FARABEUF).

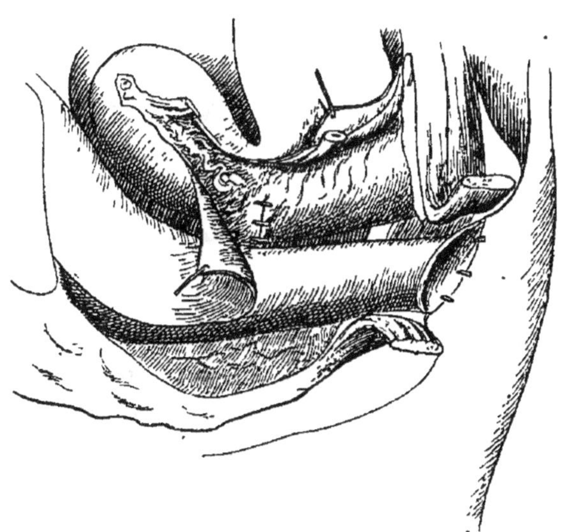

Fig. 905.

Abaissement du rectum pour la cure d'une fistule recto-vaginale par le procédé de Segond. Suture du rectum abaissé. Suture de l'orifice vaginal de la fistule (d'après FARABEUF).

Lorsque la zone sphinctérienne est dépassée, on saisit toute l'épaisseur de la paroi rectale, et, avec les doigts, on dédouble la cloison recto-vaginale jusqu'à la fistule. Prenant le bistouri un instant, on tranche le trajet fistuleux, séparant l'orifice rectal de l'orifice vaginal. On continue ensuite le décollement du rectum en refoulant peu à peu le péritoine.

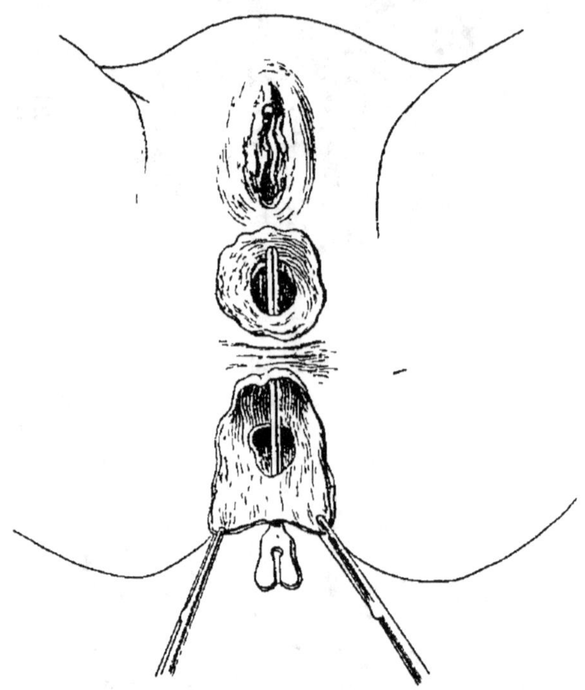

Fig. 906.
Fistule recto-périnéale. Procédé de G. Marchant.

La paroi antérieure du rectum est ainsi complètement libérée mais la paroi postérieure tient toujours ; prenant appui sur le segment libéré, on mobilise et abaisse tout le segment rectal situé sous la fistule de façon à amener à l'anus le niveau de la fistule. La résection est ainsi plus étendue en avant qu'en arrière (fig. 904).

Le segment rectal sous-jacent à la fistule excisé, on suture le rectum abaissé au niveau de l'anus (fig. 905).

Par le vagin, on avive et suture l'orifice vaginal de la fistule

G. Marchant[1] propose pour les fistules recto-vaginales un procédé analogue qu'il a appliqué à un cas de large *fistule recto-périnéale*. L'anus dilaté, on incise circulairement la muqueuse anale à cinq millimètres environ au-dessus de la peau. On dissèque le manchon muqueux et on l'abaisse en libérant la muqueuse autour de la fistule (fig. 906). On attire au dehors l'orifice

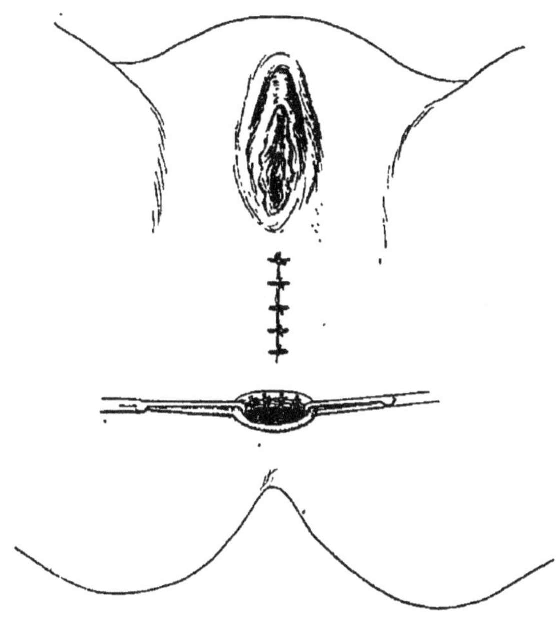

Fig. 907.

Fistule recto-périnéale. Procédé de G. Marchant.

rectal de la muqueuse, et on sectionne celle-ci au-dessus pour suturer le bout supérieur de la muqueuse à la bande conservée au niveau de l'anus (fig. 907).

On achève en suturant par le vagin l'orifice vaginal, ou en plaçant des sutures sur le périnée.

Les soins pré et post-opératoires sont les mêmes que pour les opérations sur le rectum[2].

[1] G. Marchant. *Bull. de la Société de Chirurgie*, 1902, p. 321.
[2] Voy. p. 261, t. II.

Fistules entéro-vaginales. — Les procédés sont les mêmes que ceux de la cure de l'anus artificiel et des fistules cutanées stercorales[1].

UTÉRUS ET ANNEXES

Nous grouperons les opérations qui s'adressent à l'utérus ou à ses annexes en deux groupes principaux, selon qu'elles sont pratiquées par *voie vaginale* ou par *voie abdominale*.

A) Voie vaginale

Curettage de l'utérus. — L'anesthésie générale n'est pas absolument indispensable, mais elle est très utile pour faire un curettage sérieux.

La *dilatation du col*, nécessaire pour le passage de la curette et pour le pansement, peut être obtenue par méthode lente ou rapide.

La dilatation *lente* est toujours préférable à la dilatation rapide. Elle est faite à l'aide de laminaires (fig. 908) stérilisées. On intro-

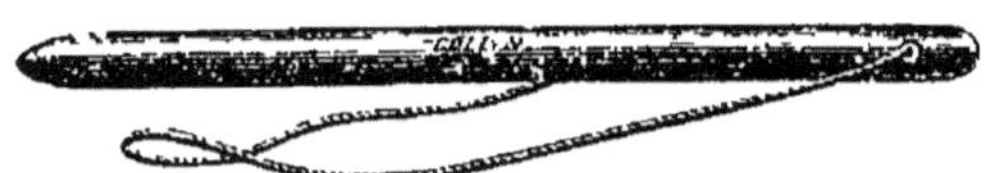

Fig. 908.
Laminaire.

duit, après lavage du vagin, pendant les deux ou trois jours qui précèdent l'opération, une laminaire que l'on laisse vingt-quatre heures, pour la remplacer par un numéro plus élevé. Un tamponnement vaginal maintient le tige en place; la malade doit garder le lit.

La dilatation *rapide* que l'on peut toujours éviter car les opérations d'urgence se font sur les utérus dilatés puerpéraux, ne sera jamais obtenue avec les dilatateurs à branches, dangereux pour

[1] Voy. *Thérapeutique chirurgicale*, RICARD et LAUNAY, 1903, page 725.

l'utérus, mais avec la série des bougies d'Hégar (fig. 909) que l'on
introduit successivement.

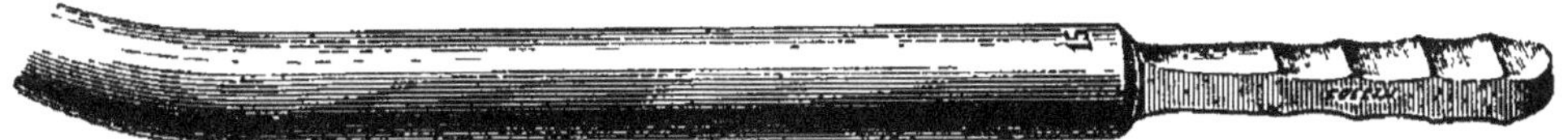

Fig. 909.
Mandrin d'Hégar.

La malade est purgée et préparée comme pour toute opération, la vulve est rasée, le vagin est savonné et nettoyé comme
d'habitude ; l'opérée est placée en position gynécologique.

Une valve postérieure large et courte placée sur la fourchette

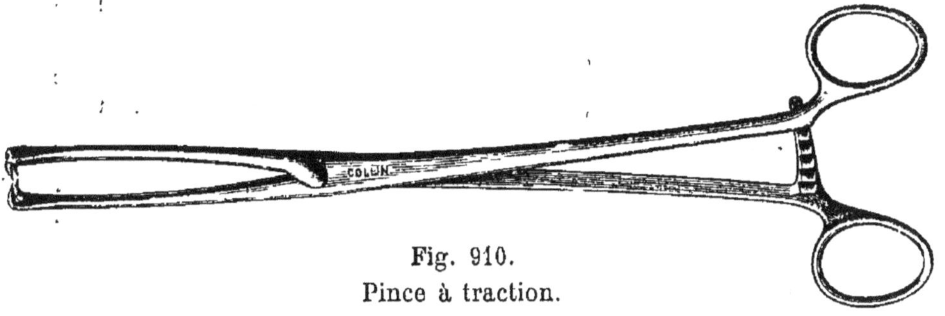

Fig. 910.
Pince à traction.

permet de saisir une lèvre du col avec une pince à traction
(fig. 910), une seconde pince est placée sur l'autre lèvre, et
l'aide maintient l'utérus immobile, sans l'attirer à la vulve.

Avant d'enfoncer la curette, on s'assure que la dilatation est

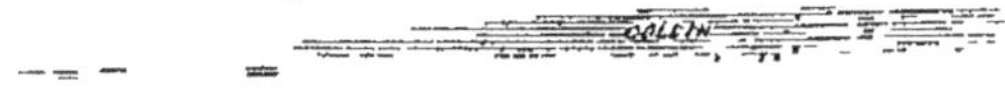

Fig. 911.
Hystéromètre.

suffisante, et on la complète à l'aide des bougies d'Hégar. On
reconnaît enfin, en enfonçant doucement un hystéromètre
(fig. 911), quelles sont la direction et la profondeur de la
cavité utérine.

On fait alors pénétrer une curette dont le modèle importe
peu (fig. 912), mais qui sera tranchante s'il s'agit d'un utérus
métritique à parenchyme résistant, et émoussée s'il s'agit d'un
utérus puerpéral, après avortement ou accouchement.

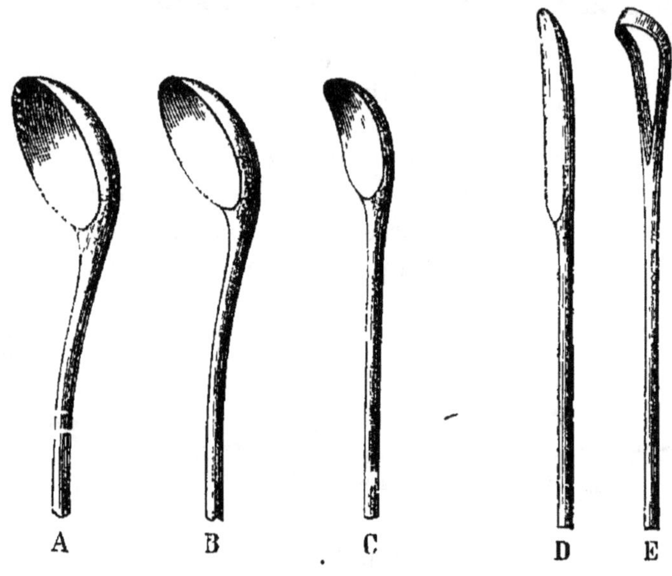

Fig. 912.
Divers modèles de curettes utérines.
A, B, C (Simon). — D (Récamier). - E (Sims).

La curette est poussée doucement jusqu'au fond de l'utérus,
et le grattage est fait par mouvements successifs et réguliers,
du fond vers le col. Le curettage devra être méthodiquement
conduit afin de ne laisser inexploré aucun recoin. On grattera
successivement : la face antérieure, dans toute sa largeur puis
la face postérieure, puis les deux bords latéraux, enfin le fond et
les cornes utérines dont le curettage doit être prudent par
crainte de la perforation.

Sur les utérus métritiques, le grattage doit être appuyé et
poussé jusqu'à ce qu'on ait aux doigts la sensation d'un racle-
ment particulier indiquant qu'on arrive sur le tissu musculaire. Cette sensation s'accompagne généralement d'un bruit
perceptible nommé « cri utérin. »

Sur un utérus puerpéral, dont les parois sont molles et friables, on ne recherchera pas cette sensation spéciale. Le grattage doit être ici doux et prudent par crainte de la perforation. Cependant il faut débarrasser l'utérus de tout les débris qu'il contient.

Le curettage achevé partout, si aucun accident n'est survenu, on irrigue la cavité avec de l'eau stérilisée chaude conduite par une sonde à double courant. Puis on s'assure, en passant de nouveau la curette partout, que le curettage a été complet, et on gratte la face interne des deux lèvres du col.

On achève alors l'opération en promenant sur les parois utérines un tampon monté sur une longue pince et imbibé de teinture d'iode, de glycérine créosotée au 1/3, ou de chlorure de zinc au 1/5.

On irrigue le vagin à l'eau bouillie, on place un drain dans la cavité utérine, ou un tampon de gaze si l'on veut arrêter un suintement sanguin abondant.

On tamponne le vagin et place un pansement vulvaire.

La gaze vaginale est changée au bout de deux jours, supprimée après quatre jours, et remplacée par des injections vaginales chaudes faites deux fois par jour.

La malade garde le lit une quinzaine de jours, à moins d'indications particulières étrangères au curettage lui-même.

Si pendant l'opération on reconnaît que *la curette a perforé la paroi utérine* l'instrument s'enfonçant tout à coup à une grande profondeur, il faut évacuer avec la curette le contenu de l'utérus et arrêter là l'opération, en s'abstenant surtout de toute irrigation intra-utérine. Un drain est placé dans le trajet cervical pour permettre l'écoulement des liquides. La malade est mise en observation. Au moindre signe de réaction péritonéale, il faudrait recourir à la laparotomie et au drainage du péritoine.

Opérations sur le col. — *Trachélorraphie.* — Opération d'Emmet. — C'est la réparation d'une déchirure latérale du col.

La malade, placée et préparée comme pour toute opération vaginale, et endormie, on saisit le col avec une pince à traction

sur chaque lèvre, et on le tire dans le sens opposé à celui de
la déchirure afin de bien exposer celle-ci.

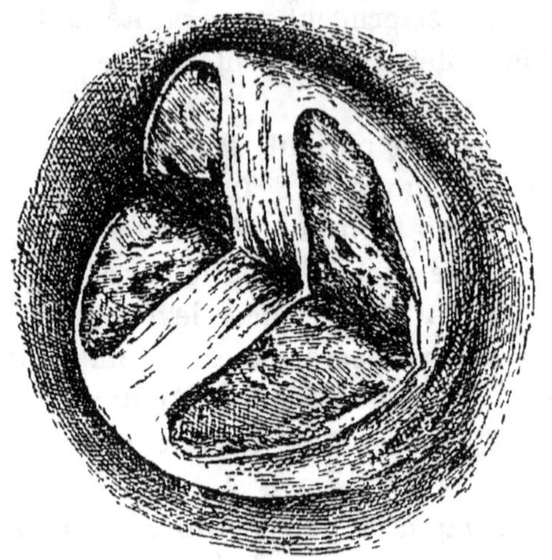

Fig. 913.
Trachélorraphie d'Emmet. Avivement.

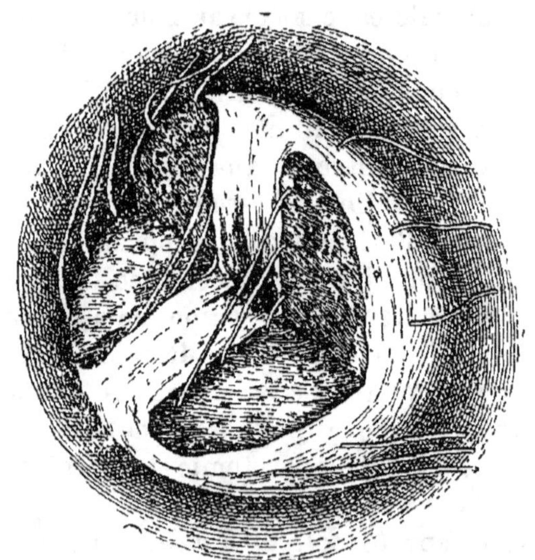

Fig. 914.
Trachélorraphie d'Emmet. Sutures.

Avec le bistouri on excise tout le tissu cicatriciel qui borde la

25.

déchirure, avivant avec soin l'angle supérieur (fig. 913). On suture ensuite avec du catgut, en prenant dans l'anse du fil toute l'épaisseur des tissus, et en plaçant les fils de haut en bas (fig. 914).

On répète, s'il est nécessaire, l'opération du côté opposé. Puis on tamponne le vagin.

Évidement commissural du col. — **Opération de Pozzi**. — On coupe transversalement le col de façon à le diviser

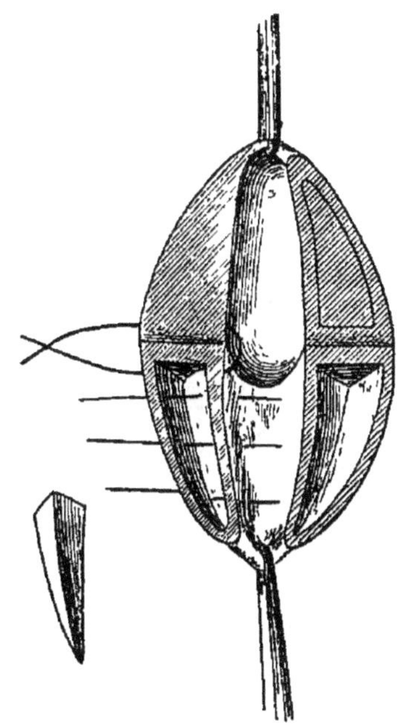

Fig. 915.
Évidement commissural du col
(Pozzi).

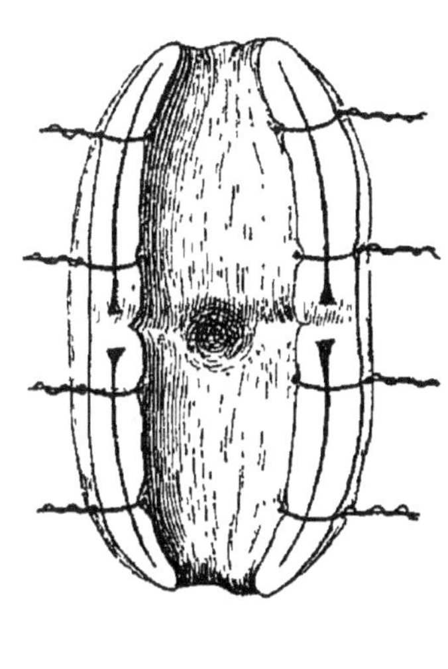

Fig. 916.
Sutures après l'évidement.

en deux lèvres, antérieure et postérieure (fig. 915). De chaque côté de la muqueuse cervicale, sur chacune des deux lèvres, se trouve donc une surface de section.

Sur chacune de ces quatre surfaces de section, on enlève un long lambeau en forme de coin (fig. 915). Le segment enlevé est prismatique triangulaire.

On affronte par des sutures séparées les deux bords de la gouttière ainsi creusée, et on les réunit sur toute la hauteur du col (fig. 916), unissant la muqueuse vaginale à la muqueuse intra-cervicale.

On répète la même manœuvre sur les trois autres surfaces de section, et l'orifice cervical est ainsi agrandi.

Résection du col. — Opération de Bouilly. — Le canal cervical ayant été dilaté, on l'attire avec des pinces à traction, et on le maintient ouvert.

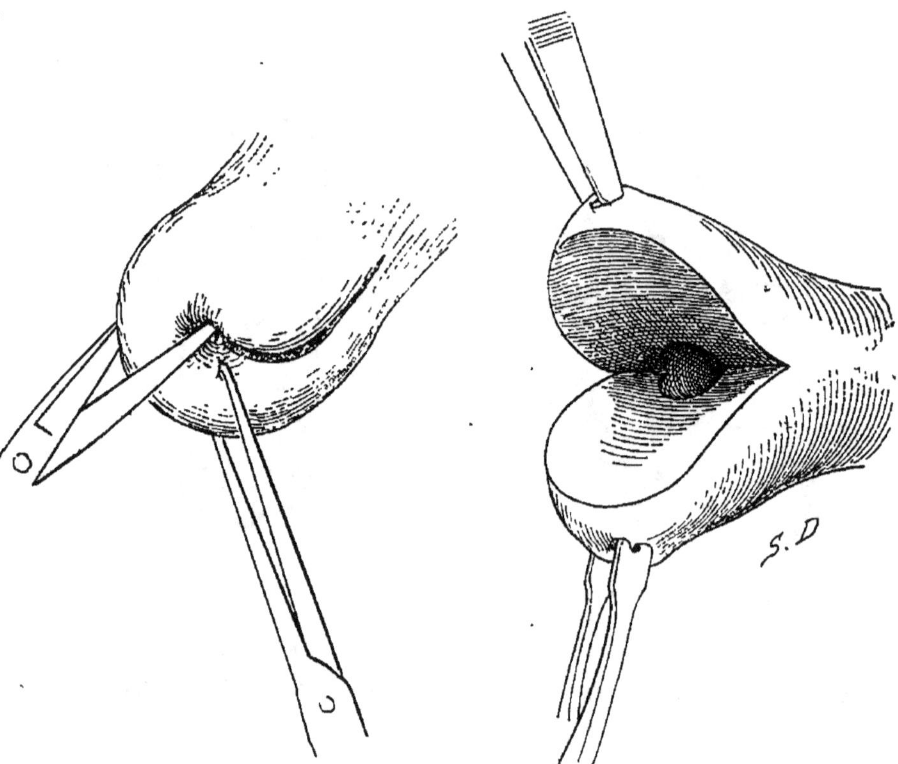

<table>
<tr><td align="center">Fig. 947.
Opération de Schrœder. Incision
transversale.</td><td align="center">Fig. 918.
Opération de Schrœder. Incision
transversale du col.</td></tr>
</table>

Avec un bistouri étroit et pointu on enlève d'abord sur la lèvre inférieure un petit lambeau rectangulaire, comprenant les trois quarts environ de la demi-circonférence inférieure de la muqueuse. Le bistouri est porté à un centimètre et demi de profondeur jusqu'au voisinage de l'orifice interne, au niveau de la jonction de la paroi inférieure et de la paroi latérale, et il détache à la face interne du col un petit lambeau rectangulaire, étendu d'une commissure à l'autre et limité en bas par l'orifice externe, en haut par l'orifice interne; à ce niveau il est nécessaire d'achever la section d'un coup de ciseaux.

La même manœuvre est répétée à la face interne de la lèvre supérieure.

Il en résulte l'ablation de deux demi-gouttières se regardant par leur concavité. L'épaisseur des lambeaux varie avec l'épaisseur du col, elle ne doit jamais être moindre de 2 à 3 millimètres.

Un curettage doit précéder l'opération, grattant avec soin les deux bandes de muqueuses qu'on laissera dans le col.

Opération de Schrœder. — L'utérus est dilaté et curetté, le col saisi et attiré le plus possible.

Le col est divisé au niveau des commissures droite et gauche jusqu'au cul-de-sac vaginal, de façon à déterminer la formation de deux valves (fig. 917 et 918).

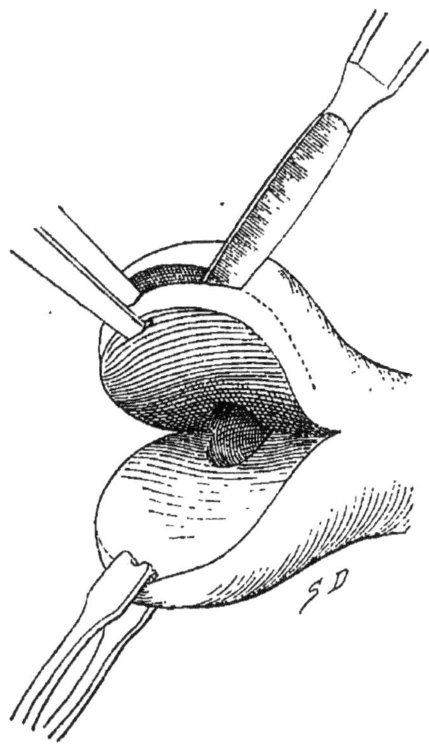

Fig. 919.
Opération de Schrœder. Excision du lambeau cervical.

Saisissant une des lèvres, l'inférieure d'abord, puis la supérieure, avec des pinces à griffes, on dédouble cette lèvre avec le bistouri (fig. 919), commençant en bas près du col, finissant en haut, à la base de la lèvre. Le lambeau interne, celui qui contient la muqueuse cervicale, doit être épais, et sa base doit être au moins aussi épaisse que le reste. Le lambeau séparé, on le coupe à sa base d'un coup de bistouri ou de ciseaux.

Avant de tailler l'autre lèvre, on place les sutures sur la première. Avec une aiguille courbe et du catgut, on traverse l'orifice utérin et la base du lambeau, pour pénétrer à nouveau près de la pointe et ressortir du côté vaginal (fig. 920 et 921). Les fils

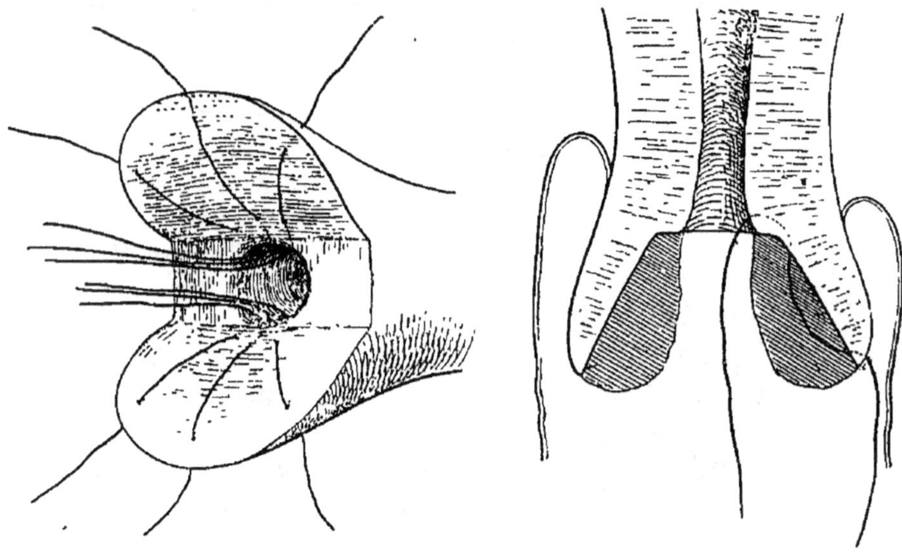

Fig. 920.
Opération de Schrœder. Sutures.

Fig. 921.
Opération de Schrœder. Sutures.

serrés, la pointe du lambeau se rabat sur sa base, reconstituant une lèvre cervicale.

La même opération est répétée sur l'autre lèvre.

On place enfin deux ou trois sutures sur chaque commissure pour fermer le col sur les côtés, et on introduit un drain ou une mèche de gaze dans le canal cervical.

Le pansement est constitué par un tamponnement vaginal peu serré avec de la gaze stérile. La gaze vaginale est maintenue, renouvelée tous les deux jours, pendant huit à dix jours. Le drain est laissé six à huit jours.

Opération de Simon-Markwald. — Le tracé de résection

de chaque lèvre du col, après section transversale des commissures comme dans le procédé précédent, représente un angle dièdre dont l'arête regarde l'utérus (fig. 922).

Chaque lèvre est donc excisée en coin, et l'excision laisse deux lambeaux : un vaginal et un cervical. Des sutures accolent l'un à l'autre ces deux lambeaux sur chaque lèvre (fig. 923), et les commissures

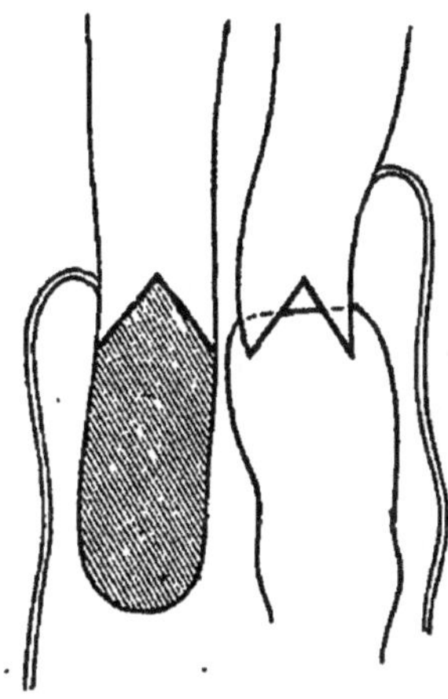

Fig. 922.
Opération de Simon-
Markwald.

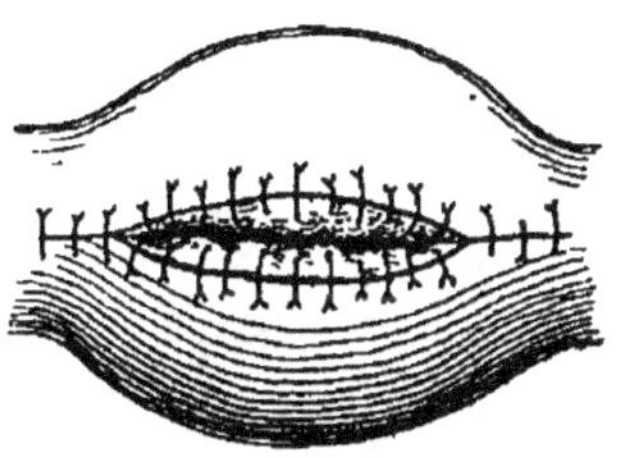

Fig. 923.
Amputation du col. Procédé de
Simon. Sutures (d'après Pozzi).

sont reconstituées comme dans l'opération de SCHROEDER. Même pansement qu'après l'opération de Schrœder.

Amputation sus-vaginale du col. — **Procédé de Schrœder.** — On agit comme dans le premier temps de l'hystérectomie vaginale[1], incisant et refoulant la muqueuse vaginale en avant et en arrière jusqu'aux culs-de-sac péritonéaux.

On dégage à droite et à gauche la base des ligaments larges et on place une pince ou un fil sur les vaisseaux cervicaux, à une légère distance du col (fig. 924). Puis on coupe le paquet vasculaire près du tissu utérin.

Divisant ensuite le col en deux valves antérieure et postérieure, on coupe successivement chaque lèvre au-dessus de l'in-

[1] Voy. p. 459, t. II.

sertion vaginale, et on réunit le bord vaginal à la tranche utérine (fig. 925).

Même pansement que dans l'opération précédente.

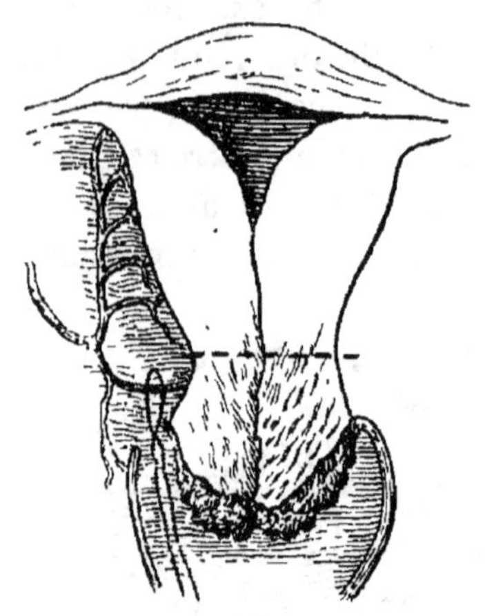

Fig. 924.

Amputation supra-vaginale du
col. Ligature de l'artère du col
(d'après Schroeder).

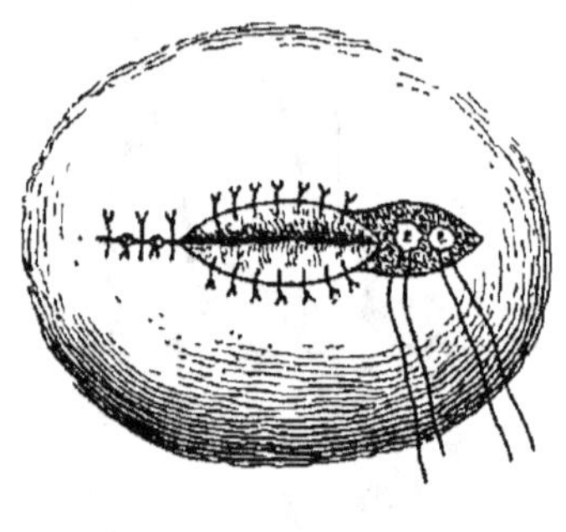

— Fig. 925.

Amputation supra-vaginale du
col. Procédé de Schrœder. Ligatures et sutures.

Colpo-hystérotomie (Inversion utérine). — Destinée à
remettre en situation normale un utérus inversé, l'incision du
vagin, du col et de l'utérus peut se faire sur la paroi postérieure
ou sur l'antérieure.

Colpo-hystérotomie antérieure (Spinelli, Oui)[1]. —
L'utérus inversé est attiré à la vulve (fig. 926), et on reconnaît
en haut le museau de tanche au changement de coloration et
d'épaisseur.

Au-dessus du museau de tanche, on pratique une incision
courbe ouvrant largement le cul-de-sac vaginal antérieur (fig. 927).

Un doigt passé dans le péritoine va explorer l'infundibulum
d'inversion pour s'assurer qu'il ne contient aucun organe que
blesserait l'incision utérine.

[1] Oui. *Annales de gynécologie et d'obstétrique*, avril 1902, p. 271.

Guidant sur ce doigt les ciseaux mousses et forts, on coupe

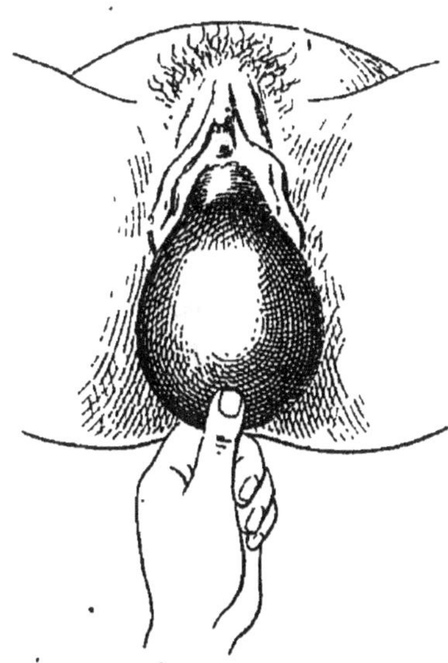

Fig. 926.
Colpo-hystérotomie antérieure.
Abaissement de l'utérus (Ouɪ).

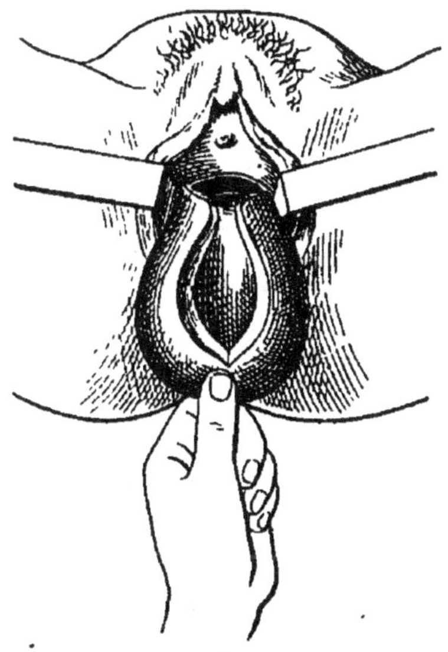

Fig. 927.
Incision du cul-de-sac vaginal
antérieur et de la paroi antérieure de l'utérus (Ouɪ).

longitudinalement et sur la ligne médiane la paroi antérieure

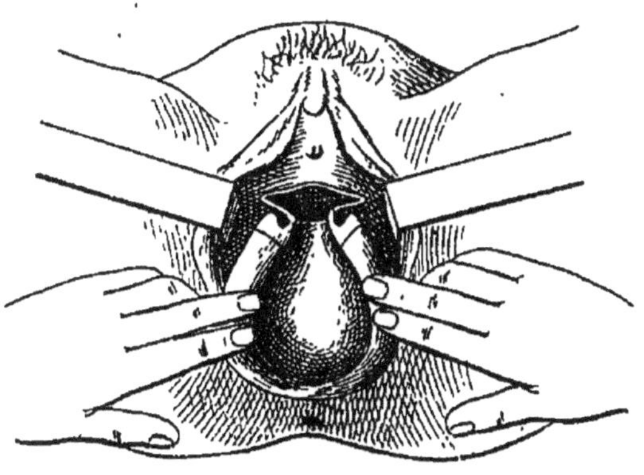

Fig. 928.
Réinversion de l'utérus (Ouɪ).

de l'utérus dans toute sa longueur et toute son épaisseur (fig. 927).

Refoulant avec les doigts la paroi postérieure de l'utérus, pendant qu'on maintient écartées les lèvres de l'incision, on déroule l'utérus transversalement (fig. 928). Peu à peu ainsi l'utérus se retourne, la face séreuse revenant à l'extérieur, le fond en bas et le col en haut.

L'incision utérine, devenue postérieure (fig. 929), est réunie du fond à l'isthme, sauf le col, par une suture de catgut ne prenant pas la muqueuse. Des points superficiels complètent l'affrontement de la séreuse qui doit être exact.

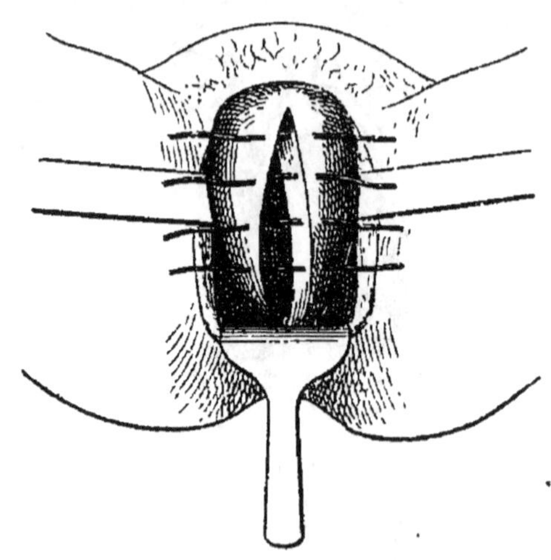

Fig. 929.
Sutures du corps de l'utérus réinversé (Oui).

On remet alors l'utérus en situation normale, en refoulant son

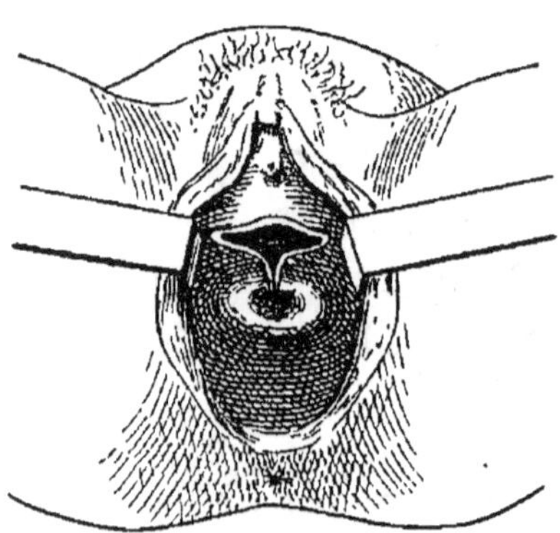

Fig. 930.
L'utérus a été remis en place par la plaie vaginale (Oui).

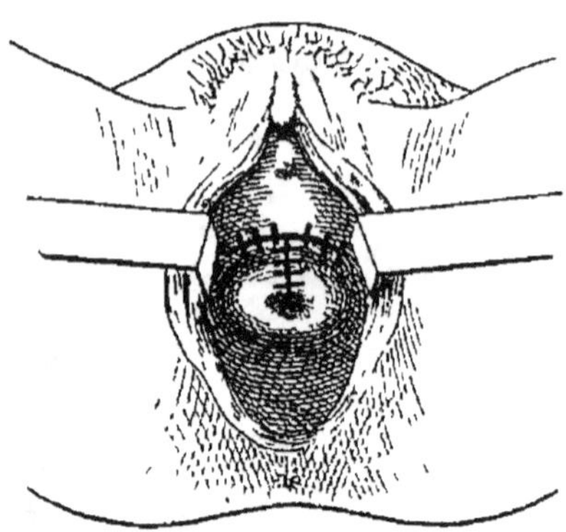

Fig. 931.
Sutures du cul-de-sac vaginal et du col utérin (Oui).

fond en haut par l'incision vaginale transversale du cul-de-sac antérieur (fig. 930).

Lorsque l'utérus est rentré dans l'abdomen (fig. 931), on suture l'incision du col restée ouverte, on place un drain dans le cul-du-sac péritonéal vésico-utérin en rétrécissant l'incision transversale, et on tamponne le vagin.

Le drain est supprimé après deux ou trois jours.

Colpo-hystérotomie postérieure (PICCOLI, JOSEPHSON). — On incise le cul-de-sac de DOUGLAS largement dans le sens transversal. Puis on coupe longitudinalement et sur la ligne médiane toute l'épaisseur du col et du corps utérin dans toute leur hauteur.

On retourne l'utérus comme dans l'opération précédente, on suture l'incision sans prendre la muqueuse et sans recoudre le col. Puis on remet l'utérus en place à travers l'incision du cul-de-sac postérieur, on recoud le col et on ferme le douglas.

C'est la même opération en sens inverse.

Hystéropexie vaginale. — *Les procédés de Dührssen, de Mackenroth, de Le Dentu et Pichevin, de Richelot,* sont des variantes d'un même mode opératoire.

Par une incision transversale ou longitudinale du cul-de-sac vaginal antérieur, on décolle la vessie de l'utérus, fixant le col par une pince à traction, et on ouvre le cul-de-sac péritonéal antérieur, comme au début d'une hystérectomie vaginale (fig. 932).

Par cette incision l'utérus est examiné, et libéré au besoin de quelques adhérences postérieures. Puis, à l'aide d'une pince à traction ou de fils abaisseurs échelonnés successivement de bas en haut, le long de la paroi utérine, à mesure que le fond s'abaisse (fig. 933), on redresse l'utérus rétrofléchi, et on attire dans la plaie sa face antérieure. Pendant ces manœuvres, la pince à traction du col est supprimée pour laisser l'utérus se mobiliser.

Lorsque l'utérus est bien redressé et en bonne situation (fig. 934), on le fixe à la paroi vaginale en plaçant des fils qui traversent à la fois le cul-de-sac vaginal près de l'incision et la paroi utérine antérieure.

Il est de toute importance pour l'avenir fonctionnel de laisser

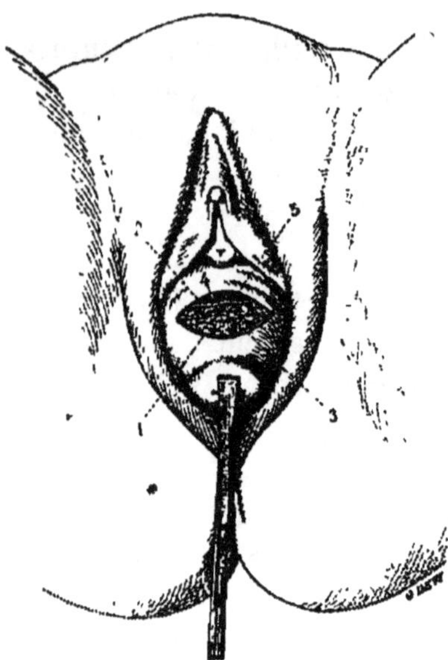

Fig. 932.

Hystéropexie vaginale. Procédé
de Richelot. Incision vaginale
et ouverture du péritoine.

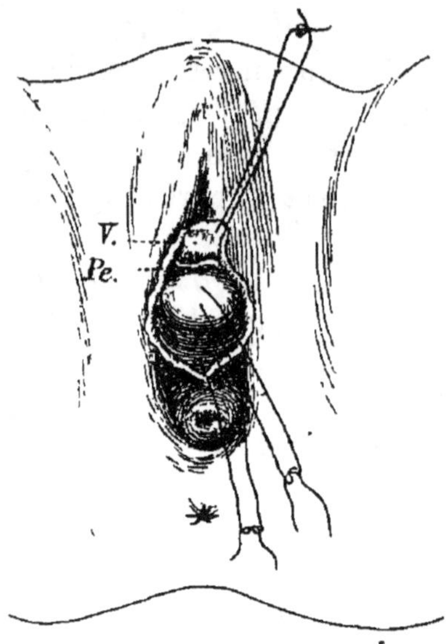

Fig. 933.

Hystéropexie vaginale. Procédé
de Le Dentu-Píchevin. Abaissement du fond de l'utérus.

V, Lambeau vésico-vaginal. — Pe, péritoine.

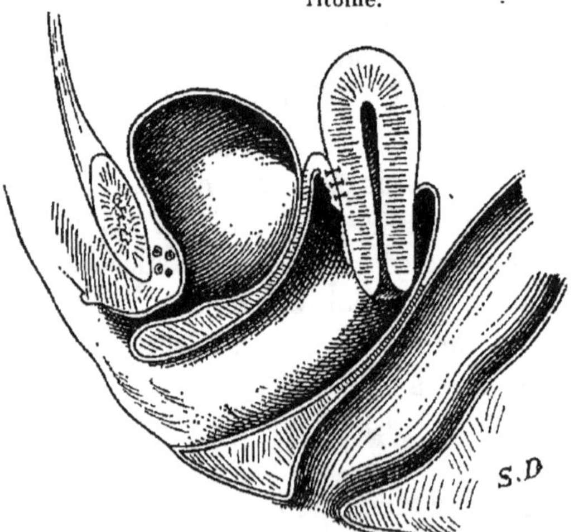

Fig. 934.

Hystéropexie vaginale. Procédé de Richelot. Utérus en bonne position.

le fond de l'utérus libre de toute suture et de toute adhérence.

Les fils fixateurs doivent donc rester éloignés du fond utérin qu'on ne doit pas voir dans la plaie (Richelot).

Dührssen place trois fils dans le sens de l'axe utérin (fig. 935). Chaque fil pénètre à la face profonde du lambeau vaginal supérieur éversé, tout près de l'incision, chemine vers en haut, sort

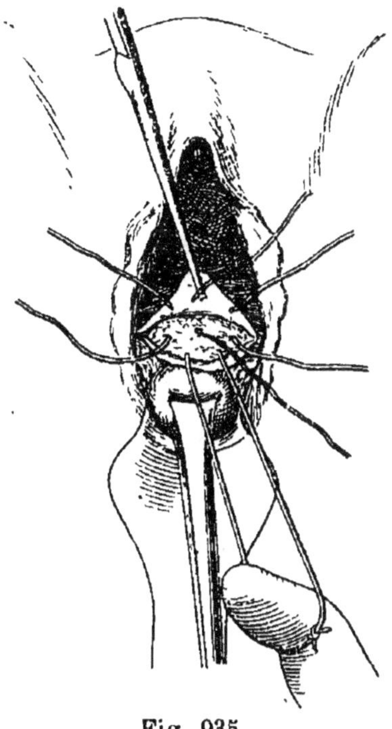

Fig. 935.

Hystéropexie vaginale. Procédé de Dührsen. Placement des fils.

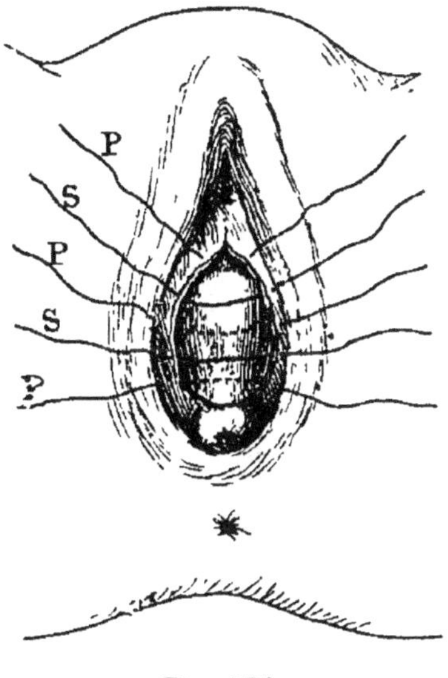

Fig. 936.

Hystéropexie vaginale. Procédé de Le Dentu-Pichevin. Placement des fils.

P, fils profonds utérins, laissant libre le fond de l'utérus que l'on ne voit pas. — S, fils superficiels vaginaux.

de la paroi vaginale un peu plus haut et traverse, de haut en bas, la paroi utérine. Les fils noués se trouvent enfouis sous le cul-de-sac vaginal.

Le Dentu et Pichevin placent 4 ou 5 fils transversaux traversant (avec une incision longitudinale du vagin) les deux lèvres de l'incision vaginale et la paroi antérieure de l'utérus maintenu en bonne position (fig. 936).

Richelot, avec une incision vaginale transversale, place trois fils transversaux échelonnés au-dessus de l'isthme, mais lais-

sant le fond complètement libre. Les fils traversant les lèvres
de l'incision vaginale et l'utérus, rendent longitudinale, après
leur striction, la ligne de réunion vaginale (fig. 937).

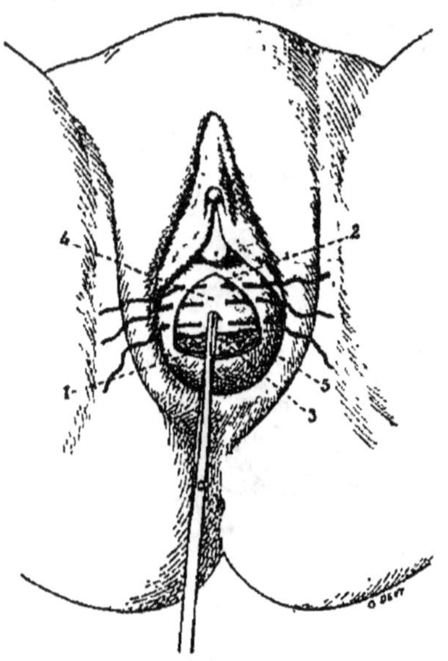

Fig. 937.

Hystéropexie vaginale. Procédé
de Richelot. Placement des fils
sur l'utérus.

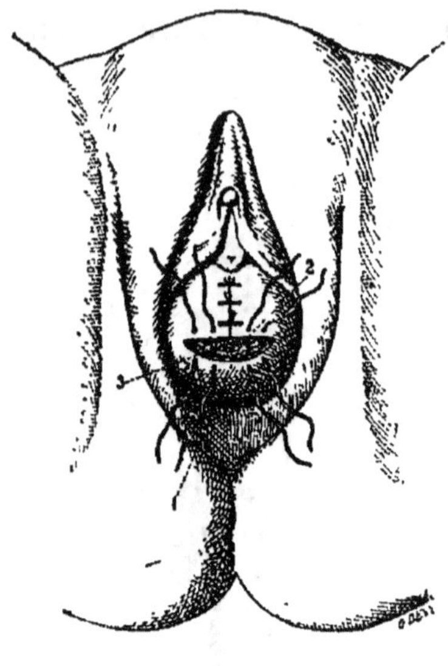

Fig. 938.

Hystéropexie vaginale. Procédé
de Richelot. Suture du vagin.

L'utérus fixé, on achève par quelques points superficiels disposés suivant les besoins, la fermeture du cul-de-sac vaginal
(fig. 938).

Les soins consécutifs sont les mêmes qu'après les opérations
sur le col.

Salpingectomie vaginale. — L'extirpation des annexes,
trompe et ovaire, *unilatérale* (car l'extirpation bilatérale en
laissant l'utérus serait irrationnelle), peut être faite par une incision du cul-de-sac vaginal postérieur ou de l'antérieur.

La colpotomie postérieure conduit généralement mieux que
l'antérieur sur les lésions.

La colpotomie est exécutée comme nous l'avons indiqué

déjà[1]. Par l'incision péritonéale on explore l'utérus et les annexes, une valve large et courte abaissant la paroi vaginale postérieure.

Si les annexes sont mobiles ou très peu adhérentes, il est possible de les amener par l'incision, doucement et lentement,

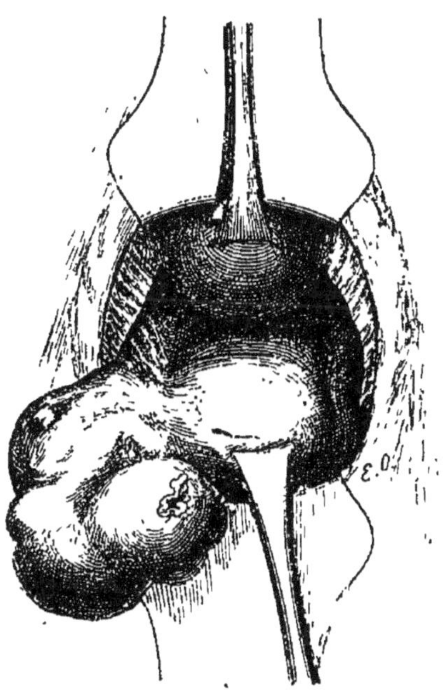

Fig. 939.
Salpingectomie par voie vaginale postérieure. L'utérus est basculé en arrière (J.-L. FAURE).

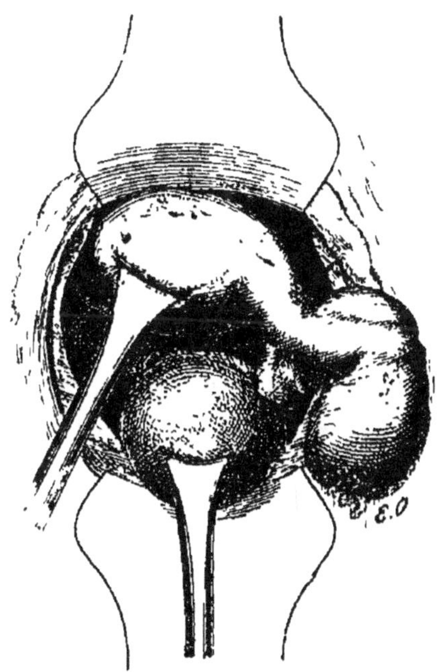

Fig. 940.
Salpingectomie par voie vaginale antérieure. Utérus en avant (J.-L.-FAURE).

jusqu'à ce que leur pédicule soit suffisamment exposé pour qu'on puisse y placer une ou plusieurs pinces.

Si les adhérences sont plus solides, on peut aider à leur abaissement en saisissant le fond de l'utérus pour le faire basculer en arrière (fig. 939), ou en avant (fig. 940).

Si les adhérences sont un peu solides et les annexes volumi-

[1] Voy. p. 420, t. II.

neuses, l'extirpation par cette voie est impossible avec sécurité.

Myomectomie vaginale. — L'extraction d'un ou de plusieurs corps fibreux par voie vaginale, sans extirpation de l'utérus, s'adresse soit à des fibromes sortis de l'utérus dans le vagin, des *polypes fibreux*, soit à des fibromes encore compris dans la paroi utérine, sous la muqueuse du corps ou dans la paroi du col.

a. **Polypes fibreux**. — Tantôt le polype, de petit ou moyen volume, sort du col utérin, mobile dans le vagin ; tantôt, volumineux, il remplit le vagin, et est alors plus ou moins infecté.

Polypes mobiles. — L'extirpation en est facile. Le vagin ouvert par des valves, on saisit la partie large du polype avec une pince à traction, et on reconnaît du doigt l'insertion du pédicule.

S'il s'insère sur le col, il suffit de le couper d'un coup de ciseau.

S'il s'insère au fond de l'utérus, sur le trajet de ce pédicule, à une certaine distance de son insertion utérine, on incise circulairement la muqueuse utérine, et, avec des pinces à griffes. on refoule cette muqueuse jusqu'à la paroi. Puis, tordant doucement le polype, on le détache facilement, ou on aide la torsion de quelques coups de ciseaux.

Polypes enclavés. — Les polypes qui remplissent la cavité du vagin ne peuvent êtres extraits avant qu'on en ait diminué le volume pour atteindre le pédicule. Il faut toujours diminuer le volume du polype, plutôt que de s'adresser à un débridement vulvaire.

La diminution de volume est obtenue par *morcellement* de la tumeur : on évide, à l'aide de sections au bistouri, le centre de la masse visible, en découpant et extirpant des cônes successifs. On attire, au fur et à mesure, la tumeur en plaçant des pinces à traction sur la partie périphérique, rendue abordable par l'évidement.

Lorsque le volume est suffisamment réduit, le polype sorti de la vulve, on place des valves vaginales, et on continue comme dans l'opération précédente.

b. **Fibromes intra-utérins**. Ce sont des fibromes du col ou des fibromes sous-muqueux du corps.

Fibromes du col. — Les *fibromes de la portion vaginale* sont enlevés très simplement par incision de la muqueuse sur la tumeur, puis énucléation.

Les *fibromes de la portion sus-vaginale*, lorsqu'ils font saillie dans le vagin, sont abordés par une incision du cul-de-sac vaginal placée sur la saillie de la tumeur, puis énucléation avec ou sans morcellement selon le volume du fibrome. Il peut arriver qu'on ouvre le cul-de-sac péritonéal, il faut le refermer par des sutures.

La cavité utérine laissée par l'énucléation est comblée par des sutures musculaires, et la paroi vaginale est refermée, avec ou sans drainage selon les cas.

Fibromes du corps. — L'extirpation d'un fibrome complètement enfermé dans la cavité utérine, sans dilatation du col ni tendance à la sortie, est aujourd'hui bien peu indiquée par voie vaginale, la voie abdominale est bien préférable, à notre avis, pour ces cas [1].

On peut cependant enlever par le vagin des fibromes même volumineux, englobés dans la cavité du corps. Il est nécessaire d'abord d'agrandir l'ouverture vaginale de l'utérus par une *hystérotomie cervicale*. On peut faire cette ouverture sur la ligne médiane, comme pour les premiers temps d'une hystérectomie par hémi-section antérieure, à l'aide d'une seule incision médiane ou d'une double incision en V ou en Y (Schwartz, Doyen) (fig. 941 et 942). On peut aussi employer une double incision transversale ouvrant profondément le col en deux valves (Amussat, Segond) (fig. 943).

[1] Voy. *Thérapeutique chirurgicale*, Ricard et Launay, 1903, p. 738.

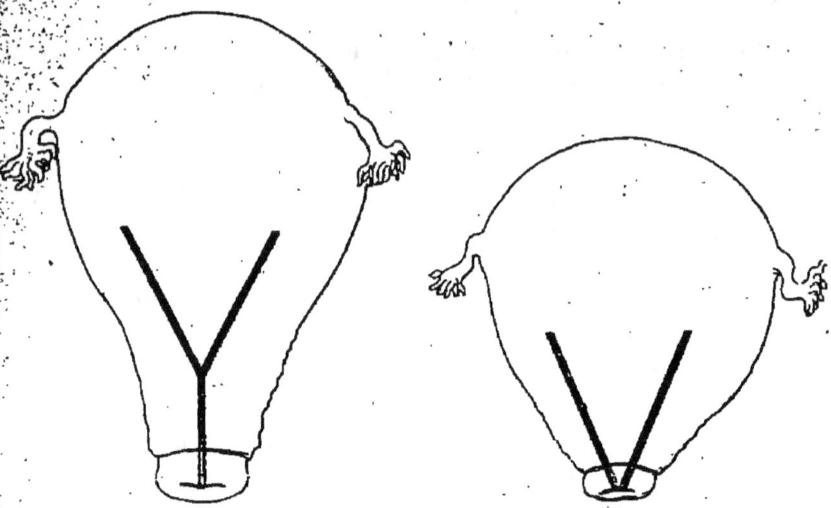

Fig. 941.
Hystérotomie en Y et en V (Doyen).

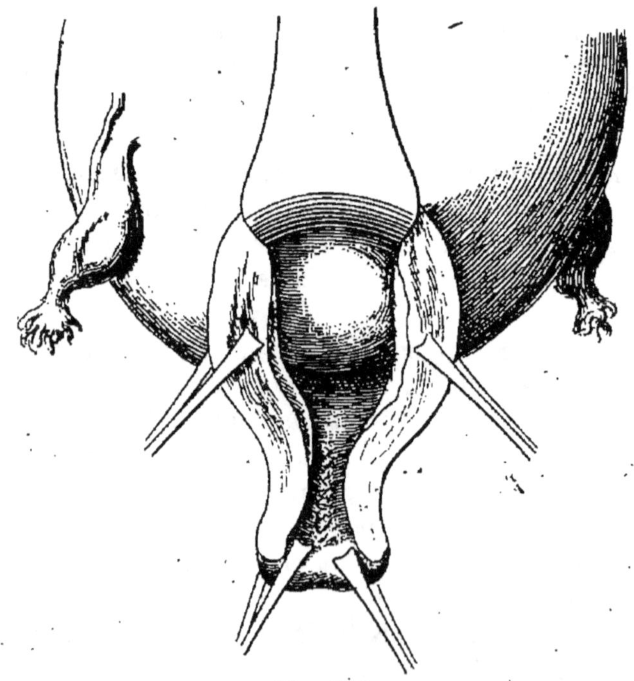

Fig. 942.
Hystérotomie pour énucléation d'un fibrome sous-muqueux. Mise
en place d'un écarteur sur l'incision utérine (Doyen).

La muqueuse incisée sur la tumeur, on extrait ensuite celle-ci comme on peut, par morcellement ou par énucléation.

Explorant l'utérus pour s'assurer que sa paroi n'est pas ouverte dans la loge du fibrome et qu'il n'existe pas d'autre

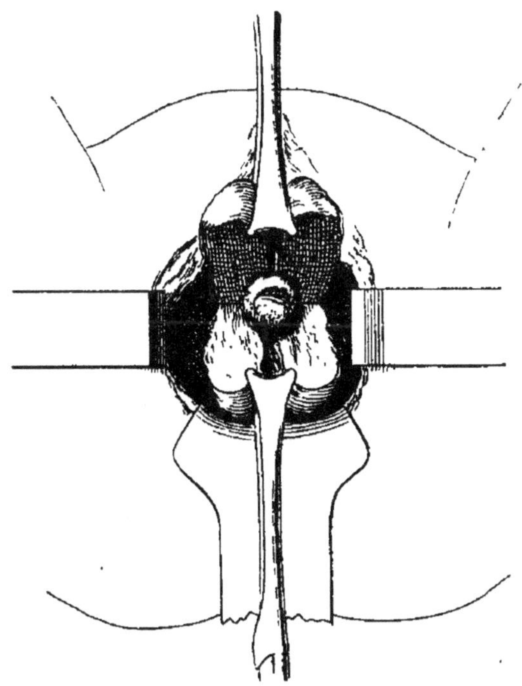

Fig. 943.
Hystérotomie cervico-vaginale. Procédé de Segond
(Thèse de Dartigues).

tumeur, on tamponne la cavité avec de la gaze stérile, et on referme les incisions du col.

Hystérectomie vaginale. — Nous décrirons d'abord les procédés types d'hystérectomie vaginale sans nous occuper des lésions qui fournissent l'indication, puis nous donnerons les particularités qui se rattachent aux hystérectomies pour fibromes, pour salpingites et suppurations pelviennes, pour cancer, pour prolapsus.

a. **Procédés opératoires**. — **Procédé de Doyen**. — Les soins préliminaires de purgation, de lavages vaginaux, etc., sont pris comme d'habitude ; la malade endormie est placée en position gynécologique.

Le vagin ouvert par une valve postérieure large et courte

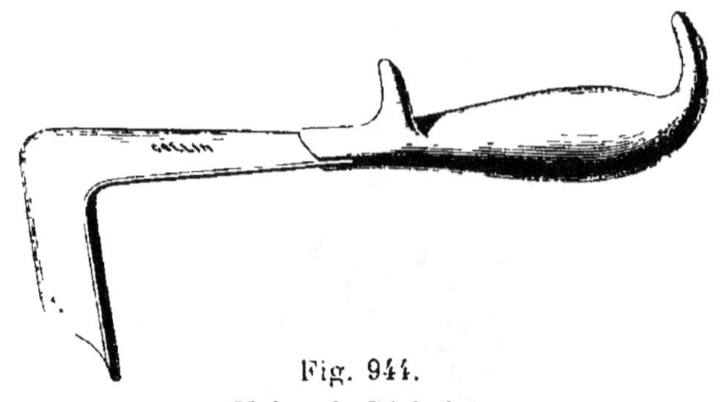

Fig. 944.
Valve de Richelot.

(fig. 944), on saisit le col au niveau des deux commissures droite et gauche avec deux fortes pinces à traction (fig. 945).

On commence par *désinsérer la paroi vaginale* du col utérin. On incise circulairement cette muqueuse sur le col utérin, coupant toute l'épaisseur de la paroi vaginale sans entamer le tissu utérin. L'incision est commencée en arrière, dans le cul-de-sac postérieur (fig. 946), et continuée en avant.

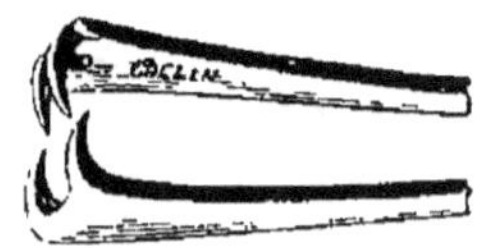

Fig. 945.
Pince à traction.

En arrière, on ouvre immédiatement le péritoine du cul-de-sac de Douglas, et on envoie l'index explorer l'utérus et les annexes. L'indication opératoire ainsi confirmée, on achève l'incision antérieure (fig. 947), et on commence à *séparer la vessie du col utérin*.

Avec des ciseaux courbes mousses tenus fermés, dont l'extrémité râcle la face utérine, ou avec un doigt (index ou pouce), on cherche le plan de clivage, évitant de pénétrer dans le tissu utérin, et on remonte peu à peu le long de la face antérieure de l'utérus maintenu par les pinces à traction (fig. 948).

Sans s'inquiéter du cul-de-sac péritonéal antérieur, lorsqu'on

a dénudé une partie de la face antérieure de l'utérus, on place
sur la paroi vaginale antérieure une valve étroite et longue
et on commence l'*hémisection antérieure*.

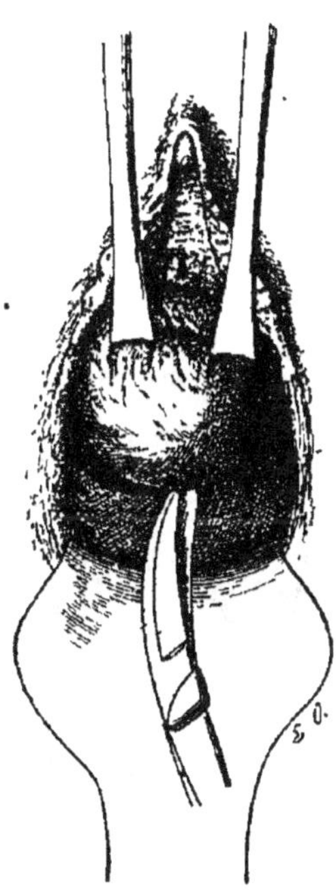

Fig. 946.

Hystérectomie vaginale. Incision
vaginale postérieure. Ciseaux
(J.-L.-FAURE).

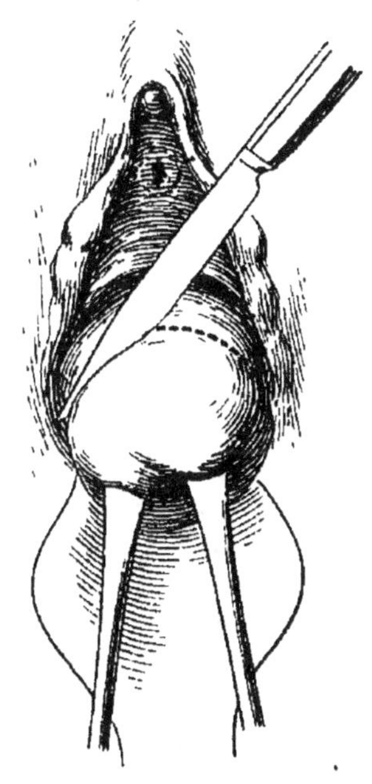

Fig. 947.

Hystérectomie vaginale. Incision
circulaire de la muqueuse vaginale sur le col. Bistouri.

Avec de forts ciseaux droits et mousses, dont une branche est
introduite dans la cavité utérine, on coupe la paroi antérieure
juste sur la ligne médiane, à égale distance des deux pinces de
traction, et dans toute son épaisseur (fig. 949). On coupe jusqu'un peu au-dessous de la limite de dénudation, puis on saisit
chaque lèvre de l'incision avec une nouvelle pince à traction,
en haut de l'incision. La prise doit être large et solide.

Décollant à nouveau, poussant l'écarteur antérieur, et abaissant l'utérus par traction sur les pinces, on continue l'incision
médiane, et au 2° ou 3° coup de ciseau selon la facilité de

l'abaissement, on ouvre le cul-de-sac péritonéal antérieur (fig. 950). La valve étroite est poussée dans le péritoine et applique la vessie contre la symphyse.

A mesure que progresse l'hémisection, on place de plus en plus haut les pinces à traction sur les lèvres de l'incision, pour

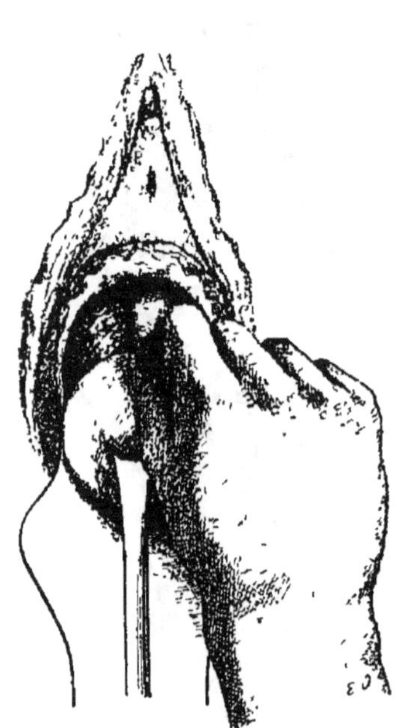

Fig. 948.
Hystérectomie vaginale. Décollement de la vessie.

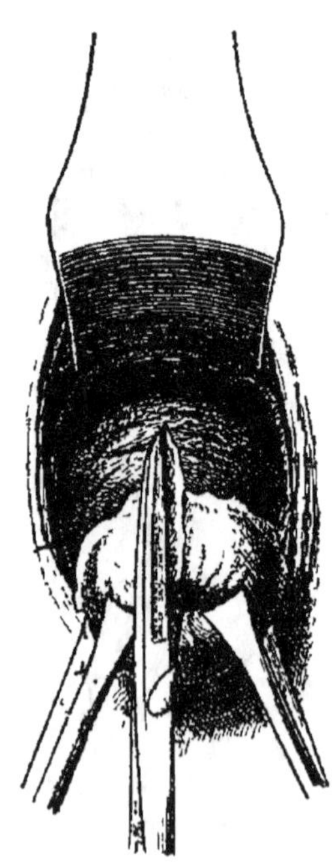

Fig. 949.
Hystérectomie vaginale. Hémisection antérieure.

abaisser l'utérus progressivement (fig. 951). Après un nombre de reprises variable avec la fixité de l'utérus, on sent la traction des pinces amener dans le vagin le fond de l'utérus qui bascule en avant, et on voit ce fond apparaître (fig. 952).

Au besoin, si l'abaissement est difficile, et si un doigt explorateur montre qu'on arrive près du fond, l'index replié en crochet va accrocher ce fond pour le faire basculer.

Alors, ou bien les annexes sont facilement abaissables et peuvent être attirées avec deux ou trois doigts gauches (fig. 953), ou cette manœuvre est impossible.

Dans le premier cas, à moins qu'on ne veuille les laisser, il faut amener les annexes et placer les pinces hémostatiques au delà d'elles, sur le ligament large.

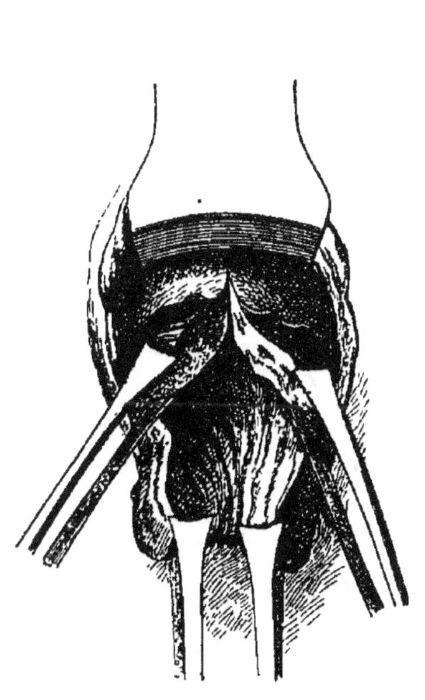

Fig. 950.

Hystérectomie vaginale. Ouverture du cul-de-sac péritonéal antérieur.

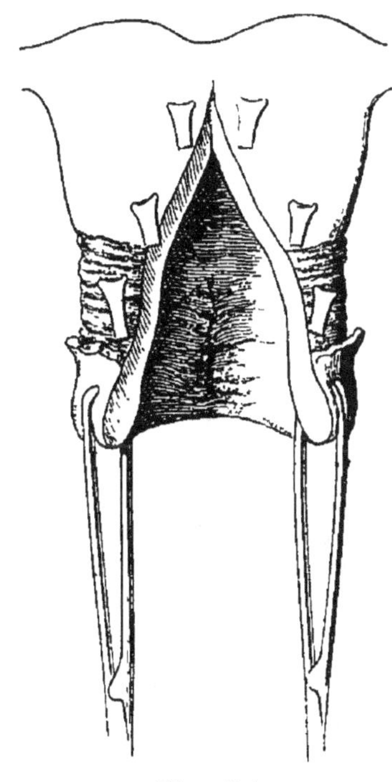

Fig. 951.

Positions successives des pinces à traction sur les lèvres de l'hémisection antérieure (DOYEN).

Dans le second cas on commence par enlever l'utérus, en plaçant les pinces à pression sur le ligament large, près de l'utérus.

Les pinces à pression sont de deux espèces, à mors courts (fig. 955) et à mors longs et élastiques (fig. 954).

Avec les pinces longues on saisit le ligament large *en entier*, de haut en bas (fig. 956), serrant à fond les anneaux, et on place en dehors de cette première une seconde pince de sûreté.

Avec les pinces courtes, on saisit de haut en bas la moitié supérieure du ligament large, et de bas en haut sa moitié inféricure, en ayant soin de faire croiser leurs extrémités sur le ligament large (fig. 957). On peut aussi, du reste, après avoir placé la première pince de haut en bas, couper la partie pincée du ligament large, et placer toujours de haut en bas la seconde pince, en passant en dedans de la première.

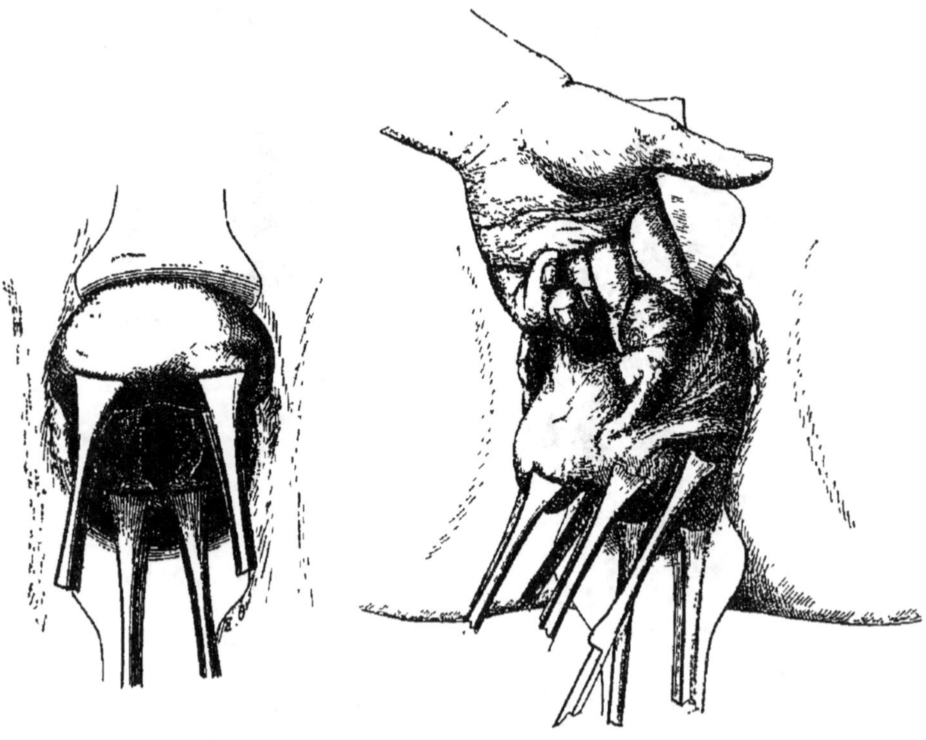

Fig. 952.
Hystérectomie vaginale.
Bascule du fond de l'utérus.

Fig. 953.
Hystérectomie vaginale. Dégagement des annexes.

Quoi qu'il en soit, on place d'habitude, les pinces gauches d'abord (fig. 958), les doigts s'assurant que rien d'autre n'est saisi par les pinces que le ligament large, et que tout le ligament est pincé.

Puis on détache l'utérus de ce côté, en coupant avec des ciseaux au ras de l'utérus et non contre les pinces.

Basculant l'utérus, on répète les mêmes manœuvres sur le

ligament large droit (fig. 959), on coupe et l'utérus est complètement détaché, avec ou sans les annexes.

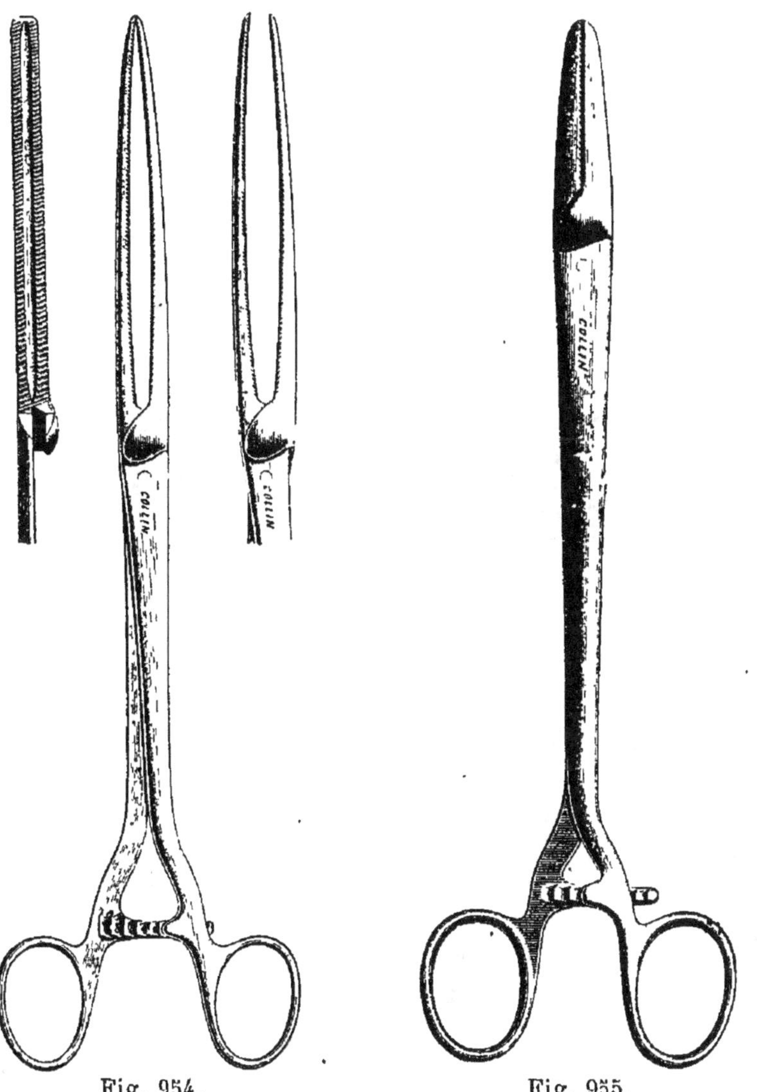

Fig. 954.
Pince de Doyen pour ligaments
larges.

Fig. 955.
Pince longuette à mors courts,
de Segond.

L'*hémostase définitive* est obtenue soit en laissant *à demeure*
les pinces posées pendant l'opération, soit en posant des

ligatures, soit en écrasant les vaisseaux avec l'*angiotribe* [1].

Les ligatures seront posées après l'opération, en remplacement des pinces, et en faisant autant que possible des pédicules petits et nombreux. Il faut avoir pour cela des ligaments souples et longs.

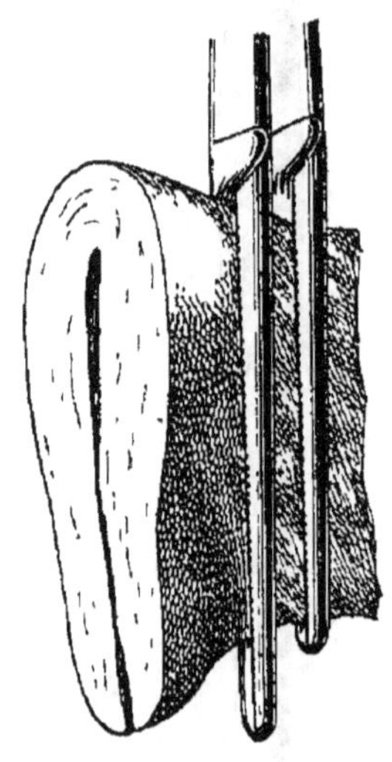

Fig. 956.

Pincement du ligament large avec les pinces longues de Doyen (J.-L. Faure).

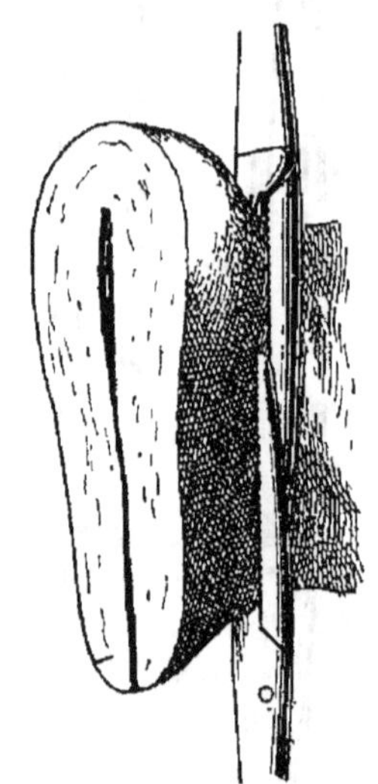

Fig. 957.

Pincement du ligament large avec les pinces courtes (J.-L. Faure).

L'angiotribe est appliqué sur le ligament large, lorsque l'utérus a été abaissé et amené à la vulve. On applique l'instrument sur la partie supérieure du ligament large, puis on coupe et on fait une seconde application de bas en haut. Ou bien on peut commencer par l'inférieur et finir par en haut (fig. 960 et 961). On coupe en dedans de la zone écrasée. Doyen ajoute à l'écrasement une ligature de soie fine.

L'opération terminée, on examine les tranches vaginales pour voir si elles saignent, et on y place au besoin des pinces qu'on laisse à demeure, ou qu'on remplace par des ligatures.

Le *pansement* est fait avec des mèches de gaze disposées dans

[1] Voy. p. 109, t. I.

le vagin, sans pénétrer dans le péritoine ; à moins que l'ouverture d'abcès dans les suppurations pelviennes ne nécessite la mise en place de drains. Les mèches de gaze sont disposées de la façon suivante : un tamponnement central, entre les pinces,

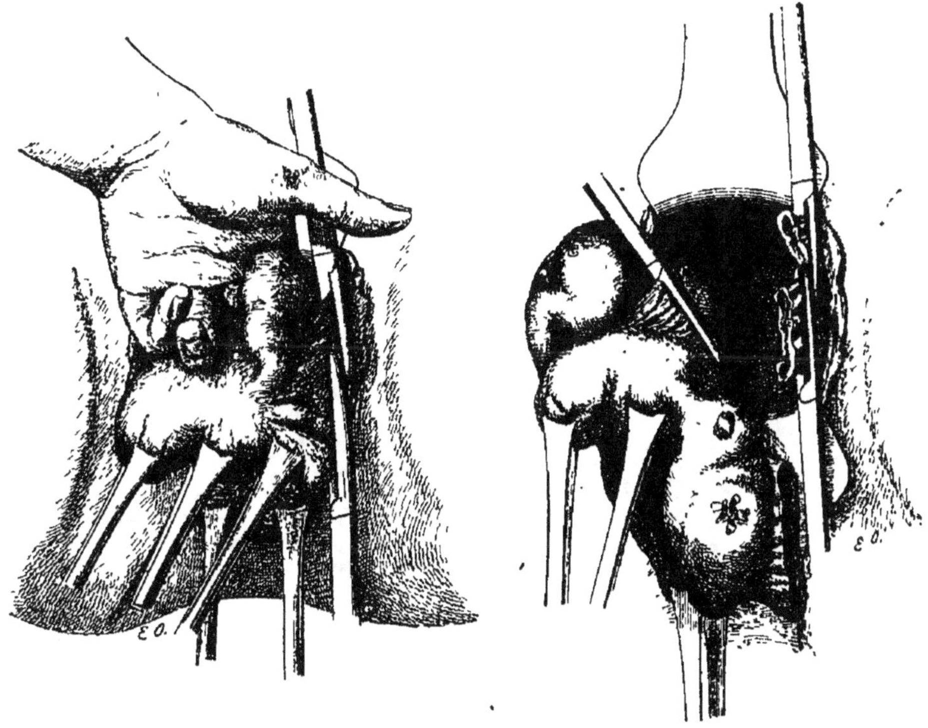

<table>
<tr><td>

Fig. 958.

Hystérectomie vaginale. Placement des pinces sur le ligament large.

</td><td>

Fig. 959.

Hystérectomie vaginale. Section du ligament large gauche. Pincement du ligament droit.

</td></tr>
</table>

sépare celles-ci en deux groupes, puis des lamelles sont placées entre les pinces et les parois du vagin, sur tout le pourtour de celui-ci, pour éviter les escarres.

On place une sonde de Pezzer dans la vessie ; on enveloppe les manches des pinces dans un pansement sec ordinaire (gaze, ouate), et on maintient le tout avec un bandage en T.

L'opérée est couchée les genoux pliés et appuyés sur un coussin. Une alèze pliée en quatre soutient les pinces.

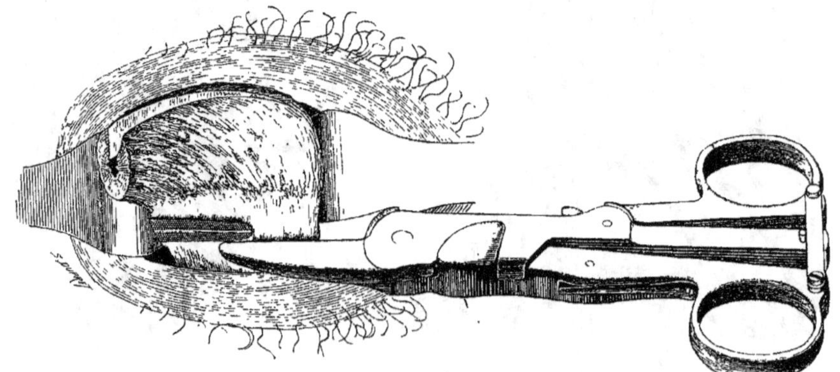

Fig. 960.
Écrasement d'un ligament large par l'angiotribe (RICHELOT).

Les pinces sont laissées quarante-huit heures en place, et les douleurs qu'elles provoquent nécessitent généralement pendant ses deux jours l'emploi de la morphine.

On les enlève après quarante-huit heures en desserrant

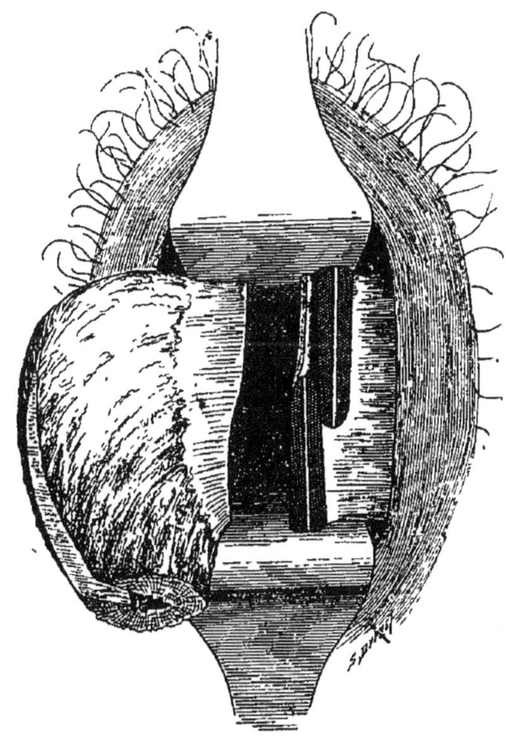

Fig. 964.
Empreintes laissées par l'angiotribe (RICHELOT).

d'abord les crans sans traction, puis en écartant les mors, et enfin tirant doucement et sans à-coup sur les anneaux.

Les mèches de gaze sont laissées en place quatre jours, enlevées doucement et remplacées par de nouvelles.

La sonde vésicale n'est laissée que deux ou trois jours.

La gaze vaginale est supprimée après une huitaine de jours, et remplacée par des injections vaginales d'eau stérilisée, sous faible pression.

La malade se lève au bout de trois semaines, à moins de complications.

Une *hémorragie* peut survenir au moment de l'ablation des pinces. Enlevant tout le pansement vaginal, on cherche à tamponner pour arrêter momentanément le sang, puis, sans chercher à saisir le vaisseau au hasard par le vagin, on endort la malade et on pratique une laparotomie comme pour une inondation péritonéale par rupture tubaire.

Procédé de Muller-Quénu. — C'est la section médiane complète de l'utérus remplaçant l'hémisection antérieure. La section totale peut être secondaire ou primitive.

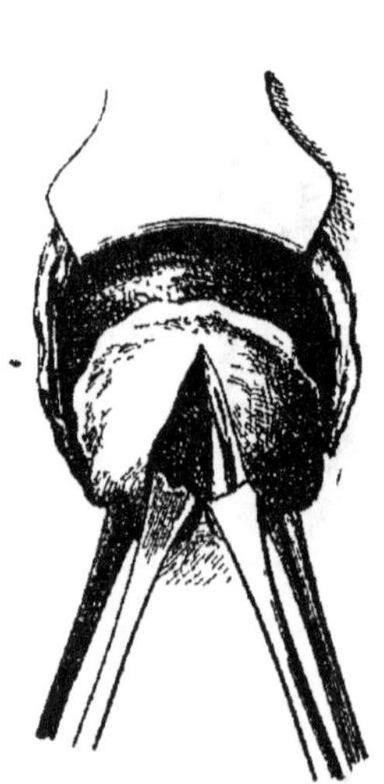
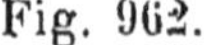
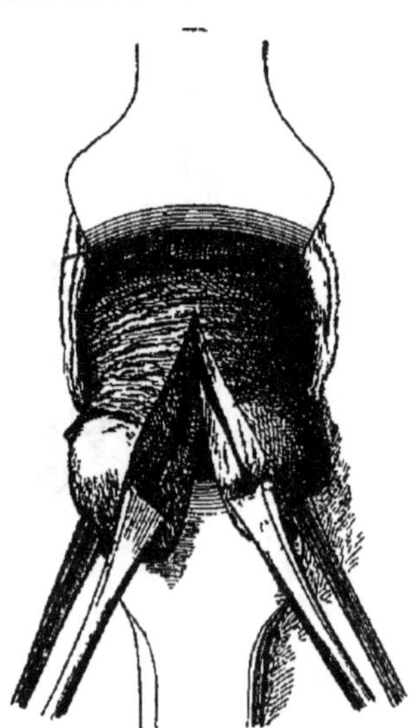

<table>
<tr><td>Fig. 962.</td><td>Fig. 963.</td></tr>
</table>

Hystérectomie vaginale. Section totale médiane. Procédé de Müller-Quénu.

Elle est secondaire lorsqu'on commence par l'hémisection antérieure et la bascule du fond, et qu'on termine alors la section complète en coupant, de haut en bas, la paroi postérieure.

Elle est primitive lorsque, ayant commencé la libération du col comme dans l'opération précédente, on coupe immédiatement les lèvres antérieure et postérieure du col (fig. 962). On

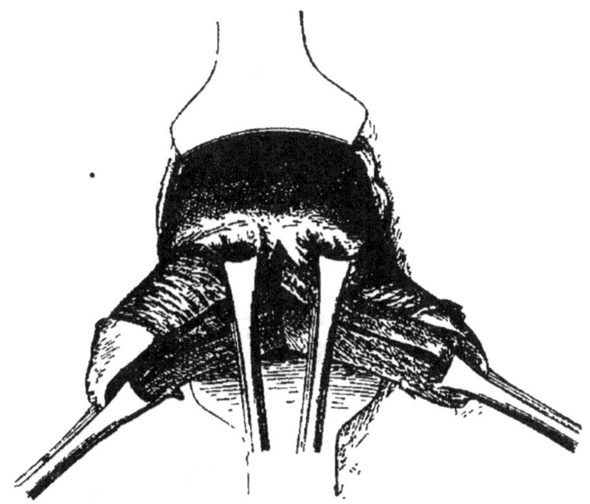

Fig. 964.
Hystérectomie vaginale. Section totale médiane. Abaissement
de l'utérus.

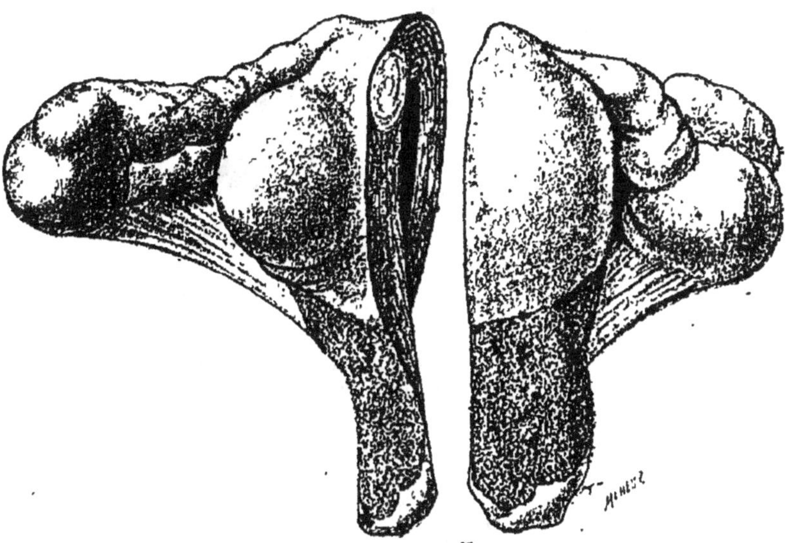

Fig. 965.
Hystérectomie vaginale par section totale médiane (Labadie-Lagrave
et Legueu).

abaisse ensuite l'utérus, et, continuant la section complète (fig. 963), on place de nouvelles pinces à traction sur les tranches de section (fig. 964). On arrive ainsi peu à peu au fond, et l'utérus est divisé en deux moitiés (fig. 965).

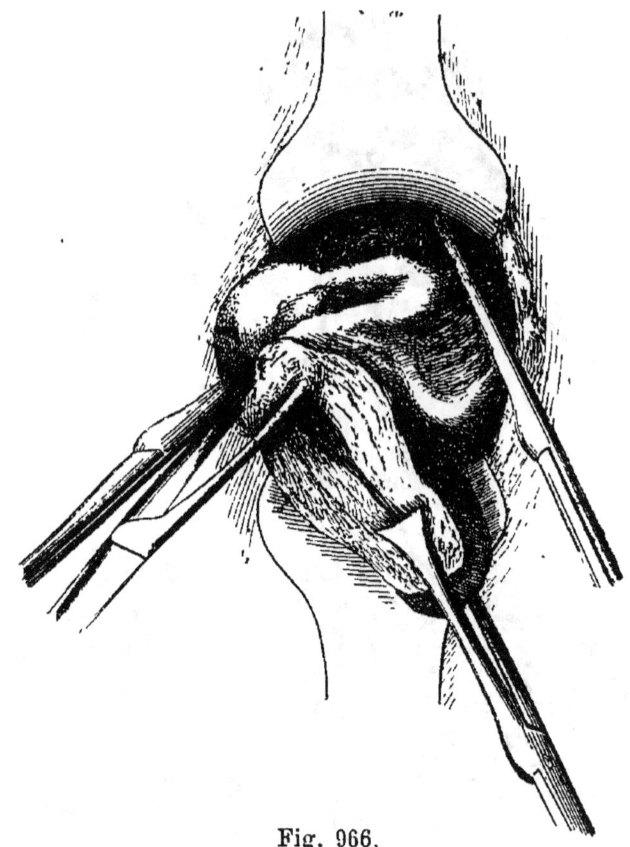

Fig. 966.

Hystérectomie vaginale par section totale médiane. Abaissement de la moitié gauche.

Attirant alors successivement chacune des moitiés, on dégage les annexes correspondantes, et on place les pinces d'hémostase comme dans l'opération déjà décrite (fig. 966).

Procédé de Péan-Segond. — La paroi vaginale est incisée, les culs-de-sac ouverts et décollés comme dans les opérations précédentes.

Lorsque le décollement antérieur prolongé latéralement a bien mis à découvert la base des ligaments larges, de chaque côté de l'utérus, on place sur chacun d'eux, près de l'utérus, une solide pince à mors courts (fig. 967). On prend ainsi l'artère utérine. La portion de ligament hémostasiée de chaque côté est coupée au ras de l'utérus.

Le col ainsi libéré est divisé par deux incisions latérales en

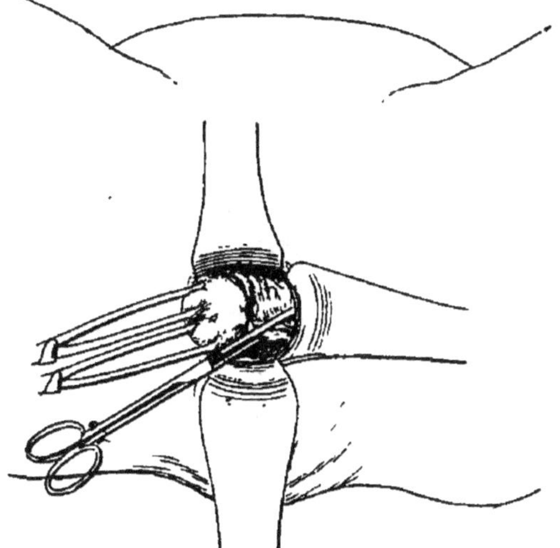

Fig. 967.

Hystérectomie vaginale. Procédé de Péan-Segond. Pincement d'une artère utérine à la base du ligament large.

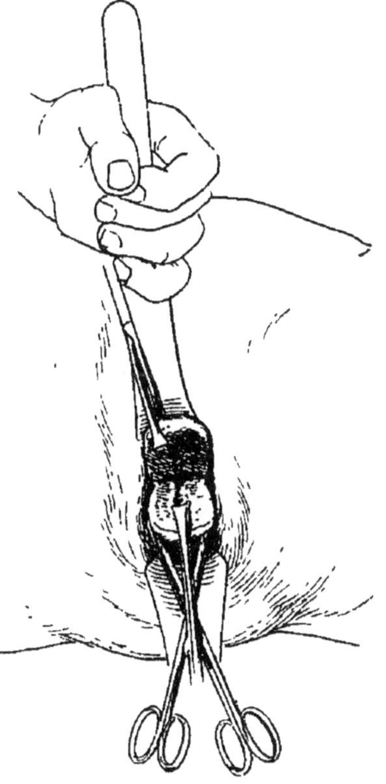

Fig. 968.

Hystérectomie vaginale. Procédé de Péan-Segond. Division du col en deux valves, après pincement des artères utérines.

deux valves antérieure et postérieure (fig. 968), et chaque valve est successivement réséquée, après qu'on a eu soin de placer au-dessus de chaque section transversale une pince à traction.

Lorsque le col a été enlevé, les pinces à traction maintenant fortement le moignon utérin, on peut tenter l'hémisection de DOYEN, ou faire l'*évidement central conoïde* de SEGOND.

Avec un bistouri on découpe dans la paroi antérieure de l'utérus, autour de la pince à traction antérieure, et bien au milieu, un cône (fig. 969) dont la base répond à la pince. Avant de détacher complètement le cône, on s'amarre avec une forte pince sur les lèvres qui résultent de la section du cône (fig. 970).

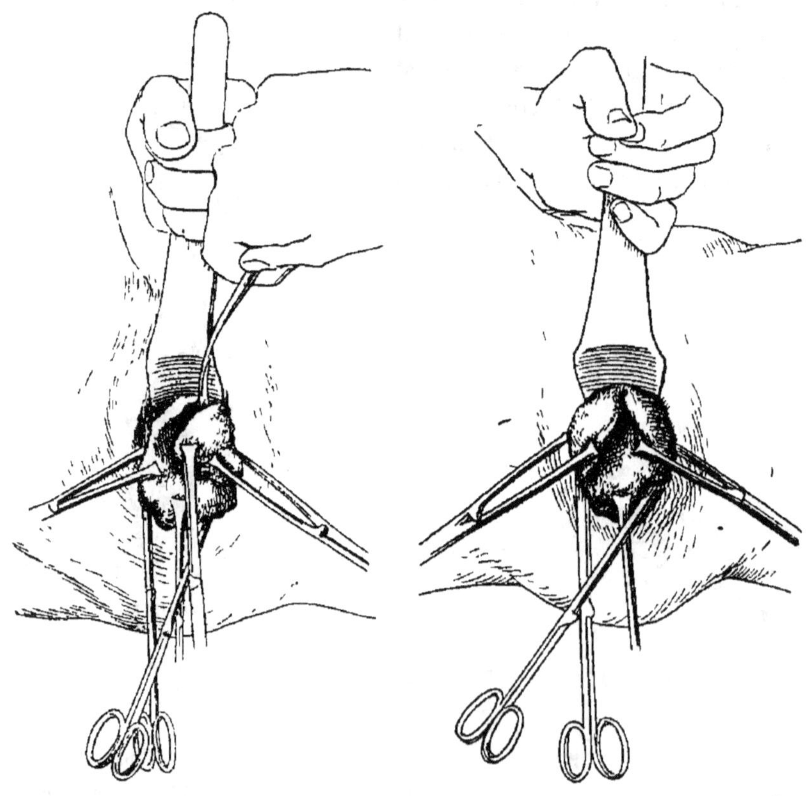

<table>
<tr><td style="text-align:center">Fig. 969.</td><td style="text-align:center">Fig. 970.</td></tr>
<tr><td style="text-align:center">Hystérectomie vaginale. Procédé
de Péan-Segond. Évidement
central conoïde.</td><td style="text-align:center">Hystérectomie vaginale. Procédé
de Péan-Segond. Corps utérin
après évidement conoïde.</td></tr>
</table>

La même manœuvre est continuée peu à peu vers le fond de l'utérus, en se maintenant toujours exactement sur la ligne médiane, jusqu'à ce que l'organe bascule en avant.

A partir de ce moment l'opération est continuée comme nous l'avons déjà dit.

27.

b. ***Application des procédés aux cas particuliers.***
— Nous avons à étudier cette application aux fibromes, aux
salpingites et suppurations pelviennes, au cancer, au prolapsus
de l'utérus.

Hystérectomie vaginale pour fibromes. — Nous aurons
peu de modifications à indiquer aux procédés-types lorsqu'il

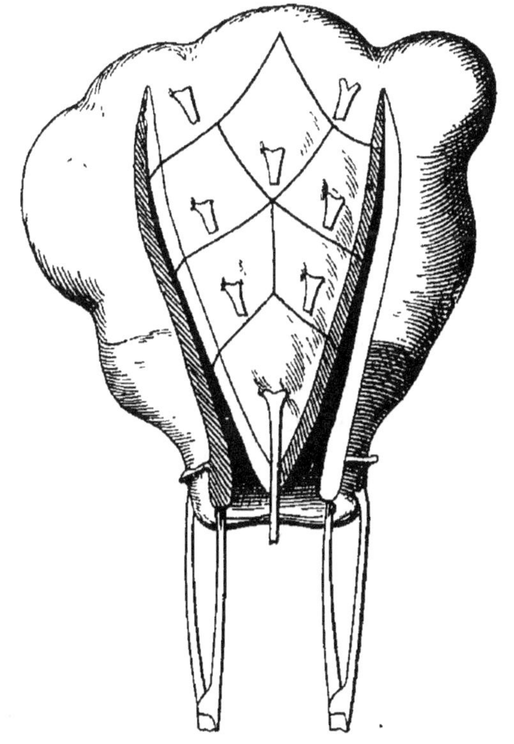

Fig. 971.

Hystérectomie vaginale pour fibrome. Morcellement (DOYEN).

s'agit de fibromes utérins, car les fibromes que l'on opère encore
par voie vaginale [1] ne sont plus aujourd'hui que des tumeurs
petites, mobiles, et facilement accessibles. Il n'est plus question

---

[1] Voy. indications *in Thérapeutique chirurgicale*, RICARD et LAUNAY,
1903, p. 735.

d'extraire par le vagin d'énormes tumeurs laborieusement morcelées.

L'abaissement de l'utérus n'est obtenu, si le volume est un peu gros, que grâce à l'*énucléation* successive des fibromes que que l'on rencontre, et surtout au *morcellement* de l'utérus et des tumeurs, fait progressivement sous forme de losanges successifs enlevés peu à peu (fig. 971) avec le bistouri ou les ciseaux.

Il importe de rester toujours sur la ligne médiane, et de ne jamais réséquer un fragment sans avoir placé au-dessus de lui une pince à traction solidement amarrée.

Hystérectomie vaginale pour annexites et suppurations pelviennes. — L'opération dépend ici du degré de facilité d'abaissement de l'utérus. Si l'utérus vient assez facilement, le procédéde DOYEN, ou celui de MÜLLER-QUÉNU, permettra l'extraction des annexes que l'on doit toujours s'efforcer d'avoir complètement.

Lorsque l'utérus ne s'abaisse pas, l'extirpation en est difficile par tous les procédés, et il faut s'inspirer de tous, joignant les sections au morcellement ou à l'évidement. En outre, dans ces cas, l'hystérectomie sans ablation des annexes est souvent la seule opération possible, et il faut s'efforcer d'ouvrir, après la chute de l'utérus, toutes les collections purulentes du bassin, pour les drainer.

Hystérectomie vaginale pour cancer. — L'extirpation par voie vaginale d'un utérus cancéreux ne peut avoir aujourd'hui que des indications restreintes; en tous cas il ne peut plus être question d'opérer ainsi des cancers du corps, ni même des cancers du col dans lesquels l'utérus n'est pas absolument mobile et libre d'adhérences.

L'opération ne présente donc de particulier que le temps de la libération du col. Il faut en effet dépasser là les limites du néoplasme sur la paroi vaginale.

L'incision vaginale doit donc rester éloignée du néoplasme, et comprendre une partie notable de la paroi des culs-de-sac.

Après curettage des bourgeons, et nettoyage du vagin, on

incise le vagin aussi loin que possible du néoplasme, et on dissèque autour du col une collerette vaginale qui sera enlevée avec l'utérus.

Hystérectomie vaginale pour prolapsus. — L'ablation de l'utérus, *qui doit toujours n'être qu'un complément opératoire des restaurations périnéales*, peut être accompagnée de résection vaginale (colpectomie), ou de fixation vaginale élevée aux ligaments larges ou aux ligaments ronds (colpopexie).

Hystérectomie avec colpectomie (FRITSCH, POZZI). — Il importe tout d'abord de reconnaître. en promenant un cathéter

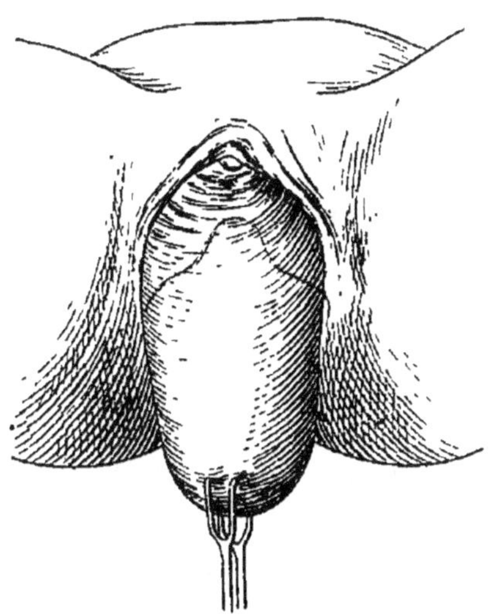

Fig. 972.

Colpectomie et hystérectomie pour prolapsus. Procédé de Fritsch. Incision vaginale antérieure.

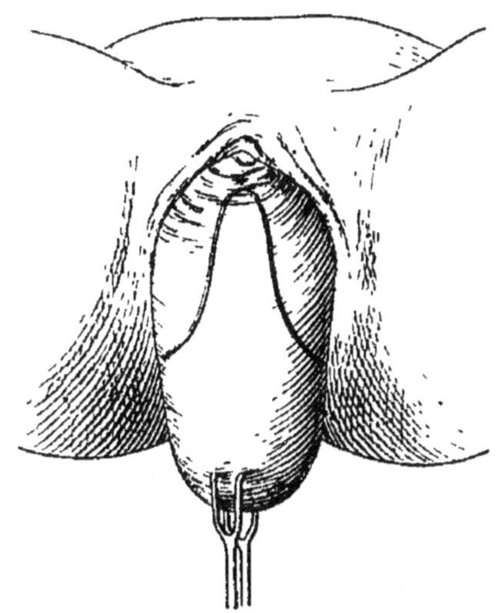

Fig. 973.

Colpectomie et hystérectomie pour prolapsus. Procédé de Pozzi. Incision vaginale antérieure.

dans la vessie, les limites de la descente vésicale sous la paroi vaginale, au-devant du col utérin.

Ces limites reconnues, on circonscrit au bistouri, sur la paroi vaginale antérieure, un lambeau triangulaire dont la base est située au col utérin. Les incisions qui le limitent, continuent.

de part et d'autre du col (fig. 972 et 973), pour dessiner sur la paroi vaginale postérieure un lambeau analogue plus petit (fig. 974). On dissèque ces deux lambeaux en veillant attentivement à la vessie, jusqu'à ce que le col soit libéré.

On continue alors l'hystérectomie comme d'habitude, mais l'utérus est hors de la vulve, la dissection est facile et peut être faite souvent sans section ni morcellement. Il

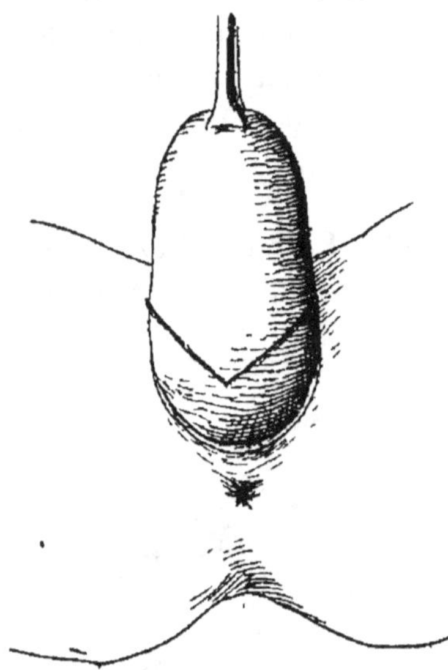

Fig. 971.

Colpectomie et hystérectomie pour prolapsus. Procédé de Fritsch. Incision vaginale postérieure.

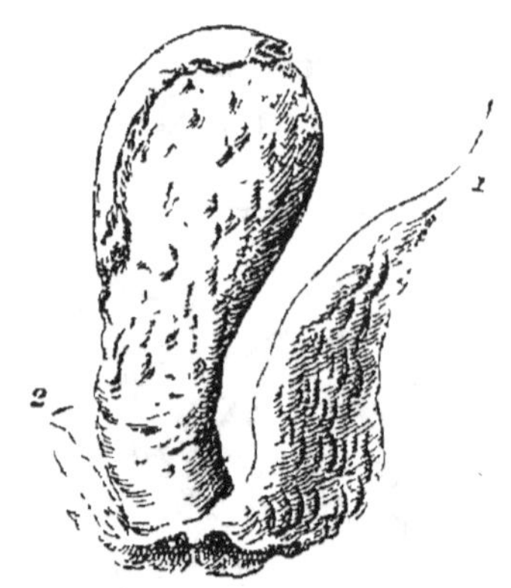

Fig. 975.

Colpectomie et hystérectomie pour prolapsus. Parties enlevées par le procédé de Pozzi.

faut s'attendre à trouver un col sus-vaginal très allongé qu'il faut décoller de la vessie (fig. 975).

L'utérus enlevé après pincement des ligaments larges, on remplace les pinces par des ligatures placées en pédicules petits et multiples. Les ligatures sont faciles à placer sur les ligaments allongés et très abaissés.

On réunit les plaies résultant des résections vaginales, laissant ouverte la place occupée autrefois par le col.

Hystérectomie avec colpopexie. — _Procédé de Quénu[1]._ —

' QUÉNU. _Bulletins de la Société de chirurgie_, Paris, 1893, p. 740.

L'hystérectomie est faite, sans résection vaginale, par les procédés ordinaires. Les ligaments larges sont liés de chaque côté avec de gros fils dont les chefs sont gardés longs, au nombre de trois de chaque côté.

Chaque fil du côté droit du ligament large est lié au fil correspondant du côté gauche, réunissant les deux ligaments larges en une sorte de sangle transversale.

Le péritoine est ensuite suturé en avant et en arrière aux bords antérieur et postérieur de l'angle, laissant extra-péritonéale la surface des pédicules.

Le vagin est entièrement suturé au catgut, une des sutures au moins traversant à la fois les bords de l'incision vaginale et le pédicule, pour suspendre le vagin à ce pédicule.

Ce procédé n'exclue nullement les colporraphie et périnéorraphie.

Procédé de Pierre Delbet[1]. — On fait une incision verticale médiane qui commence un peu en arrière du méat urinaire et se termine à la jonction du vagin et du col. Sur cette première incision tombe perpendiculairement une seconde qui traverse la face antérieure du col, d'un cul-de-sac vaginal à l'autre.

On dissèque de chaque côté de l'incision verticale les deux lambeaux triangulaires, chacun d'eux devant avoir au niveau du col 3 centimètres de large au moins.

Les lambeaux disséqués et relevés, on soulève le col et on termine autour de lui l'incision circulaire vaginale, ouvrant le cul-de-sac de Douglas.

L'hystérectomie est continuée par les procédés ordinaires, et terminée par des ligatures sur les ligaments larges. On prend soin seulement d'isoler les deux ligaments ronds, sans les comprendre dans les moignons pédiculaires. On les repère avec des pinces.

L'utérus enlevé, on amène les deux ligaments ronds entre les lambeaux vaginaux jusqu'à la partie antérieure de la première incision longitudinale. Ils forment une sorte de sangle qui passe

---

[1] Pierre **Delbet**. Colpocystopexie. *Gazette des Hôpitaux*, 1897, n° 7, p. 63.

sous la vessie. On les fixe là par quelques points de suture en U, qui comprennent en même temps les deux lambeaux vaginaux à leur base, et les accolent par toute leur surface cruentée. On exécute donc du même coup une colporraphie antérieure sans résection vaginale, l'adossement des deux lambeaux vaginaux formant une colonne épaisse et résistante.

Il faut y joindre en outre une périnéorraphie.

B) Voie abdominale

I. — Opérations extra-péritonéales

Raccourcissement des ligaments ronds. — Opération d'Alquié-Alexander. — On pratique habituellement une inci-

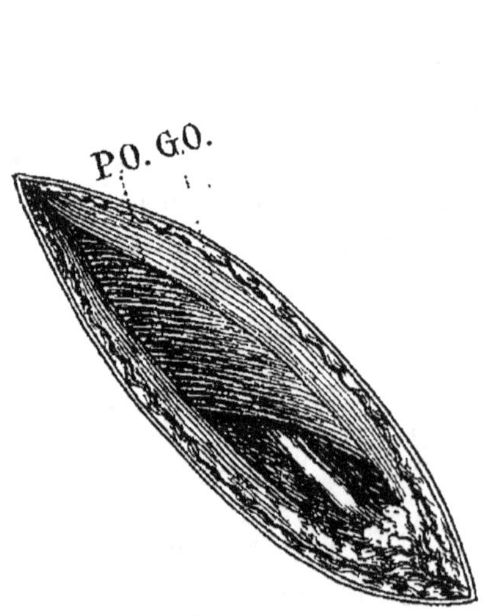

Fig. 976.

Découverte du ligament rond dans le canal inguinal après incision de l'aponévrose du grand oblique (d'après Edebohls).

G.O., grand oblique. — P.O., petit oblique.

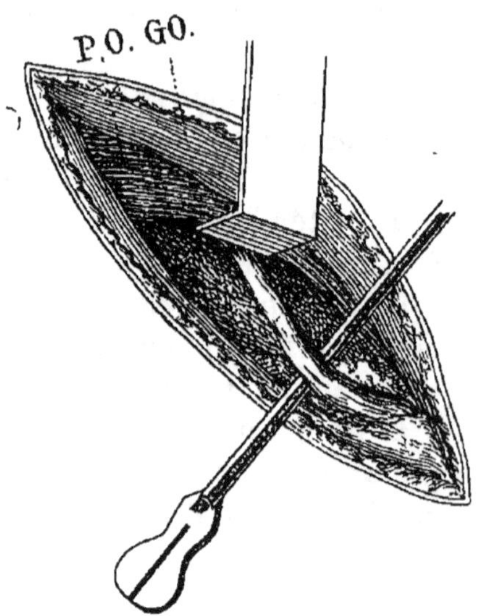

Fig. 977.

Dégagement du ligament rond dans le canal inguinal (d'après Edebohls).

G.O., grand oblique. — P.O., petit oblique.

sion sur chaque canal inguinal, découvrant indépendamment les deux ligaments ronds.

L'incision cutanée est la même que celle de la hernie inguinale. De même on découvre l'anneau inguinal extérieur, on incise l'aponévrose du grand oblique et, dans le canal inguinal ouvert, on cherche le ligament rond, plus facile à découvrir là qu'au dehors de l'anneau (fig. 976).

Le cordon rond, résistant, est saisi et dégagé du tissu cellulaire jusqu'à l'orifice inguinal profond. Là on sépare le ligament du petit cône péritonéal qu'attirent les tractions et on sent le ligament se libérer et venir dans la plaie (fig. 977).

On dégage de même celui du côté opposé.

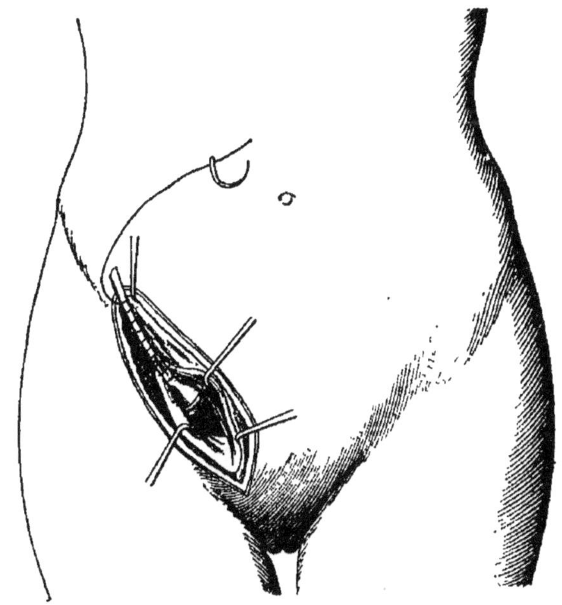

Fig. 978.
Raccourcissement du ligament rond par voie inguinale.
Procédé de Kocher.

Lorsque les deux ligaments ronds sont dégagés et mobilisés. on opère sur les deux ensemble des tractions destinées à attirer le fond de l'utérus vers la paroi abdominale. Un aide suit, avec un doigt dans le vagin, l'évolution de l'utérus.

Lorsqu'on sent les tractions arrêtées par une résistance, que l'aide reconnaît la bascule de l'utérus, qu'au besoin on sent le fond de l'utérus à travers la paroi abdominale, on cesse les tractions et on fixe les ligaments.

Si, dans ces manœuvres, le péritoine a été ouvert au fond du canal inguinal, on y place des sutures.

Pour fixer les ligaments, on peut les suturer avec les parois du canal inguinal, soit en même temps que la paroi profonde si on exécute un Bassini comme pour une hernie (EDEBOLHS), soit plus souvent en même temps que la paroi superficielle qui avait été incisée pour la découverte. Les fils de suture sont passés comme d'habitude dans les parois, mais en allant de l'une à l'autre lèvre, ils traversent le ligament rond. On résèque à la fin ce qui dépasse l'anneau inguinal extérieur.

KOCHER fixe le ligament en situation renversée. Lorsqu'il est dégagé, au lieu de le coucher dans le canal, il le renverse en dehors et en haut (fig. 978), dans la direction de l'épine iliaque, en le suturant à l'aponévrose du grand oblique. Puis il referme le canal inguinal.

II. — OPÉRATIONS INTRA-PÉRITONÉALES

Laparotomie pour opérations pelviennes. — Nous avons déjà donné les indications générales de la laparotomie, nous devons simplement ici insister sur quelques précautions particulières nécessitées par les opérations sur les organes du petit bassin.

Il est avant tout absolument indispensable d'opérer dans la position de TRENDELENBURG, sur le plan incliné mis au degré le plus élevé possible, la position renversée de la malade se rapprochant plus de la verticale que de l'horizontale (fig. 979).

La paroi abdominale est préparée, savonnée, nettoyée, comme les autres régions, en prenant soin de déplisser avec une pince l'ombilic pour le nettoyer également.

Il est toujours aussi nécessaire de préparer et de nettoyer complètement le vagin, comme pour une opération vaginale (injections de sublimé et d'eau oxygénée pendant les jours précédents ; savonnage, brossage, avant l'opération).

Dès que le péritoine est ouvert, il faut refouler les anses intes-

tinales vers le diaphragme et les recouvrir d'une compresse de
toile aseptique chaude.

On place alors un ou plusieurs écarteurs (fig. 980 et 981), de
façon à largement ouvrir l'abdomen et éclairer le petit bassin.

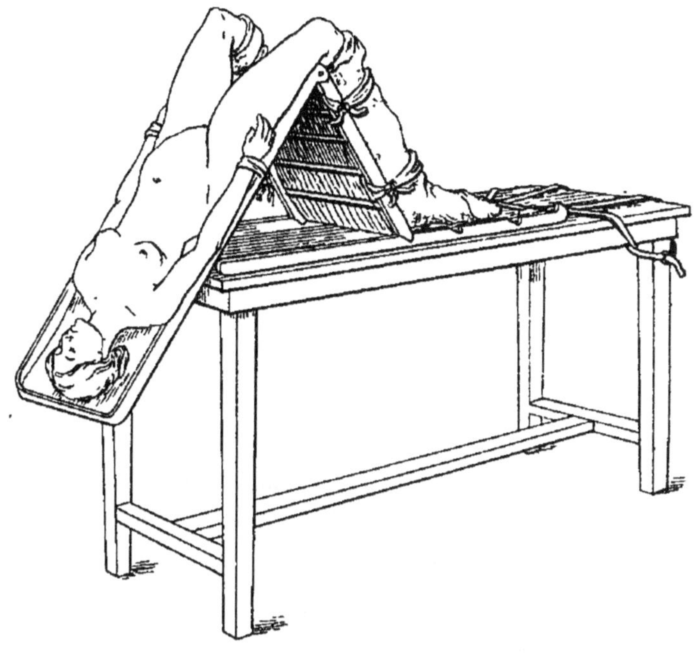

Fig. 979.

Inclinaison pour les opérations abdominales dans le petit bassin.

Si des adhérences retiennent l'épiploon ou les anses intestinales, on commence par libérer ces adhérences, pour refouler
l'intestin, avant toute autre recherche.

L'intestin refoulé sous la paroi, on le recouvre de larges compresses aseptiques médianes et latérales, fermant complètement,
en plusieurs épaisseurs si l'on veut, la grande cavité péritonéale.
non seulement sur la ligne médiane, mais au niveau des deux
fosses iliaques. Aucune anse d'intestin autre que le côlon pelvien
ne doit apparaître.

On s'assure enfin que la vessie est maintenue sous la valve
sus-pubienne.

Les compresses abdominales protectrices doivent rester jusqu'à la fin de l'opération. Si un temps opératoire septique est prévu, on place de nouvelles compresses qu'on enlèvera ensuite.

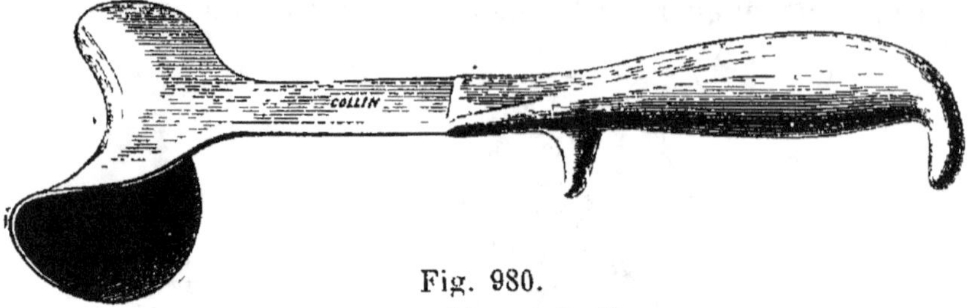

Fig. 980.
Valve sus-pubienne de Doyen.

Si du pus s'écoule et souille une compresse, on change celle-ci si cela est facile, sinon on la recouvre de compresses propres.

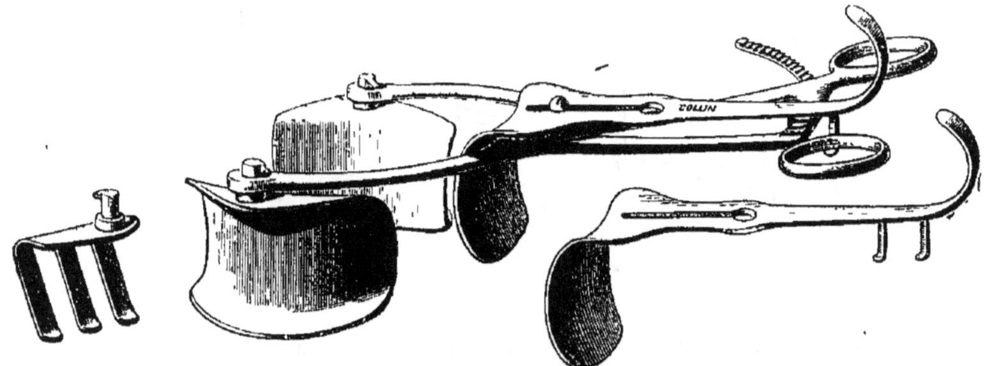

Fig. 981.
Écarteur à trois valves.

L'opération terminée, la toilette faite, le drainage installé s'il est nécessaire, on remet la malade en position horizontale pour faire les sutures de la paroi abdominale [1].

Le *drainage*, lorsqu'il est nécessaire, est comme nous le verrons, abdominal, vaginal, ou abdominal et vaginal. Le drain vaginal tombe de lui-même après quelques jours. Le drain abdominal est enlevé après quarante-huit heures, puis supprimé

[1] Voy. p. 12, t. II.

ou remplacé par un plus petit, selon qu'il y a ou non de la température ou des signes d'infection. Il est bon d'aspirer, avant d'enlever le drain, le liquide du petit bassin, en introduisant dans le drain une sonde molle stérilisée, adaptée à un appareil aspirateur (seringue, pompe).

Les drains employés seront toujours des tubes de caoutchouc de fort calibre, et à parois rigides perforées de trous.

Les *soins post-operatoires* sont les mêmes que pour toute opération au point de vue du chloroforme et de l'alimentation. Il est nécessaire, dans les opérations sur le petit bassin, d'obtenir rapidement, au début du troisième jour, une évacuation du tube digestif. au moyen d'un purgatif. On doit ensuite veiller à une évacuation régulière. On évitera ainsi les adhérences et les coudures intestinales dans le petit bassin.

L'opérée doit garder le lit au moins trois semaines.

Hystéropexie abdominale. — La fixation de l'utérus est directe si les fils sont placés sur l'organe lui-même, indirecte si les fils sont placés sur les ligaments de l'utérus, ligaments ronds généralement.

Hystéropexie directe. — La paroi abdominale ouverte et l'intestin protégé comme il a été dit, on examine l'utérus, on le mobilise en détruisant les adhérences si cela est nécessaire, on traite s'il en est besoin les annexes, et on saisit l'utérus au niveau de sa face antérieure avec une pince à deux griffes ou un fil suspenseur.

Les fils de fixation utérins seront placés transversalement, entre l'isthme et le fond, *en laissant le fond toujours libre*. On passe les fils (catgut) soit en point simple et large (fig. 982), soit en faufil, le fil traversant plusieurs fois et sortant plusieurs fois de la paroi pendant son parcours.

Trois fils sont placés ainsi sur la paroi antérieure de l'utérus, sans perforer celle-ci. Les deux extrémités de chaque fil traversent en outre, aux niveaux correspondants, le péritoine pariétal, les aponévroses et muscles de la paroi abdominale, sous la peau.

Les trois fils sont noués sur la ligne médiane, et l'utérus est fixé (fig. 983). On achève la fermeture du péritoine.

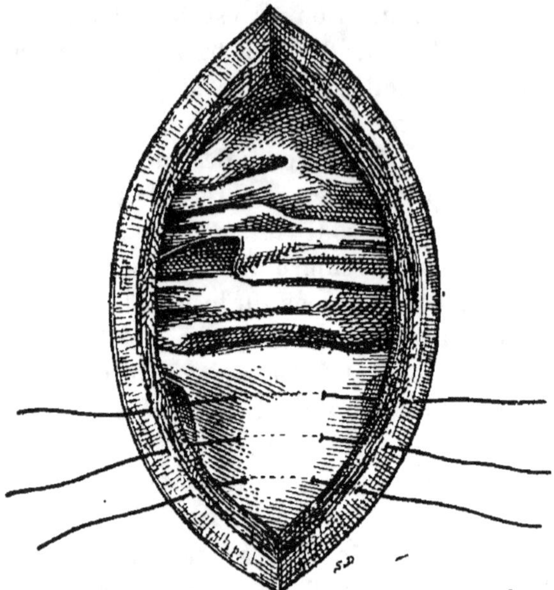

Fig. 982.
Hystéropexie abdominale directe.

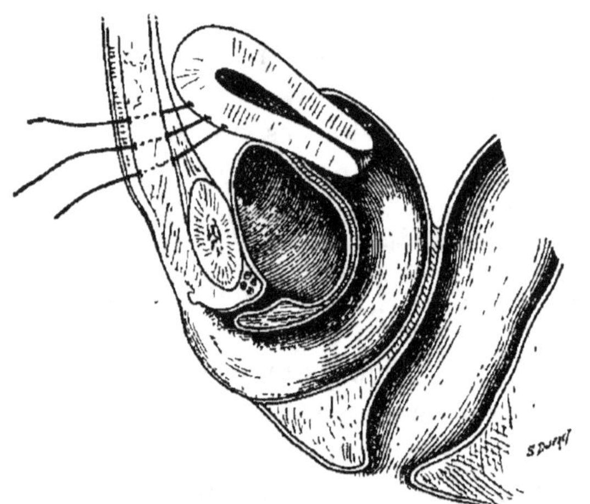

Fig. 983.
Hystéropexie abdominale directe.

puis de la paroi abdominale comme d'habitude, sans drainage.

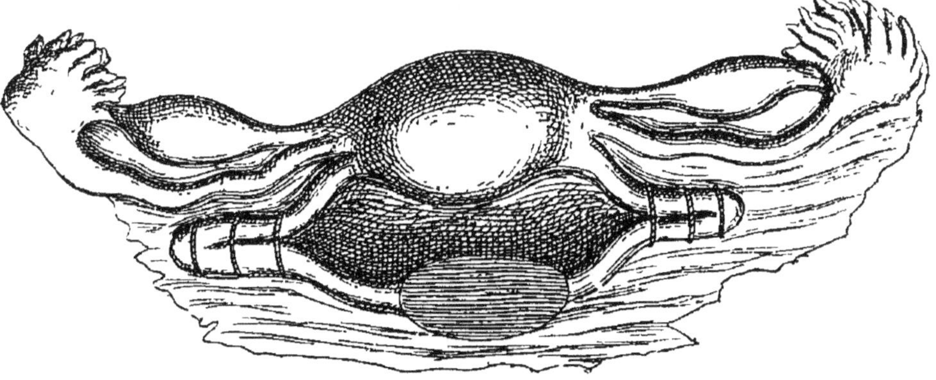

Fig. 984.

Raccourcissement des ligaments ronds par voie abdominale.
Procédé de G. Wylie.

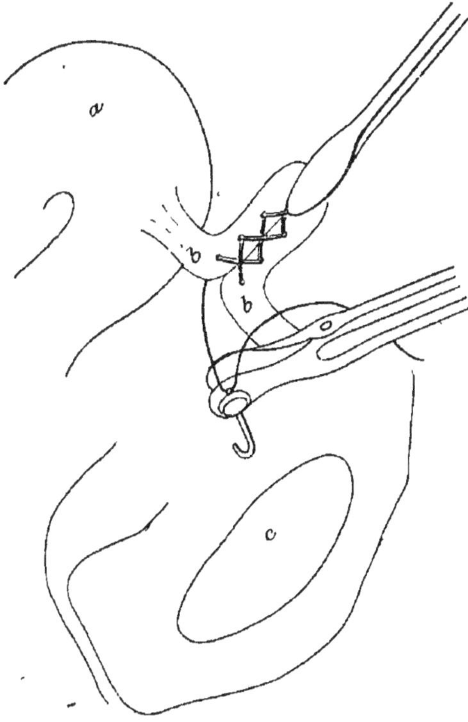

Fig. 985.
Raccourcissement du ligament rond par
voie abdominale. Procédé de Ruggi.

***Hystéropexie in-
directe par les liga-
ments ronds.*** — L'ab-
domen ouvert et l'utérus
libéré, amené dans la
plaie, on agit sur la portion péritonéale des ligaments ronds pour la rac-
courcir ou pour l'inclure
dans la paroi abdomi-
nale.

Le *raccourcissement*
s'obtient en repliant sur
lui-même chaque liga-
ment, avivant les sur-
faces péritonéales qui
s'accolent, et suturant
le pli formé (WYLIE,
RUGGI) (fig. 984 et 985).

L'*inclusion dans la
paroi* s'obtient en isolant
une anse du ligament

près de l'utérus et formant une boucle que l'on fait sortir par
l'incision abdominale; la paroi est suturée en laissant la boucle
hors du péritoine, dans l'épaisseur de la paroi (CH. BECK).

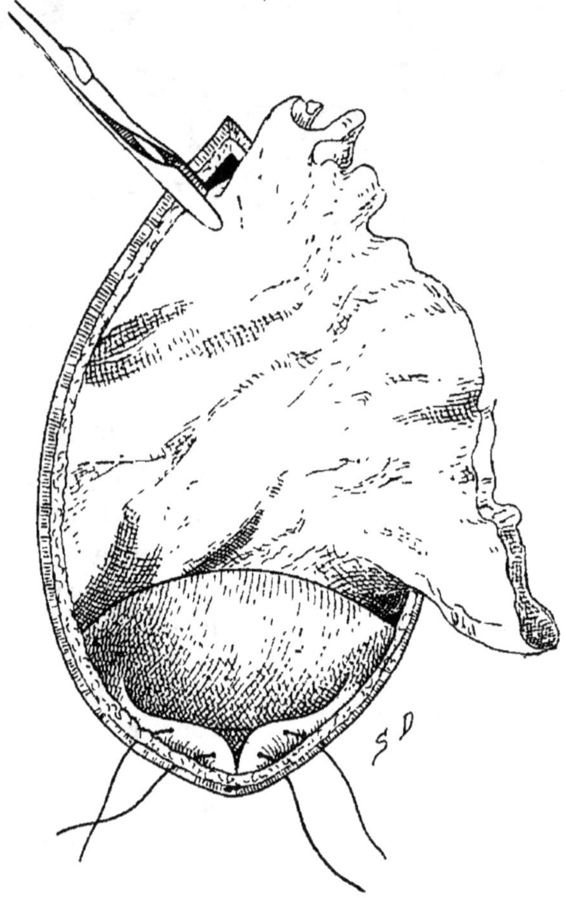

Fig. 986.
Hystéropexie abdominale. Traction des ligaments ronds. Procédé
de Doléris-Richelot.

DOLÉRIS et RICHELOT saisissent chaque ligament près des cornes
utérines, les amènent, en les coudant, à l'angle inférieur de la
plaie abdominale, où on les fixe par deux ou trois sutures
(fig. 986). Dans un procédé plus récent DOLÉRIS, conservant la
partie inférieure de la ligne blanche, fait de chaque côté de la

ligne médiane, à travers muscles, aponévroses et péritoine, une

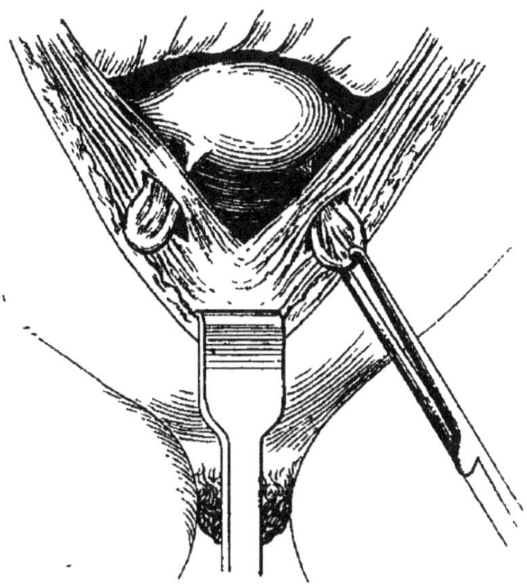

Fig. 987.
Hystéropexie indirecte abdominale. Procédé de Doléris.

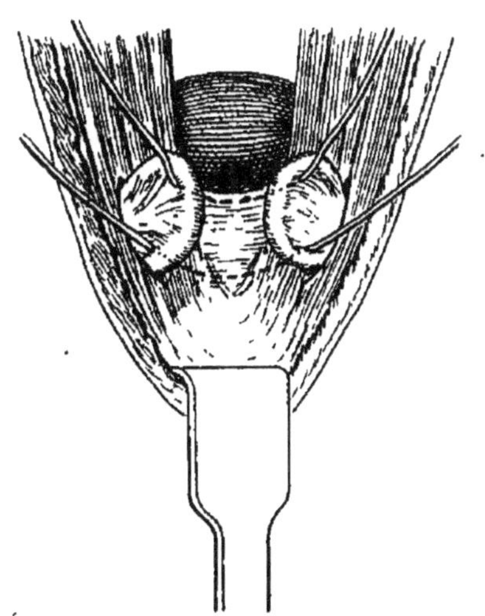

Fig. 988.
Procédé de Doléris.

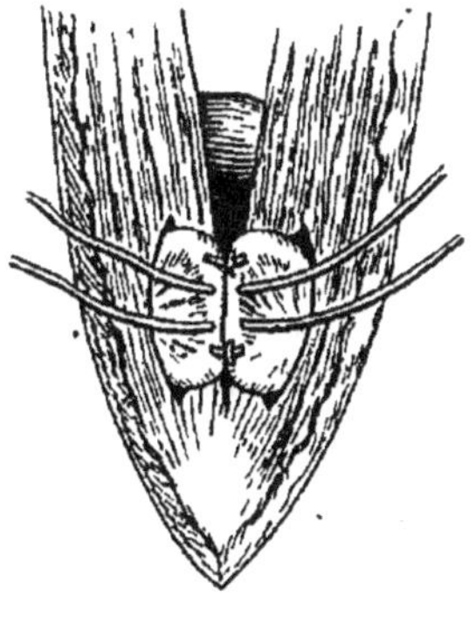

Fig. 989.
Procédé de Doléris.

petite boutonnière par laquelle il fait passer une boucle du liga-

ment rond correspondant (fig. 987). Les deux ligaments ronds
sont suturés l'un à l'autre (fig. 988 et 989), et l'abdomen est refermé.

Ovariotomie. — ***Kyste non adhérent***. — L'extirpation
d'un kyste ovarien non adhérent ressemble absolument à celle
d'un hydrosalpinx volumineux [1] lorsque le kyste est de *petit*

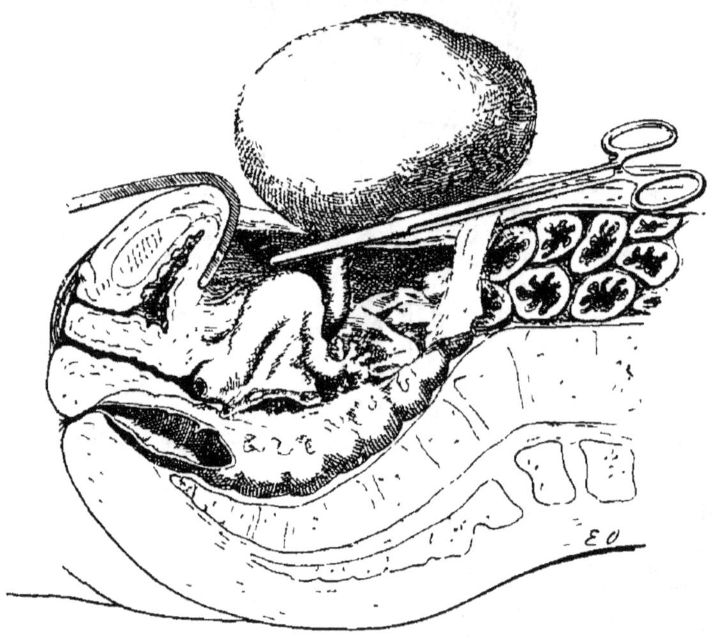

Fig. 990.

Extirpation en bloc d'un kyste de l'ovaire. Pincement du pédicule
(J.-L. Faure).

volume. Le kyste, non ouvert ni ponctionné, est sorti de la cavité
péritonéale, pédiculé et pincé (fig. 990). Puis on coupe le pédicule
et on place une ou deux ligatures sous la pince, selon le volume
du pédicule. Chaque ligature doit toujours prendre un paquet
peu épais.

Si le kyste est *volumineux*, il faut d'abord le vider pour
l'extraire. On peut l'ouvrir d'un coup de bistouri, attirant hors

[1] Voy. p. 493.

du ventre les lèvres de l'incision, mais on répand ainsi partout le contenu du kyste, sur la malade, les aides, l'opérateur, le matériel. Il est préférable de ponctionner la poche avec un gros trocart (fig. 991) adapté à un tube de caoutchouc, qui conduit le liquide dans un récipient.

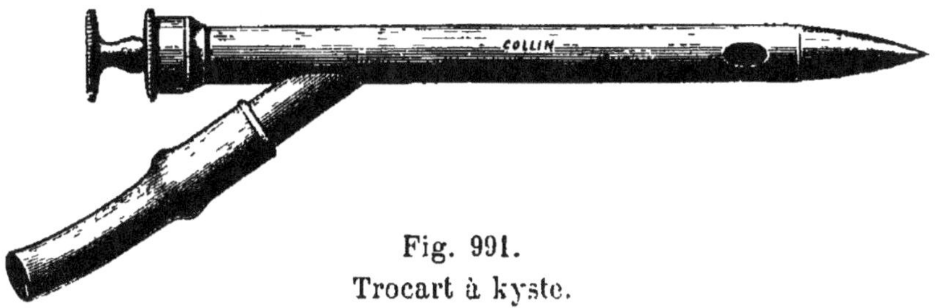

Fig. 991.
Trocart à kyste.

A mesure que le kyste se vide, que la paroi se relâche, on ferme l'ouverture autour du trocart avec une pince, et prenant une large pince à kyste (fig. 992), on saisit et attire au dehors la paroi.

Si le kyste est multiloculaire, on ponctionne les autres poches à travers la première, ou lorsqu'elles arrivent à l'extérieur. Lorsqu'on retire le trocart, en oblitère l'orifice avec une pince à larges mors.

Peu à peu, le kyste vidé est attiré à l'extérieur, son pédicule devient visible et abordable. et on termine comme nous l'avons dit plus haut.

La paroi abdominale est fermée avec ou sans drainage, selon l'état d'asepsie du kyste.

Kyste adhérent. — L'opération est beaucoup plus difficile lorsque le kyste adhère aux organes environnants et à la paroi abdominale, mais il est impossible de donner des règles précises pour l'extirpation dans ces cas.

Il faut détruire les adhérences avec prudence, évitant de déchirer l'intestin, laissant au besoin une lamelle de la paroi kystique adhérente, pinçant et coupant l'épiploon, etc.

En général, en insistant, on vient à bout de ces difficultés, et on extirpe le kyste vidé par ponction.

Des adhérences anciennes et solides peuvent cependant arrêter cette dissection, et force est alors de suturer au péritoine et

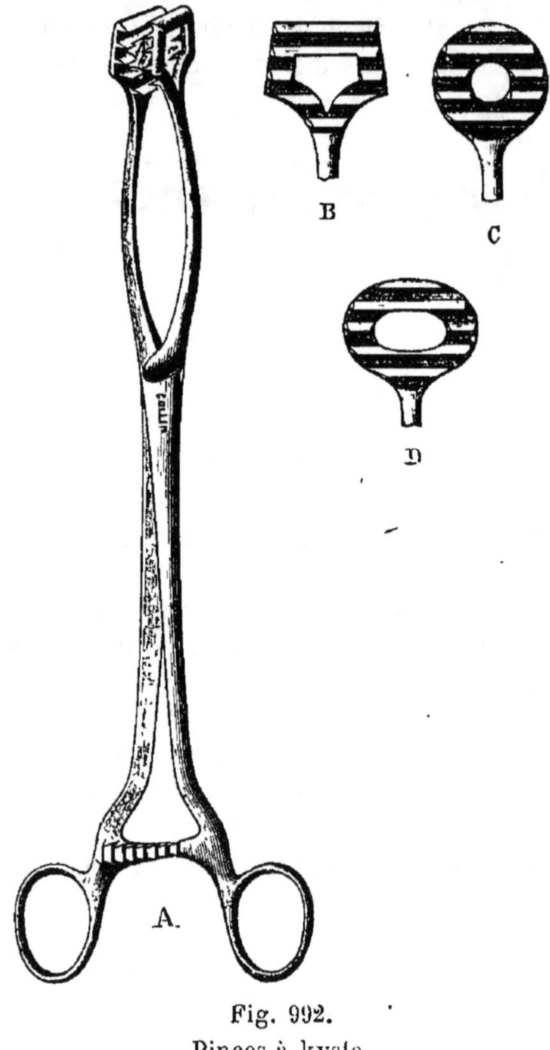

Fig. 992.
Pinces à kyste.

à la peau le pourtour de ce qui reste de la poche, de marsupia-
liser le kyste après résection de ce qui a été libéré de sa paroi.

Kyste inclus dans le ligament large. — Lorsqu'on reconnaît un kyste de cette sorte, il faut essayer de l'extirper sans le vider par ponction, la libération en est ainsi facilitée.

On incise sur la tumeur, et dans le sens le plus favorable, le péritoine; et on dissèque les deux lèvres de l'incision. La main introduite sous le péritoine, et suivant la paroi du kyste, continue le décollement et achève la libération du kyste qui n'a pas de pédicule.

Si le kyste est ponctionné ou rompu, on saisit sa paroi avec une pince à kyste et on opère de la même façon.

Lorsque l'opération a été facile, on ferme l'ouverture péritonéale par sutures.

Mais les adhérences peuvent ici encore être solides et abondantes. La dissection peut encore être faite, mais elle est suivie d'un suintement sanguin important et d'une grande dénudation du tissu cellulaire pelvien. Mieux vaut alors achever par une hystérectomie qui permettra une péritonisation régulière [1], et mettra mieux à l'abri d'une infection.

Exceptionnellement on serait obligé d'avoir recours, comme dans le cas précédent, à la marsupialisation.

Opérations conservatrices sur les annexes. — Sur l'*ovaire* ces opérations consistent dans l'*ignipuncture*, la *résection* des parties malades. Sur la ***trompe*** on peut pratiquer la *salpingorraphie* et la *salpingostomie*. Ces opérations peuvent être combinées de diverses façons sur les annexes des deux côtés, ovaires et trompes du même côté, et même être pratiquées pour une trompe d'un côté et un ovaire du côté opposé, seuls conservables.

L'*ignipuncture* consiste dans l'ouverture et la destruction, à l'aide d'une fine lame de thermocautère, de la paroi de petits kystes ovariens. Si la cavité saigne, on la ferme par un point de suture ramassant l'ensemble de ses parois.

La *résection ovarienne* s'adresse aux gros kystes ou aux petits kystes agglomérés. On saisit l'ovaire entre deux doigts, au niveau de son hile; et, le maintenant solidement, on excise,

_____
[1] Voy. p. 540, t. II.

avec le bistouri ou les ciseaux, un segment d'ovaire en coin ou en languette contenant les portions malades. On peut y combiner l'ignipuncture sur les tranches de section.

Puis on applique l'une contre l'autre les surfaces coupées, pour faire à la fois l'hémostase et la restauration. Des fils de catgut, profonds et affrontant bien, maintiennent les surfaces en contact.

La *salpingorraphie* a pour but de maintenir le pavillon tubaire, au contact de l'ovaire, ou du moignon de l'ovaire. On étale le pavillon sur l'ovaire et on l'y fixe par quelques sutures.

La *salpingostomie* est la création d'un nouveau pavillon tubaire. Après avoir réséqué la partie malade de la trompe, lorsqu'elle siège sur son extrémité abdominale, on fend en long sur un ou deux centimètres l'orifice tubaire qui reste, et on éverse les bords de la fente. Sur le pourtour de ce nouvel orifice agrandi, on suture muqueuse à séreuse. Pour maintenir enfin cet orifice près de l'ovaire, on ajoute une salpingorraphie à la salpingostomie.

Salpingectomie abdominale. — Nous considérerons successivement l'extirpation des annexes pour une salpingo-ovarite, et pour une grossesse tubaire rompue, enkystée ou non.

Pour salpingo-ovarite. — Les annexes à enlever, en totalité ou en laissant une partie de l'ovaire jugée saine, sont libres ou peu adhérentes, ou bien sont très adhérentes et généralement suppurées.

L'ablation d'*annexes libres ou facilement libérables* par section de quelques adhérences épiploïques lâches et longues, est une opération simple. La malade placée comme pour toute laparotomie pelvienne [1], les intestins refoulés et protégés, on attire les annexes dans la main, et on les enlève de dehors en dedans, sans hémostase préalable, comme une tumeur quelconque.

Le pédicule utéro-ovarien est pincé et coupé ; le bord supérieur du ligament large est coupé peu à peu, au-dessous des annexes,

[1] Voy. p. 481, t. II.

vers l'utérus, et les vaisseaux coupés ou vus sont pincés à mesure. On arrive ainsi peu à peu à l'insertion utérine de la trompe que l'on coupe à son tour entre une pince mise sur le bout périphérique tubaire, et une forte ligature de catgut sur la corne utérine, au ras de l'utérus, ligature placée avec une aiguille qui traverse le bord utérin.

La trompe est coupée avec la lame rougie du thermocautère ou avec les ciseaux et brûlée ensuite sur sa tranche avec le fer rouge.

Les annexes enlevées, on lie avec soin tous les vaisseaux pincés, en autant de pédicules séparés, et avec du catgut bien serré. Puis, avec un surjet de catgut, on suture le bord supérieur du ligament large, de la paroi pelvienne à la corne utérine, enfouissant sous la séreuse tous les pédicules et ligatures et le moignon de la trompe.

Il suffit ensuite d'étancher le sang qui peut être tombé dans le Douglas, et de refermer l'abdomen. Si les manœuvres ont été simples et si aucun liquide septique n'est sorti des annexes dans le péritoine, il est inutile de drainer.

Lorsque les *annexes sont adhérentes* d'une façon plus intime, la trompe ou l'ovaire contenant du pus, l'extirpation est beaucoup plus difficile. Il est alors souvent commode de commencer non plus par l'extrémité externe, mais par l'extrémité interne ou utérine.

Les adhérences superficielles, épiploïques ou intestinales, sont d'abord dégagées lentement et prudemment, de façon à ne pas rompre l'intestin. Les adhérences intestinales sont dégagées au doigt ou à la sonde cannelée, en cherchant un plan de clivage entre les organes. Si une perforation se produisait, il faudrait l'obturer par sutures[1] immédiatement, avant d'aller plus loin.

Lorsqu'enfin apparaît le fond de l'utérus et les masses annexielles, de nouvelles couches de compresses protègent l'intestin qu'on vient de libérer, et on cherche à dégager les annexes à enlever.

[1] Voy. p. 116, t. II.

Cherchant un plan de décollement entre les annexes et la
paroi pelvienne, on les dégage quelquefois facilement. Mais si

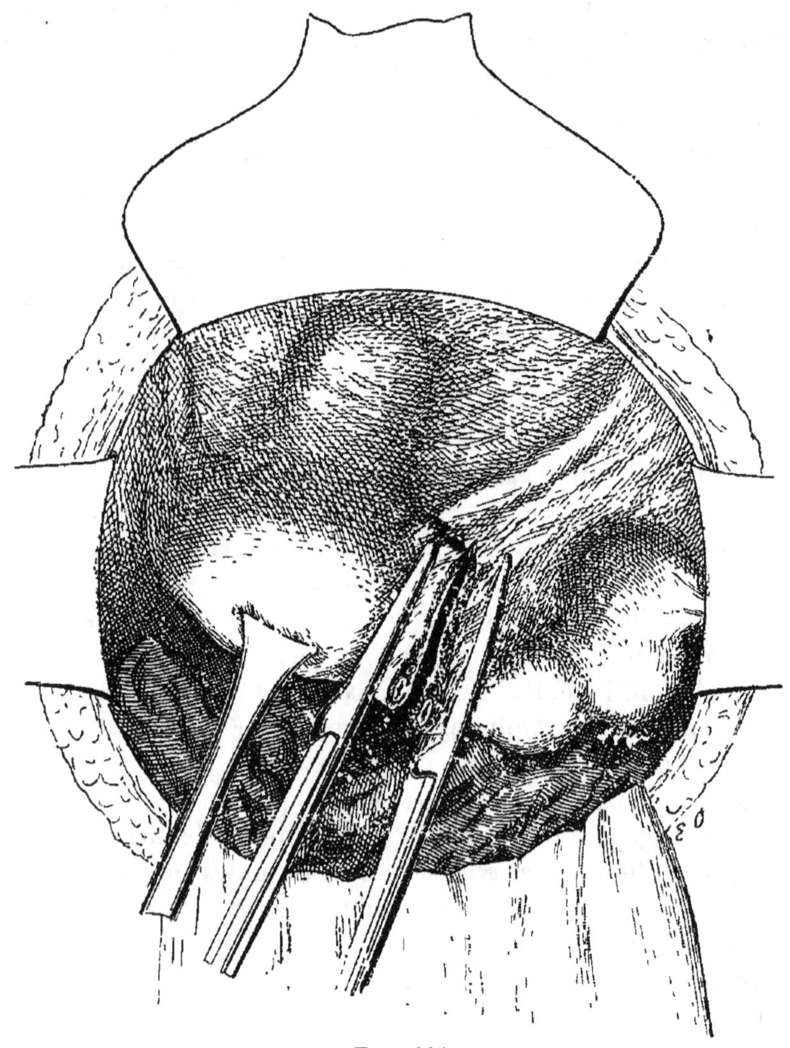

Fig. 993.
Salpingectomie abdominale. Section de l'insertion tubaire
et du ligament large (J.-L. Faure).

cela se montre peu simple, il est commode de couper entre
deux pinces l'extrémité utérine de la trompe (fig. 993) et de

commencer en dedans le décollement pour le continuer en bas.

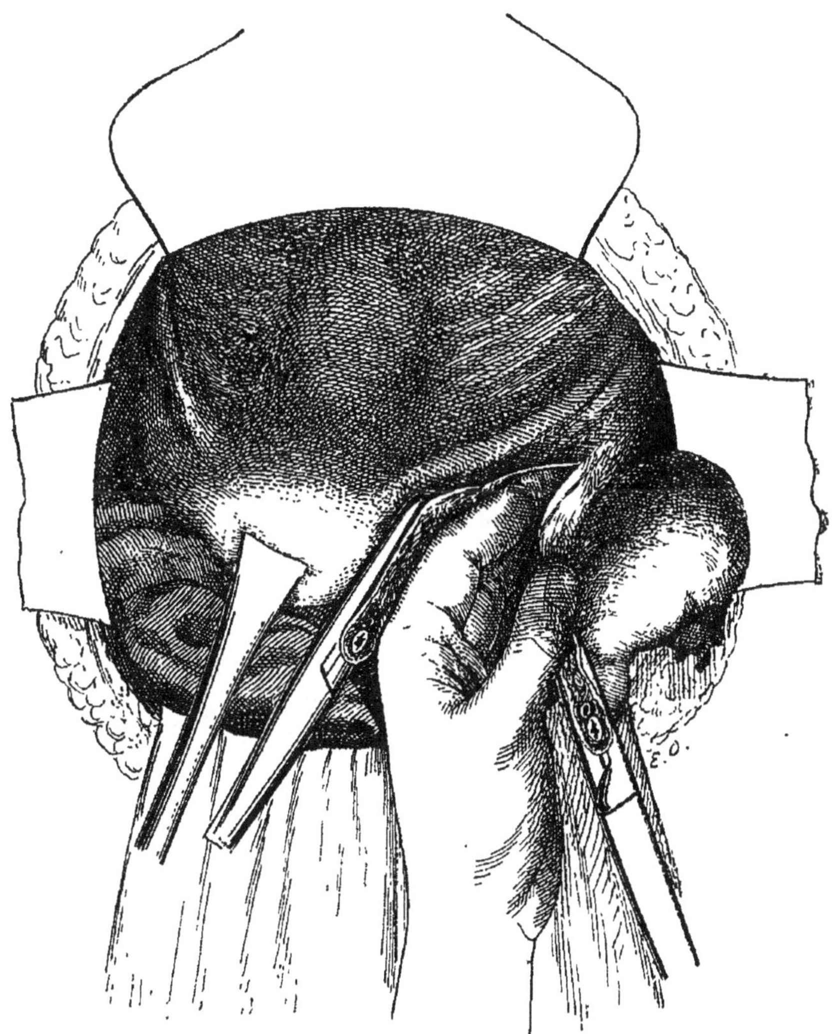

Fig.994.

Salpingectomie abdominale. Décollement des annexes de bas en haut
(J.-L. Faure).

On dégage ainsi souvent beaucoup mieux de bas en haut des
annexes très adhérentes (fig. 994).

On détruit peu à peu les adhérences utérines, pariétales,

rectales. Une perforation rectale peut quelquefois se produire, qu'il faut obturer avec soin par deux rangs de suture invaginante.

Faut-il, avant de décortiquer. et lorsqu'on arrive sur la tumeur annexielle, la ponctionner d'abord pour vider son contenu septique ? Le gros inconvénient de cette ponction est que, le trocart enlevé, la pince mise pour obturer l'orifice peut déchirer le tissu friable, ouvrir largement la cavité septique, et rendre plus inévitable ce qu'on voulait éviter : la dispersion des germes septiques.

Si au contraire les parois sont assez résistantes, on peut décortiquer la tumeur sans la rompre, à condition de ne pas la comprimer dans les doigts. Si du reste le pus s'échappe, on le recueille immédiatement sur des compresses tenues toutes prêtes.

Aussi, à moins que la paroi très friable ne menace de se rompre dès le début, préférons-nous nous abstenir de la ponction.

La tumeur dégagée, les ligatures se font comme dans la première hypothèse, mais la restauration du péritoine pelvien peut être beaucoup plus difficile. Il est alors utile de s'ingénier à faire une bonne *péritonisation*, comme nous le dirons à propos de l'hystérectomie pour salpingites.

En effet, lorsque les annexes sont si adhérentes et si difficiles à enlever, il est bien rare que les lésions soient unilatérales, et leur bilatéralité conduit à une hystérectomie [1], avec laquelle la restauration pelvienne est meilleure et le drainage plus efficace.

En tout cas, lorsque les manœuvres de décortication ont été un peu pénibles, les surfaces de décollement saignant toujours un peu, les lésions enlevées étant septiques, il faut drainer. Le *drainage* se fait ordinairement par l'abdomen (fig. 995), à l'aide de forts drains de caoutchouc plongeant au fond des cavités de décollement. Le drainage par des mèches de gaze, doit, à notre avis, être proscrit comme moyen unique[2] ; tout au plus peut-on

---

[1] Voy. *Thérapeutique chirurgicale*, RICARD et LAUNAY, 1903, p. 760.
[2] Voy. p. 13, t. II.

joindre une ou plusieurs mèches de gaze aux drains, pour arrêter par tamponnement un suintement sanguin ennuyeux.

Il est exceptionnel que, pour une salpingectomie unilatérale, on ait à placer un drain vaginal. Il faudrait alors perforer sur une pince vaginale placée par un aide, le cul-de-sac vaginal pos-

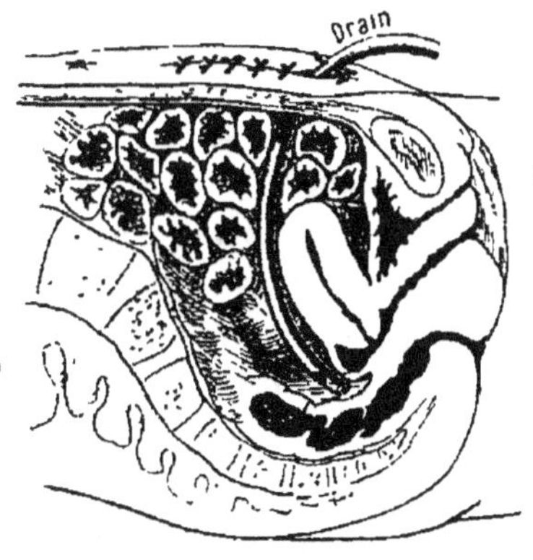

Fig. 995.

Drainage abdominal (J.-L. Faure).

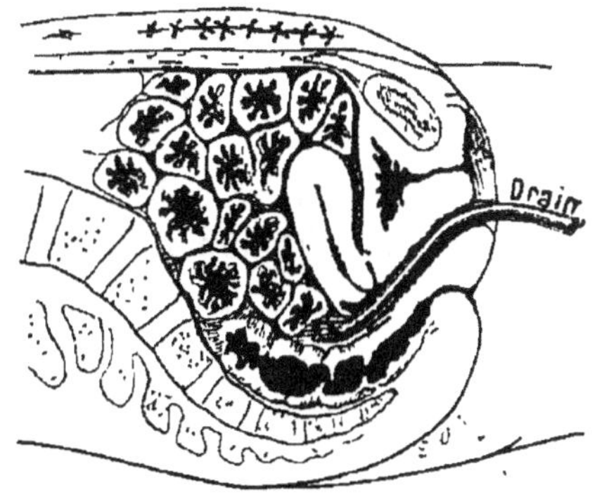

Fig. 996.

Drainage vaginal (J.-L. Faure).

térieur, et passer le drain de l'abdomen vers le vagin où l'aide le place convenablement (fig. 996).

Le drain abdominal sera laissé quarante-huit heures, puis supprimé si tout va bien ; enlevé et remplacé pendant quelques jours si la température reste élevée, ou si le suintement local est abondant. En tous cas, il est utile, avant d'enlever le drain, d'aspirer le liquide sécrété accumulé au fond du bassin. Dans ce but on glisse dans la lumière du drain une sonde urétrale molle stérilisée à laquelle on adapte le tube d'un appareil aspirateur quelconque. Lorsque tout le liquide est aspiré, on enlève le drain.

Pour grossesse tubaire rompue. — La rupture d'une grossesse tubaire pendant les premiers mois produit une hémorragie abdominale abondante désignée sous le nom d' « inondation péritonéale », ou une hématocèle enkystée.

Lorsqu'on a décidé d'intervenir, pour une *hématocèle enkystée,* par la voie abdominale, on opère comme pour l'ablation d'une salpingo-ovarite. Il faut enlever autant que possible toute la poche, sans cependant chercher à séparer de l'intestin des portions de membrane trop adhérente. Le drainage est nécessaire après ces opérations, dans lesquelles on est souvent obligé d'abandonner dans le bassin des parties plus ou moins épaisses de la poche d'enkystement.

L'*inondation péritonéale* réclame une opération d'urgence et aussi rapidement menée que possible. La malade soutenue par des injections de sérum artificiel[1], est placée dans la position renversée par les moyens dont on dispose (coussins et oreillers sous le siège), et l'abdomen est rapidement ouvert. Les caillots qui encombrent le bassin sont rejetés au dehors, et la main va tout de suite dans le bassin reconnaître le fond de l'utérus, puis successivement les annexes de l'un et de l'autre côté, toujours libres d'adhérences. On reconnaît quelle est la trompe qui saigne et on place un clamp au niveau de la corne utérine, puis un sur le pédicule utéro-ovarien. On peut alors nettoyer le petit bassin, enlever les annexes du côté malade selon les règles ordinaires, puis replacer la malade dans la position horizontale.

Le sang refoulé vers le diaphragme s'écoule alors au dehors. On suture la paroi abdominale en plaçant un gros drain dans le bassin. Ce drainage est rendu utile par l'évacuation incomplète du sang épanché.

Le sérum est continué ensuite et la malade est réchauffée par tous les moyens.

Myomectomie abdominale. — L'extirpation par voie abdominale d'un ou de plusieurs fibromes, sans ablation de l'utérus, peut s'appliquer à des fibromes sous-séreux pédiculés ou des fibromes sous-séreux sessiles, interstitiels, sous-muqueux.

Fibromes pédiculés. — L'opération est ici très simple et ne mérite pas de description. Le ventre ouvert et la tumeur reconnue, autour du pédicule gros ou petit, près de l'utérus, on

[1] Voy. p. 12. t. I.

incise le péritoine pour le refouler vers l'utérus. Le pédicule du fibrome est alors rompu ou coupé selon son volume, et les vaisseaux qui saignent sont pincés et liés. On referme la plaie utérine en la recouvrant de la séreuse.

Fibromes non-pédiculés (sessiles, interstitiels, sous-muqueux). — L'énucléation se fait, en principe, de la même maniere dans tous les cas.

On dilate au préalable le col utérin avec des laminaires, car on ne sait jamais s'il ne sera pas nécessaire de placer un drain dans l'utérus.

L'abdomen ouvert, une incision parallèle à l'axe utérin, placée sur la saillie de la tumeur, coupe péritoine et muscle jusqu'au

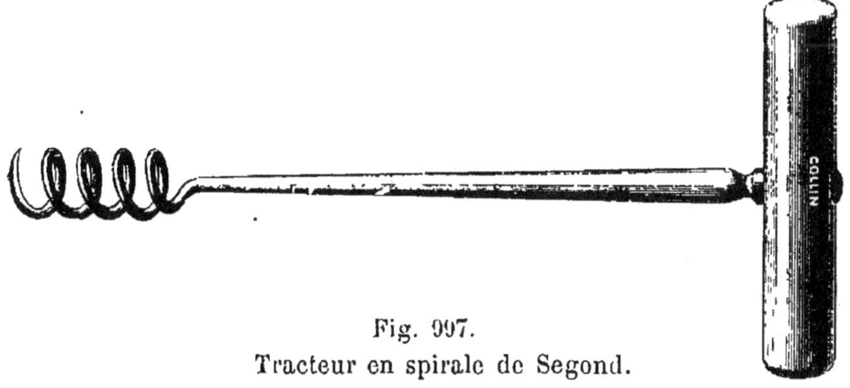

Fig. 997.
Tracteur en spirale de Segond.

tissu fibromateux facile à reconnaître. Il est inutile de placer sur le col utérin une ligature élastique pour faire l'hémostase préalable.

Le fibrome abordé est sorti facilement, ou après une décortication plus ou moins pénible ; puis la loge est traitée de façon différente selon que la muqueuse utérine a été ou non ouverte.

On répète autant de fois l'opération et l'incision qu'il y a de tumeurs à enlever.

TUFFIER conseille d'inciser autant que possible sur la ligne médiane pour inciser sans hémorragie.

L'extraction est plus facile, lorsque le fibrome est découvert, si on fixe la tumeur à l'aide d'un tracteur en spirale (fig. 997).

Si la muqueuse utérine est, de façon certaine, restée intacte, le fibrome reposant sur une couche de tissu utérin, on referme par des sutures perdues totales la cavité du fibrome, puis on suture le péritoine et la couche superficielle de tissu utérin. Le drainage abdominal n'est pas alors nécessaire.

Lorsque la cavité utérine a été ouverte, ou lorsque la muqueuse utérine a dû être disséquée directement, on agrandit l'ouverture ou on la crée, on nettoie la cavité utérine avec des compresses sèches, on place dans l'utérus un drain gros et rigide que l'on fait ressortir par le col dans le vagin.

Par-dessus ce drain on ferme la cavité utérine par des points ne perforant pas la muqueuse, et on suture la séreuse. Il est alors au moins utile de placer un drainage abdominal du péritoine pelvien, drainage qui ne restera que quarante-huit heures si tout va bien.

Les soins post-opératoires sont les mêmes qu'après la salpingectomie.

Fibrome inclus dans le ligament large. — La tumeur découverte, il faut d'abord inciser l'enveloppe péritonéale en prenant grand soin de ne pas blesser l'uretère qui peut parcourir un point quelconque du fibrome, sous le péritoine.

Dès qu'une partie de la tumeur est découverte on la saisit avec un tracteur en hélice ou une forte pince à dents et on la dégage peu à peu, en rasant sa surface avec les doigts.

Tantôt le fibrome décortiqué n'a pas de pédicule, et l'ablation est faite ; tantôt il faut lier un pédicule qui l'unit à l'utérus ou au ligament large.

La cavité sous-séreuse qui reste est recouverte par le péritoine décollé dont on referme l'incision. Le suintement sanguin produit par le décollement nécessite généralement un drainage de courte durée, qu'il suffit de faire par la partie inférieure de la plaie abdominale, sans perforer la paroi vaginale pour placer un drain inférieur.

Hystérectomie abdominale. — Nous étudierons d'abord les procédés-types d'hystérectomie abdominale, sans tenir compte des affections qui la nécessitent ; puis nous verrons les particularités fournies par les lésions elles-mêmes : fibromes, salpingites, cancer, prolapsus.

Procédés opératoires. — Les procédés doivent être groupés en deux méthodes principales selon qu'on fait l'hystérectomie basse, sus-vaginale, laissant un bout du col sans ouvrir le vagin, hystérectomie subtotale ; ou qu'on est obligé d'enlever le col en entier, hystérectomie totale.

Nous ne décrirons pas de procédés d'hystérectomie partielle à pédicules interne et externe, qui n'offrent plus aujourd'hui qu'un intérêt historique.

a. **Hystérectomie subtotale.** — Après laparotomie sur plan incliné faite comme d'habitude, les soins de nettoyage du vagin et de l'abdomen étant toujours les mêmes, l'opération comprend l'extirpation de l'utérus et des annexes, lorsque ces annexes doivent être enlevées, puis la restauration du péritoine pelvien (péritonisation), enfin le drainage et la fermeture du ventre.

Les soins post-opératoires sont aussi les mêmes que pour une salpingectomie. Les injections sous-cutanées de sérum artificiel [1] sont presque toujours utiles pendant un ou plusieurs jours.

1° Ablation de l'utérus et des annexes. — *Procédé de Kelly* dit *procédé américain.* — L'hystérectomie subtotale, par section du col au ras de l'insertion vaginale, est faite par « incision continue » et bascule de l'utérus sur le côté.

Toute difficulté de libération des annexes étant réservée, on exécute l'opération de la façon suivante. On pince et coupe le pédicule utéro-ovarien d'un côté, au choix de l'opérateur ; on pince et coupe le ligament rond du même côté. Le ligament large libéré à sa partie supérieure est coupé obliquement de haut en bas et en dedans, vers le col, et on découvre à ce moment l'artère utérine près du col utérin, avec les veines correspondantes. On coupe le paquet vasculaire entre deux pinces.

[1] Voy. p. 12, t. I.

Limitant avec le bistouri, d'un bord à l'autre, un lambeau péritonéal sur la face antérieure de l'utérus, on décolle la vessie et libère la face antérieure de l'utérus. Puis on tranche alors, au bistouri, d'un côté à l'autre, le col utérin, en creusant un peu la section dans le bout de col qui reste (fig. 998). L'utérus bas-

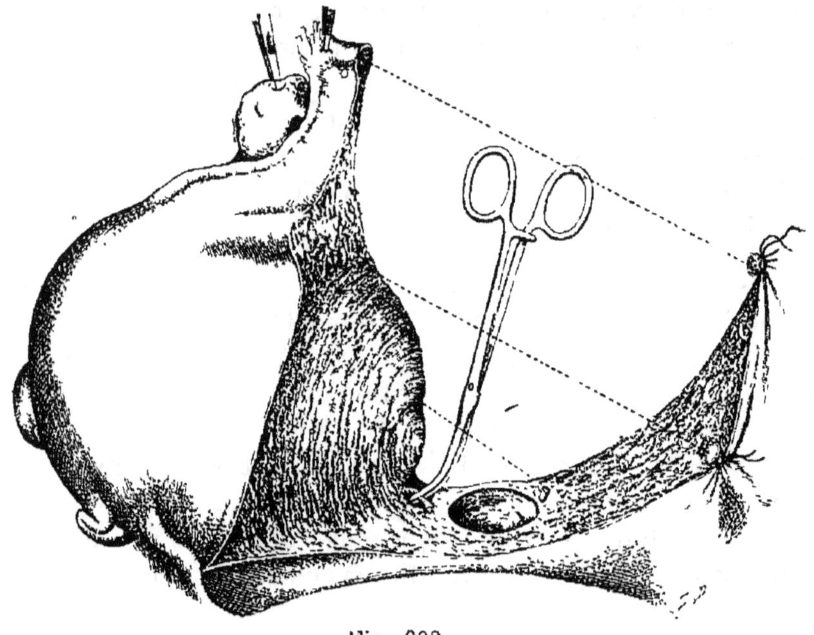

Fig. 998.

Hystérectomie abdominale subtotale. Procédé de Kelly.

cule peu à peu sur le côté non encore libéré, et met à découvert l'artère utérine de ce côté. On la pince et on la coupe près de l'utérus (fig 998).

Le second ligament large est coupé de bas en haut, et on pince et coupe successivement le ligament rond et le pédicule utéro-ovarien. L'utérus et les annexes sont enlevés.

Saisissant avec une pince à traction la lèvre postérieure du moignon du col dont on protège le voisinage avec des compresses, on brûle avec la lame du thermocautère la cavité cervicale et les bords de ces lèvres. On recouvre ce col d'une compresse.

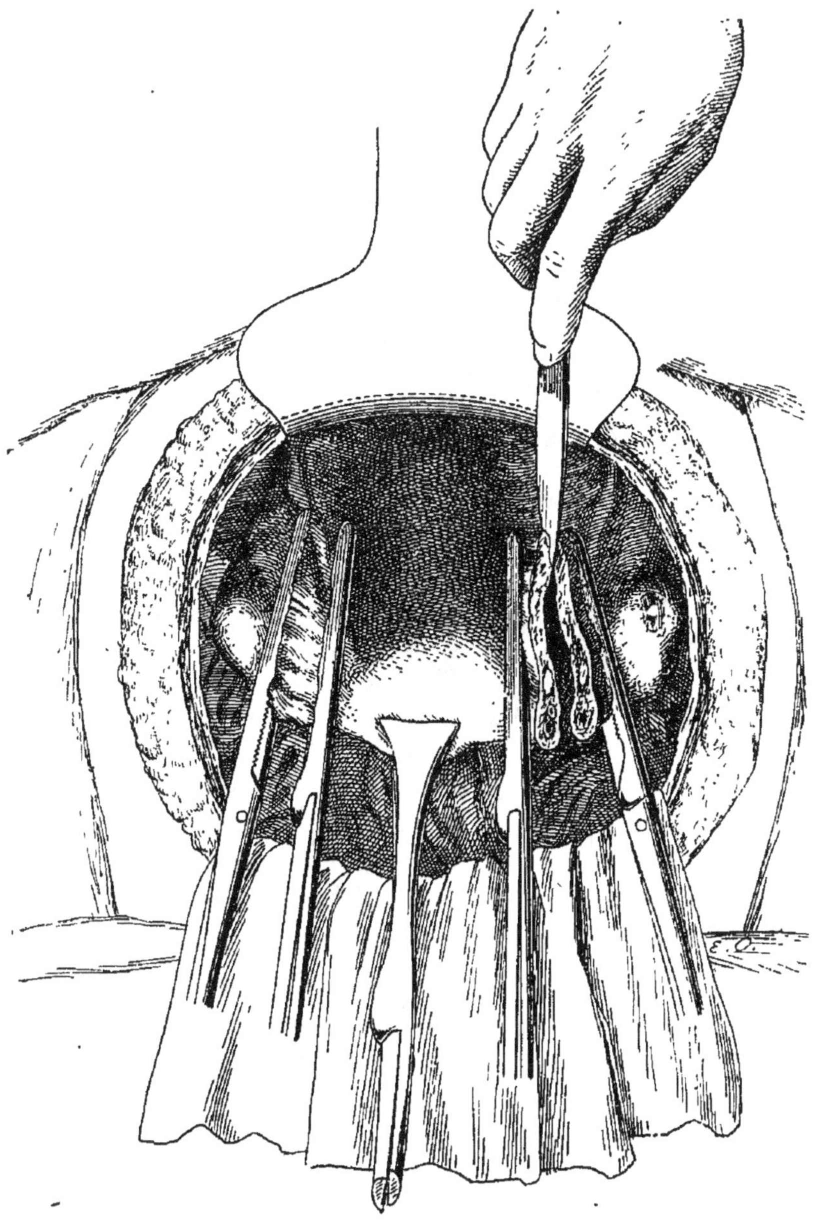

Fig. 999.

Hystérectomie abdominale subtotale. Procédé de Terrier. Pincement
et section du ligament large contre l'utérus (Thèse de DELAGE).

Les vaisseaux liés avec soin, on passe au temps suivant, la
péritonisation.

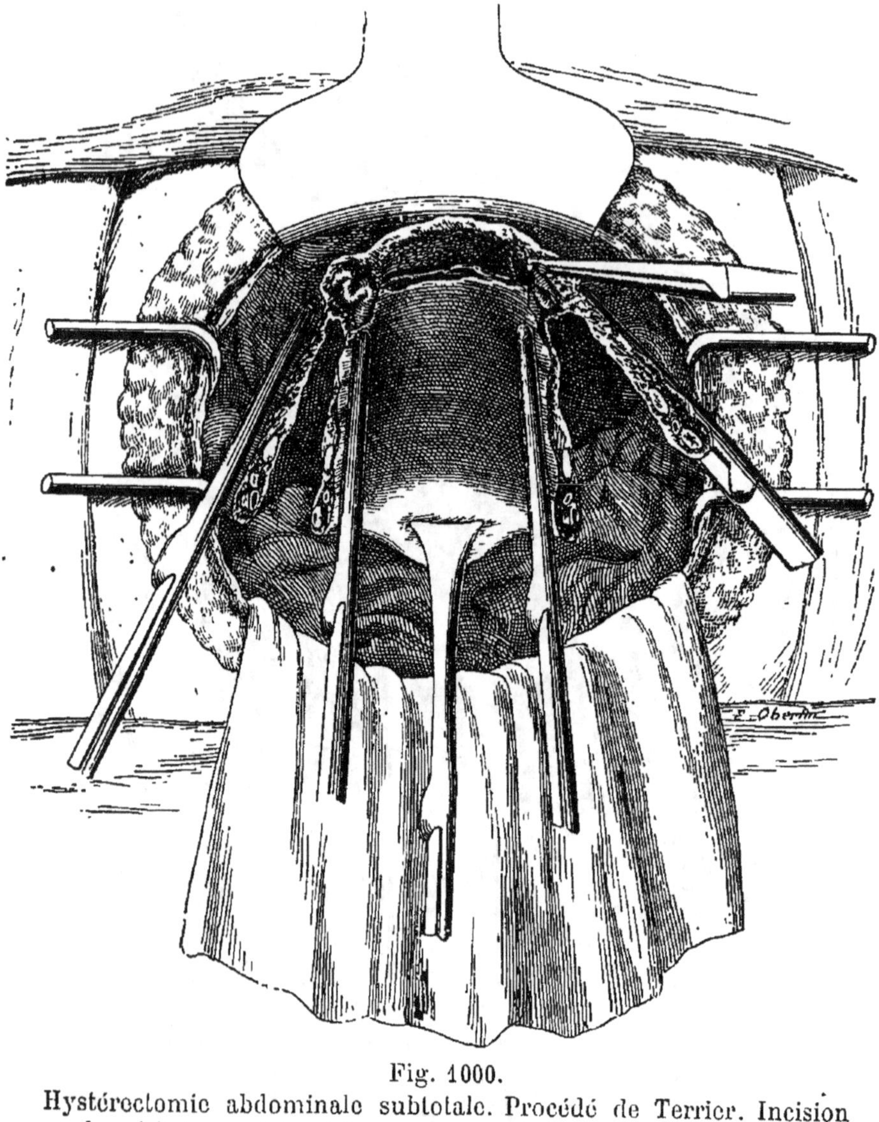

Fig. 1000.
Hystérectomie abdominale subtotale. Procédé de Terrier. Incision
du péritoine utérin et ligature des utérines (Thèse de DELAGE).

Procédé de Terrier. — Les adhérences étant supposées libérées
si elles existaient, notamment sur la face postérieure de l'utérus,

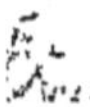

on saisit ou on a déjà saisi le fond de l'utérus entre les mors

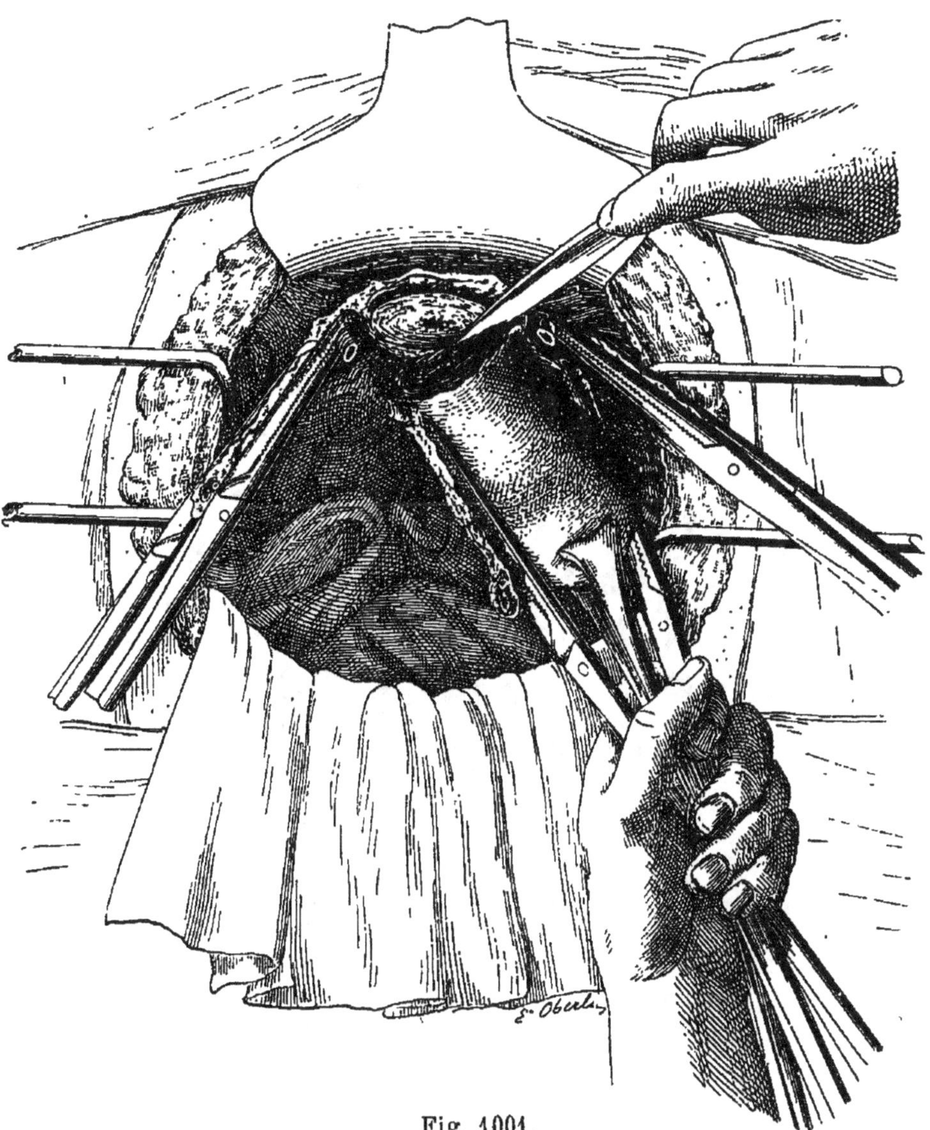

Fig. 1001.

Hystérectomie abdominale subtotale. Procédé de Terrier. Section
du col utérin (Thèse de DELAGE).

d'une pince à griffes, et on l'attire vers l'ombilic. On place sur
l'étage supérieur du ligament large droit, contre le bord de

l'utérus, une longue pince de Kocher qui le tient dans toute sa

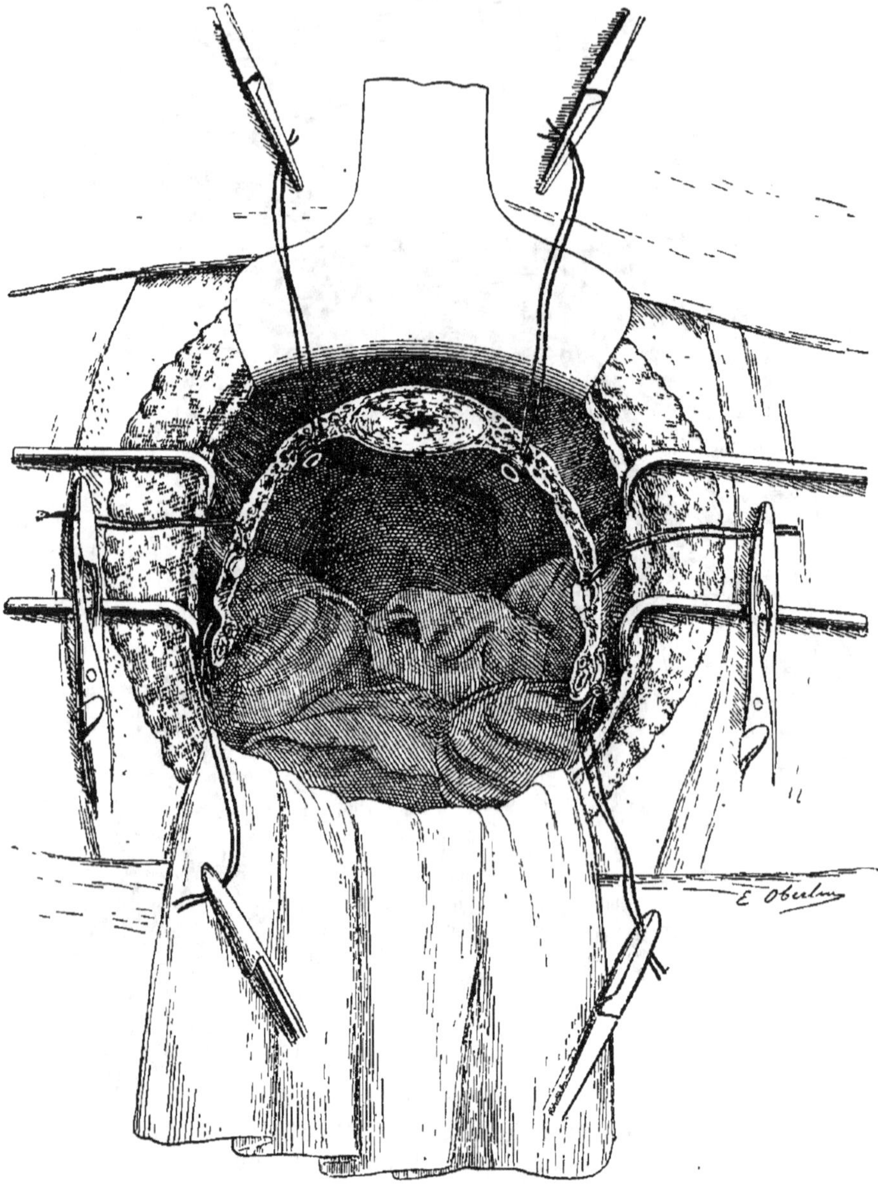

Fig. 1002.
Hystérectomie abdominale subtotale. Procédé de Terrier. Ligatures
des vaisseaux (Thèse de DELAGE).

longueur. On place une seconde pince semblable en dehors de la première pour couper le ligament entre les deux (fig. 999).

On coupe de même entre deux pinces le ligament large gauche sur le bord de l'utérus.

Sur la face antérieure de l'utérus, en partant du point où se trouve l'extrémité de la pince fixée au bord gauche de l'utérus, on taille au bistouri, de gauche à droite, un lambeau péritonéal convexe en haut, que l'on décolle vers en bas avec les doigts ou les ciseaux mousses (fig. 1000). On voit alors dans le tissu cellulaire les artères utérines de chaque côté du col.

On pince à droite et à gauche les artères utérines contre le col (fig. 1000), et, attirant l'utérus avec les pinces placées sur lui, on coupe le col utérin au-dessus du vagin, de gauche à droite (fig. 1001).

La cavité cervicale est brûlée au thermocautère comme dans le procédé précédent, et le moignon recouvert d'une compresse en attendant la restauration du plancher pelvien.

C'est à ce moment que, dans ce procédé, on enlève les annexes s'il y a lieu de les enlever (voir hystérectomie pour salpingite) (fig. 1022). Les annexes libérées et décollées de bas en haut, grâce à la place donnée par l'extraction de l'utérus, on lie et coupe les ligaments ronds et les ligaments infundibulo-pelviens (fig. 1002).

Les ligatures sont placées sur tous les pédicules, en passant le fil avec une aiguille dans le tissu cellulaire péri-vasculaire, afin d'éviter sûrement le glissement d'un fil à ligature.

Procédé de J.-L. Faure-Kelly. — On commence ici par pratiquer l'hémisection médiane de l'utérus, pour enlever ensuite successivement ses deux moitiés avec les annexes correspondantes.

Le fond de l'utérus mis à découvert, on le saisit avec deux pinces à traction placées de chaque côté de la ligne médiane, et on attire, le plus possible, l'utérus en haut. Avec de forts ciseaux droits on coupe l'utérus sur la ligne médiane, de haut en bas, du fond vers le col. Arrivé au-dessus du col utérin, au niveau de l'isthme, ce dont on se rend facilement compte, on tranche chaque moitié utérine d'un coup de ciseaux donné transversalement de la cavité vers le bord (fig. 1003).

Chaque moignon utérin est renversé en dehors, ce qui permet

de pincer et de couper l'artère utérine correspondante, puis de décortiquer de bas en haut les annexes malades (fig. 1003).

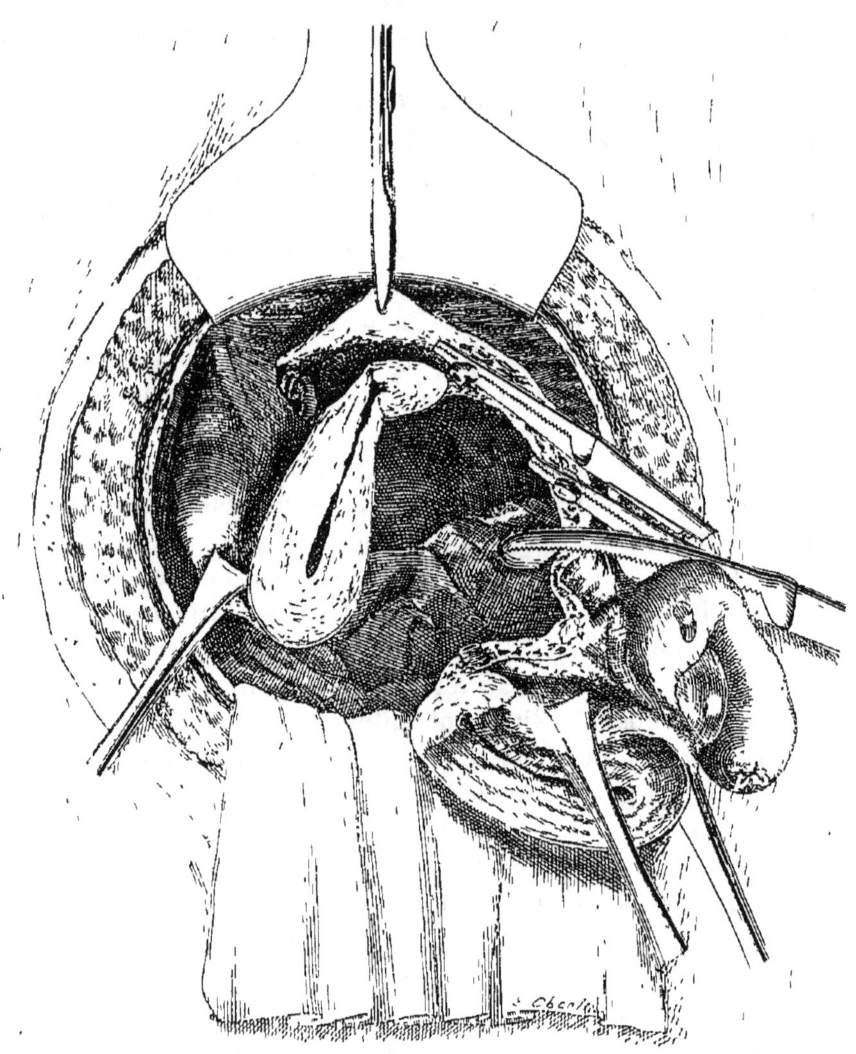

Fig. 1003.

Hystérectomie abdominale subtotale. Procédé de J.-L. Faure-Kelly.

Le reste de l'opération (ligatures, cautérisation du col) se fait comme dans les autres procédés.

2° *Péritonisation du petit bassin*. — L'utérus enlevé par un de ces procédés, avec ou sans les annexes, il reste au fond du bassin le moignon du col utérin cautérisé et la plaie béante

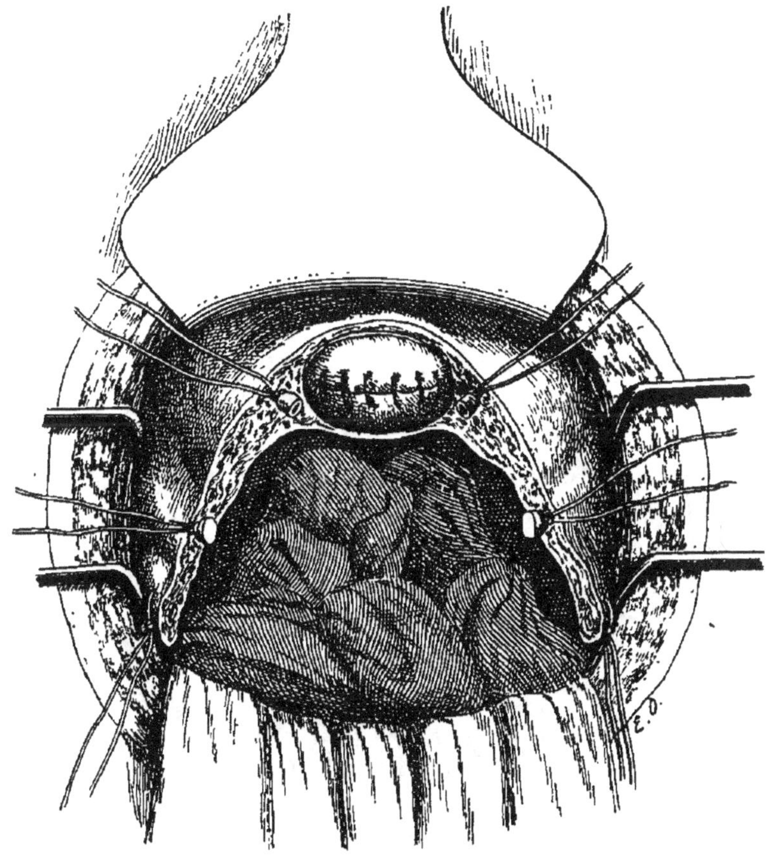

Fig. 1004.

Occlusion du moignon cervical par suture après thermocautérisation.
Pédicules vasculaires liés (J.-L. FAURE).

entre les lèvres péritonéales, contenant les pédicules vasculaires liés.

Nous supposerons ici le péritoine peu endommagé, comme après l'ablation d'un fibrome non adhérent, et nous indiquerons le minimum nécessaire de péritonisation, réalisable dans ces

cas simples. Nous étudierons avec l'hystérectomie pour salpingites la péritonisation plus complexe.

On commence par fermer par un surjet de catgut les lèvres
de section du col utérin, que l'on applique étroitement l'une

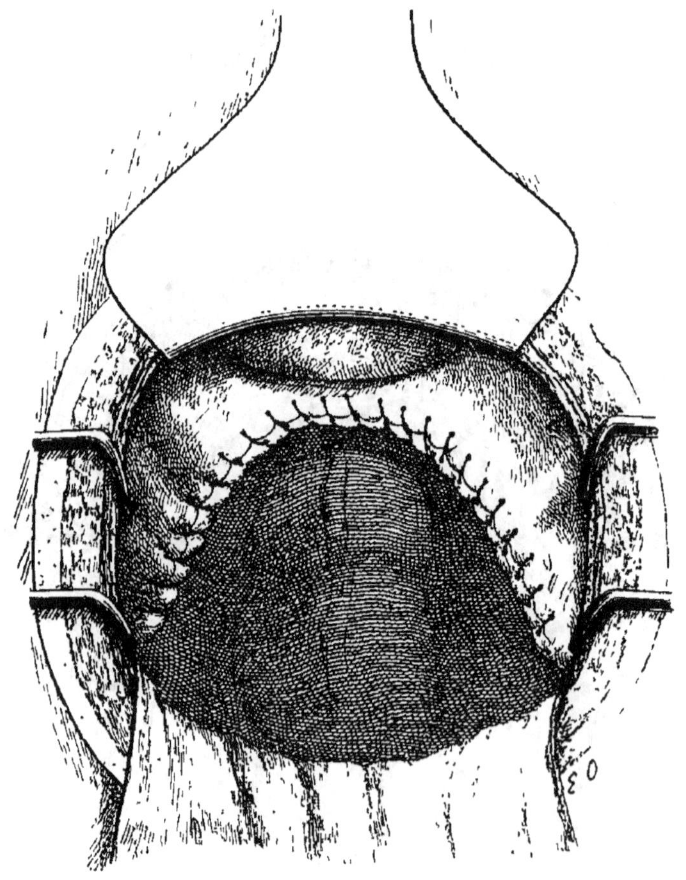

Fig. 1005.
Surjet péritonéal terminé (J.-L. FAURE).

contre l'autre, pour obturer la cavité cervicale brûlée tout à
l'heure au thermocautère (fig. 1004). Si le moignon du col trop
épais ne se laisse pas replier, il faut en évider les deux lèvres
avec le bistouri.

Pour recouvrir de péritoine toute la plaie du plancher pelvien, on rabat sur le moignon du col le lambeau péritonéal décollé de la face antérieure de l'utérus, et, commençant à une extrémité de la plaie un long surjet, on affronte les deux lèvres péritonéales, jusqu'à l'autre extrémité, enfouissant ainsi les pédicules liés et le moignon utérin (fig. 1005).

*3° **Drainage et fermeture de la paroi.*** — Lorsque l'on juge nécessaire de drainer, on peut le faire par voie abdominale. en plaçant un ou deux gros drains de caoutchouc au fond du bassin, dans les diverticules mal recouverts du péritoine.

Si, à ce drainage abdominal intra-péritonéal, on veut ajouter. dans l'hystérectomie subtotale, un drain inférieur sous-péritonéal, par le vagin, on place un gros drain à travers le col fendu dans le sens antéro-postérieur, ou complètement évidé. Puis on ne ferme pas le col, mais on reconstitue par-dessus ce drain le plancher séreux. Le drain vaginal draine ainsi le tissu cellulaire sous-séreux, séparé du drain abdominal par le plancher péritonéal reconstitué.

La fermeture de la paroi se fait comme après toute laparotomie.

b. **Hystérectomie totale.** — Les soins pré-opératoires et le début de l'opération sont les mêmes que pour l'hystérectomie subtotale. Les procédés opératoires doivent ici enlever l'utérus en entier, avec son col, et par suite ouvrir le canal vaginal.

Nous considérerons encore successivement : 1° l'ablation de l'utérus et des annexes, 2° la réfection du plancher pelvien (péritonisation), 3° le drainage et la fermeture de la paroi.

Nous ne décrirons que les procédés qui n'emploient que la seule voie abdominale, les procédés mixtes abdomino-vaginal ou vagino-abdominal étant abandonnés aujourd'hui.

*1° **Ablation de l'utérus et des annexes.*** — *Procédé de Kelly-Segond.* — C'est le même procédé d'incision continue que pour l'hystérectomie subtotale, mais avec ablation du col, au ras du col utérin.

Après ligature et section du ligament large d'un côté comme

nous l'avons vu, après pincement et section de l'artère utérine (fig. 1006), on ouvre le vagin du même côté.

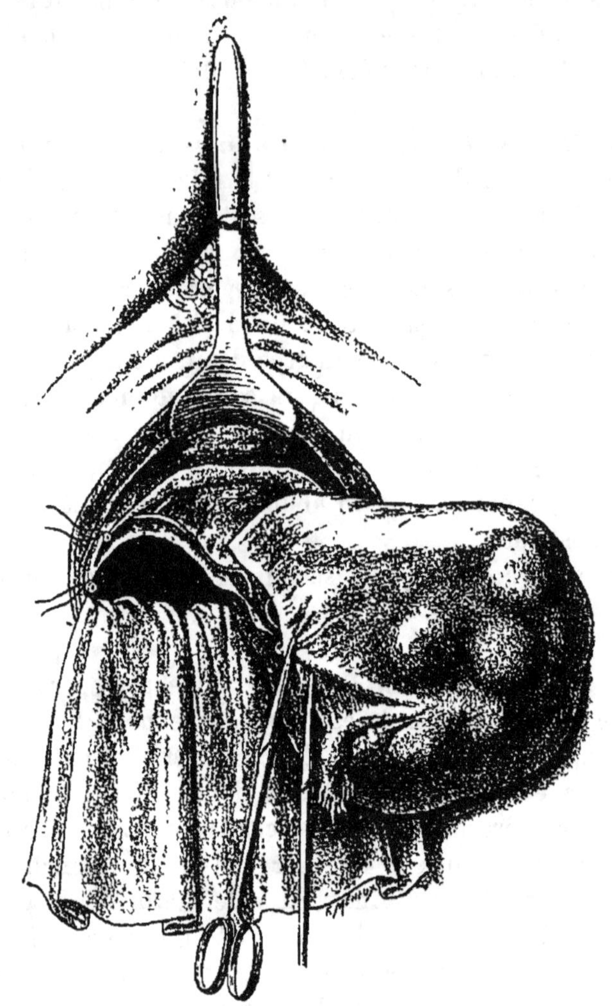

Fig. 1006.

Hystérectomie abdominale totale. Procédé de Kelly-Segond. Section du ligament large gauche. Découverte de l'artère utérine (Segond).

Saisissant le col par une forte pince, on l'attire vers soi, renversant l'utérus, et on coupe le vagin vers l'autre côté jusqu'à ce qu'on arrive à l'artère utérine correspondante (fig. 1007). L'opéra-

29.

tion est alors continuée comme dans l'hystérectomie subtotale.

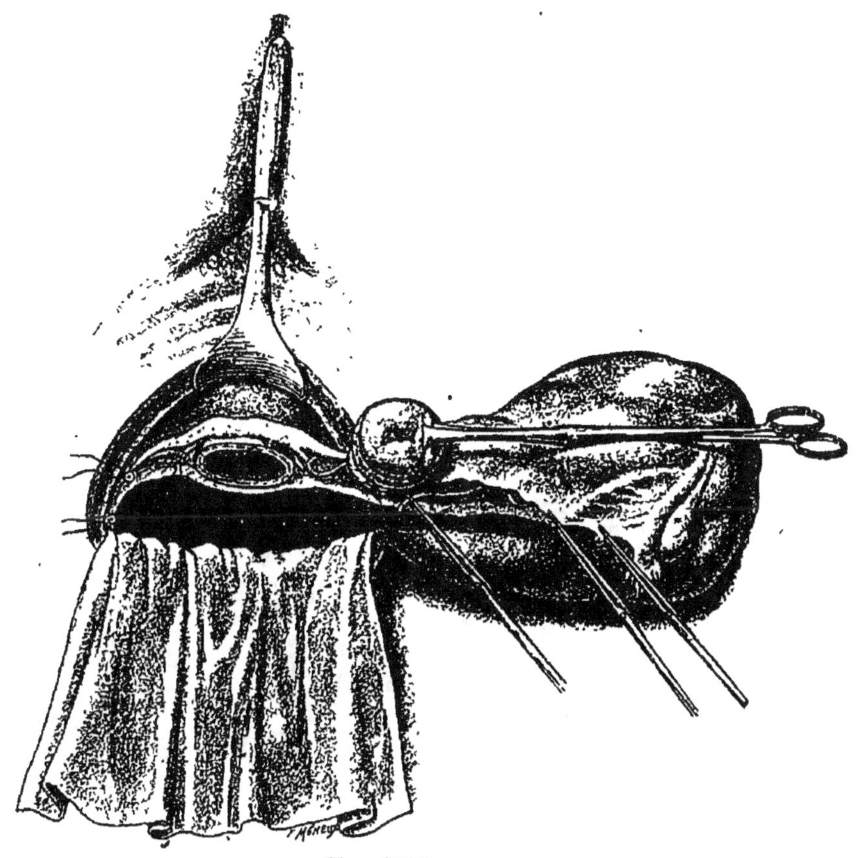

Fig. 1007.
Hystérectomie abdominale totale. Procédé de Kelly-Segond.
Renversement de l'utérus (SEGOND).

Procédé de H. Delagenière. — On commence par libérer des deux côtés, comme pour une salpingectomie simple, les annexes malades, et on les isole par des pinces (fig. 1008). Une pince coudée spéciale prend le bord externe du ligament large et passe au-dessous des annexes, au niveau de la future collerette péritonéale que l'on taillera sur l'utérus. Une deuxième pince droite prend le bord utérin du ligament large jusqu'au contact de la première (fig. 1008).

Les annexes sont enlevées grâce à ces pinces (fig. 1008). Puis

on incise, d'une pince coudée à l'autre, le péritoine de la face
antérieure de l'utérus suivant une ligne convexe en haut, on continue latéralement, passant entre la pince coudée et la pince
droite, et enfin en arrière plus ou moins bas (fig. 1009).

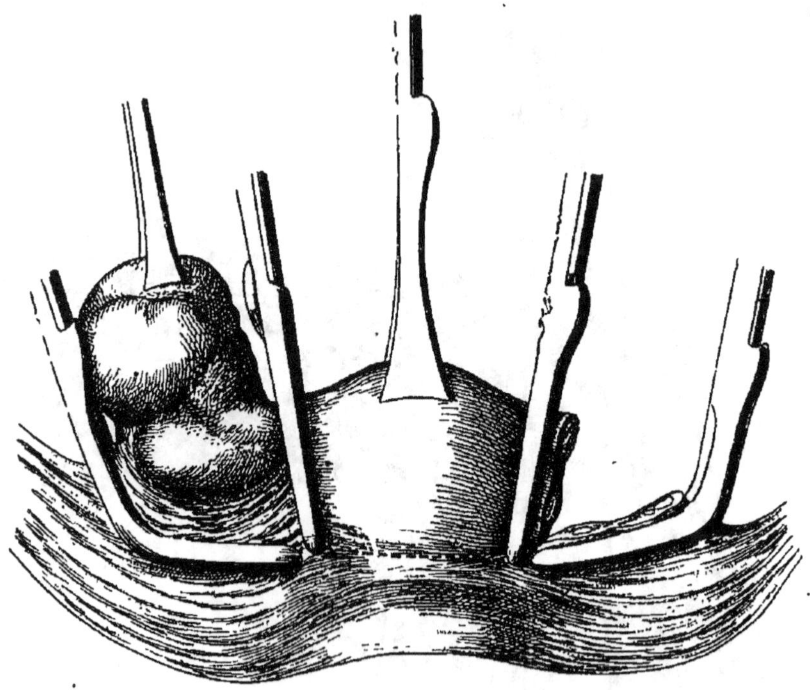

Fig. 1008.
Hystérectomie abdominale totale. Procédé de Delagenière.
Ablation des annexes.

La collerette péritonéale est refoulée, avec le doigt jusqu'aux
culs-de-sac vaginaux antérieur et postérieur, et, écartant les
pinces coudées, on découvre les artères utérines qu'on lie et
coupe (fig. 1009).

Remplaçant les pinces par des ligatures, on soulève l'utérus
pour ouvrir le vagin. C'est le cul-de-sac postérieur que l'on
ouvre au bistouri, et par cette ouverture on désinsère aux
ciseaux tout le pourtour du vagin (fig. 1010). L'utérus est libéré
(fig. 1011).

Procédé de Doyen. — L'abdomen ouvert comme d'habitude,

on rabat fortement l'utérus sur le pubis pour rendre accessible le cul-de-sac de Douglas.

Un aide pousse dans le vagin une longue pince courbe qui refoule le cul-de-sac postérieur, et sur cette pince on ouvre le cul-de-sac de Douglas, dans le sens longitudinal.

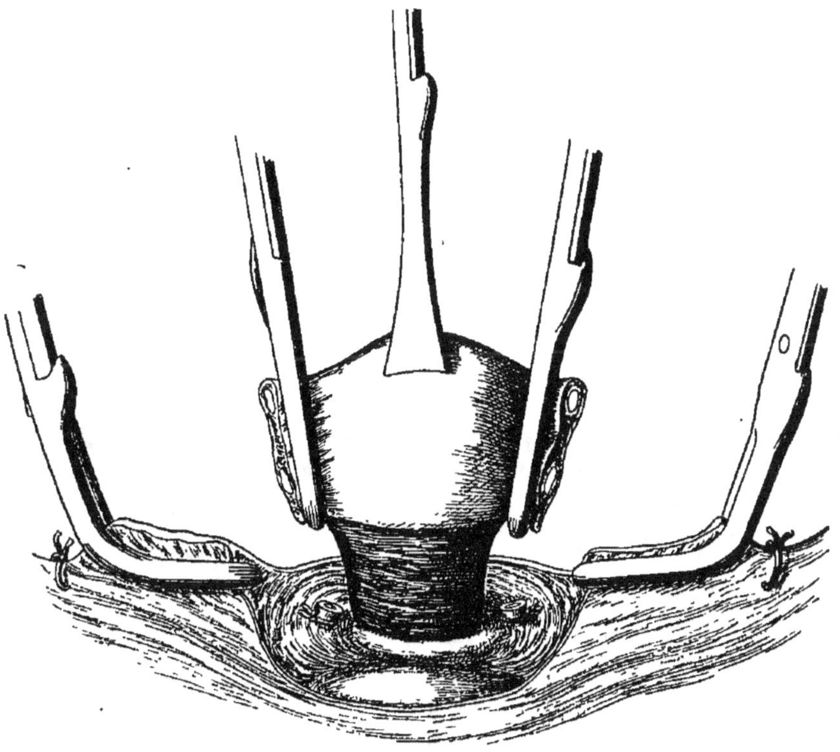

Fig. 1009.
Hystérectomie abdominale totale. Procédé de Delagenière. Incision du péritoine utérin et ligature des artères utérines.

Par l'incision vaginale agrandie, le col est saisi avec des pinces à griffes, ou à l'aide d'une érigne spéciale. On attire le col saisi en haut et en arrière, par l'ouverture vaginale (fig. 1012).

Avec les ciseaux on libère à droite et à gauche le col utérin de ses attaches latérales, et le col est attiré davantage, laissant voir le cul-de-sac antérieur par sa face vaginale. On coupe le cul-de-sac vaginal antérieur contre le col, et il suffit ensuite de tirer sur le col avec les pinces, en aidant le décollement avec l'index droit, pour séparer l'utérus de la vessie.

Pour détacher l'utérus on n'a plus qu'à perforer le péritoine vésico-utérin décollé, pour achever le décollement du ligament

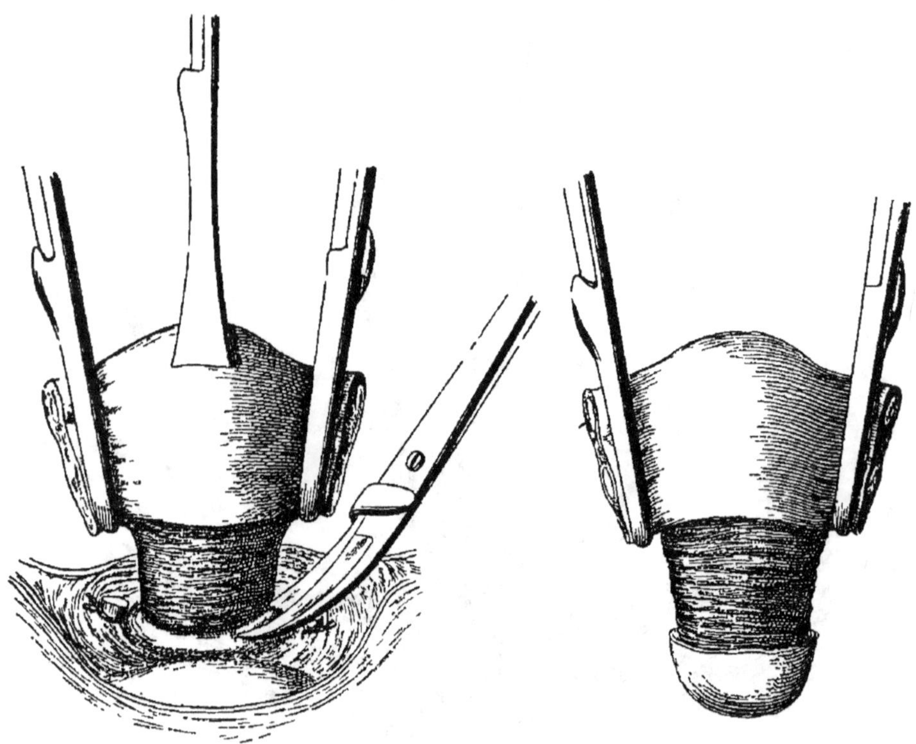

Fig. 1010.
Hystérectomie abdominale totale. Procédé de Delagénière. Section du vagin.

Fig. 1011.
Hystérectomie abdominale totale. Procédé de Delagénière. Utérus enlevé.

large droit que saisissent les doigts de l'aide; on coupe ce ligament entre l'utérus et les annexes (fig. 1014).

On bascule l'utérus et libère de même le ligament large gauche. L'utérus est dégagé après section du ligament large gauche.

On fait alors l'hémostase des utérines « qui ont été souvent pincées aussitôt après l'extirpation de l'utérus »; et, liant les pédicules utéro-ovariens à droite et à gauche, on enlève les annexes.

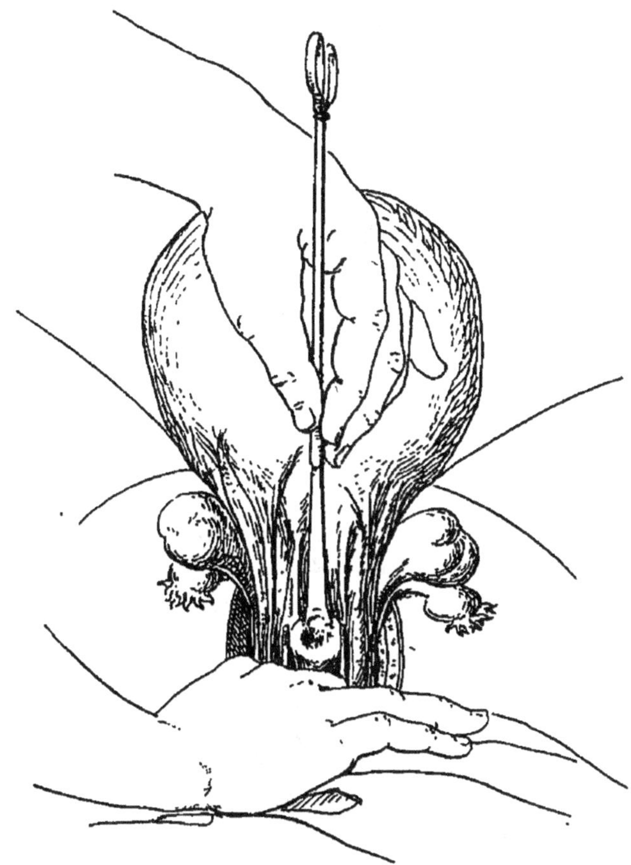

Fig. 1012.

Hystérectomie abdominale totale (pour fibrome). Procédé de Doyen.

Procédé de J.-L. Faure. — C'est l'hémisection utérine totale, comme pour l'hystérectomie subtotale. Ici, après avoir saisi le fond de l'utérus, avant de le couper en deux moitiés, on incise le péritoine au-dessus du cul-de-sac vésico-utérin pour isoler la vessie.

C'est alors qu'on coupe l'utérus sur la ligne médiane, du fond vers le col (fig. 1015).

En suivant la cavité utérine, on ouvre le vagin sur la ligne

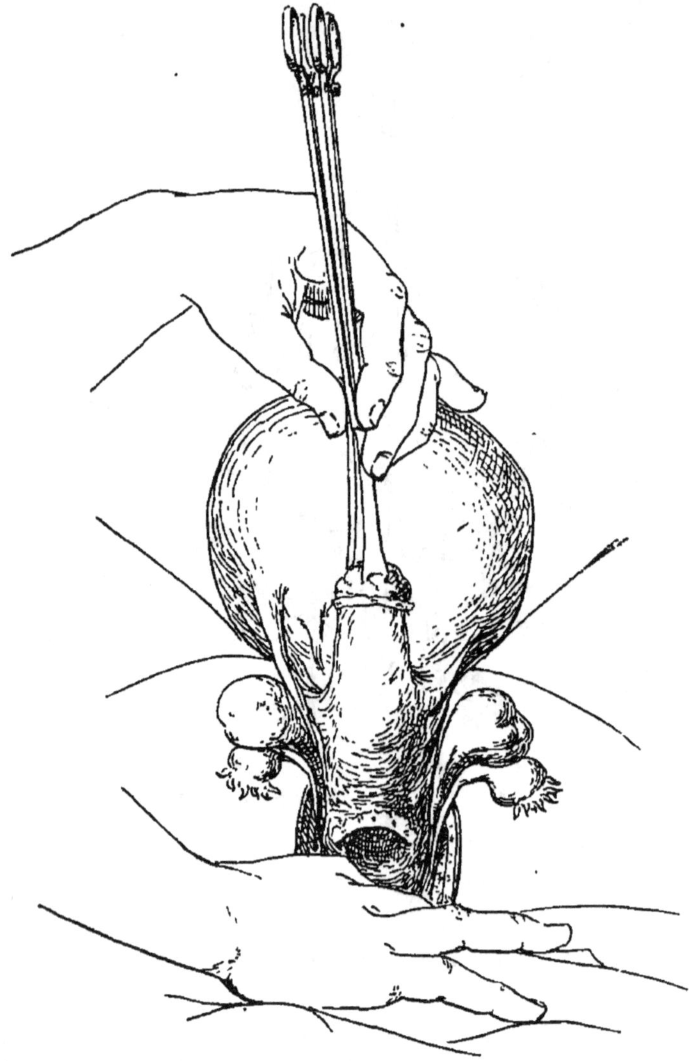

Fig. 1013.

Hystérectomie abdominale totale (pour fibrome). Procédé de Doyen.

médiane (fig. 1016), et on place des pinces sur les parois de ce canal.

Une moitié du col est prise dans une pince à griffes solides, et

attirée en haut et en dedans. On coupe l'insertion vaginale ainsi
tendue (fig. 1017), et on arrive sur l'artère utérine qui est pincée,

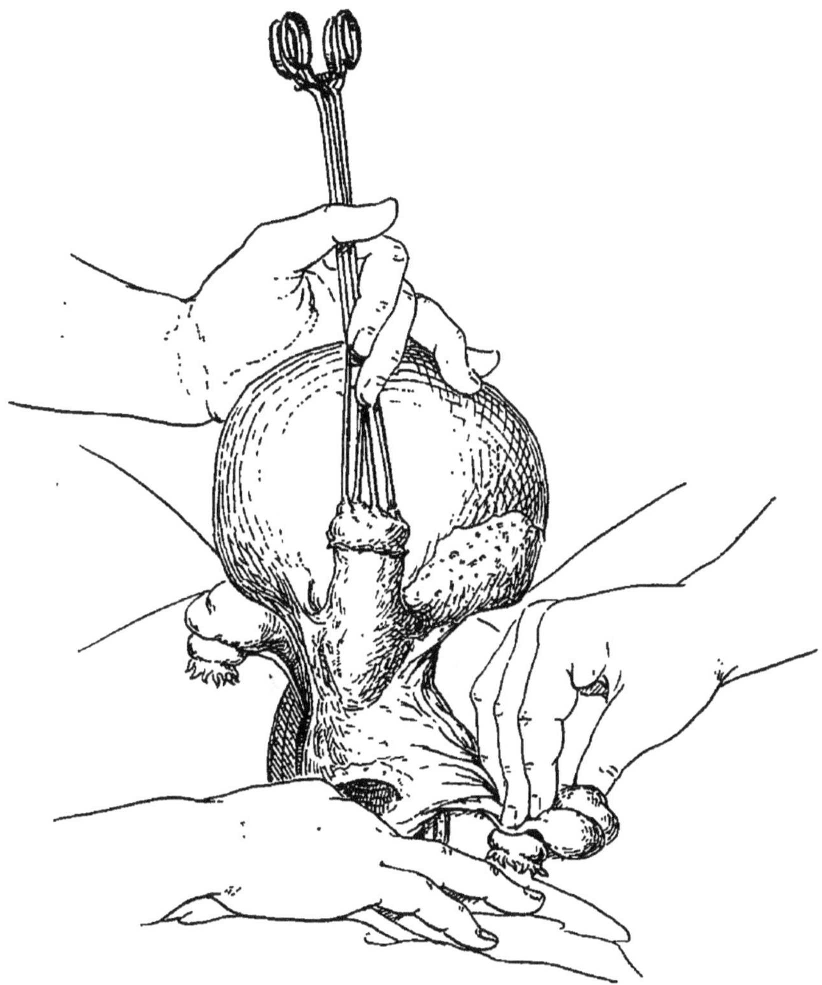

Fig. 1014.

Hystérectomie abdominale totale (pour fibrome). Procédé de Doyen.

liée et coupée. La main aidant de bas en haut, on décolle la
moitié utérine et les annexes, et on termine comme pour la subtotale.

La même manœuvre est exécutée de l'autre côté (fig. 1018),
puis on lie les pédicules vasculaires.

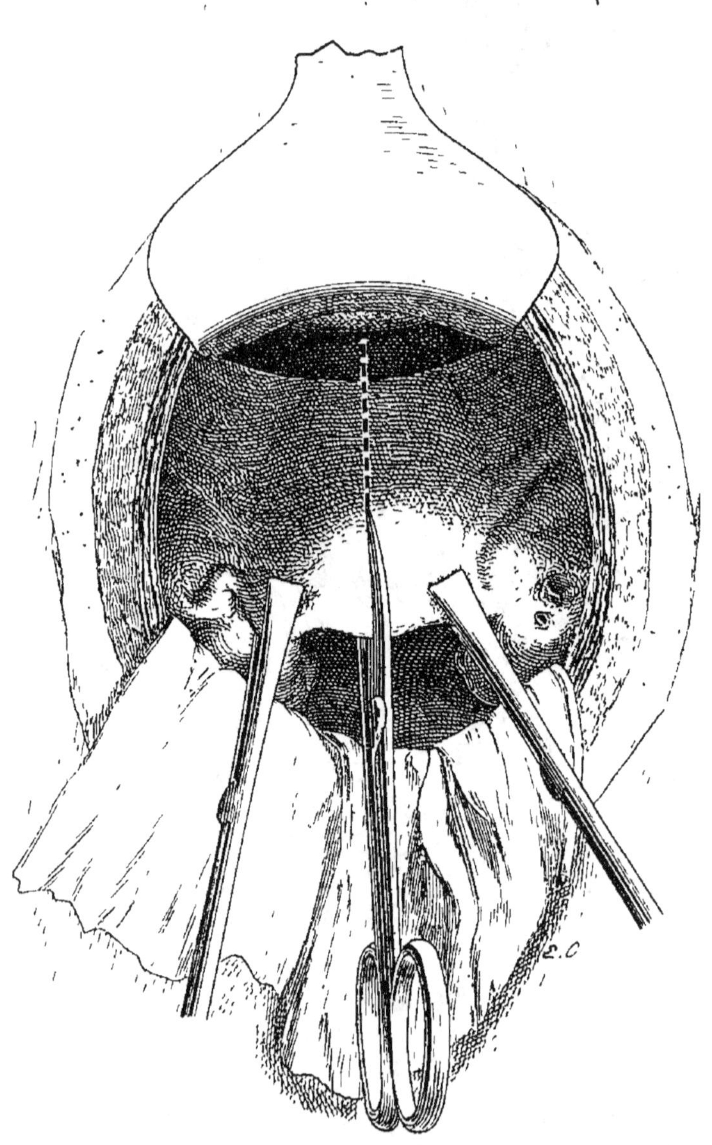

Fig. 1015. — Hystérectomie abdominale totale.
Procédé de J.-L. Faure. Section de l'utérus.

Afin d'éviter l'infection pouvant provenir de la cavité utérine

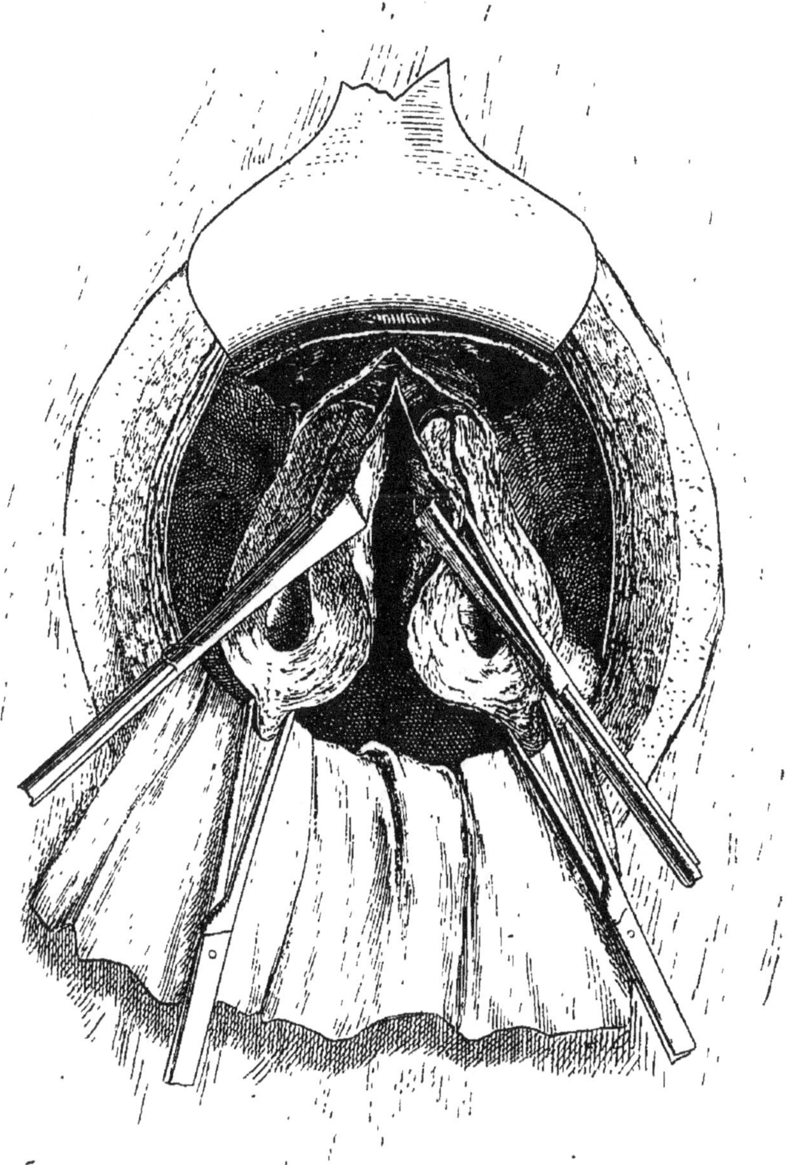

Fig. 1016.
Hystérectomie abdominale totale. Procédé de J.-L. Faure.
Section médiane de l'utérus.

ouverte, J. L. FAURE, dès le début de l'hémisection, dès le pre-

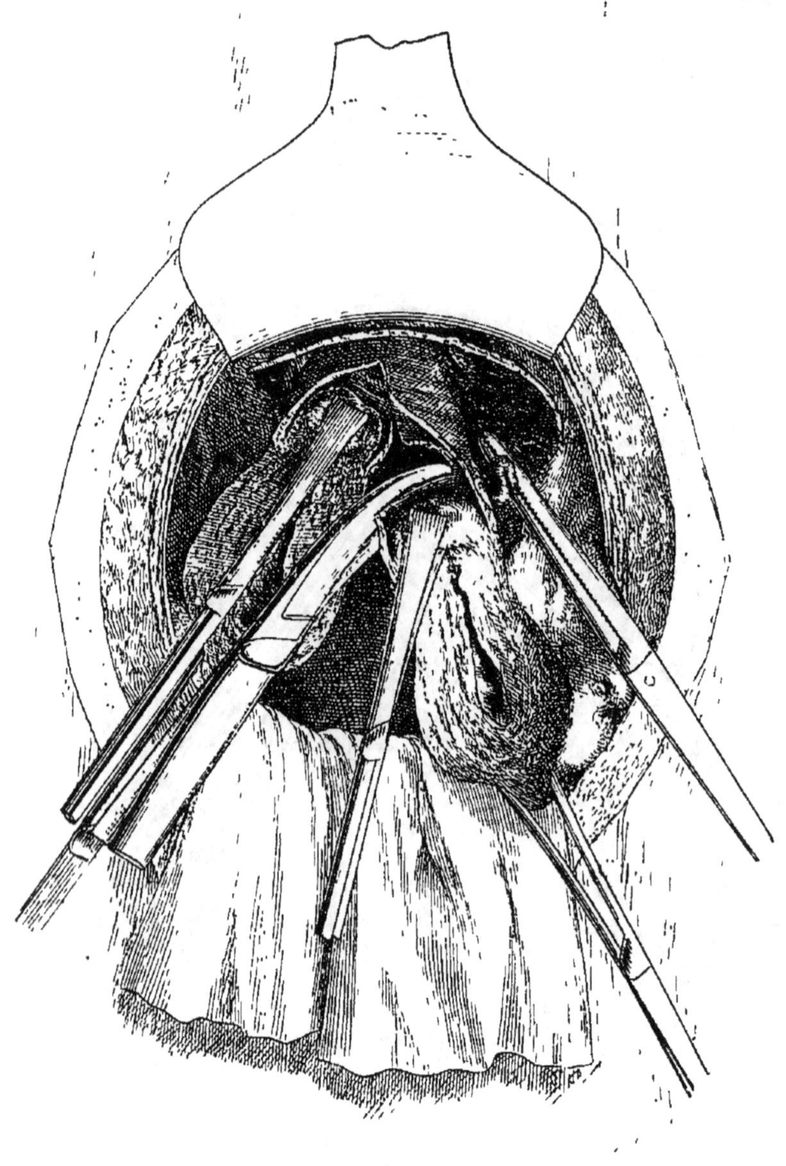

Fig. 1017.

Hystérectomie abdominale totale. Procédé de J.-L. Faure. Section
de la paroi vaginale droite et pincement de l'artère utérine.

mier coup de ciseaux qui coupe l'utérus sur une hauteur de 15 à

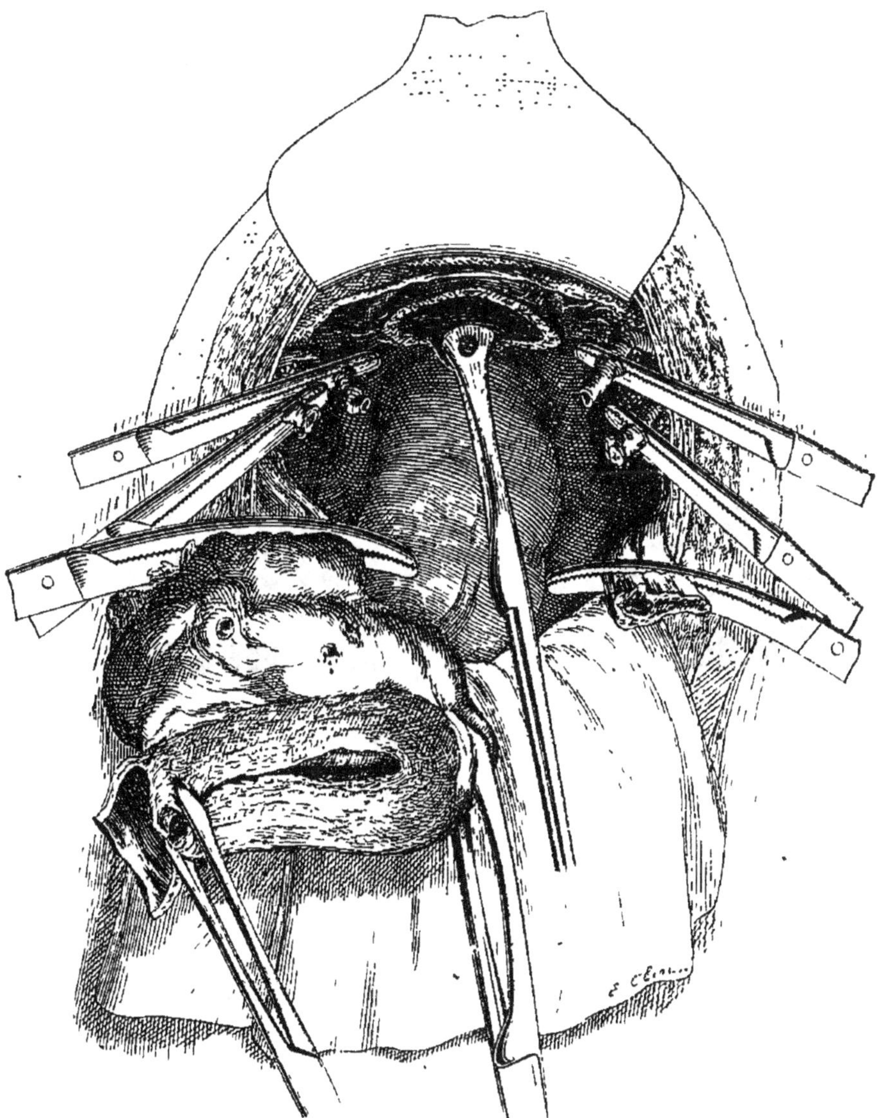

Fig. 1018. — Hystérectomie abdominale totale. Procédé de
J.-L. Faure. Extirpation de la moitié gauche.

20 millimètres, introduit une longue lame de thermocautère

dans les cornes utérines et dans la cavité jusqu'au col, en frottant énergiquement.

2° *Péritonisation du petit bassin*. — Après extraction de l'utérus et des annexes, il reste au fond du bassin l'ouverture

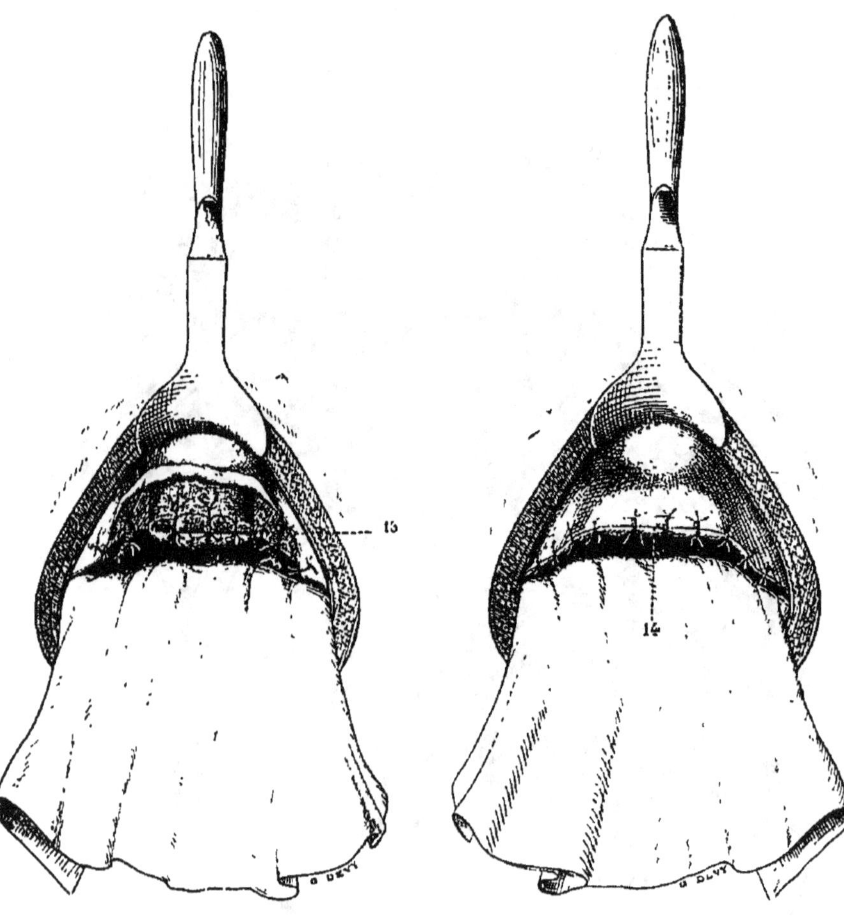

Fig. 1019.

Hystérectomie abdominale totale. Fermeture du vagin (RICHE-LOT).

Fig. 1020.

Hystérectomie abdominale totale. Suture séro-séreuse recouvrant la suture vaginale (RICHELOT).

béante du vagin et les plaies des ligaments larges. Avec ou sans drainage, le plancher pelvien est reconstitué comme après une subtotale, en refermant par des sutures l'ouverture vaginale au lieu du moignon cervical (fig. 1019). Par-dessus le vagin fermé, on suture par un surjet les lèvres des lambeaux péritonéaux (fig. 1020).

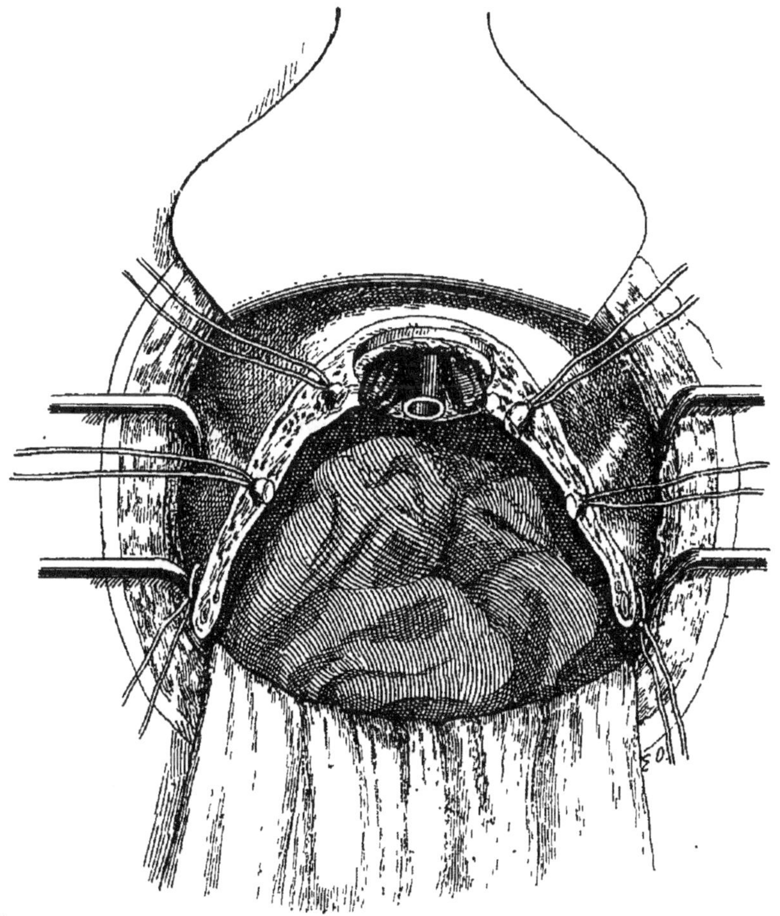

Fig. 1021.

Hystérectomie abdominale totale. Drainage vaginal (J.-L. Faure).

3° Drainage et fermeture de la paroi. — Après l'ablation totale de l'utérus, le drainage vaginal est très simple. Un drain volumineux est glissé de haut en bas dans le vagin (fig. 1021), on ne ferme pas le vagin, et on reconstitue par-dessus le plancher péritonéal. On peut, si on le désire. placer alors un drain abdominal, constituant un double drainage, abdominal et vaginal. de part et d'autre du plancher séreux reconstitué.

Application des procédés aux cas particuliers. —

Nous avons à passer successivement en revue l'hystérectomie abdominale pour fibromes, pour salpingites et suppurations pelviennes, pour cancer utérin et pour prolapsus utérin.

Hystérectomie abdominale pour fibromes. — L'opération de choix est ici l'hystérectomie subtotale faite par un procédé quelconque, enlevant complètement les annexes ou gardant, comme quelques opérateurs, un seul ou les deux ovaires afin d'éviter les accidents atribués à l'« *insuffisance ovarienne* ».

Des difficultés considérables peuvent être apportées à l'opération par plusieurs causes.

La présence de *salpingo-ovarites* adhérentes rend l'intervention semblable à celle que nous verrons bientôt, y ajoutant les difficultés fournies par le volume de l'utérus.

L'*enclavement* de la masse fibromateuse, due au développement intra-ligamentaire d'une partie des tumeurs ou à leur implantation sur le segment sus-vaginal du col. rend nécessaire la diminution de volume par énucléation d'un ou plusieurs fibromes, en opérant comme pour une myomectomie.

Les dangers de ces énucléations de fibromes bas placés dans le bassin sont surtout la blessure de la vessie ou de l'uretere. La suture serait immédiatement appliquée à une blessure de la vessie. Une section incomplète de l'uretere pourrait être suturée. une section complète nécessiterait une uretéro-cystostomie. ou un abouchement à la peau si l'uretère était trop court. Une néphrectomie deviendrait nécessaire après cette dernière opération.

L'*infection* d'un fibrome rendrait nécessaire l'hystérectomie totale, suivie d'un drainage abdominal seul ou adjoint au vaginal, avec péritonisation aussi complète que possible.

Hystérectomie abdominale pour salpingo-ovarites et suppurations pelviennes. — L'opération de choix est encore ici l'hystérectomie subtotale, par un des procédés décrits. Il est utile de les connaître tous, car on ne peut savoir d'avance si une

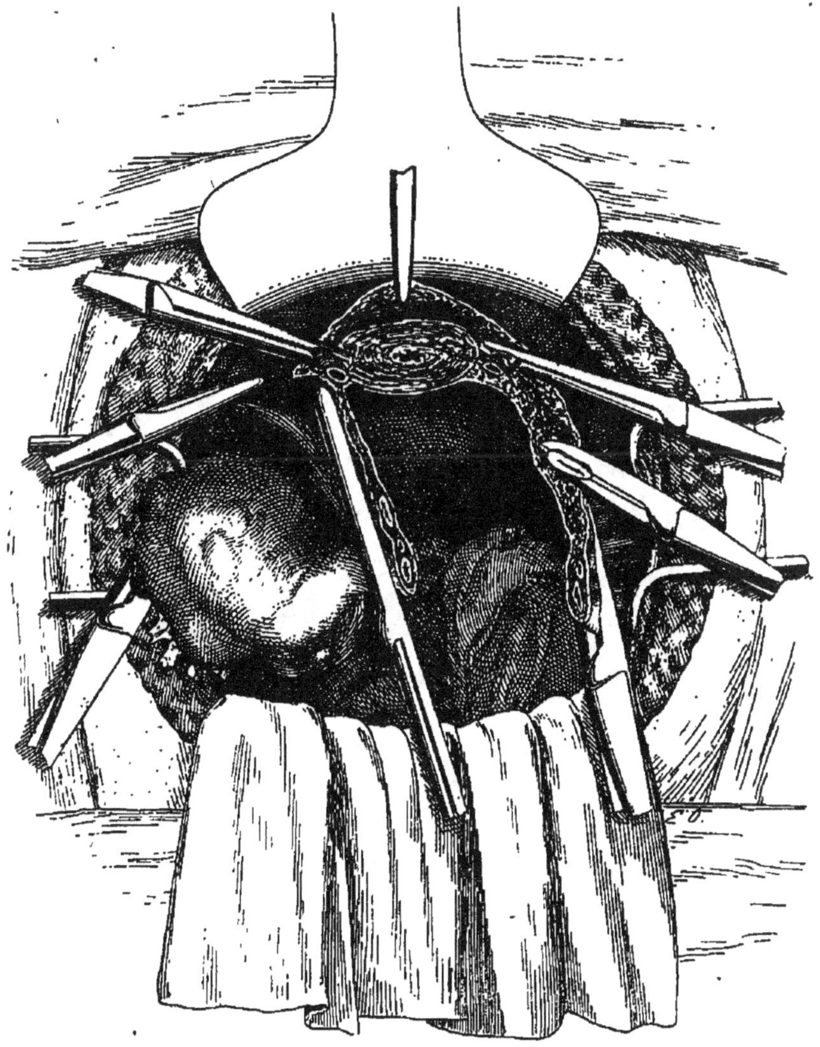

Fig. 1022.

Hystérectomie abdominale subtotale (pour salpingites). Ablation des annexes (Thèse de DELAGE).

manœuvre tirée de l'un d'entre eux ne facilitera pas une opération très difficile jusque-là.

La *libération des adhérences*, comme dans la salpingectomie,

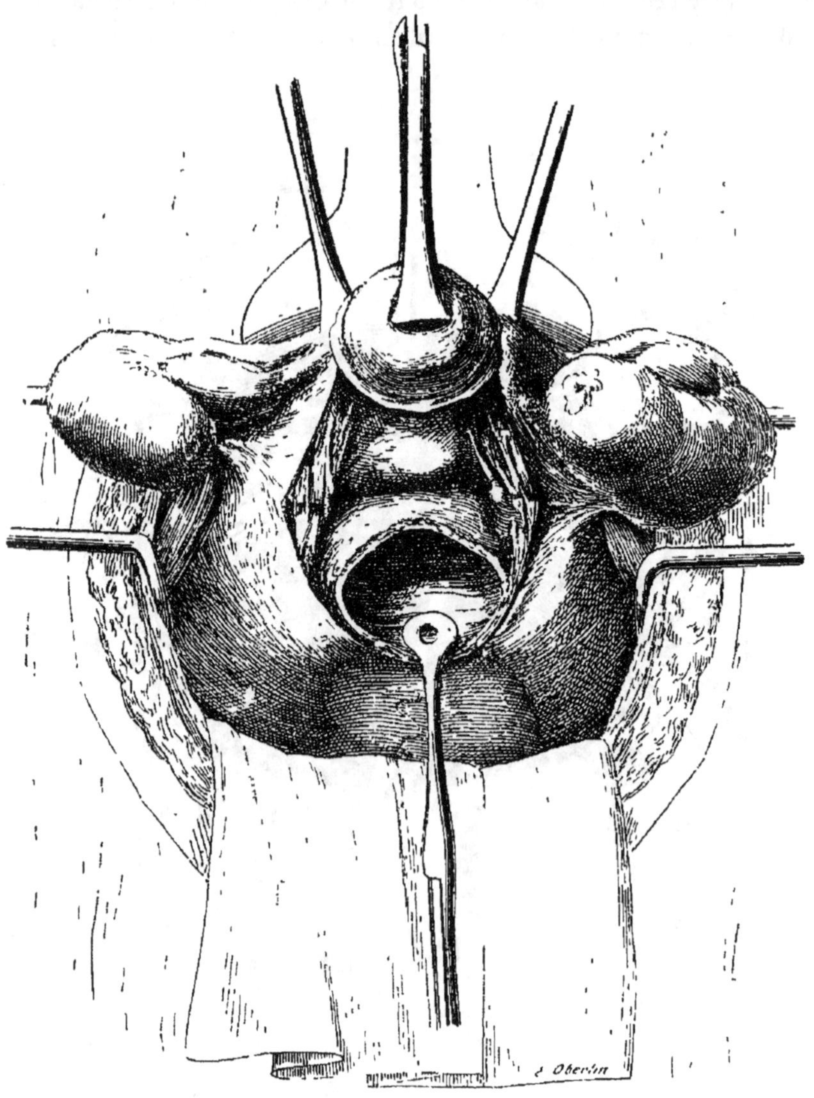

Fig. 1023.
Hystérectomie abdominale totale (pour salpingites).
Procédé de Doyen.

conduit à la section de l'épiploon, au décollement des anses
intestinales, de la vessie, des parois pelviennes, du rectum. Il

faut partout chercher un plan de clivage et se tenir autant que possible éloigné de la paroi intestinale.

Les sutures connues répareraient immédiatement les perforations qui peuvent résulter de ces dissections.

L'ablation de l'utérus et des annexes (fig. 1022 et 1023) laisse dans les cas graves, les surfaces dépourvues de séreuse, saignantes et faciles à infecter, que doit autant que possible recouvrir le travail de péritonisation.

La *péritonisation* est l'autoplastie péritonéale destinée à recouvrir de séreuse toute surface dénudée par la destruction d'adhérences.

On réunit d'abord par un surjet tout ce qu'on peut affronter de péritoine pelvien intact ou utilisable [1].

Puis, pour combler le reste, on suture le lambeau péritonéal vésico-utérin, ordinairement en bon état, au péritoine de l'extrémité supérieure du rectum, faisant un cul-de-sac vésico-rectal peu profond.

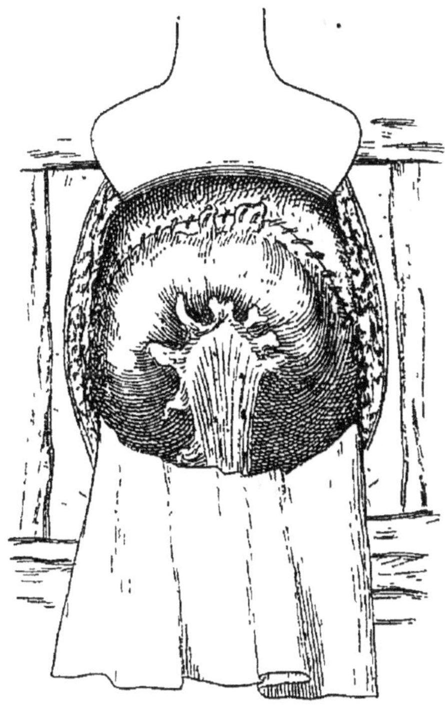

Fig. 1024.

Péritonisation du petit bassin à l'aide du côlon pelvien (Thèse de DELAGE).

Si le feuillet antérieur est trop court, on amène au-devant de lui l'anse sigmoïde, lorsque le côlon pelvien peut être suffisamment mobilisé (fig. 1024) ; on peut aussi utiliser les franges épiploïques de ce même côlon pelvien.

Le *drainage* est indispensable après ces opérations, abdominal

---

[1] QUÉNU et JUDET. *Revue de chirurgie*, 1901, n° 2, p. 162. TERRIER DELAGE. *Revue de Chirurgie*, 1901, n° 12, p. 680.

toujours, vaginal quelquefois, drainant, comme nous l'avons indiqué, le tissu cellulaire sous le plancher séreux reconstitué.

Hystérectomie abdominale pour cancer. — L'hystérectomie ne peut être ici que totale, avec ablation large du vagin si le cancer occupe le col ; et il faut s'efforcer d'enlever l'utérus sans le couper, ni au-dessus du col, ni sur la ligne médiane, sans le perforer avec des pinces à griffes, sans le comprimer entre les mains pour éviter d'en faire sortir le contenu septique.

La préparation du vagin par des lavages à l'eau oxygénée, des tamponnements à la gaze, est soigneusement faite pendant une huitaine de jours. On y joindra le curettage et l'abrasion des bourgeons épithéliaux vaginaux si le cancer est cervical, curettage fait quatre ou cinq jours avant l'opération, et suivi d'une désinfection minutieuse.

Il est certainement d'une bonne pratique de faire fermer par des sutures, posées par un aide spécial avant l'opération, l'orifice vaginal du col, afin d'éviter l'écoulement du contenu utérin pendant l'opération.

L'abdomen ouvert, l'exploration faite et l'extirpation décidée, on enlèvera d'une part l'utérus et les annexes en bloc, d'autre part les ganglions néoplasiques trouvés dans le bassin.

Nous ne croyons pas à l'utilité des dissections étendues du tissu cellulaire pelvien sous des lambeaux péritonéaux relevés, nous ne décrirons pas ces procédés.

Aussi l'opération doit-elle se faire par un des procédés d'exérèse totale, sans section ni morcellement.

On commence par explorer les régions ganglionnaires : ganglions iliaques externes et ganglions hypogastriques, à la bifurcation de l'iliaque.

Puis on détache les ligaments larges des deux côtés et de haut en bas. Si l'un des uretères ou les deux sont envahis, il faut dégager l'uretère en un point libre et le disséquer en le voyant, c'est le meilleur moyen de ne pas le blesser.

L'utérus libéré partout, on ouvre le vagin par le cul-de-sac postérieur ou antérieur, et on coupe la paroi vaginale, près du col si le cancer est du corps, aussi loin que possible du néoplasme si c'est un cancer cervical.

L'utérus enlevé et les ligatures placées, il faut drainer largement. Le drainage vaginal, puis la réfection du plancher séreux, et enfin le drainage abdominal terminent l'opération.

Hystérectomie abdominale pour prolapsus. — L'ablation de l'utérus n'est qu'un temps accessoire de l'opération qui doit comporter, en outre du temps indispensable de la restauration périnéale, un procédé de suspension du vagin par l'abdomen.

Hystérectomie abdominale avec trachélopexie ou colpopexie ligamentaire (JACOBS). — On pratique l'hystérectomie

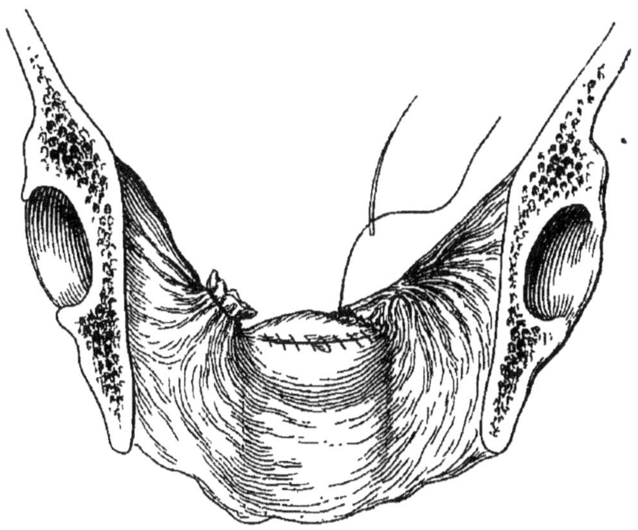

Fig. 1025.
Trachélopexie ligamentaire de Jacobs.

subtotale ordinaire, puis on recouvre le moignon cervical avec les lambeaux péritonéaux classiques. Enfin la *pexie* consiste à rattacher ce moignon de col aux deux ligaments larges par des sutures qui élèvent le col le plus possible (fig. 1025).

Hystérectomie abdominale avec pexie abdominale
(LEGUEU). — L'hystérectomie faite et le péritoine des ligaments larges fermé, sauf la portion qui correspond au moignon du col, on suture au péritoine pariétal de l'abdomen la collerette péritonéale péri-cervicale. Le col lui-même est fixé à l'angle inférieur de la plaie abdominale dont on achève la fermeture.

CHAPITRE VIII

MEMBRES[1]

MEMBRE SUPÉRIEUR

Amputation inter-scapulo-thoracique. — Nous n'avons aucune modification à indiquer au procédé classique (BERGER-FARABEUF).

OMOPLATE

Résections et extirpation. — Suivant que l'exérèse osseuse est pratiquée pour une ostéite ou une tumeur maligne la résection est *sous-périostée* ou *extra-périostée*.

Résections sous-périostées. — Elles sont généralement *partielles* et faites sans règles précises, comme tous les évidements osseux et toutes les résections partielles pour lésions inflammatoires osseuses.

Une incision appropriée, droite ou courbe, met à nu le foyer (portion sus ou sous-épineuse, angles, bords, épine, acromion, apophyse coracoïde). L'os malade est dénudé à la rugine et coupé à la scie, à la pince coupante ou à la pince-gouge.

L'*extirpation totale* de l'omoplate par la méthode sous-périostée est exceptionnellement pratiquée. OLLIER (fig. 1026) recommande

---

[1] Nous n'indiquerons que les opérations dont la description ne se trouve pas dans le livre de FARABEUF, ou les procédés qui, n'y étant pas décrits, nous paraissent utiles à connaître. On devra donc se reporter à ce livre de « médecine opératoire » pour les opérations dont nous ne donnons pas la description (ligatures, amputations, résections).

une incision suivant l'épine de l'omoplate, du sommet de l'acromion au bord spinal, jointe à une autre incision suivant ce bord spinal depuis l'angle inférieur de l'omoplate jusqu'à 4 centimètres environ au-dessus de l'épine.

A la rugine on dénude l'os en commençant par l'acromion et l'épine, détachant les insertions du trapèze et du deltoïde. On incise en-suite le périoste du bord postérieur de l'os dans l'interstice qui sépare le rhom-boïde du sous-épineux, et on dénude la fosse sous-épineuse et l'angle inférieur, désinsérant le grand dentelé et le grand rond.

Soulevant l'os, on détache le sous-scapulaire de bas en haut et d'arrière en avant.

Il faut alors dénuder la fosse sus-épi-neuse en écartant fortement la lèvre supérieure de l'incision, sans jamais séparer les muscles de la peau. On rugine ensuite l'angle supéro-postérieur et le bord supérieur de l'os, refoulant le nerf sus-scapulaire au niveau de l'échancrure qui lui donne passage.

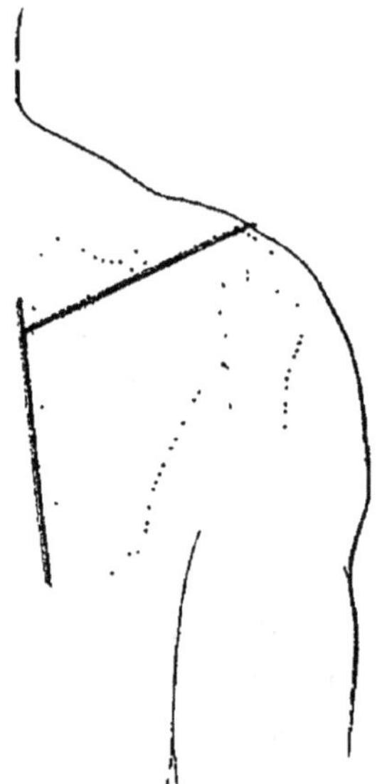

Fig. 1026.

Extirpation de l'omo-plate. Procédé d'Ollier.

Soulevant l'os d'arrière en avant et de bas en haut, on achève de dénuder la face scapulaire et le bord antérieur de l'os.

On peut alors couper l'omoplate au niveau du col, ou achever l'extirpation totale.

Revenant à l'acromion, on le dégage de ses attaches clavi-culaires ; puis, saisissant l'omoplate à pleines mains, on la retourne en haut pour ouvrir l'articulation scapulo-humérale, renversant l'os de plus en plus et ruginant le plus loin pos-sible.

On arrive ainsi à dégager l'apophyse coracoïde de ses inser-tions musculaires, temps très difficile. Du reste on peut sec-tionner l'apophyse au lieu de l'enlever.

Les dernières attaches capsulaires et ligamenteuses (ligaments coraco-claviculaires), sont arrachées par torsion de l'os.

Extirpation totale pour tumeurs malignes. — C'est l'extirpation extra-périostée, comprenant en bloc l'omoplate, sa tumeur et les muscles scapulaires.

L'incision cutanée, a dans ce cas, peu d'importance, sa forme est commandée par la saillie du néoplasme et l'état de la peau. BERGER et PICQUÉ[1] recommandent une incision qui, commençant au niveau du bord antérieur de la clavicule qu'elle suit sur 5 à 6 centimètres, descend le long du bord axillaire de l'omoplate jusqu'à l'angle inférieur, et sur laquelle s'embranche une seconde horizontale, prenant naissance sur la première à l'union du quart supérieur avec les trois quarts inférieurs de la portion verticale (fig. 1027).

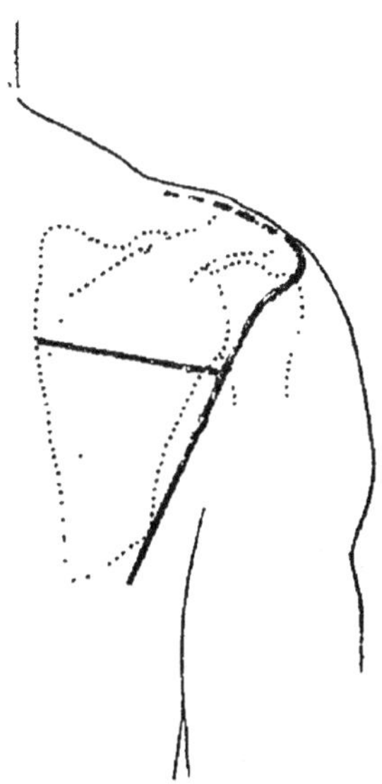

Fig. 1027.

Extirpation de l'omo-plate. Procédé de Berger-Picqué.

En tous cas, les incisions cutanées faites et les lambeaux disséqués de manière à découvrir d'abord la région de l'articulation scapulo-humérale, on désinsère le deltoïde complètement pour exposer la capsule articulaire doublée des muscles de l'omoplate, et on coupe en même temps le trapèze.

On coupe les tendons des muscles sus-épineux, sous-épineux et petit rond, sous-scapulaire, ouvrant l'articulation et coupant la capsule en veillant au paquet vasculo-nerveux axillaire. notamment au nerf radial et au circonflexe qui contourne l'humérus. Dans ce temps, on coupe aussi le long chef du biceps et la longue portion du triceps.

L'humérus séparé de l'omoplate et des muscles scapulaires,

<hr>

[1] PICQUÉ et DARTIGUES. *Revue de Chirurgie*, 1900, n° 4, p. 437.

Picqué conseille de *couper la clavicule* à l'union de son tiers externe et de son tiers moyen, « pour faciliter l'ablation de l'omoplate, et puis parce que, le scapulum enlevé, la clavicule laissée tout entière serait trop longue et les lambeaux rabattus sur son extrémité se sphacéleraient par compression de la profondeur vers la superficie ».

Quénu[1], au contraire, tient à *conserver la clavicule*, en la désarticulant à ce moment d'avec l'acromion, de façon à former « comme une voûte sous laquelle la tête humérale vient naturellement se placer », et à laquelle on fixera l'humérus.

La clavicule sciée ou séparée de l'acromion, on détache les muscles coracoïdiens (court chef du biceps et coraco-brachial, petit pectoral) de leurs insertions à la coracoïde, en voyant bien ce que l'on fait pour éviter toute blessure du paquet vasculo-nerveux axillaire, et on renverse peu à peu l'omoplate en soulevant l'os par son bord spinal, coupant successivement tous les muscles qui s'insèrent à ses bords (angulaire, rhomboïde, grand dentelé) et sectionnant le ligament coraco-claviculaire, lorsqu'on n'enlève aucune portion à la clavicule.

On pince et lie à mesure les vaisseaux coupés (sus-scapulaire, scapulaire inférieur et scapulaire postérieur).

L'omoplate est alors enlevée avec la tumeur et ses muscles. Il faut rétablir la *suspension du bras* afin d'obtenir un résultat fonctionnel satisfaisant.

Quénu suture non seulement les débris de la capsule articulaire aux parties molles sous-claviculaires, mais encore place un fil d'argent unissant la partie supérieure de la capsule à la clavicule perforée. La longue portion du biceps est, en particulier, fixée à la clavicule. L'humérus est ainsi logé sous l'extrémité externe de la clavicule à laquelle il est suspendu.

On réunit ensuite par des sutures toutes les masses musculaires que l'on peut rapprocher, afin de combler la plaie en grande partie.

---

[1] Quénu et Renon. *Revue de Chirurgie*, 1903, n° 4, p. 421.

Ce temps de réparation est d'une grande importance pour le résultat fonctionnel éloigné.

La peau est enfin suturée, avec drainage de la plaie.

CLAVICULE

Suture osseuse. — (Voir *Suture osseuse*, p. 70, t. I.)

Résections partielle ou totale. — La clavicule est découverte par une incision antérieure de longueur suffisante, puis coupée, après dégagement à la rugine, avec la scie à chaîne, soit à une extrémité de la portion à enlever, soit en son milieu si l'extirpation est totale. On enlève ensuite, avec la rugine décollant le périoste, soit le segment choisi, soit chacune des deux moitiés de la clavicule.

Arthrodèse cléido-acromiale. — Une incision parallèle au bord antérieur de l'extrémité externe de la clavicule et légèrement recourbée en arrière à son extrémité externe, découvre l'articulation acromio-claviculaire.

Un aide attire fortement en dehors et en arrière l'épaule, pour permettre la facile réduction de la luxation. On ouvre l'articulation, on résèque toutes les parties fibreuses interposées entre les extrémités osseuses, et on supprime, au bistouri ou à la curette, toute l'étendue des surfaces articulaires.

Avec la rugine on refoule le périoste sur les deux extrémités osseuses, à leurs faces supérieure et inférieure, et on passe avec un perforateur (voir *Suture osseuse*, p. 70, t. I) un ou deux fils métalliques unissant ces extrémités avivées.

Le fil métallique tendu, les os bien maintenus au contact, on tord les extrémités du fil à la face supérieure des os, et on martèle le fil pour le faire pénétrer dans l'os.

Le périoste et les tissus fibreux sont unis au catgut par-dessus la suture et l'interligne osseux. La peau est suturée.

Immobilisation de dix à quinze jours dans une écharpe, puis mouvements progressifs.

ÉPAULE

Arthrotomie. — Nous n'avons à indiquer que le siège de l'incision, l'opération se faisant d'après les règles générales déjà indiquées[1].

1° *Pour épanchement articulaire.* — Incision postérieure. — Cette incision est la mieux placée pour le drainage articulaire. Partant de l'angle de l'acromion, elle descend verticalement, longue de 5 à 6 centimètres.

Sous la peau et la graisse, on divise les fibres superficiels du muscle deltoïde. A la face profonde de ce muscle cheminent les *vaisseaux et nerf circonflexes*, dont il faut absolument éviter la blessure ; dans ce but on abandonne le bistouri pour la sonde cannelée, et on pénètre dans le tissu cellulaire sous-deltoïdien.

Dans la partie supérieure, sous-acromiale, de la plaie, on incise la capsule, coupant en même temps une partie des tendons sous-épineux et petit rond. L'articulation est ouverte.

Incision antérieure. — On emploie l'incision de la résection de l'épaule, partant du bord externe de l'apophyse coracoïde et suivant une ligne oblique en bas et en dehors longue de 8 à 10 centimètres (fig. 1028).

La peau et le deltoïde traversés dans la même direction et les lèvres de la plaie écartées, on reconnaît du doigt la coulisse

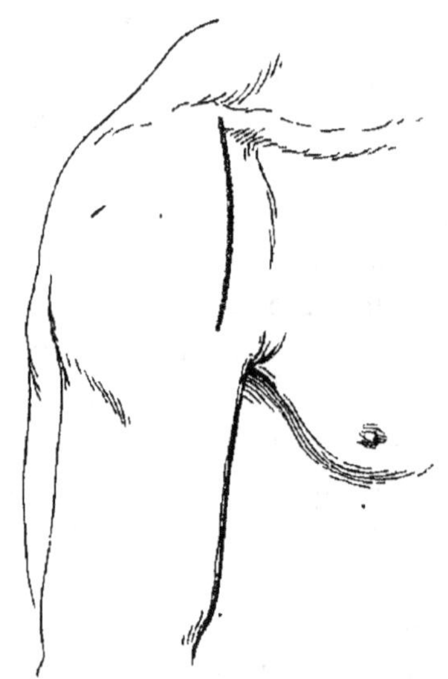

Fig. 1028.
Arthrotomie de l'épaule. Incision antérieure.

[1] Voy. p. 90, t. I.

bicipitale, grâce à des mouvements de rotation imprimés à l'humérus.

La synoviale articulaire est incisée sur le bord externe du tendon bicipital couché dans la coulisse, et cette ouverture permet l'introduction de bas en haut, d'une sonde cannelée dans l'articulation.

La capsule articulaire est incisée au bistouri sur cette sonde cannelée, en épargnant le tendon du biceps.

On peut prolonger l'incision jusqu'au bord de la cavité glénoïde en poussant davantage la sonde cannelée.

2° *Pour réduction sanglante de luxation*. — C'est l'incision antérieure qu'il faut employer pour les luxations antérieures, celles qu'on rencontre ordinairement. Mais les manœuvres de libération de la tête et de dégagement de la glène, que nous ne pouvons décrire d'une façon régulière, exigeant beaucoup de jour, il est ordinairement nécessaire de combiner à l'incision verticale ou oblique antéro-externe de la résection classique, une incision horizontale qui suit tout le bord de l'acromion en partant de l'extrémité supérieure de la première incision (fig. 1029). Ensuite, ou bien on coupe le muscle deltoïde à son insertion acromiale (voir *Capsulorraphie de Ricard*), ou bien, à l'exemple de

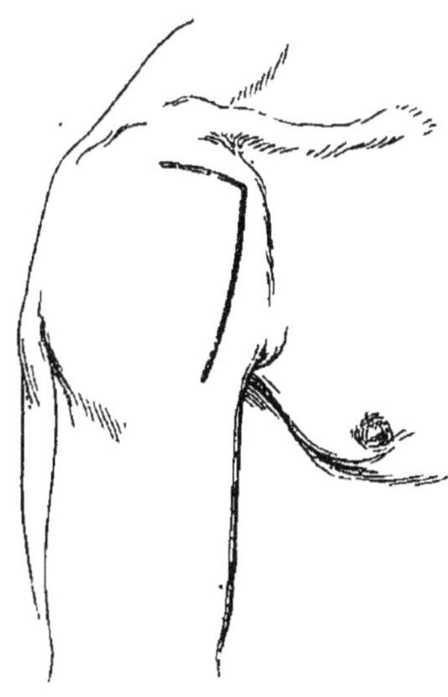

Fig. 1029.

Arthrotomie de l'épaule (pour luxation irréductible).

Duplay, on découvre la face supérieure de l'acromion jusqu'au niveau de l'articulation acromio-claviculaire et l'on scie l'acromion pour conserver l'insertion du deltoïde.

Avec ou sans le fragment acromial, le deltoïde est rabattu en bas et en arrière, et l'on peut ainsi ouvrir la fausse articulation, libérer la tête, dégager la cavité glénoïde des débris capsulaires et réduire. Ces divers temps nécessitent des manœuvres complexes, variables avec chaque cas particulier et dont il est impossible de donner une description générale.

L'opération terminée. on recoud l'insertion du deltoïde, ou bien, si on a scié l'acromion, on place deux ou trois sutures métalliques pour en rétablir la continuité.

Capsulorraphie (Luxation récidivante). — *Procédé de Ricard*. — La capsule articulaire enveloppée de ses muscles est mise à découvert par une incision angulaire. comprenant une ligne horizontale suivant le bord de l'acromion et une verticale descendant le long de l'interligne delto-pectorale (fig. 1029).

La peau coupée, on incise le deltoïde à son insertion acromiale, et on le sépare du grand pectoral. Ce lambeau triangulaire musculo-cutané est rabattu en dehors et en arrière, laissant intact le nerf circonflexe.

On écarte en dedans le muscle coraco-brachial, et on découvre le muscle sous-scapulaire, dont on dissèque et libère le bord supérieur pour découvrir la capsule articulaire elle-même.

Le bras est placé en adduction et rotation interne pour relâcher au maximum la capsule en avant. On passe verticalement, en bas dans l'épaisseur du tendon sous-scapulaire, en haut dans la partie de la capsule restée épaisse et résistante, au delà de la zone amincie, trois gros fils placés à 2 centimètres de distance. Les fils serrés, la partie mince de la capsule est transformée en un bourrelet épais et solide.

L'hémostase fait, le deltoïde remis en place par des sutures, la peau réunie ; on immobilise le bras pendant deux mois.

Procédé de Mickulicz. — La capsule mise à nu est ouverte verticalement dans toute l'étendue de la portion dilatée.

La lèvre externe de l'incision capsulaire est attirée en dedans, la lèvre interne en dehors, par-dessus la précédente, et on fixe par des sutures les deux lèvres ainsi imbriquées.

Arthrodèse scapulo-humérale. — L'ankylose opératoire

est difficile à obtenir sur l'épaule, où les surfaces articulaires ne s'emboîtent pas.

On découvre l'articulation par les incisions simples ou coudées de la résection de l'épaule, on ouvre la capsule le long du biceps, et on dégage la tête humérale pour la luxer hors de la plaie, comme dans la résection.

Sur la tête de l'humérus on enlève, au bistouri, à la rugine, à la curette, tout le cartilage articulaire jusqu'à la surface osseuse sous-jacente.

Incisant largement la capsule, surtout en arrière, on découvre la cavité glénoïde de l'omoplate, et on enlève de même tout son cartilage, y compris, autant qu'on le peut, le bourrelet glénoïdien.

L'articulation nettoyée de tous les débris cartilagineux, il faut fixer l'humérus à l'omoplate en bonne situation.

BOTHEZAT [1], après recherches et expériences, conseille de placer la tête humérale en rotation interne sur la glène, le bras faisant avec le bord externe de l'omoplate, immobilisée par un aide, un angle de 45°. Cette position donne le maximum des mouvements en dehors et en avant, les plus utiles.

Cette position obtenue, on place deux sutures métalliques : une entre la tête humérale et le bord supérieur de la cavité glénoïde, l'autre entre la tête humérale et l'acromion. Les fils doivent pénétrer profondément dans les os, afin de ne pas couper le tissu osseux.

Les fils placés, on recoud la capsule articulaire, en en réséquant une portion si elle est trop grande ; on recoud les muscles et la peau. Enfin on immobilise le bras pendant environ deux mois dans un appareil plâtré.

COUDE

Fixation du nerf cubital luxé. — *Procédé de Poncet.* — Une incision longitudinale de 5 centimètres environ est pratiquée au niveau du nerf déplacé que l'on sent, on reconnaît le nerf.

[1] BOTHEZAT (de Jassy). *Revue de Chirurgie*, Paris, 1901; n° 6, p. 768.

Derrière d'épitrochlée découverte, on incise avec un bistouri à courte lame les *tissus fibro-périostiques rétro-épitrochléens*, et avec une rugine on relève chaque lèvre de cette incision, creusant une gouttière ostéo-fibreuse pour recevoir le nerf luxé.

Le cubital remis en place est maintenu dans ce nouveau canal par suture au catgut des deux lambeaux fibro-périostiques.

Le coude est ensuite immobilisé une quinzaine de jours.

Procédé de Annequin. — Une incision au niveau de la gouttière épitrochléo-olécranienne montrant qu'il n'existe plus d'arcade fibro-musculaire maintenant le nerf, on taille un *lambeau fibreux dans les tissus épitrochléens* internes et externes, lambeau que l'on ramène par-dessus le nerf remis en sa place normale. On excise une partie du triceps qui paraît s'opposer au séjour du nerf dans sa situation normale.

Le coude est immobilisé à angle droit pendant environ trois semaines.

Procédé de Schwartz. — Le nerf mis à nu et l'absence de moyens de contention constatée, on détache un lambeau triangulaire solide sur le tendon de la *masse musculaire épitrochléenne*. et on le renverse en arrière pour le suturer, par-dessus le nerf replacé, au tendon du triceps.

Le coude est immobilisé en flexion pendant huit à dix jours.

Arthrotomie du coude. — 1° *Pour épanchement articulaire*. — L'ouverture de l'articulation dans le but d'évacuer son contenu liquide est faite par deux *incisions latéro-postérieures*. Les deux incisions ont 5 à 6 centimètres de long, leur milieu correspond à l'interligne articulaire. Elles sont situées de part et d'autre de l'olécrane, contre les bords interne et externe de cet os.

Sur le bord interne l'incision doit être prudente, pour épargner le nerf cubital qui doit rester éloigné de l'olécrane.

2° *Pour réduction sanglante de luxation ancienne*. — L'ouverture de l'articulation peut aussi être faite par des *incisions latcrales*, qui sont celles employées dans la résection du coude ; elles sont commodes dans l'arthrotomie pour réduction sanglante d'une luxation ancienne.

Ces deux incisions sont faites sur les bords, reconnus au toucher de l'épitrochléc et de l'épicondyle, remontant le long des bords

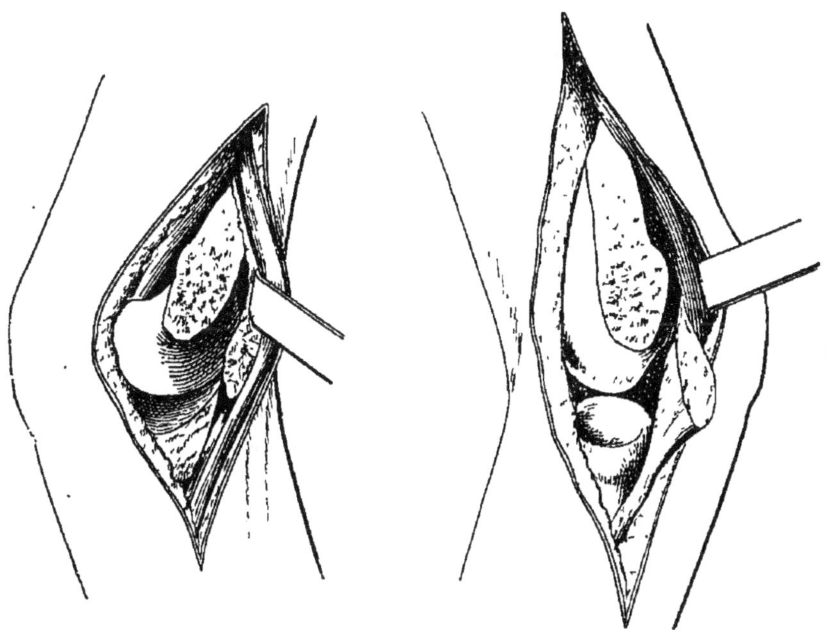

Fig. 1030.

Arthrotomie du coude. Incision latérale interne (d'après Le-jars). Le nerf cubital est écarté.

Fig. 1031.

Arthrotomie du coude. Incision latérale externe (d'après Le-jars).

de l'humérus, autant qu'il est nécessaire et descendant seulement jusqu'à la tête du radius et jusqu'à l'apophyse coronoïde du cubitus. Il faut penser en dehors au nerf radial qui contourne la tête du radius, et en dedans au nerf cubital qu'il faut rejeter en arrière avec le muscle cubital antérieur séparé de la masse des muscles épitrochléens (fig. 1030 et 1031).

Suture de l'olécrâne. — Le foyer de la fracture est mis à nu par une incision longitudinale médiane, ou par une incision courbe conxexe en haut et limitant un lambeau qu'on soulève.

Les caillots sanguins sont supprimés, les tissus fibreux interposés entre les fragments, ou le cal fibreux si la fracture est ancienne, sont excisés, et lorsque les surface de fractures, avivées au besoin, sont nettes et propres, on les affronte.

Le moyen d'union peut être une suture osseuse ordinaire faite en perforant les deux fragments[1] dans le sens de l'os, prenant bien soin de ne pas faire passer le fil d'argent sur le cartilage articulaire.

Ou bien on fait le cerclage (BERGER). Un fort fil d'argent est passé tout autour du fragment supérieur de l'olécrane, en suivant exactement ses bords interne, externe, et sa pointe au travers des insertions du triceps et des ligaments. L'un des chefs de cette anse de fil est engagé dans un trou que l'on creuse transversalement au travers du fragment inférieur. Le fil serré met les fragments au contact.

On suture la peau, et on place le bras légèrement fléchi dans une gouttière de fil de fer (sans appareil plâtré), pendant huit à dix jours, puis on commence les mouvements.

Interposition musculaire dans les résections pour ankylose. — La résection du coude ayant été faite par l'incision médiane postérieure unique qui expose bien la face antérieure de l'articulation, afin de se mettre plus sûrement à l'abri d'une récidive de l'ankylose, on pratique l'interposition fibro-musculaire[2].

On détache le ligament antérieur de l'articulation à sa partie inférieure, et on le replie, doublé d'une mince couche de fibres musculaires du brachial antérieur, contre la surface osseuse humérale. On fixe ce lambeau fibro-musculaire par quelques points de suture aux parties fibreuses postérieures.

Le coude est immobilisé une quinzaine de jours, et il n'y a ensuite aucune mobilisation à obtenir, les mouvements sont libres, il faut seulement refaire les muscles atrophiés (QUÉNU).

[1] Voy. p. 71, t. I.
[2] CH. NÉLATON. *Bulletin de la Société de Chirurgie*, Paris 1902, p. 687. QUÉNU. *Bulletin de la Société de Chirurgie*, Paris, 1902, p. 724.

Résection de la tête du radius (fracture vicieusement consolidée). — On aborde l'articulation par l'*incision externe* pratiquée au niveau du condyle huméral et de la tête radiale située sous les parties molles. Les muscles écartés, on ouvre l'articulation et, séparant du corps de l'os à l'aide d'un ciseau la tête et le col déviés, on extrait le fragment supérieur en un ou plusieurs morceaux.

L'articulation, puis les muscles et la peau sont recousus et on n'immobilise pas le coude dans un appareil. Les mouvements sont commencés après l'ablation des fils.

POIGNET

Extirpation des synovites tuberculeuses. — L'extirpation d'une synovite des gaines des *tendons extenseurs* ne peut être décrite, l'incision de la peau parallèle à la direction du tendon et placée sur la tumeur conduit sur la gaine que l'on dissèque en isolant avec soin le tendon. Le bistouri enlève le plus possible, et le nettoyage est terminé à la curette tranchante. La peau est refermée, autant que possible sans drainage.

Pour les gaines des *tendons fléchisseurs* la dissection se fait de la même façon, au bistouri et à la curette, suivant et nettoyant chaque tendon séparément. Les incisions cutanées sont généralement doubles pour chaque gaine interne et externe : une incision anti-brachiale et une incision palmaire. Toutes deux sont placées sur la saillie formée par la gaine gonflée, parallèlement à l'axe de l'avant-bras pour la supérieure, et à l'axe du pouce ou du petit doigt pour l'inférieure.

Les portions anti-brachiale et palmaire de la gaine malade sont disséquées et extirpées par ces deux incisions; et la portion intermédiaire, comprise dans le canal carpien sous le ligament annulaire antérieur, est attaquée en haut et en bas par ces deux incisions. Si la dissection de cette partie carpienne ne peut être faite ainsi, il faut réunir les deux incisions cutanées en une seule, et inciser le ligament annulaire antérieur. La gaine extirpée et les tendons nettoyés, on recoud soigneusement le ligament annulaire antérieur du carpe.

Si la synoviale n'était ni fistulisée, ni infectée, on referme la peau sans drainage, chaque drain étant l'amorce d'une fistule. Si on ne peut suturer complètement, on laissera les drains le moins longtemps possible, frottant souvent leurs trajets avec un tampon mince imbibé de teinture d'iode ou de chlorure de zinc.

Ostéotomie de l'extrémité inférieure du radius (fracture vicieusement consolidée). L'extrémité inférieure du radius est

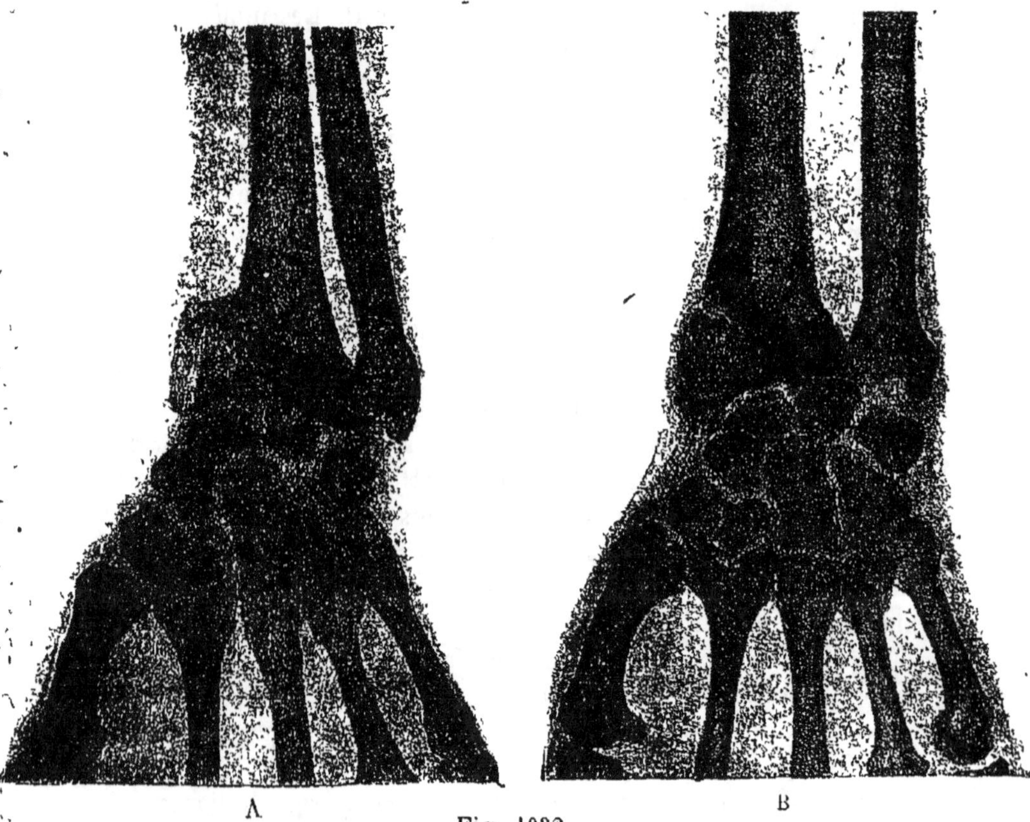

Fig. 1032.

A, Fracture du radius vicieusement consolidée. — B, Ostéotomie et redressement (d'après radiographies).

découverte par une incision cutanée, qui suit la face externe de l'os sur une longueur suffisante pour bien mettre à nu le cal vicieux. Les tendons du pouce sont séparés et soulevés par des écarteurs, le long abducteur et le court extenseur en avant, le long extenseur en arrière.

Le radius est alors ostéotomisé selon les règles ordinaires [1], la direction de la section étant indiquée par la radiographie prise d'avance (fig. 1032).

La fracture est ensuite réduite et immobilisée (fig. 1032), après sutures des parties molles, comme une fracture récente ; il est inutile de placer une suture métallique.

Main-bote congénitale. — Le redressement du poignet peut être obtenu par ostéotomie cunéiforme du cubitus (seul os exis-

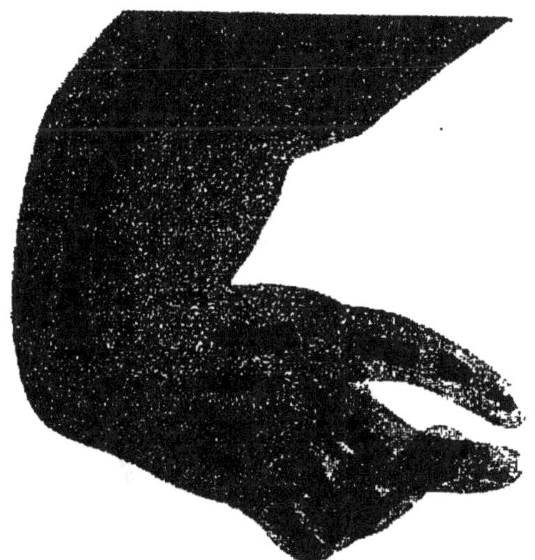

Fig. 1033.
Main-bote congénitale (d'après une radiographie de la thèse de Leprince).

tant) (Romano) [2], (fig. 1034), ou par résection de l'extrémité inférieure du cubitus, suivie d'implantation de cet os dans le carpe redressé (Sayre, Bardenheuer, Mac Curdy) [3] (fig. 1035).

[1] Voy. p. 57, t. I.

[2] Romano. Congrès international de Rome 1894 et *Archiv. di. orthop.* Milano 1894, p. 80.

[3] Sayre. *New-York Med. Journ.*, 1894, p. 530. Bardenheuer in Rin-

Arthrotomie et résection du poignet. — L'arthrotomie et

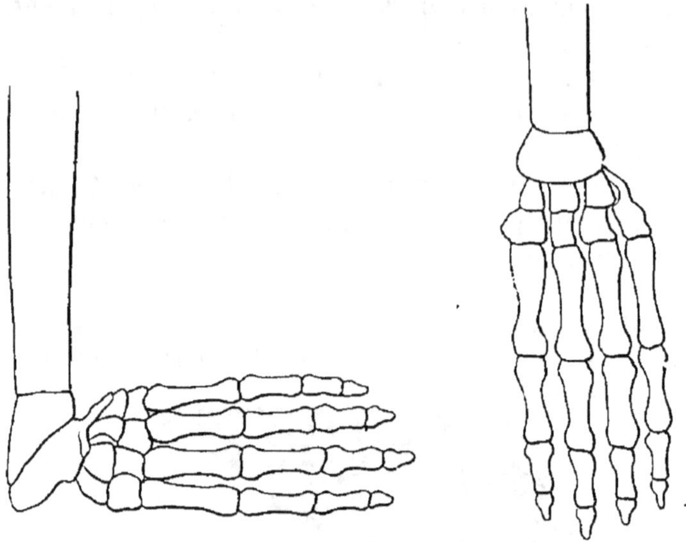

Fig. 1034.
Main-bote. Ostéotomie, résection et redressement (ROMANO).

l'extirpation des os du carpe (*carpectomie*), à laquelle est bien

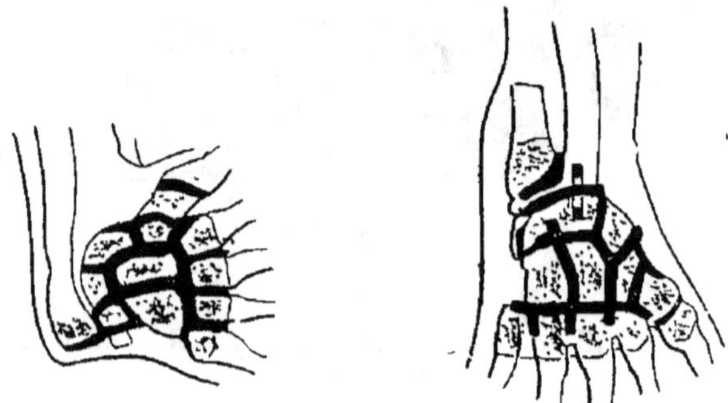

Fig. 1035.
Main-bote avec absence du radius. Redressement par ostéotomie
du cubitus (MAC CURDY).

rarement jointe l'extirpation des extrémités osseuses anti-bra-

CHEVAL. *Arch. f. klin. chir.*, 1894, p. 802. MAC CURDY *Annals of
Surgery*, 1896, p. 45.

II.   31....

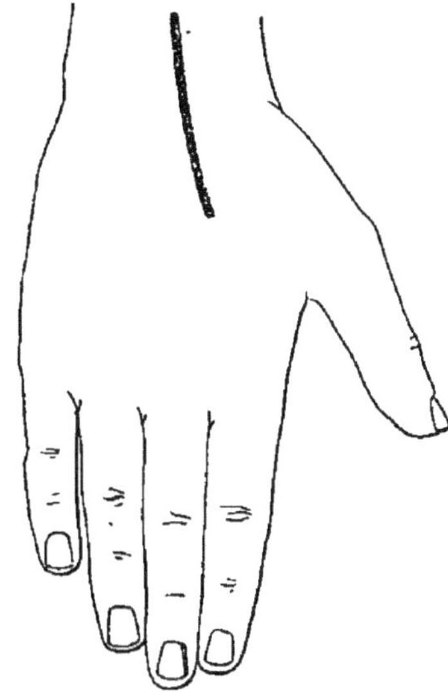

Fig. 1036.

Arthrotomie du poignet. Incision
dorsale externe de E. Bœckel.

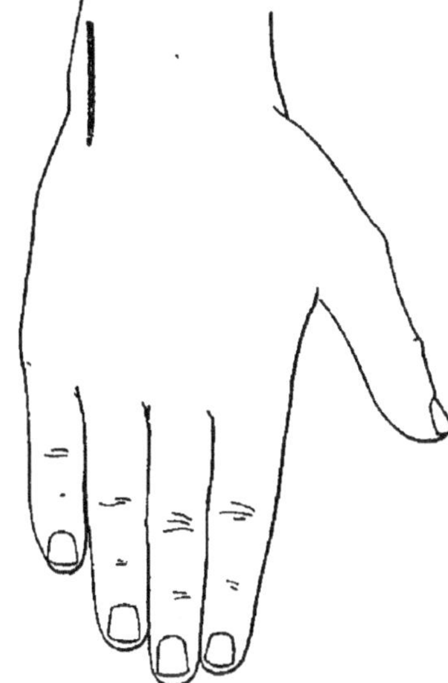

Fig. 1037.

Incision dorsale interne d'Ollier.

chiales, sont ordinairement exécutées à l'aide de *l'incision classique dorsale externe* de E. Bœckel
(fig. 1036), aidée s'il est nécessaire
par l'*incision dorsale interne* d'Ollier (fig. 1037). Nous avons dit
que nous ne décrivions pas ces
procédés classiques.

Les os carpiens malades et
friables sont enlevés à la rugine,
à la curette, sauf ordinairement
le pisiforme et le trapèze non
atteints et profondément situés.
Il est bon ensuite de ne pas fermer la plaie cutanée, mais de
tamponner à la gaze, et de laisser
fermer secondairement avec aide
de chlorure de zinc ou de teinture
d'iode.

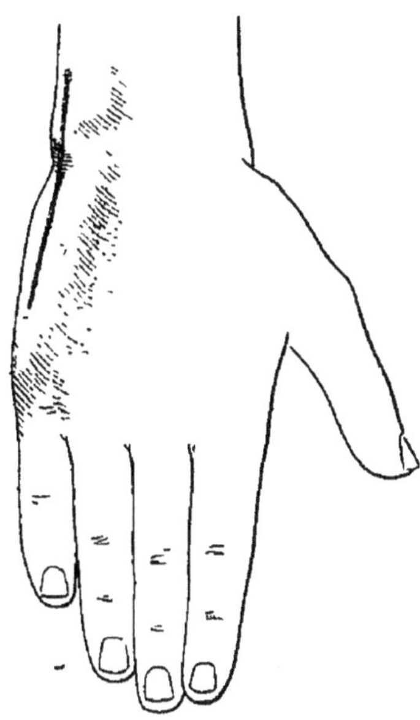

Fig. 1038. — Résection du poignet par voie cubitale. Procédé de Morestin. Incision.

Morestin[1] préconise au contraire l'*incision unique cubitale*. L'incision des parties molles suit le bord osseux de l'extrémité inférieure du cubitus, à 3 centimètres au-dessus du pli de flexion du poignet, sous le tendon de cubital antérieur, puis le bord carpien derrière le pisiforme, enfin la base du 5e métacarpien jusqu'à la moitié de cet os (fig. 1038). On coupe d'emblée, sans aucun danger, jusqu'aux os, et on isole à la rugine, en avant et en arrière, les masses tendineuses que l'on tient écartées.

Le carpe est ensuite enlevé pièce à pièce, avec la rugine et le davier si les os sont encore résistants, avec la curette et la rugine le plus souvent.

On peut par la même incision, s'il cela est nécessaire, faire sortir les os de l'avant-bras pour les réséquer, comme dans le procédé classique.

MAINS ET DOIGTS

Rétraction de l'aponévrose palmaire. — Le seul procédé suffisant, lorsque la rétraction est un peu développée, est l'excision suivie d'une autoplastie.

L'excision doit être complète et large, comprenant la peau et toute la portion indurée et rétractée de l'aponévrose palmaire. La plaie allongée qui en résulte est comblée par un lambeau d'autoplastie italienne, taillé à la partie inférieure du thorax et appliqué selon les règles habituelles[2].

Le lambeau doit avoir une base large correspondant au bord cubital de la plaie palmaire. Le pédicule est coupé du douzième au quinzième jour, et régularisé, puis suturé au reste de la plaie avivée à nouveau (fig. 1039).

Syndactylie congénitale. — *Procédé de Didot* (de Liége). — Pour une syndactylie de *deux doigts* (fig. 1040), on taille un lambeau palmaire et un lambeau dorsal identiques, mais gardant leur attache en sens inverse de façon à pivoter

[1] Morestin. *Revue d'orthopédie*, 1902, n° 3, p. 177.
[2] Voy. p. 47, t. I.

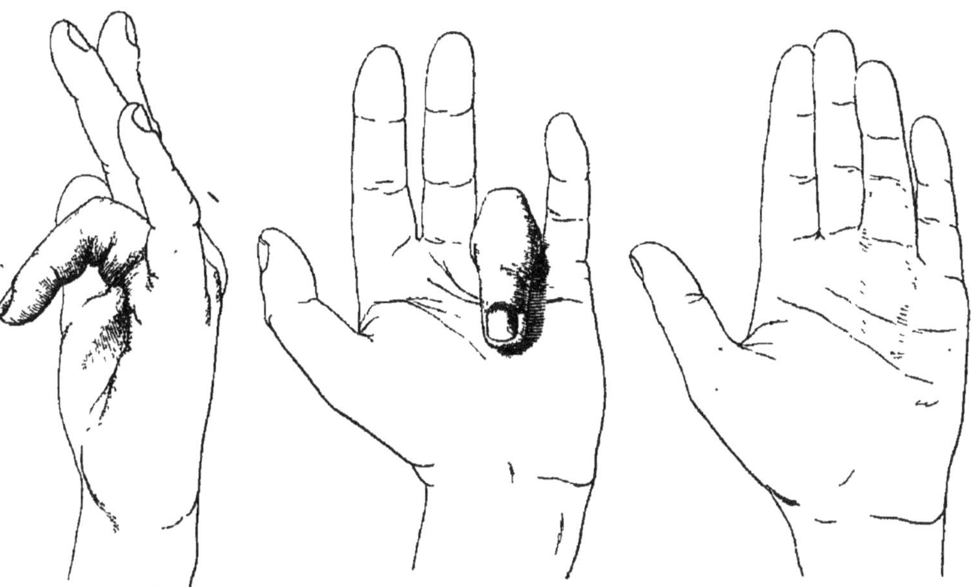

Fig. 1039.

Rétraction de l'aponévrose palmaire. Restauration par un lambeau
d'autoplastie italienne. Résultat après cicatrisation complète
(d'après photographies).

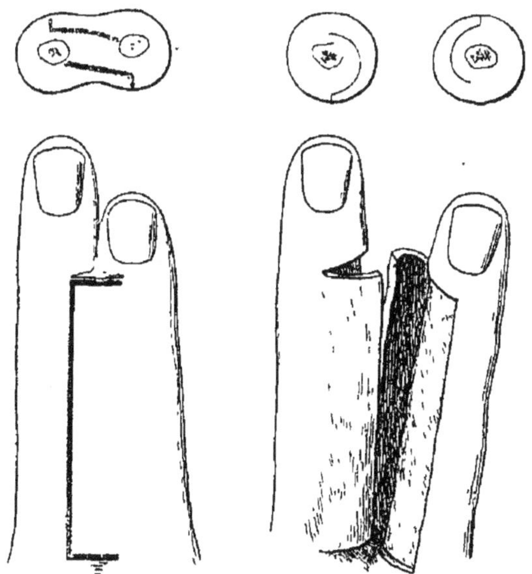

Fig. 1040. — Syndactylie. Procédé de Didot.

chacun autour d'un doigt différent, et de l'envelopper autant qu'il est possible.

Chaque lambeau est limité par une incision longitudinale située sur la ligne médiane du doigt opposé au point d'attache, et par deux incisions transversales menées aux deux extrémités de la première, et aux limites de la membrane unissante (fig. 1040).

Chaque lambeau enveloppant le doigt correspondant est suturé. Quelques fils assurent la formation de la commissure.

Pour *trois doigts* le procédé est semblable, le doigt du milieu est enveloppé par deux lambeaux palmaires pris sur les deux doigts voisins, chacun de ceux-ci étant entouré de la moitié de la peau dorsale du doigt du milieu et de la membrane unissante.

Modification de Forgue [1]. — Les lambeaux sont souvent un peu trop courts pour envelopper complètement le doigt. Pour

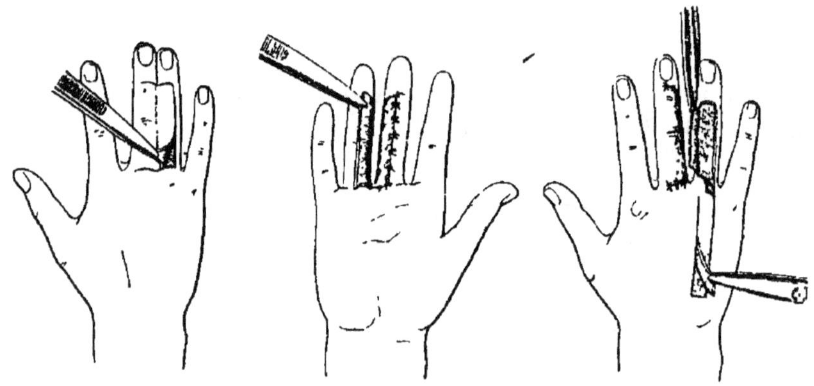

Fig. 1041.
Syndactylie. Procédé de Forgue.

remédier à ce défaut, FORGUE procède de la façon suivante : (fig. 1041) :

On dissèque un large lambeau dorsal selon le mode de DIDOT, mais comprenant presque toute la peau dorsale du doigt auquel ne tient pas le lambeau.

Le lambeau palmaire, aussi long que le dorsal, est moins large.

' FORGUE *in* JEANBRAU. *Revue d'orthopédie*, 1901, nº 1, p. 30.

Le lambeau dorsal enveloppe complètement le doigt auquel il correspond et est suturé complètement.

Le lambeau palmaire ne recouvre qu'incomplètement la surface cruentée de l'autre doigt. Pour compléter le revêtement de ce dernier, on taille sur le dos de la main une bande de peau suffisamment étendue pour que, après rétraction, elle recouvre toute la plaie. Le lambeau, que l'on dissèque du poignet vers la racine des doigts, a sa base à environ un centimètre et demi en arrière de l'angle interdigital.

On fait pivoter ce lambeau autour de son pédicule, selon la méthode indienne, et on l'applique sur la surface à recouvrir, pour l'y suturer.

La plaie du dos de la main est fermée par des sutures.

Le dixieme jour on coupe le pédicule du lambeau de la main, et on régularise cette cicatrice.

Modification de Robert Picqué [1]. — La restauration de la commissure est souvent très difficile dans le procédé de Didot

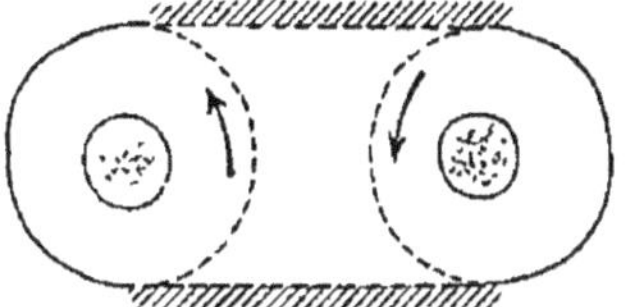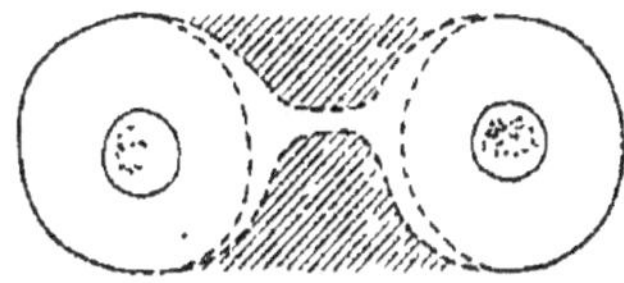

Fig. 1042.

Schémas montrant la disposition des lambeaux au niveau de la commissure dans le procédé de Didot.

type, par suite de l'écartement des bords dorsal et palmaire de la plaie à ce niveau (fig. 1042).

R. Picqué propose, pour faire une commissure, la modification suivante : on taille le lambeau comme l'indique Didot, mais en supprimant le débridement transversal supérieur (celui de la racine des doigts) du lambeau dorsal.

« De la sorte, au moment du pivotement de ce lambeau, alors que les trois quarts inférieurs (la main considérée pendante) de

---

[1] Robert Picqué. *Revue d'orthopédie*, 1903, n° 1, p. 44.

son bord libre longitudinal viendront s'affronter à la partie
correspondante de l'incision palmaire longitudinale du doigt
voisin, le quart supérieur au contraire, se trouvant maintenu en
haut sur la face dorsale du doigt d'emprunt, sera contraint de
traverser obliquement et en pont l'espace interdigital (fig. 1043).»

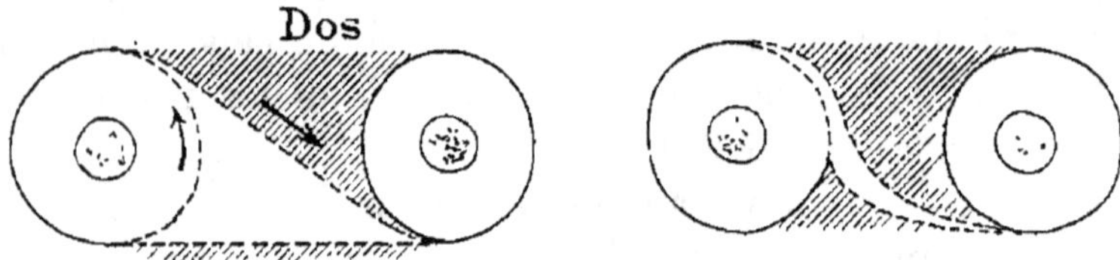

Fig. 1043.

Schémas montrant la disposition des lambeaux au niveau de la
commissure dans le procédé de Didot modifié par R. Picqué.

On suturera ce lambeau au bord supérieur du lambeau
palmaire pivoté, et à la lèvre supérieure du débridement transversal supérieur. La ligne de suture traverse obliquement l'espace interdigital.

L'oblitération de la commissure doit se faire aux dépens du
lambeau dorsal plus élastique que le lambeau palmaire.

Procédé de Félizet. — On obtient d'abord dans un premier temps la formation d'une bonne commissure ; puis, dans
un deuxième temps éloigné, on sépare les doigts.

La commissure est obtenue de la façon suivante : on dissèque
deux lambeaux trapézoïdaux, l'un palmaire à base métacarpo-
phalangienne, l'autre dorsal à base phalango-phalangienne
(fig. 1044), tous deux aussi bien étoffés que possible.

On détruit les quelques tractus qui restent dans l'espace interdigital, et on renverse les deux lambeaux autour de leur base, le
dorsal en bas, vers la membrane interdigitale, le palmaire en
haut, sur la commissure. On les suture à la peau environnante.

On crée ainsi un canal cutané que l'on remplit de gaze jusqu'à cicatrisation.

Les lambeaux cicatrisés, Félizet sépare les doigts par ligature
à la soie progressivement serrée.

Il nous paraît qu'il serait préférable alors, la commissure

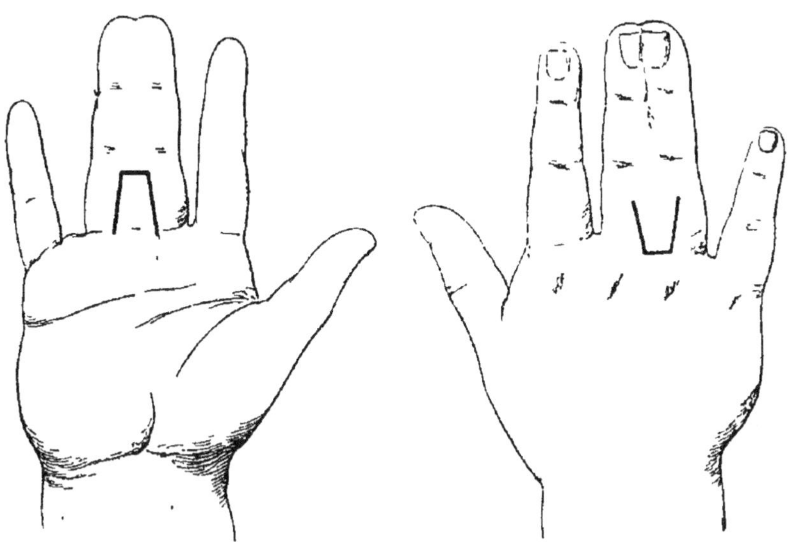

Fig. 1044.
Syndactylie. Procédé de Félizet.

étant bien formée, de séparer les doigts par un des procédés autoplastiques décrits.

MEMBRE INFÉRIEUR

Amputation inter-ilio-abdominale. — Le manuel opératoire de l'amputation totale du membre inférieur, os iliaque
compris, n'est pas encore réglé comme l'est l'amputation correspondante inter-scapulo-thoracique. Presque tous les opérateurs
ont opéré d'après leur plan particulier, mais il se dégage de ces
diverses interventions une direction générale et des temps com-
muns que nous pouvons indiquer.

Le tracé des lambeaux est assez variable. On peut tracer un
grand lambeau postéro-latéral (JABOULAY) [1]; *deux lambeaux, antérieur et postérieur* (GIRARD) [2]; *une raquette à queue antéro-*

---

[1] JABOULAY. *Lyon médical*, 15 avril 1894.

[2] GIRARD (de Berne). Congrès français de Chirurgie, 1898, p. 585.

externe (SALISTCHEFF [1], MORESTIN [2]) ; *un grand lambeau interne* (SAVARIAUD) [3].

Le grand lambeau postéro-latéral (fig. 1045) est obtenu en pratiquant une incision parallèle et sous-jacente à l'arcade crurale, allant de la région pubienne à la crête iliaque qu'elle suit ensuite d'avant en arrière. La peau de la cuisse est incisée circulairement au tiers supérieur, et du milieu de cette incision,

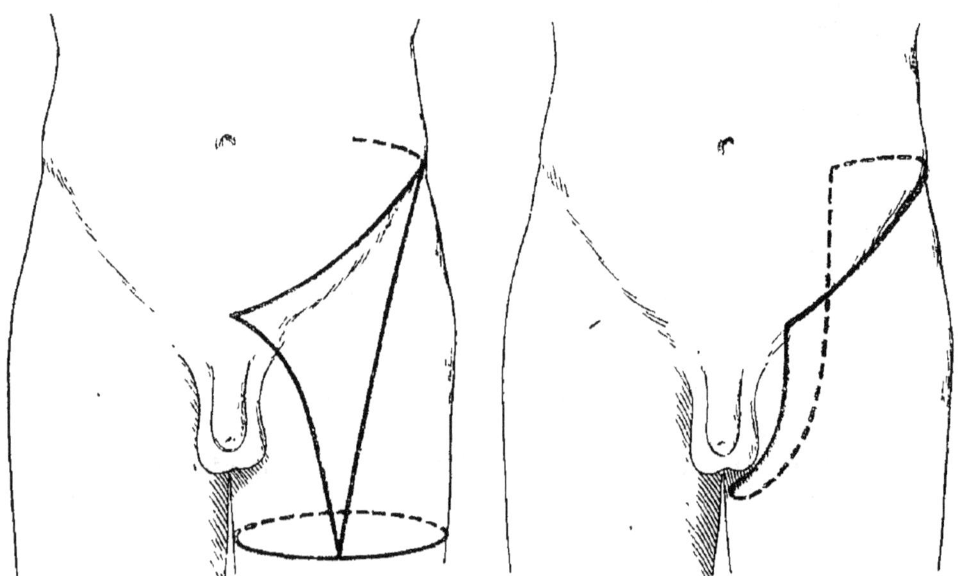

Fig. 1045.
Incision de Jaboulay.

Fig. 1046.
Incision de Girard.

sur la face antérieure de la cuisse, partent deux traits divergeant en haut, l'un vers le pubis, l'autre vers l'épine iliaque antéro-supérieure. Le triangle des parties molles compris entre ces incisions (fig. 1045) est sacrifié. (JABOULAY).

Les deux lambeaux, antérieur et postérieur, sont limi-

---

[1] SALISTCHEFF (de Tomsk). *Arch. f. klin. Chir.*, 1900 et Thèse de CROISIER, Paris, 1901.

[2] MORESTIN. *Bulletin de la Société anatomique*, Paris, octobre 1902, p. 795.

[3] SAVARIAUD. *Revue de Chirurgie*, Paris, 1902, n° 9, p. 346.

tés par une incision qui part du voisinage de la symphyse pubienne (fig. 1046), s'écarte légèrement du pli inguinal, côtoie la crête iliaque et s'arrête sur la région de l'épine iliaque postérieure, dessinant le lambeau antérieur court. Le lambeau postérieur est très convexe et formé en réunissant par une incision courbe les deux points externes de la première incision (GIRARD).

La raquette est décrite différemment par SALISTCHEFF et par MORESTIN. SALISTCHEFF (fig. 1047) trace une incision qui part de

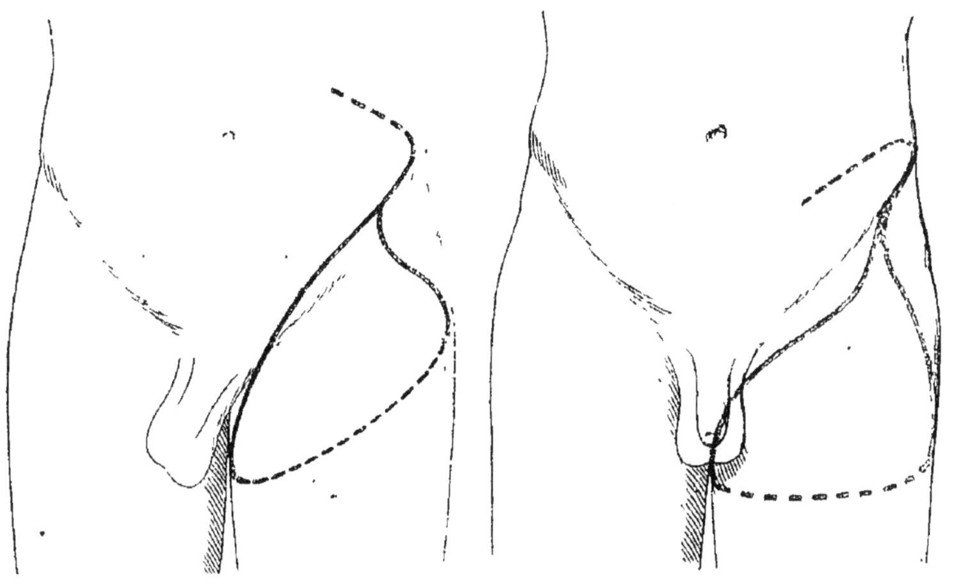

Fig. 1047.
Incision de Salistcheff.

Fig. 1048.
Incision de Morestin.

l'extrémité de la douzième côte et descend vers l'épine iliaque antéro-supérieure ; elle suit ensuite l'arcade de FALLOPE, à 1 centimètre au-dessus d'elle. L'incision reprend à l'épine pubienne pour se continuer en dedans et en arrière de la racine de la cuisse, suivant la branche ischio-pubienne jusqu'à l'ischion.

Enfin une troisième reprise mène l'incision du milieu de la crête iliaque, où elle rejoint la queue de la raquette, jusqu'à l'ischion en longeant le grand trochanter.

MORESTIN (fig. 1048) commence sur la crête iliaque, trois travers

de doigt au-devant de l'épine iliaque postéro-supérieure, suit la
crête iliaque, dépasse l'épine iliaque antéro-supérieure, et
recourbe l'incision de façon à passer transversalement à trois
centimètres sous l'arcade de FALLOPE et gagner la face interne
de la cuisse à même distance du sillon périnéo-crural. L'incision
est complétée plus tard, après libération de la face interne de
l'os iliaque ; on la conduit de la face interne de la cuisse à la
queue de la raquette sur la crête iliaque, en passant un peu au-dessous du pli fessier et au niveau du grand trochanter.

Le grand lambeau interne (fig. 1049) est dessiné après qu'une incision allant du milieu de l'arcade crurale à l'épine iliaque postéro-supérieure a suivi la crête iliaque dans toute son étendue, et a servi à lier les vaisseaux iliaques. Le tracé du lambeau lui-même part du milieu de l'arcade crurale, descend un peu en dehors des vaisseaux fémoraux conservés dans le lambeau, se recourbe vers le milieu du bord interne de la

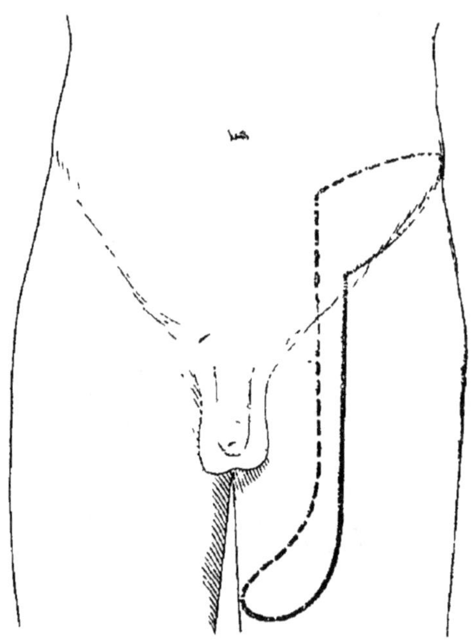

Fig. 1049.
Incision de Savariaud.

cuisse et remonte pour atteindre l'ischion, puis l'épine iliaque
postéro-supérieure (SAVARIAUD).

Avant de commencer les incisions, et afin d'économiser le
sang de l'opéré, il est bon de comprimer le membre inférieur, du
pied au milieu de la cuisse, avec une bande de caoutchouc qu'on
laisse en place et qu'on arrête solidement. Le sang du membre
inférieur est refoulé dans le reste du corps.

Après le tracé de tout le contour du lambeau, ou seulement

après le tracé de la portion qui suit la crête iliaque, on désinsère les muscles abdominaux sur la crête, et on décolle le péritoine et les parties molles de la fosse iliaque interne.

C'est à ce moment que tous les opérateurs ont pratiqué la *ligature des vaisseaux* principaux, les uns liant d'emblée l'*artère iliaque primitive et la veine iliaque externe;* d'autres, craignant le sphacèle des lambeaux, ne lient d'emblée que les *vaisseaux iliaques externes,* ou l'*artère illaque interne* seule puis la *fémorale* en taillant le lambeau crural.

La ligature faite et les incisions complétées, gardant autant de parties molles pour doubler la peau que le permet l'étendue de la tumeur, on commence par libérer l'os iliaque en avant pour le décoller peu à peu d'avant en arrière, l'écarter en tirant sur la cuisse, faire bâiller et enfin désarticuler de dedans en dehors l'articulation sacro-iliaque.

On peut en avant soit diviser la symphyse pubienne, soit garder une partie du pubis en coupant ses deux branches pour conserver l'insertion du muscle droit de l'abdomen.

Lorsque l'os iliaque est écarté, en désarticulant la symphyse sacro-iliaque, on dégage les organes compris dans l'échancrure sciatique, et on les coupe.

Le membre tombe dès que l'os iliaque est dégagé en arrière jusqu'à l'ischion.

Les parties molles sont réunies selon la forme donnée aux lambeaux et la plaie est largement drainée.

HANCHE

Arthotomie. — *1° Pour épanchement articulaire.* — C'est l'incision classique de la résection par incision postérieure de LANGENBECK : La cuisse étant fléchie de telle sorte que la ligne droite prolongeant directement le fémur aboutisse à l'épine iliaque postéro-supérieure. On incise sur cette ligne, les deux tiers de l'incision étant sur la fesse, un tiers sur la face externe du grand trochanter (fig. 1050). La peau et la graisse incisées, on passe entre deux faisceaux du muscle grand fessier, coupant le tendon près du trochanter, et on écarte les lèvres musculaires. Passant ensuite entre le muscle pyramidal et le moyen fessier. et écartant, on incise la capsule depuis le sourcil cotyloïdien jusqu'au tro-chanter.

2° *Pour réduction de luxation irréduc-tible*. — La cavité coty-loïde vide est abordée par voie antérieure ou postérieure, selon que la tête luxée est en arrière ou en avant, a moins qu'on ne soit décidé d'emblée à faire une ré-section économique.

Le *voie postérieure* est l'incision classique de LANGENBECK.

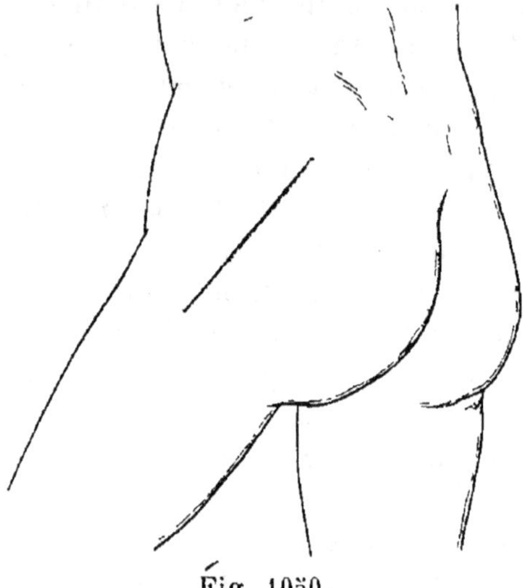

Fig. 1050.

Arthrotomie de la hanche. Incision.

La *voie antérieure* est l'*incision de M. Schede*, longitudinale sur la partie antéro-externe de la cuisse. partant à environ un tra-vers de doigt sous l'épine iliaque antéro-supérieure. M. SCHEDE passe ensuite entre le couturier en dehors et le psoas en dedans (fig. 1051). ROCHET[1] trouve plus aisé de passer entre le couturier et le psoas d'une part, réclinés en dedans, et d'autre part le droit antérieur et le tenseur du fascia lata réclinés en dehors (fig. 1052).

Les manœuvres de libération de la tête et de déblaiement de la cavité cotyloïde ne peuvent être décrites d'une façon régu-lière.

Si elles n'aboutissent pas à la réduction, ou si d'emblée on a décidé de s'adresser à la résection. il faut faire une *résection économique* comme l'a indiqué RICARD[2] : la tête découverte, on

[1] ROCHET. *Revue de Chirurgie*, 1900. n° 4. p. 499.

[2] RICARD. *Bulletin de la Société de Chirurgie*. 1890. p. 714 (Rapp. Nélaton).

coupe avec un ostéotome la sphère fémorale seulement, et lorsque la capsule a été refoulée, la cavité cotyloïde reformée, on y loge le moignon du col fémoral.

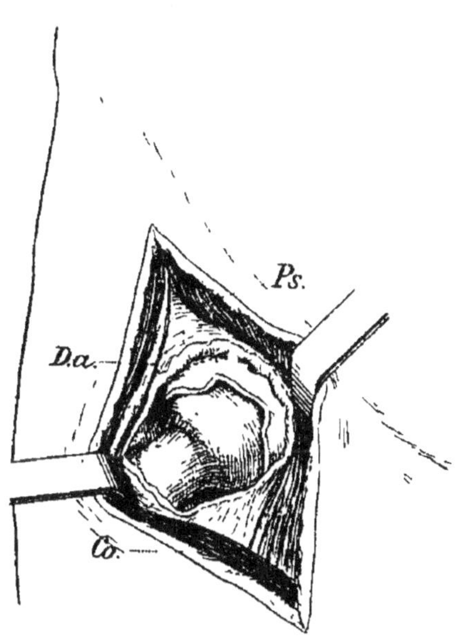

Fig. 1051.

Arthrotomie de la hanche. Voie antérieure. Procédé de M. Schede.

D.a., droit antérieur. — *Co.*, couturier. *Ps.*, psoas.

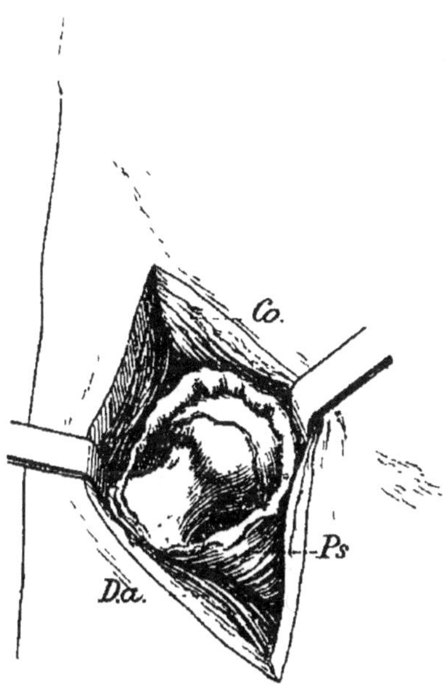

Fig. 1052.

Arthrotomie de la hanche. Voie antérieure. Procédé de Rochet.

D.a., droit antérieur. — *Co.*, couturier. — *Ps.*, psoas.

Ostéotomie et interposition musculaire dans l'ankylose coxo-fémorale (Ch. Nélaton). — Nélaton décrit un procédé opératoire destiné à obtenir la mobilité d'une articulation ankylosée, grâce à la libération de la tête et à l'interposition musculaire [1].

L'articulation ankylosée est découverte par l'incision antérieure que nous connaissons, et le col est dégagé avec la rugine jusqu'au sourcil cotyloïdien fusionné avec la tête fémorale.

[1] Ch. Nélaton in Coville. Thèse de Paris 1899 et Renaut. Thèse de Paris, 1900. *Bulletin de la Société de Chirurgie*, 24 juin 1902, p. 687.

Avec un large ciseau en forme de gouge, on dégage la tête fémorale de la cavité cotyloïde remplie par elle, et une fois le fémur dégagé, on agrandit le cotyle découvert.

Découpant une bande musculaire large de deux doigts et longue de douze centimètres prise sur le tenseur du fascia lata (mais que l'on pourrait aussi prendre sur le couturier, sur le droit antérieur) on l'interpose entre les deux surfaces osseuses et la fixe en arrière aux parties molles par quelques points de catgut.

Les muscles et la peau sont recousus, la plaie drainée, et on applique un appareil a extension continue de HENNEQUIN, avec traction de 5 à 6 kilogrammes.

Réduction sanglante de la luxation congénitale de la hanche (Hoffa-Lorenz). — La réduction sanglante est aujourd'hui à peu près complètement abandonnée pour la réduction non sanglante, aussi donnerons-nous simplement une description résumée de la *technique* de LORENZ, à laquelle s'étaient rattachés les opérateurs.

L'enfant est couché sur le dos, le genou correspondant au bout de la table. Au besoin, si le fémur n'est pas très mobile, on aura auparavant fait agir pendant quelques semaines l'extension continue. Un

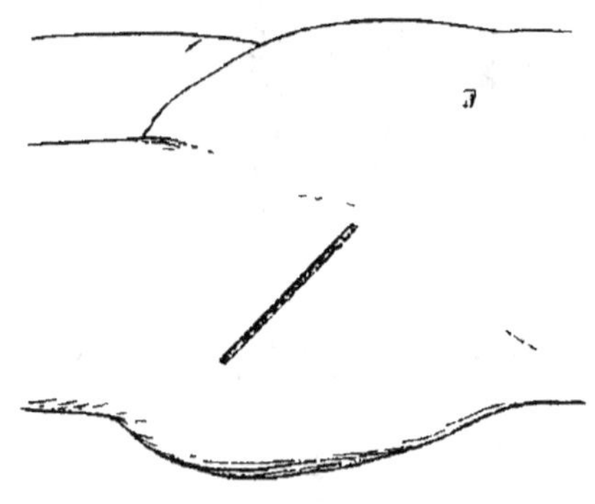

Fig. 1053.
Incision de Lorenz pour la cure opératoire de la luxation congénitale.

aide tient la jambe, prêt à exécuter les mouvements nécessités par la réduction, il opère une forte traction pour abaisser la tête au maximum.

L'incision (fig. 1053) part un peu au-dessus et en dedans de l'épine iliaque antéro-supérieur, et descend obliquement en dehors vers le bord antérieur du grand trochanter, à deux travers de doigt au-dessous de son angle antéro-supérieur. Cette incision suit la direction du bord antérieur du moyen fessier.

Lorsqu'on arrive au plan musculaire, on reconnaît (fig. 1054), en avant le tenseur du fascia lata, en arrière le moyen fessier.

On incise complètement l'aponévrose le long du bord antérieur du moyen fessier, et on écarte les muscles.

On incise alors le tissu cellulaire, et on arrive sur la capsule articulaire soulevée par la saillie de la tête fémorale (D, fig. 1054).

La capsule est incisée dans toute son étendue, du rebord cotyloïdien, compris, au trochanter. Fléchissant la cuisse, on accroche et désinsère la lèvre antérieure de la capsule, jusqu'au tendon du psoas, le long du trochanter.

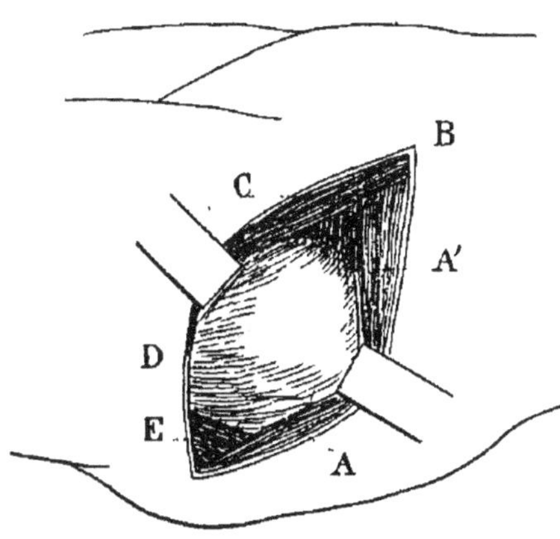

Fig. 1054.

Procédé de Lorenz pour la luxation congénitale (DELANGLADE).

A. A', moyen fessier. — C, tenseur du fascia lata. — D, capsule articulaire. — E, vaste externe.

Il importe de bien couper toutes les fibres ligamenteuses antérieures, celles du ligament de BERTIN, dont la persistance cache-

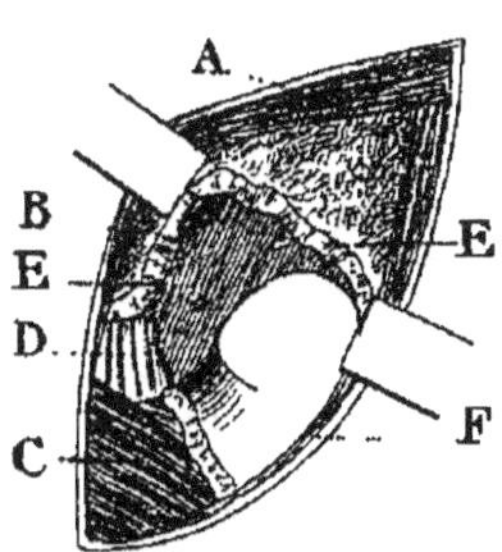

Fig. 1055.

A, tenseur du fascia lata. — B, cotyle. — C, vaste externe. — D, ligament de Bertin. — E, E, capsule ouverte. — F, moyen fessier.

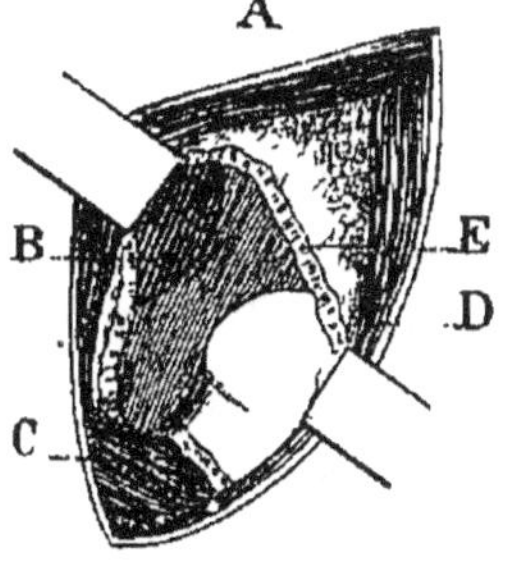

Fig. 1056.

A, tenseur du fascia lata. — B, cotyle découvert. — C, vaste externe. — D, moyen fessier. — E, capsule ouverte.

rait le cotyle (fig. 1055 et 1056). On ne coupe pas la partie postérieure de la capsule large et longue.

Lorsque toutes les fibres capsulaires antérieures sont bien coupées, l'aide exagérant la rotation externe, la tête fémorale vient dans la plaie. On peut alors modifier la forme de cette tête si elle présente des déformations très accentuées, ce qui est rarement utile.

C'est à ce moment qu'on creuse la cavité cotyloïde. A l'aide d'une solide curette bien tranchante, droite ou coudée, on vide d'abord le cotyle des tissus fibreux qui l'encombrent; puis, l'index gauche guidant l'instrument, on creuse le cartilage et l'os, agissant surtout en haut et en arrière où se trouve l'endroit le plus épais. Les bords de la cavité doivent être nets et réguliers.

Lorsque la cavité est creusée, on réduit la tête. Ou bien la réduction, facile, se fait sous l'influence d'une traction de l'aide ou d'une pression sur le grand trochanter. Ou bien la réduction est pénible, nécessite une énergique traction de l'aide jointe à l'abduction et à la rotation interne, favorisée encore par des pressions sur la tête et sur le trochanter.

Après qu'on s'est assuré que la tête se maintient bien réduite, après qu'on a nettoyé toute la plaie et supprimé tout débris osseux ou cartilagineux, on suture en drainant, et on applique un pansement.

Un grand appareil plâtré immobilise la hanche, étendu des chevilles aux aisselles, le membre inférieur maintenu en abduction marquée avec légère rotation interne. Le plâtre est renforcé par des lames de zinc.

On découpe dans l'appareil une fenêtre qui permettra de faire les pansements de la plaie

Ce premier appareil reste dix jours, puis est remplacé par un deuxième plus petit, allant de la crête iliaque au genou inclusivement. Après deux semaines, ce deuxième appareil est remplacé par un troisième laissant le genou libre, lui-même supprimé après deux semaines.

Alors commence un long et important traitement de mobilisation active et passive, de massage et d'électrisation musculaire.

CUISSE

Résection de la veine saphène interne (Traitement des varices). — On résèque deux à trois segments du trajet crural de la veine saphène interne, au-dessous de son embouchure, à la partie moyenne de la cuisse, et au niveau du condyle interne du fémur.

Sur le trajet connu de la veine, obliquement ascendante à la face interne de la cuisse, depuis le bord postérieur du condyle interne fémoral jusqu'à 4 centimètres environ au-dessous de l'arcade crurale, en dedans du couturier, on pratique les deux ou trois incisions, grâce à l'anesthésie cocaïnique locale ou sous l'anesthésie générale.

La veine découverte sur 5 ou 6 centimètres, on isole son extrémité supérieure à la sonde cannelée et l'on y place une solide ligature. Appliquant une pince au-dessous de la ligature, on coupe le tronc veineux entre le fil et la pince, et on dégage la veine de haut en bas, pinçant et coupant les collatérales rencontrées.

On pose une ligature à l'extrémité inférieure, on coupe le segment isolé, on lie les collatérales pincées, et on recoud la peau.

Résection du nerf fémoro-cutané (Méralgie paresthésique). — Le nerf sort ordinairement du bassin immédiatement en dedans de l'épine iliaque antéro-supérieure.

On incise transversalement sur la partie externe de l'arcade crurale et sur l'épine iliaque. Sous la peau et la graisse on reconnaît l'arcade crurale, et prudemment on cherche sous l'arcade, près de l'épine iliaque, le cordon nerveux blanc qui descend dans la cuisse.

La névrectomie s'exécute selon les règles habituelles[1].

Élongation du nerf sciatique. — On découvre le nerf à la

[1] Voy. p. 122, t. I.

face postérieure de la cuisse, au-dessous du bord inférieur du grand fessier.

Sur le milieu de la face postérieure de la cuisse, on incise la peau et la graisse, on reconnait le bord inférieur du grand fessier oblique en bas et en dehors..

Relevant ce bord après avoir incisé l'aponévrose, on trouve le nerf formé d'un seul ou de deux troncs accolés, en dehors de la longue portion du biceps.

L'élongation se fait comme nous l'avons déjà dit[1].

Ostéotomie sous-trochantérienne. — L'ostéotomie elle-même est faite d'après les regles que nous avons déjà données[2]. nous n'avons ici qu'à indiquer la forme et la direction de la section osseuse.

L'extrémité supérieure du fémur est découverte par une incision longitudinale siégeant sur la face externe de la cuisse, au niveau du grand trochanter et au-dessous de lui. Les parties molles incisées jusqu'à l'os, on dégage les faces antérieure et postérieure

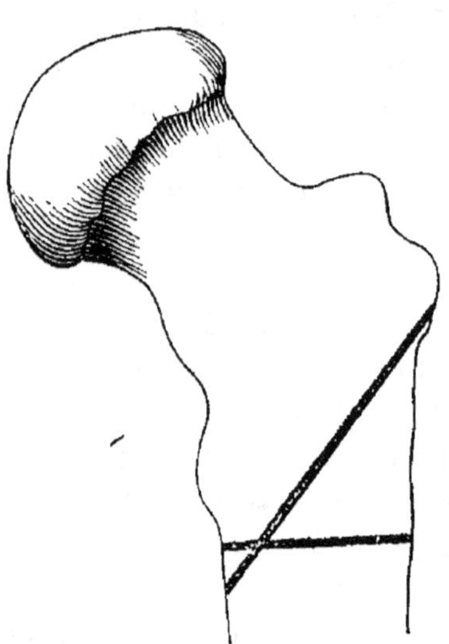

Fig. 1057.

Ostéotomie sous-trochantérienne. Oblique et transversale.

sous la base du trochanter, et on incise le périoste sur le trajet de la section osseuse.

La section osseuse peut être transversale, oblique ou cunéiforme.

Transversale. — La section osseuse est située à la base du grand trochanter, passant au-dessous du petit (fig. 1057).

Oblique. — (TERRIER-HENNEQUIN). La ligne de section part de

[1] Voy. p. 123, t. I.
[2] Voy. p. 57, t. I.

la limite inférieure du grand trochanter, se dirige en bas et en dedans, pour aboutir en dedans, à 8, 10 ou 12 centimètres au-dessous du point du départ (fig. 1057).

Cunéiforme. — (LE DENTU) (fig. 1058 et 1059). L'ostéotomie vise deux buts : corriger la flexion en enlevant un coin à base postérieure, corriger la déviation (adduction ou abduction) en inclinant le coin réséqué dans une direction déterminée.

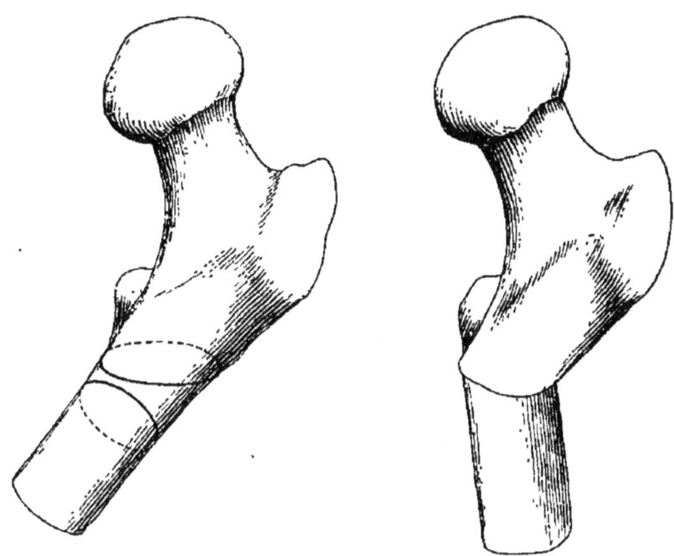

Fig. 1058.   Fig. 1059.
Résection cunéiforme oblique de Le Dentu.

Le coin à réséquer doit avoir comme ouverture l'angle complémentaire de l'angle de flexion de la cuisse.

L'inclinaison s'obtient en faisant porter sur un côté la base du coin au lieu de la faire directement postérieure, elle est postéro-externe pour corriger une flexion-adduction.

L'ostéotomie faite, on applique un appareil à extension continue jusqu'à consolidation complète. La marche n'est reprise que doucement et progressivement au bout de deux mois environ.

GENOU

Arthrotomie. — L'ouverture de l'articulation, faite d'après les règles déjà indiquées[1], comprend une ou plusieurs incisions, suivant qu'il s'agit d'extraire un corps étranger, d'évacuer une hydarthrose ou une pyarthrose.

L'incision unique d'une *arthrotomie pour corps étranger* siège sur le côté externe, à moins d'indication particulière fournie par le siège fixe de l'arthrophyte.

A 1 ou 2 centimètres du bord de la rotule, une incision longitudinale suffisante ouvre la synoviale, après avoir traversé successivement la peau, la graisse et le plan musculaire. L'hémostase doit être complète avant l'ouverture de la synoviale. Si le corps étranger tient à un pédicule, il faut lier ce pédicule avant de le couper, pour éviter toute hémorragie intra-articulaire.

L'articulation est fermée ensuite, avec ou sans drainage, suivant l'état du liquide articulaire.

L'arthrotomie pour une pyarthrose doit comprendre au moins deux longues ou quatre courtes incisions antéro-latérales, on y ajoutera dans les cas graves deux incisions postérieures.

Les *incisions antéro-latérales*, situées de part et d'autre de la rotule, à 1 ou 2 centimètres du bord de cet os, doivent ouvrir, en une seule ou en deux incisions, le cul-de-sac sous-tricipital et la portion sus-méniscale en haut, la portion sous-méniscale en bas.

Les *incisions postérieures* ouvrent les coques condyliennes et la partie postérieure de l'articulation. Chaque incision est située le long du bord externe du muscle jumeau correspondant.

Le drainage est établi selon les règles habituelles.

Suture de la rotule. — La réunion des fragments d'une fracture rotulienne comprend deux temps opératoires : 1° l'arthrotomie; 2° la réunion osseuse.

[1] Voy. p. 90, t. I.

1° Arthrotomie. — La rotule est découverte par une incision courbe, convexe en bas, située au-dessous du trait de fracture pour ne pas faire correspondre les lignes de suture, et dépassant largement la rotule à droite et à gauche pour bien découvrir les ailerons.

Les fragments rotuliens écartés, si la fracture est récente, l'articulation est vidée des caillots qui la remplissent, et nettoyée avec une compresse sèche. Si la fracture est ancienne, le cal fibreux est excisé au ras des fragments.

Chacun des fragments est examiné avec soin au niveau de la surface fracturée, les lambeaux fibreux exubérants sont excisés. les surfaces osseuses sont avivées à la curette ou à la rugine.

2° Réunion des fragments. — La réunion peut être faite par suture directe à fils métalliques, longitudinale ou transversale : par suture indirecte à fils métalliques ou cerclage ; par suture indirecte à fils non métalliques ou suture fibro-périostique.

Suture directe à fils métalliques. — *Suture longitudinale* (Lister-Championnière). — Chaque fragment est perforé (voir suture osseuse, p. 70. t. I), directement ou obliquement de la face extérieure à la face cartilagineuse, en faisant sortir le foret un peu au-devant du cartilage, de façon à ce que le fil ne passe pas dans l'articulation. Deux trous sur chaque fragment, bien placés en face l'un de l'autre, servent à placer deux fils métalliques (argent, platine ou bronze d'aluminium), solides (1 millimètre de diamètre) (fig. 1060).

Les fils serrés et tordus unissent les fragments, on martèle les bouts pour les cacher dans l'os. Par-dessus cette suture, et l'enfouissant, on fait une suture au catgut de toutes les parties fibreuses péri-articulaires et pré-rotuliennes divisées. On suture enfin la peau sans drainage.

Suture transversale (Quénu). — On creuse dans chaque fragment, avec le perforateur, un tunnel parallèle à la tranche de fracture, à un peu plus d'un demi-centimètre de celle-ci, d'un bord à l'autre de l'os. Un fil métallique passé dans les deux tunnels est serré et tordu sur le bord externe de la rotule, il per-

met une coaptation très exacte des fragments (fig. 1061). Même
réunion des parties molles.

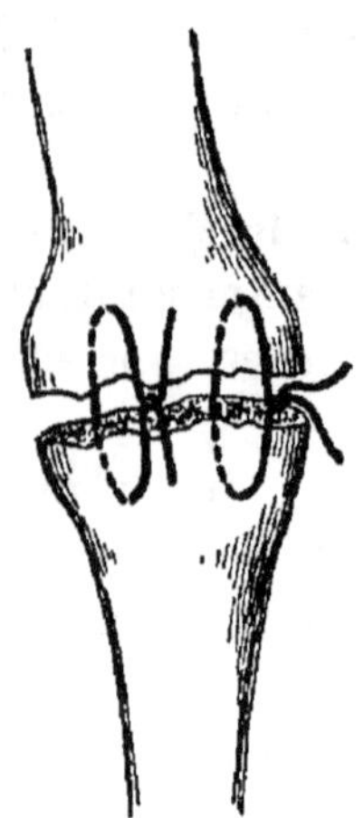
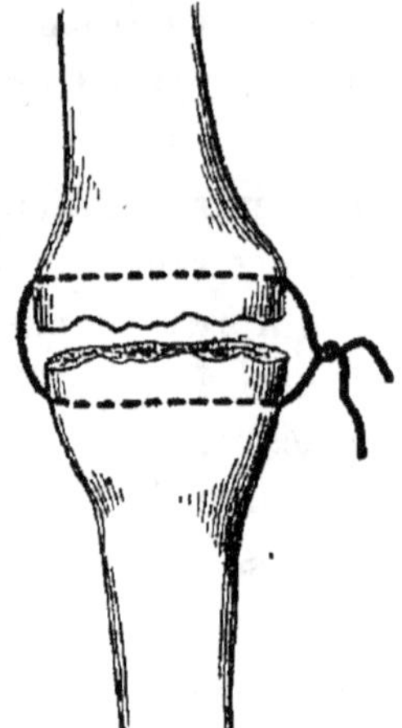

Fig. 1060.　　　　　　　　　Fig. 1061.

Sutures de la rotule. Suture verticale et suture transversale.

Si un des fragments est trop petit pour être ainsi perforé, le
fil est passé, de ce côté, de la même
façon dans l'épaisseur du tendon correspondant. C'est un *hémi-cerclage*.

***Suture indirecte à fil métalli-
que, cerclage*** (BERGER). — Le fil métallique solide et malléable, au lieu de
perforer les fragments osseux, est passé,
à l'aide du perforateur ou d'une aiguille
courbe à large chas, transversalement
à travers le tendon rotulien, contre le
bord supérieur de la rotule. L'autre
extrémité du même fil est de même
passée à travers le tendon du triceps.
Le fil tendu entoure la rotule (fig. 1062),
et ses deux chefs sont tordus sur le
bord externe, de façon à bien affronter les fragments.

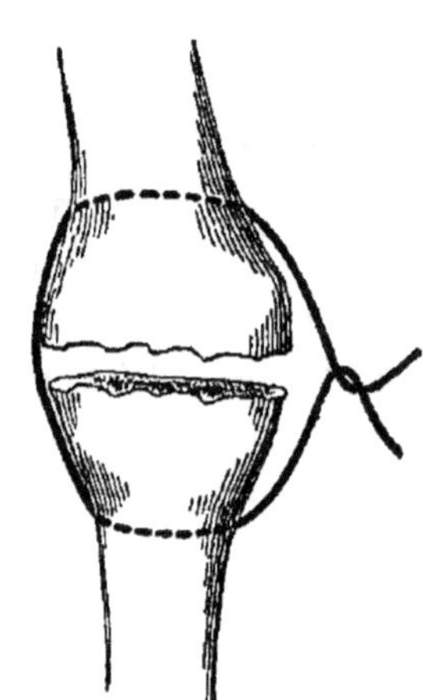

Fig. 1062.

Cerclage de la rotule.

Un surjet de catgut réunit, comme dans l'autre procédé, les lèvres fibro-périostiques et les ailerons.

Suture indirecte, fibro-périostique (PÉRIER, CHAPUT). — Le rapprochement et la coaptation des fragments est obtenue, sans fil métallique, par la seule suture à la soie des lèvres fibro-périostiques de la fracture et des ailerons fibreux.

3° Soins consécutifs. — Un pansement aseptique ordinaire largement ouaté enveloppe le genou. On n'applique aucun appareil plâtré, mais on se contente de placer le membre opéré dans une gouttière de fil de fer garnie d'ouate.

Les fils cutanés et la gouttière sont supprimés le huitième jour, et l'opéré peut se lever avec des béquilles du quinzième ou vingtième jour, en tenant sa jambe étendue. Il ne faut pas chercher à provoquer rapidement des mouvements de flexion, ni faire de massage articulaire. Les mouvements du genou reviennent peu à peu, à mesure que le malade marche. Les béquilles et les cannes peuvent ordinairement être abandonnées au bout d'un mois environ.

Réduction sanglante des luxations récidivantes et congénitales de la rotule. — La rotule déplacée peut être, après mobilisation, maintenue en place normale par une intervention qui porte soit sur la capsule articulaire, soit sur le condyle fémoral.

Opération capsulaire. — Une incision longitudinale latérale, du côté opposé à la rotule luxée, conduit sur la capsule articulaire lâche. On excise alors une lame verticale des parties fibreuses pour en diminuer l'étendue, et on suture ensuite la plaie (MÉNARD). Ou bien on forme un pli longitudinal de la capsule relâchée, suffisant pour ramener la rotule à sa place, on suture ce pli à sa base, et on rabat le pli sur la capsule (LE DENTU).

Opération osseuse. — La luxation étant externe, L. CHAMPIONNIÈRE ouvrit l'articulation en dedans, et mit à nu le condyle interne. Sur le condyle interne, il creusa avec le ciseau et le maillet une fosse profonde dans la] substance osseuse, et même sur le cartilage.

Lorsque la fosse fut assez profonde, on y plaça la rotule luxée, et on la maintint en place par une suture du tendon tricipital, du tissu péri-rotulien et du tendon rotulien aux tissus fibreux de la région interne du genou.

Ostéotomies de l'extrémité inférieure du fémur (genu valgum). — Nous décrirons l'ostéotomie supra-condylienne de Mac Ewen et la condylotomie d'Ogston.

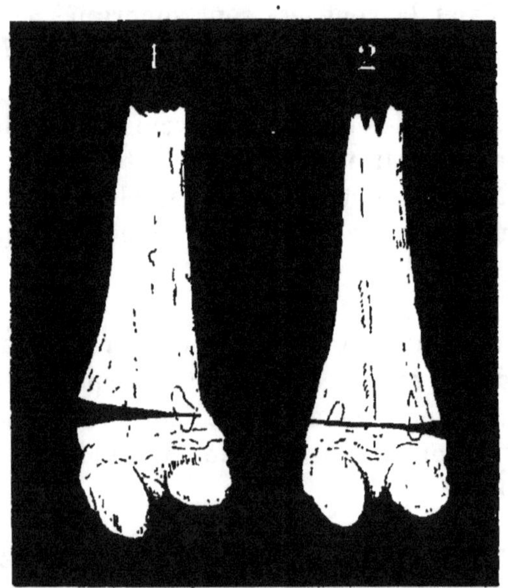

Fig. 1063.

Ostéotomie supra-condylienne de Mac Ewen. Genu valgum.

Opération de Mac Ewen. — La section osseuse (fig. 1063) doit siéger à un travers de doigt au-dessus du condyle interne et être faite de dedans en dehors.

L'incision des parties molles est longitudinale, à un travers de doigt devant le tubercule du grand adducteur, son milieu est au niveau de la future section osseuse, sa longueur est de 6 à 8 centimètres.

Les parties molles incisées jusqu'à l'os, on place sur le fémur perpendiculairement à sa direction, l'ostéotome épais de Mac Ewen. Le fémur est coupé peu à peu transversalement, et d'arrière en avant, de façon à ne pas faire d'échappée en arrière vers le creux poplité, et en appliquant les règles générales de l'ostéotomie[1].

À mesure qu'on avance dans l'os, le ciseau devient trop épais; on le remplace alors par un ciseau plus mince.

La réduction obtenue et la peau suturée, on applique un grand appareil plâtré prenant tout le membre inférieur jusqu'à mi-cuisse, et on le laisse environ deux mois. La marche est reprise ensuite peu à peu.

Condylotomie d'Ogston. — Le membre est placé en rotation externe. Par une incision curviligne concave en bas. située au-dessus de la face interne du condyle interne, on dégage ce condyle à la rugine jusqu'à l'échancrure intercondylienne, en avant et en arrière. On s'aide au besoin d'une incision complémentaire verticale placée sur la convexité de la première.

Avec un large ostéotome, on détache le condyle interne en pénétrant dans l'articulation (fig. 1064), le trait de section étant oblique de haut en bas et de dedans en dehors. On ne sectionne qu'incomplètement, et la rupture du condyle est achevée par redressement manuel. Le redressement est obtenu par ascension du condyle le long du fémur (fig. 1064).

Pour éviter la formation d'une saillie trop grande en dedans du fémur, et pour redresser plus facilement dans les cas de déviation très prononcée, Ombrédanne[2] propose de supprimer une tranche de un centimètre d'épaisseur sur le condyle, le bas de la tranche tombant dans le fond de l'échancrure intercondylienne et ménageant le plus possible les insertions des ligaments

[1] Voy. p. 57, t. I.
[2] Ombrédanne. *Revue d'orthopédie*, 1903, n° 2 p. 97.

croisés. La saillie formée en dedans par cette résection
(fig. 1065), est peu grande et facile à abraser.

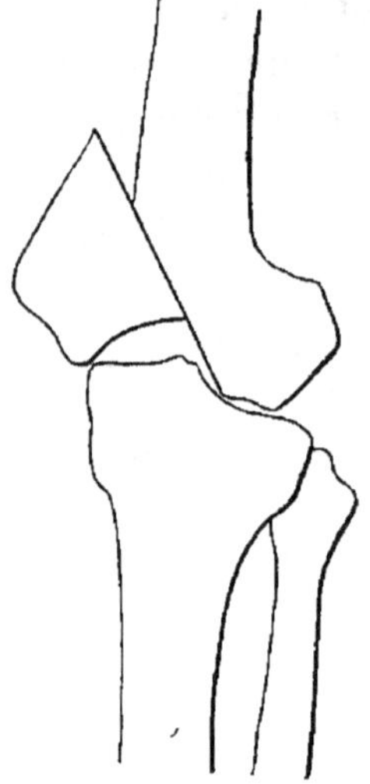

Fig. 1064.
Genu valgum. Condylotomie
d'Ogston.

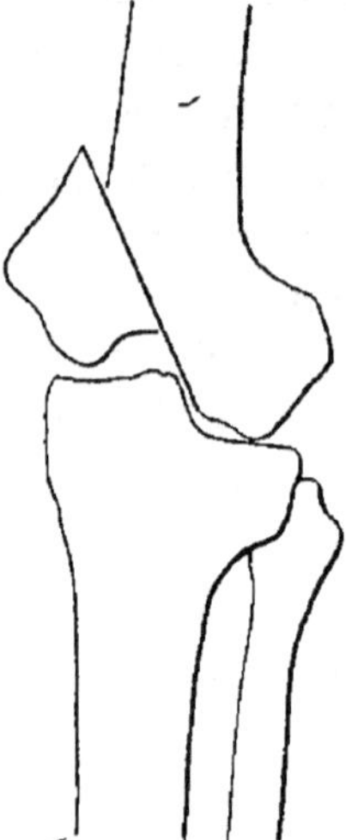

Fig. 1065.
Genu valgum. Ogston modifié
par L. Ombrédanne.

Un second coup de ciseau donné parallèlement au premier
suffit à la suppression de cette tranche osseuse.

Les soins consécutifs sont les mêmes qu'après le Mac Ewen.

Arthrectomie du genou. — L'incision de la peau, transversale, est poussée très loin sur les côtés. La rotule est sciée
en travers et ses deux fragments dégagés et rabattus.

On coupe d'avant en arrière et dans toute leur étendue, les
ligaments latéraux et les ligaments croisés, pour ouvrir l'articulation. On examine les extrémités osseuses et on prend une
décision au point de vue de la résection.

L'arthrectomie étant admise, on enlève d'abord tous les
tissus articulaires, méthodiquement : le cul-de-sac supérieur
et tous les points de réflexion de la synoviale, les ligaments
latéraux, les ligaments croisés, la graisse, les feuillets aponévrotiques autour de la rotule, les ménisques. Le ligament

postérieur est fouillé, abrasé, mais prudemment. Les cartilages articulaires sont enfin extirpés jusqu'à la surface osseuse.

On poursuit les fongosités partout, dans tous les diverticules péri-articulaires, comme dans la résection du genou.

Le nettoyage terminé, on suture la rotule par des fils de catgut traversant le ligament rotulien et le tendon tricipital et par une suture fibro-périostique. On suture de même toutes les parties fibreuses péri-articulaires.

La peau suturée et le pansement fait, on agit comme pour une résection du genou.

JAMBE

Amputation ostéoplastique (Bier). — ***Procédé de Pierre Delbet***[1]. — Il s'agit de pratiquer une amputation de jambe au-dessous du lieu d'élection, en appliquant sous la tranche osseuse une rondelle osseuse qui permette, comme dans l'opération de Gritti au genou, l'appui direct sur l'extrémité du moignon pour la marche (fig. 1066).

Il est indispensable d'avoir un lambeau cutané antéro-interne dont le sommet correspond à un point situé sur le milieu de la face interne du tibia.

Ce lambeau doit avoir une longueur supérieure au diamètre de la jambe, celui-ci étant pris au niveau du point où se fera la section du péroné et du tibia ; sa forme est celle d'un **U**.

Les deux branches de l'**U** sont réunies, sur la partie externe de la jambe, par une incision circulaire qui les rejoint un peu au-dessous de leur extrémité supérieure.

La peau et le tissu cellulaire sont coupés sur tout le tracé de l'incision. Puis on saisit avec une pince à griffes le sommet du lambeau interne et on relève le bord de ce lambeau de façon à découvrir toute la largeur de la face interne du tibia sur une faible hauteur.

L'aide maintenant la peau retroussée, l'opérateur incise trans-

[1] P. Delbet. *In* Thèse de Cochemé, Paris, 1900.

versalement le périoste, puis, avec une scie, entame dans le
même sens la face interne du tibia avec les bords antérieur et
postéro-interne. La section est arrê-
tée dès que la scie pénètre dans le
canal médullaire (*a* de la fig. 1067).

L'entaille osseuse tibiale terminée, on coupe complètement les

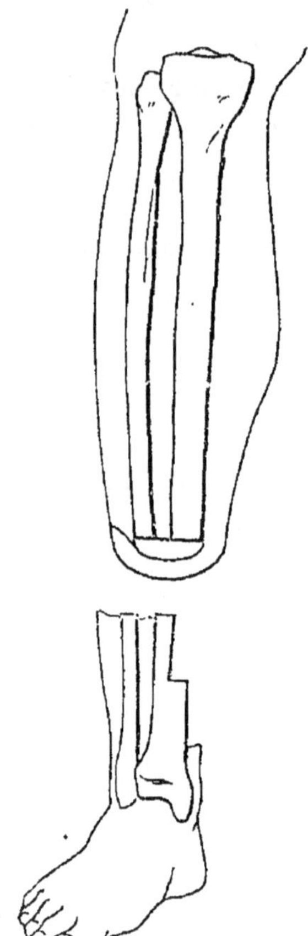

Fig. 1066.
Procédé de Pierre Delbet.
Schéma de l'opération ter-
minée (d'après COCHEMÉ).

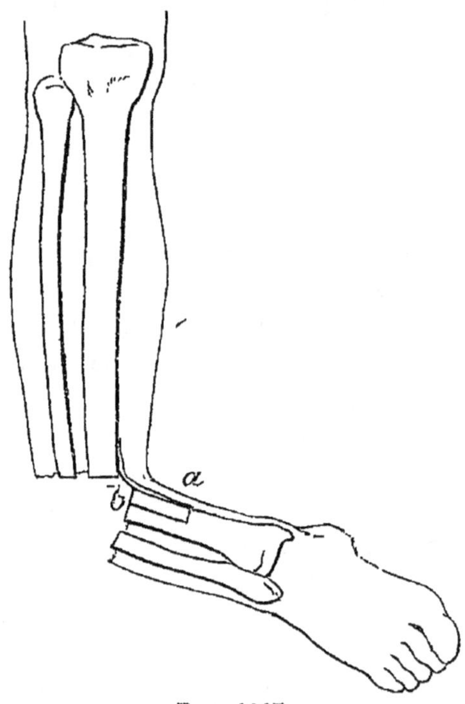

Fig. 1067.
Procédé de Pierre Delbet. Schéma des
sections osseuses (d'après COCHEME).

muscles postérieurs de la jambe au ras de la peau rétractée, en
dénudant avec soin le bord externe du péroné. L'espace inter-
osseux est ouvert à ce moment, puis on coupe tous les muscles
antéro-externes.

On procède alors à la section des os de la jambe : l'opérateur
se place en dedans du membre opéré, l'aide rétracte les chairs

postérieures. Réclinant le lambeau antéro-interne, on attaque avec la scie, tenue verticale par rapport aux os de la jambe, la face externe du péroné (fig. 1068). Le péroné est scié au ras des parties molles rétractées, la lame de la scie étant dirigée de haut en bas et de dehors en dedans. Le trait de scie est continué dans la même direction sur le tibia, qu'il faut scier *en respectant le périoste de la face interne.*

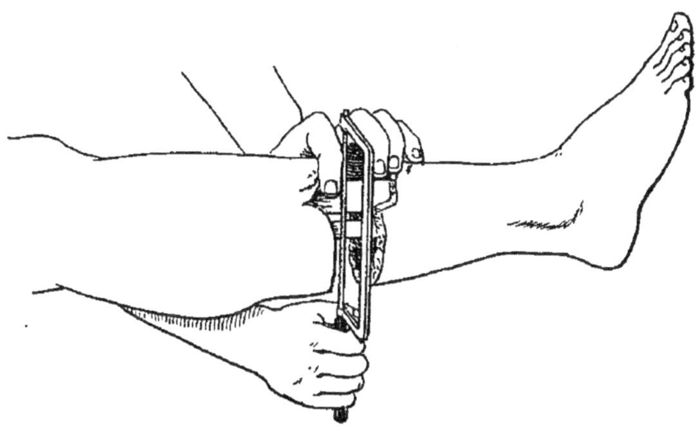

Fig. 1068.
Amputation ostéoplastique de jambe. Procédé de Pierre Delbet.
Section des os de la jambe (d'après Cochemé).

L'extrémité sacrifiée ne tient plus à la jambe que par le périoste de la face interne du tibia. On renverse alors cette extrémité contre la face interne de la jambe, autour de ce périoste comme charnière (fig. 1069), *en prenant bien garde de ne pas décoller ce périoste.*

C'est alors que l'on découpe la lamelle osseuse tibiale, unie à son périoste, qui doit être rabattue sous la section des os de la jambe. Afin de permettre la rotation de cette lamelle osseuse, il faut d'abord enlever un petit segment du tibia entre la section et la lamelle (fig. 1069). L'aide maintenant immobiles jambe et pied-replié, on décolle, sur une longueur de un centimètre, le périoste de la face interne du tibia amputé, et, prenant l'extrémité de l'os avec un davier, on scie une rondelle de tibia qui laisse le périoste intact comme charnière (fig. 1069).

Il faut maintenant tailler la lamelle osseuse dont l'extrémité
inférieure est déjà limitée par le premier trait de scie donné

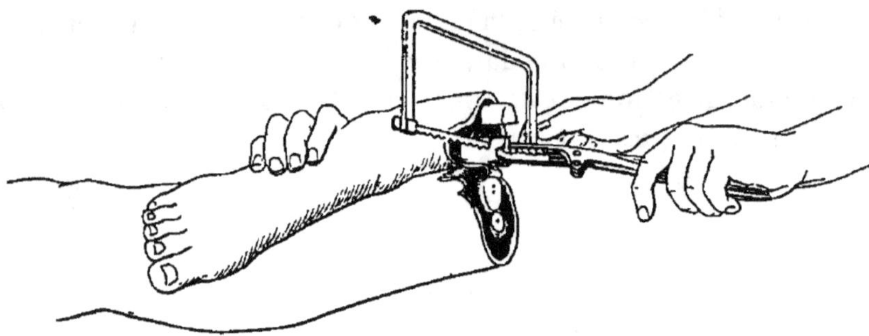

Fig. 1069.
Procédé de Pierre Delbet. Section de la rondelle tibiale
(d'après Cochemé).

sur le tibia (*a*, de la fig. 1067). Le pied restant replié (fig. 1070), on
attaque avec la scie la surface de section du tibia qui doit tomber,
dans le sens de sa longueur, parallèlement à sa face interne, en

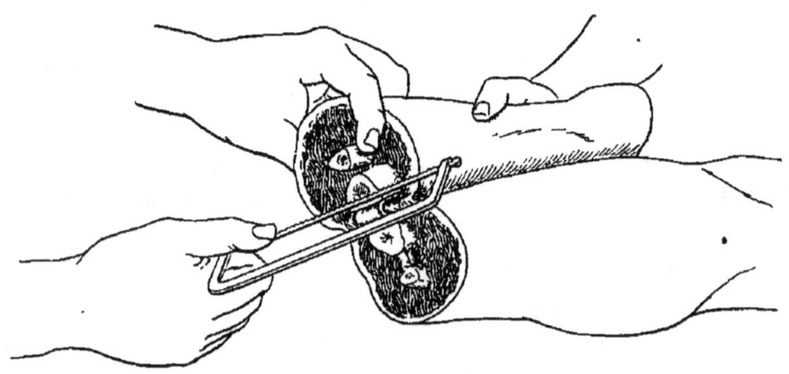

Fig. 1070.
Procédé de Pierre Delbet. Taille de la lamelle tibiale
(d'après Cochemé).

dedans du canal médullaire (*b*, de la fig. 1067). Lorsque la scie
arrive au niveau de l'encoche primitive *a*, l'extrémité amputée
est détachée, et la lamelle osseuse tibiale reste adhérente au
lambeau antéro-interne (fig. 1071).

On fait l'hémostase définitive, puis on rabat le lambeau en **U** contenant la lamelle osseuse qui tourne autour de sa charnière périostique et vient s'appliquer sur les surfaces de section du

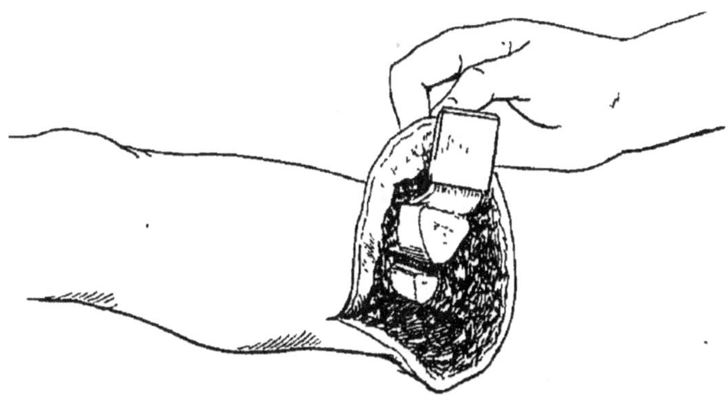

Fig. 1071.

Procédé de Pierre Delbet. Lamelle détachée (d'après COCHEMÉ).

tibia et du péroné (fig. 1066). On maintient la lamelle en place par quelques points de catgut unissant son périoste à celui du péroné, et on suture les parties molles.

COU-DE-PIED

Ostéotomie sus-malléolaire pour cal vicieux (fracture de DUPUYTREN). — Une radiographie indiquera d'abord la forme et la disposition des fragments, et guidera l'opérateur dans son intervention (fig. 1072).

L'ostéotomie commencera par le péroné; puis on essaiera de réduire. Si la réduction se fait mal, il faut ajouter l'ostéotomie du tibia avec excision des obstacles osseux.

L'ostéotomie est faite suivant les règles habituelles.

Sur le péroné, la section osseuse est oblique de haut en bas et de dehors en dedans, au-dessus de la malléole externe, au siège de la fracture, grâce à une incision située sur la face externe de l'os.

Sur le tibia, par une seconde incision placée sur la saillie osseuse, après dégagement du périoste épaissi, on détache la malléole interne à sa base, jusqu'à la surface cartilagineuse.

La réduction complète peut exiger l'excision d'un coin osseux à la base de la malléole, la partie large du coin étant en dedans ; ou bien on résèque au ciseau les saillies osseuses qui

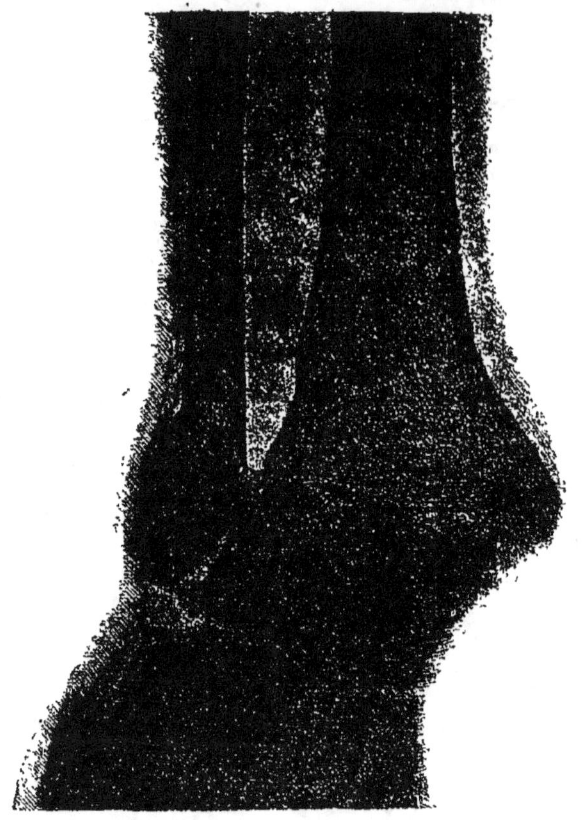

Fig. 1072.

Fracture de Dupuytren, vicieusement consolidée. Déviation du pied en varus (radiographie).

s'opposent à une bonne réduction, et qui peuvent se trouver à la face antérieure du tibia, près du péroné.

La réduction obtenue on peut ne placer aucune *suture* et traiter la fracture comme une fracture récente, bien réduite avec hypercorrection dans un appareil plâtré ; ou maintenir les fragments avec un fil métallique.

II.   33.

Pierre Delbet[1] pratique l'*enchevillement* des fragments : une petite mèche de perforateur est introduite de bas en haut et de dehors en dedans, de telle façon qu'après avoir traversé la malléole externe, elle va se planter dans le plateau du tibia. La mèche métallique sort par l'extrémité inférieure de l'incision externe qui est suturée complètement. Le membre placé comme d'habitude dans un plâtre, est laissé quarante jours immobile, puis on enlève le plâtre et on extrait la cheville métallique.

L'immobilisation consécutive doit durer cinq à six semaines, puis on commence doucement le massage et la mobilisation progressive.

Réduction sanglante de la luxation des tendons péroniers latéraux. — Il est nécessaire, pour maintenir en place les tendons déplacés, de créer un canal derrière la malléole externe. Ce canal, après remise en place des tendons, est obtenu par renversement en arrière, et suture par-dessus les tendons, d'un lambeau périostique (Lannelongue), ou ostéopériostique mince (Kraske, Kramer), pris aux dépens de la face externe de la malléole externe et renversé autour de son bord postérieur laissé adhérent.

Arthrotomie tibio-tarsienne. — L'ouverture simple de l'articulation ne peut être faite que pour évacuer un épanchement, les autres affections articulaires nécessitant un traitement plus complexe.

L'ouverture articulaire sera faite dans ce cas en avant, longitudinalement devant les malléoles interne et externe, en évitant les tendons.

Arthrodèse tibio-tarsienne. — L'ankylose du pied en bonne position nécessite d'abord généralement la ténotomie du tendon d'Achille[2], puis non seulement la soudure des surfaces

---

[1] Pierre Delbet. Leçons de clinique de l'Hôtel-Dieu, 1897 et Menier. Thèse de Paris, 1900.

[2] Voy. p. 107, t. I.

articulaires tibio-tarsiennes, mais encore celle des surfaces de l'articulation médio-tarsienne, pour éviter la chute de l'avant-pied [1].

L'*arthrodèse tibio-tarsienne* comprend l'ouverture de l'articulation, l'extirpation absolument complète de toutes les surfaces cartilagineuses en contact, la suture des extrémités osseuses.

L'ouverture de l'articulation est obtenue par une incision qui suit le bord antérieur de la malléole externe et du péroné, et se recourbe sur le pied, en bas et en avant, vers l'extrémité postérieure du 5e métatarsien. Une petite incision complémentaire part de la convexité de la première et croise la pointe de la malléole.

Les tendons péroniers écartés en arrière, les extenseurs écartés en avant, on ouvre l'articulation en coupant franchement les ligaments externes et renversant le pied en dedans. On coupe en avant et en arrière les ligaments qui peuvent gêner, et on fait bailler largement l'interligne.

Avec une curette tranchante, une spatule tranchante, un bistouri, une rugine, on épluche le cartilage de l'astragale sur ses trois faces, et celui de la mortaise tibio-péronière sur ses trois faces également. Il faut un avivement complet, jusqu'à l'os saignant, il ne faut laisser aucune surface cartilagineuse. On enlèvera soigneusement tous les débris détachés.

L'*arthrodèse médio-tarsienne* est faite par la même incision. On coupe les ligaments dorsaux de l'articulation au-dessous des tendons soulevés par un écarteur. Avec un ciseau ou une curette, on abrase de même tout le cartilage articulaire. La tête de l'astragale doit être complètement dépouillée.

On referme les interlignes par suture des parties fibreuses, on suture la peau et on applique un appareil plâtré en maintenant soigneusement le pied en attitude correcte.

Le plâtre est laissé deux mois en place, puis on fait porter à l'enfant une chaussure montante et solide.

[1] BRUNSWIC. Thèse de Paris, 1895, p. 64.

Tarsotomie. — **Opération de Phleps-Kirmisson**. — On coupe à plein tranchant le bord interne du pied, dans le pli de ce bord (fig. 1073), derrière la saillie du scaphoïde. L'incision

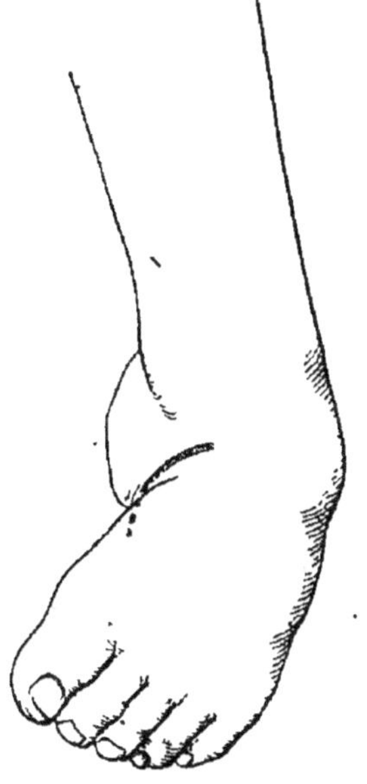

Fig. 1073.
Incision de Phleps.

modifiée par Kirmisson porte plus sur le dos que sur la plante; elle coupe toutes les parties molles et, détordant le pied, ouvre l'articulation médio-tarsienne, jusqu'au ligament en Y que l'on coupe. On achève à la main le redressement du pied, et on le complète, si l'équinisme le rend utile, par une ténotomie du tendon d'Achille.

La plaie béante est simplement tamponnée à la gaze et le pied mis en bonne position dans un appareil plâtré, qui prend le genou.

Le plâtre est changé de temps en temps pour les pansements et remis pendant deux ou trois mois, jusqu'à cicatrisation complète. On fait ensuite marcher avec une bottine à tuteurs.

Tarsectomies. — *1° Tarsectomie cunéiforme dorsale externe* (pied bot congénital). — **Opération de Jalaguier** (chez l'enfant) [1]. — La ténotomie du tendon d'Achille est d'abord faite par la méthode sous-cutanée.

On fait sur le dos du pied une incision courbe, parallèle au bord externe du pied tourné en varus (fig. 1074). Cette incision commence en avant du bord antérieur de la malléole externe, passe entre la tête de l'astragale et celle du calcanéum, pour se terminer sur l'extrémité postérieure du troisième métatarsien (ou inversement).

[1] D'après F. MONOD, Thèse de Paris, 1901.

Le milieu de l'incision correspond à l'interligne médio-tarsien.

On relève le lambeau cutané très mobile, et le corps du pédieux, pour arriver à l'os.

La rugine dégage l'articulation scapho-astragalienne, donnant à un écarteur les tendons et le périoste.

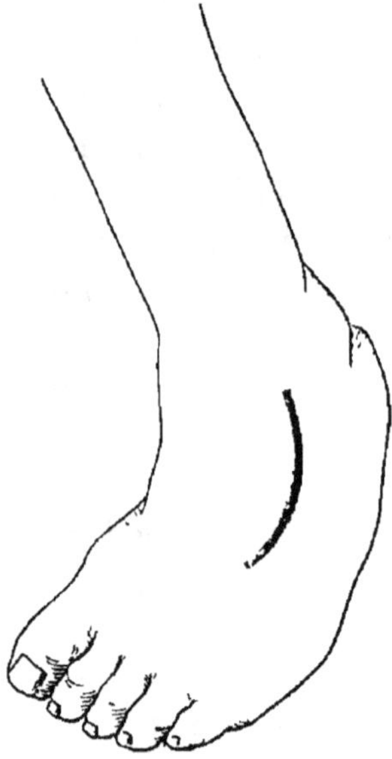

Fig. 1074.
Incision de Jalaguier.

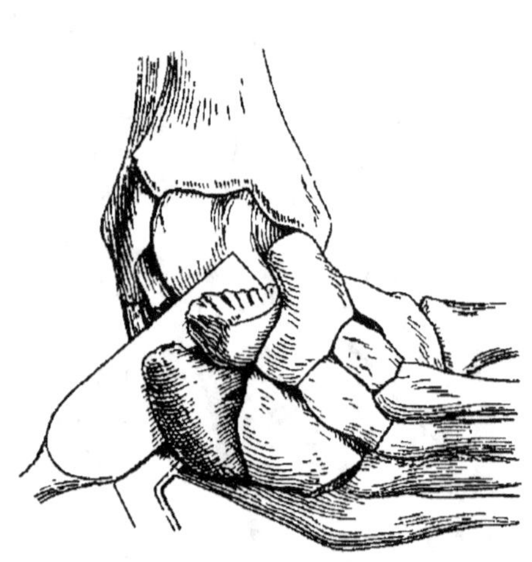

Fig. 1075.
Tarsectomie cunéiforme dorsale externe (d'après Farabeuf).

L'articulation cubo-calcanéenne est de même mise à découvert.

Avec une spatule tranchante ou un bistouri, on coupe la tête de l'astragale et une partie de la grande apophyse du calcanéum. [Le ciseau mince et large serait nécessaire si les os étaient ossifiés (fig. 1075).]

On essaie la réduction, et, si elle n'est pas très facile,' on résèque de même une partie du cuboïde et du scaphoïde.

On augmente l'étendue de la résection cunéiforme à base dorsale externe tant que la correction n'est pas très facile.

On réunit alors le cuboïde au calcanéum avec un catgut placé avec une aiguille de Reverdin.

On fronce le pédieux par-dessus les os, en y plaçant une suture en bourses qui l'unit au périoste. La peau est suturée au catgut.

On place un pansement sec qui commence à maintenir la correction, puis on applique un plâtre en tenant le pied en correction exagérée, avec la paume de la main appuyée sur la plante.

Le plâtre sec, on enlève la bande de toile qui l'enveloppe, et on coupe sur le cou-de-pied la bande de tarlatane du pansement jusqu'à l'ouate. On desserre enfin les deux lèvres de l'appareil plâtré devant le cou-de-pied, afin de n'avoir pas d'escarre.

L'appareil est laissé quinze jours, puis renouvelé, en revisant la correction. Au bout d'un mois l'enfant porte un soulier renforcé. Au bout d'un an la marche se fait avec un soulier ordinaire..

2° Tarsectomie cunéiforme interne (pied plat valgus). — **Opération d'Ogston**. — Une incision légèrement courbe située sur le bord interne du pied, au niveau de la tête astragalienne et du scaphoïde, jusqu'au premier cunéiforme, conduit rapidement sur les os.

Le périoste et les ligaments de l'articulation astragalo-scaphoïdienne sont relevés à la rugine, et, avec un large ciseau, on enlève un coin osseux à base interne comprenant une partie de la tête et du col de l'astragale, et une partie du scaphoïde. La correction est essayée et on augmente l'exérèse s'il est nécessaire.

Les deux surfaces de section sont réunies par une cheville d'ivoire ou par un fil d'argent, ou simplement accolées et maintenues par une suture fibro-périostique.

Les parties molles suturées, on applique un appareil plâtré qu'on laisse de 6 à 8 semaines en place (fig. 1076).

3° Tarsectomie atypique (pied bot congénital). — **Opération de L. Championnière** (chez l'adulte). — Le fond de l'opération est l'ablation de l'astragale avec d'autres os du tarse. La destruction osseuse doit être considérable. L'ablation de l'astragale et la ténotomie du tendon d'Achille ayant été faites, on aborde 'extirpation successive de tous les os du tarse qui gênent la réduction. Il ne faut pas toucher aux malléoles.

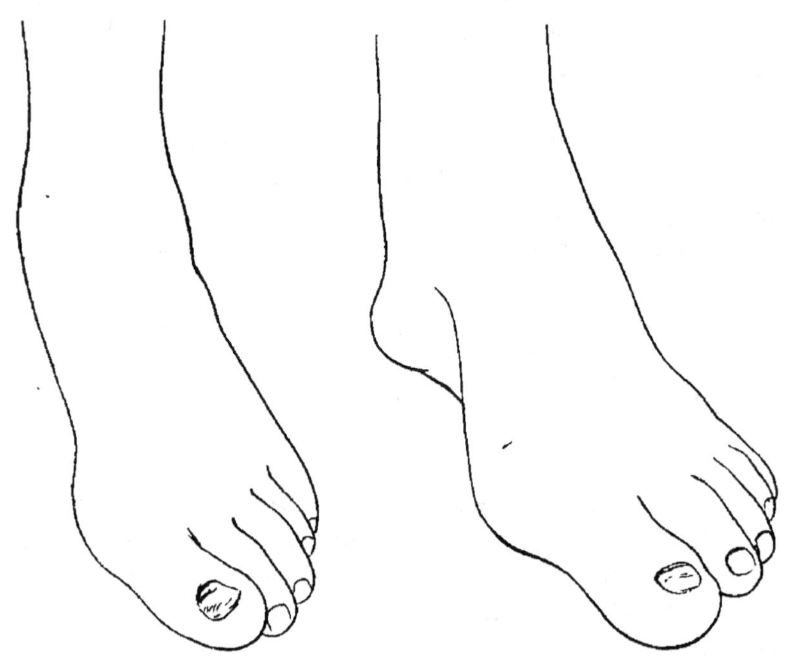

Fig. 1076.

Redressement d'un pied plat valgus par une tarsectomie cunéiforme interne (d'après photographies).

Ce désossement large et atypique est fait par une longue incision dorsale externe, en dehors des tendons extenseurs des orteils, prolongée autant qu'il est nécessaire.

Le redressement facile obtenu, on draine et panse, et on n'applique aucun appareil plâtré. Le pied est mobilisé le plus tôt possible. Dès que le malade peut marcher (six semaines environ), on lui fait porter une bottine avec tuteurs latéraux pour empêcher, tant que le pied n'a pas repris sa consistance normale, les mouvements de latéralité.

Le pied reste plus court que le pied normal, mais il redevient à peu près aussi haut.

Amputations du pied. — Pour obéir le plus possible au principe de la conservation, notamment après les traumatismes, on a pratiqué sur le pied un certain nombre d'amputations, qui sont plutôt des procédés d'occasion. et dont les principes sont guidés par l'état du squelette et des parties molles.

Nous indiquerons rapidement quelques-uns de ces procédés, intermédiaires entre les procédés classiques : LISFRANC, CHOPART, sous-astragalienne, désarticulation tibio-tarsienne, amputation ostéoplastique de PIROGOFF et PASQUIER-LE-FORT.

Nous ne parlerons cependant pas d'opérations dans lesquelles, en vue d'une régularisatipn économique, on a scié un des os du tarse au lieu de le désarticuler.

Amputation ostéoplastique tibio-calcanéenne (SAMFIRESCU). — C'est une modification de l'amputation de PASQUIER-LE-FORT.

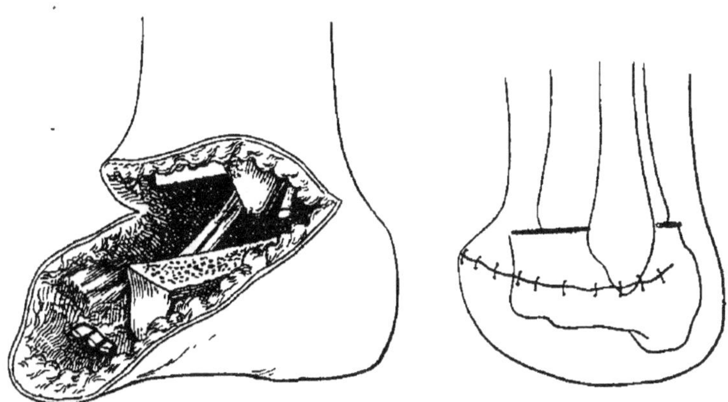

Fig. 1077.
Procédé de Samfirescu (d'après la thèse de BRISSANT).

La section du calcanéum est faite comme dans ce procédé. Mais au lieu d'abattre la mortaise tibio-péronière avec la scie,_ on la conserve (fig. 1077). Pour l'adapter et la souder au calcanéum scié, on enlève tout le cartilage de la mortaise comme pour une arthrodèse, et avec un ciseau on rend plane la face inférieure du tibia. Sur le calcanéum on sépare, avec la rugine, le périoste des deux surfaces qui seront en contact avec les faces avivées des malléoles. Le périoste reste adhérent aux parties molles et forme une loge avec l'os, dans laquelle vient pénétrer la malléole.

Les sections des parties molles se font comme d'habitude.

Les malléoles maintiennent le calcanéum en bonne situation.

Amputation ostéoplastique tibio-astragalienne (J.-L. FAURE). — L'incision des parties molles est calquée sur celle du PASQUIER-LE-FORT, mais descend sur le dos et sur la plante du

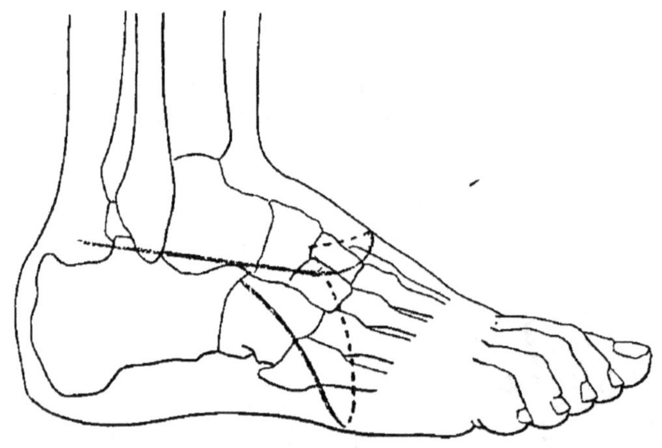

Fig 1078.
Procédé de J.-L. Faure. Tracé de l'incision.

pied à un large travers de doigt au-dessous de celle-ci. La queue de la raquette doit en outre croiser le sommet de la malléole externe (fig. 1078).

En relevant le lambeau dorsal, après tracé de l'incision, on découvre la tête de l'astragale jusqu'à l'articulation tibio-tarsienne.

Le lambeau plantaire taillé à fond, jusqu'au squelette, on fait tenir solidement la jambe, et on coupe les ligaments péronéo-calcanéens et astragaliens.

L'articulation tibio-tarsienne ouverte, on fait basculer forte-

ment le pied en dedans, en achevant de couper tous les ligaments de l'articulation tibio-tarsienne.

Le pied renversé, la poulie astragalienne regarde en bas et

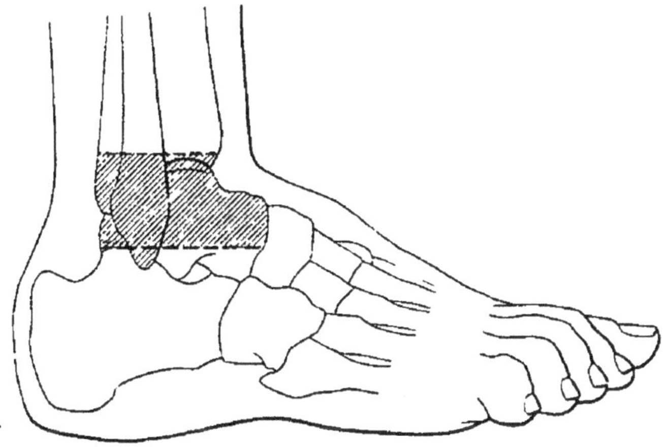

Fig. 1079.
Procédé de J.-L. Faure. Sections osseuses (d'après Brissart).

en dehors, on la saisit avec un davier de Farabeuf, et on
scie, avec une lame étroite, toute la partie supérieure de l'as-

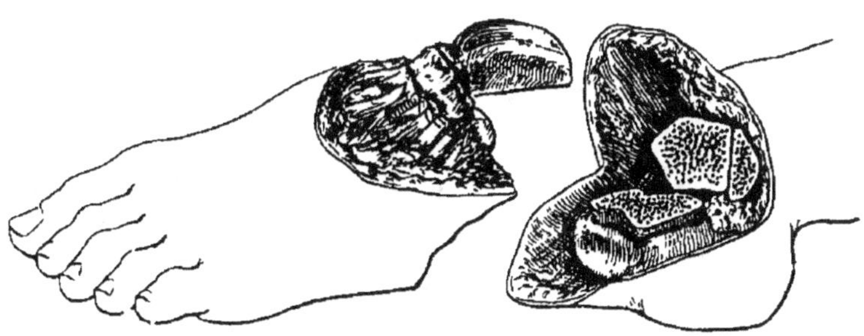

Fig. 1080.
Procédé de J.-L. Faure (thèse de Brissart).

tragale (fig. 1079). On en enlève environ 15 millimètres. On
enlève alors l'avant-pied en désarticulant la médio-tarsienne
(fig. 1080).

On dégage les malléoles et on les scie juste au niveau du cartilage du plateau tibial.

Un fil d'argent unit l'astragale au tibia (fig 1081). Les sutures et le pansement n'offrent rien de particulier.

Désarticulation tibio-tarsienne avec conservation du calcanéum (RICARD). — L'incision circonscrit deux lambeaux, un dorsal et un plantaire, ce dernier gardé autant que possible plus long que le dorsal (fig. 1082). L'incision plantaire commence au sommet de la malléole externe, plutôt devant que dessous.

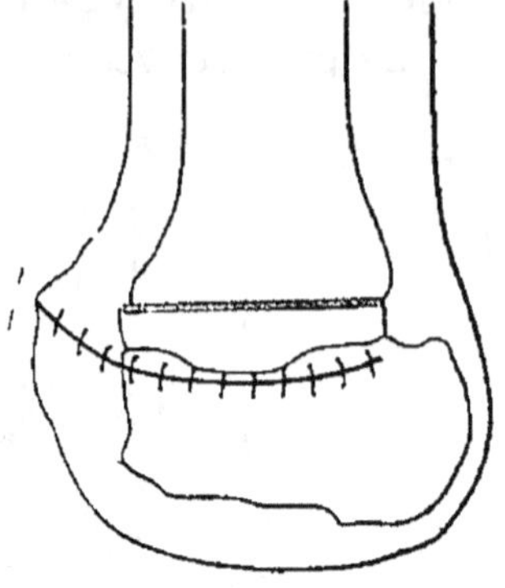

Fig. 1081.
Procédé de J.-L. Faure.
Résultat.

D'abord horizontale, elle oblique bientôt en bas, convexe en haut, pour croiser le bord externe du pied devant le sommet de la tubérosité du cinquième métatarsien.

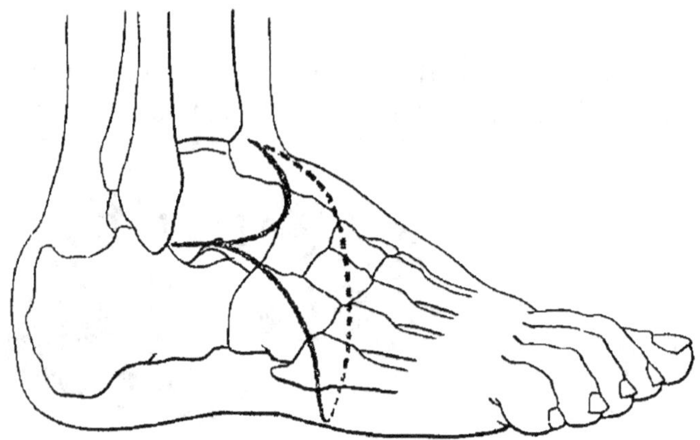

Fig. 1082.
Procédé de Ricard. Tracé de l'incision.

L'incision traverse la plante, franchit le bord interne à un doigt devant la tubérosité du scaphoïde, remonte symétriquement en arrière et finit à un centimètre devant le sommet de la malléole interne.

L'incision est faite à fond sous la plante, et en biseau, jusqu'à l'interligne calcanéo-cuboïdien.

L'incision dorsale convexe est taillée sur l'interligne scapho-cunéen, les tendons sont coupés et le lambeau relevé.

Il est difficile d'enlever en bloc l'avant-pied et l'astragale, en laissant le calcanéum. Il est plus simple d'enlever l'avant-pied par désarticulation médio-tarsienne, puis de saisir avec un fort

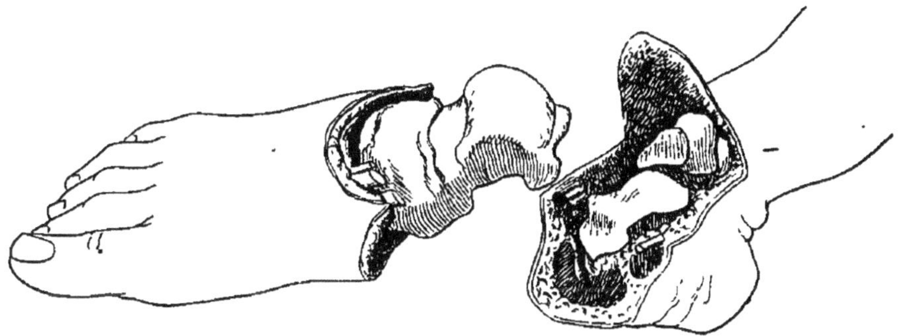

Fig. 1083.

Procédé de Ricard (d'après la thèse de Brissart).

davier la tête de l'astragale, et d'extraire cet os, laissant le calcanéum en place (fig. 1083). On loge le calcanéum dans la mortaise tibio-tarsienne, réséquant s'il le faut la petite apophyse du calcanéum. Si la grande apophyse du calcanéum est trop saillante, on peut la réséquer.

On suture solidement les tendons antérieurs de la jambe aux tendons postérieurs et plantaires, afin d'obtenir une sangle qui maintienne le calcanéum en bonne attitude, luttant contre la rétraction du tendon d'Achille.

ORTEILS

Hallux valgus. — *Excision de la tête du premier méta-tarsien* (HUETER. DUPLAY) [1]. Par une incision longitudinale située sur le bord interne du pied, enveloppant le durillon dans

[1] DUPLAY. *Semaine médicale*, 1896, n° 60, p. 478.

une ellipse, on incise la peau et excise le durillon et la bourse séreuse sous-jacente. Puis, avec une pince coupante, on résèque l'exostose et la tête du métatarsien obliquement de dedans en de dehors et d'arrière en avant. L'orteil se redresse, on suture les parties fibreuses.

Pour maintenir la correction, il est utile d'ajouter au redressement la *vaginoplastie* de DELBET. On amène le tendon extenseur dans l'incision latérale, et on suture par-dessus les lambeaux fibro-périostiques qui lui forment une gaine solide.

Puis on referme la peau et immobilise le pied.

Résection cunéiforme du col du métatarsien (J. REVERDIN). Par la même incision que la précédente, on enlève au ciseau un coin osseux, dont la base répond à l'implantation de l'exostose, à 1 ou 2 centimètres en arrière de la surface articulaire.

Puis on redresse l'orteil et termine comme précédemment.

Orteil en marteau. — ***Résection cunéiforme de l'articulation phalango-phalanginienne*** (F. TERRIER) (fig. 1084). — Pratiquer une incision transversale des téguments au-dessus et au-desous du cor et de la bourse séreuse sous-jacente. Les deux incisions se rejoignent sur les parties latérales de l'articulation phalango-phalanginienne. Tous les téguments, le cor et la bourse sont enlevés entre ces incisions.

On ouvre ensuite l'articulation découverte, en coupant

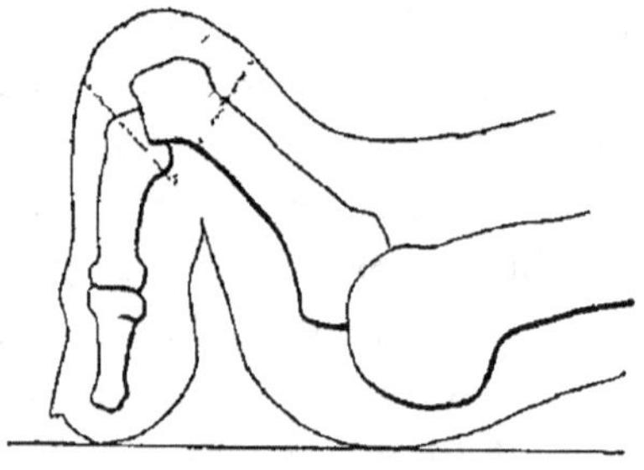

Fig. 1084.
Orteil en marteau. Résection cunéiforme.

les ligaments latéraux, et on dégage les extrémités articulaires.

Avec une pince coupante, on résèque les extrémités articulaires de façon à redresser complètement l'orteil en mettant en contact les surfaces osseuses coupées.

Quelques points de catgut réunissent les tissus fibreux, et la peau est recousue.

On place dans le pansement, à la face plantaire du doigt, une petite attelle de bois.

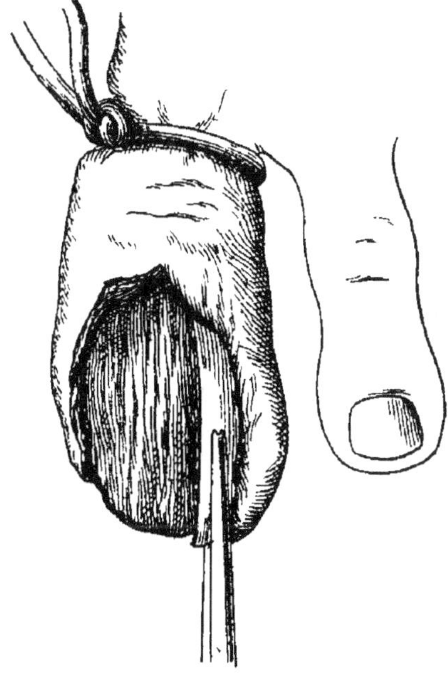

Fig. 1085.

Ongle incarné. La moitié de l'ongle est enlevée, une pince prend l'autre moitié.

Ongle incarné. — Le nombre des procédés pour la cure opératoire de l'ongle incarné est inutilement considérable.

L'opération utile doit, après l'ablation de l'ongle, comprendre la destruction de la matrice unguénale, dans sa moitié ou sa totalité, selon que la lésion est uni ou bilatérale. Un temps de réparation peut suivre cette destruction, mais n'est pas indispensable.

L'*ablation de l'ongle* est simple. Après anesthésie locale par le froid ou par l'injection cocaïnique, un lien de caoutchouc est placé à la racine du gros orteil (fig. 1085). On introduit à plat, sous le milieu de l'ongle, une

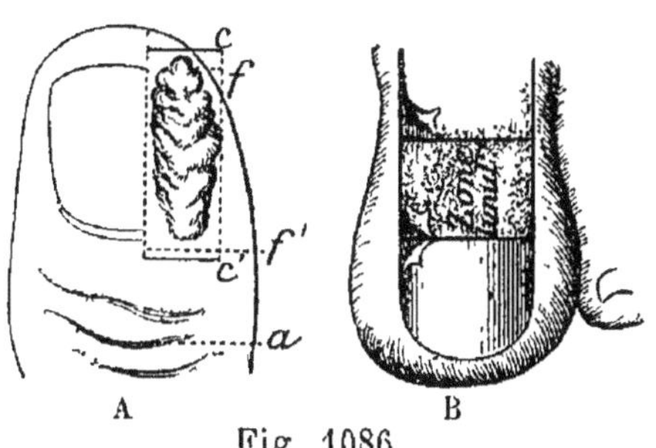

Fig. 1086.

A, Excision du bourrelet. — B, Procédé de Quénu.

branche d'une paire de ciseaux, on redresse la lame enfoncée jusqu'au bout de l'ongle, et on coupe l'ongle en deux moitiés. Avec une pince et en tordant, on arrache successivement les deux moitiés de l'ongle.

La *destruction de la matrice* et l'excision du bourrelet qui borde l'ongle incarné se fait par l'excision au bistouri. Pour enlever la matrice dans toute sa profondeur et empêcher l'ongle de repousser dans l'étendue de l'excision, il faut dépasser en arrière la limite du fond du cul-de-sac reconnu à la sonde cannelée. (A, fig. 1086).

On peut se contenter de cette destruction et panser à plat. On peut aussi réunir la plaie antéro-postérieure résultant de l'excision du bourrelet. Mais on ne peut fermer la plaie résultant de l'excision de la moitié ou de la totalité de la matrice unguéale.

Pour obtenir la *restauration* du revêtement cutané on peut, comme l'a indiqué QUÉNU, n'excisant que la lame superficielle et le fond de la gouttière unguéale, libérer légèrement les lambeaux formés par le derme sous-unguéal et la peau de la phalange, et les suturer aux incisions latérales et entre eux (B, fig. 1086).

TABLE DES MATIÈRES

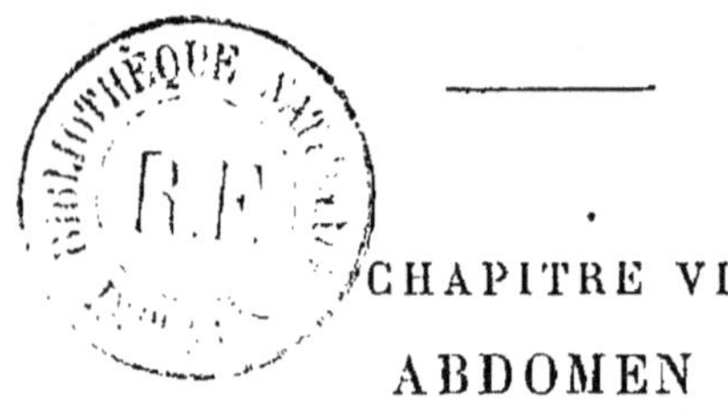

CHAPITRE VI

ABDOMEN

CHAPITRE VII

BASSIN

CHAPITRE VIII
MEMBRES

TABLE ALPHABÉTIQUE DES MATIÈRES